Assessments in der Ergotherapie

Assessments in der Ergotherapie

Helen Strebel, Claudia Merklein de Freitas, Florence Kranz (Hrsg.)

Programmbereich Gesundheitsberufe

Helen Strebel
Claudia Merklein de Freitas
Florence Kranz
(Hrsg.)

Assessments in der Ergotherapie

Die Re-(Evaluation) klienten- und betätigungszentriert gestalten

Unter Mitarbeit von

Jutta Berding
Tabea Böttger
Johanna Höynck
Nicole Kaldewei
Elke Kraus
Lydia Krumbein
Rebecca Lang
Brigitte Loder-Fink
Myrthe Mali
Monika Mayer
Christina Moises
Erna Schönthaler
Christina Schulze
David Wild
Cornelie Zillhardt

hogrefe

Helen Strebel Dr. phil., Zuyd Hogeschool, Heerlen (NL)

Claudia Merklein de Freitas M.Sc OT, Zuyd Hogeschool, Heerlen (NL)

Florence Kranz M.A. Gesundheitsmanagement, u.a. Ludwig Fresenius Schulen Marburg

Bibliografische Information der Deutschen Nationalbibliothek
Die Deutsche Nationalbibliothek verzeichnet diese Publikation in der Deutschen Nationalbibliografie; detaillierte bibliografische Daten sind im Internet über http://www.dnb.de abrufbar.

Anregungen und Zuschriften bitte an:
Hogrefe AG
Lektorat Gesundheitsberufe
z.Hd. Barbara Müller
Länggass-Strasse 76
3012 Bern
Schweiz
Tel. +41 31 300 45 00
info@hogrefe.ch
www.hogrefe.ch

Lektorat: Barbara Müller
Herstellung: Daniel Berger
Umschlagabbildung: fizkes, Getty Images
Umschlag: Claude Borer, Riehen
Satz: Claudia Wild, Konstanz
Druck und buchbinderische Verarbeitung: Multiprint Ltd., Kostinbrod
Printed in Bulgaria

1. Auflage 2022

(E-Book-ISBN_PDF 978-3-456-96084-5)
(E-Book-ISBN_EPUB 978-3-456-76084-1)
ISBN 978-3-456-86084-8
https://doi.org/10.1024/86084-000

Inhaltsverzeichnis

Vorwort . . . 9

Einleitung oder: Welche Intention steckt hinter diesem Buch? . . . 11

1 Vielfalt erkennen, Möglichkeiten nutzen . . . 19

1.1 Die Bandbreite von Assessments . . . 19

1.1.1 Wesentliche Begrifflichkeiten verstehen . . . 19

1.1.2 Unterschiedliche Assessmentformen . . . 20

1.1.3 Phasen des Erhebungsprozesses . . . 29

1.2 Assessments im ergotherapeutischen Prozess . . . 38

1.2.1 Evaluation als Herausforderung für die ergotherapeutische Profession 38

1.2.2 Befunderhebung gestern, heute und zukünftig . . . 40

1.2.3 Vorbereitung des Evaluations-Prozesses . . . 44

1.2.4 Good Practice Beispiele . . . 44

1.2.5 Der Evaluations-Prozess im Rahmen der Modelle . . . 47

1.2.6 Gemeinsamkeiten in Evaluation und Outcome . . . 51

2 Wichtige Aspekte und Trends rund um Assessments verstehen . . . 57

2.1 Hintergründe von Assessments . . . 57

2.1.1 Assessments auswählen, erlernen und durchführen . . . 57

2.1.2 Assessments und evidenzbasierte Praxis . . . 62

2.1.3 Begriffsklärung: standardisiert, normiert und kriterienreferenziert . . . 63

2.1.4 Wissenswertes rund um Gütekriterien . . . 64

2.1.5 Formen der Reliabilität . . . 67

2.1.6 Formen der Validität . . . 72

2.1.7 Responsivität/Änderungssensitivität . . . 77

2.1.8 Verschiedene Werte normierter Assessments . . . 79

2.2 Assessments im kulturellen Kontext . . . 90

2.2.1 Hintergründe zur Kultur und Diversität . . . 90

2.2.2 Kulturelle Einflüsse bei der Anwendung von Assessments . . . 94

2.2.3 Übertragbarkeit und interkulturelle Anpassung von Assessments . . . 103

2.2.4 Entwicklungspotenzial und Fazit . . . 105

2.3 Digitalisierte Assessments . . . 112

2.3.1 Digitalisierung im Gesundheitswesen . . . 112

2.3.2 m-Health Anwendungen: Apps . . . 114

2.3.3 Digitalisierung zur Unterstützung der Befunderhebung und ergotherapeutischen Diagnostik . . . 119

2.4 Gesprächsführung in qualitativen Assessments . . . 137

2.4.1 Unterstützung klienten- und betätigungszentrierter (Re-)Evaluation . . . 137

2.4.2 Gesprächsführungstechniken . . . 140

3 Assessments in verschiedenen Arbeitsfeldern anwenden . . . 147

3.1 Evaluation aus der Perspektive der pädiatrischen Ergotherapie . . . 147

3.1.1 Funktionsorientierung oder Betätigungszentrierung? . . . 148

3.1.2 Teilhabe im Fokus: Assessments zur Partizipation . . . 150

3.1.3 Betätigung im Fokus: Betätigungszentrierte Evaluation . . . 152

3.1.4 Betätigungsbereiche im Fokus: ADL, Schule, Spiel . . . 156

3.2 Assessmenteinsatz in der Kinder- und Jugendpsychiatrie . . . 171

3.2.1 Herausforderungen der (Re-)Evaluation . . . 171

3.2.2 Diagnosebestätigende Befunderhebung . . . 173

3.2.3 Behandlungsgerichtete Diagnostik im ergotherapeutischen Evaluations-Prozess . . . 175

3.3 Den Einsatz von Assessments in der psychiatrischen Ergotherapie klientenzentriert gestalten . . . 188

3.3.1 Potenziale, Grenzen und Herausforderungen . . . 188

3.3.2 Kommunikation und Gesprächsführung . . . 191

3.3.3 Die hoffnungslose Frau Kara . . . 192

3.3.4 Der misstrauische Herr Lau . . . 196

3.3.5 Die impulsive Frau Art . . . 199

3.4 Betätigungszentrierte Assessments in der Arbeitsrehabilitation . . . 209

3.4.1 Verortung ergotherapeutischer Assessments . . . 209

3.4.2 Entscheidungsfindung im Assessment-Dschungel . . . 210

3.4.3 Anwendung des Model of Human Occupation Screening Tool (MOHOST) 213

3.4.4 Anwendung des Assessment of Work Performance (AWP) . . . 214

3.4.5 Anwendung des HiPro-Assessment . . . 217

3.4.6 Anwendung des Mini-ICF-APP . . . 222

3.4.7 Fazit . . . 227

3.5 Assessments im neurologischen Kontext . . . 230

3.5.1 Besondere Herausforderungen . . . 230

3.5.2 Einsatz von Assessments im Evaluations-Prozess . . . 231

3.5.3 Schritt für Schritt durch den Evaluations-Prozess . . . 234

3.6 Assessments in der orthopädischen Ergotherapie . . . 251

3.6.1 Besonderheiten der (Re-)Evaluation . . . 251

3.6.2 Assessmentprozess im Fachbereich Orthopädie . . . 253

3.6.3 Assessmentprozess im Fachbereich Rheumatologie . . . 262

3.7 Assessments mit Fokus auf Gesundheitsförderung . . . 269

3.7.1 Messung von Lebensqualität in der Ergotherapie . . . 269

3.7.2 Betätigungsbalance im Fokus ergotherapeutischer Evaluation . . . 281

4 Assessments einführen und überblicken 295
4.1 Assessmentprozess: Implementierung von Assessments in die praktische Arbeit 295
4.1.1 Schritt 1: Warum soll gemessen werden? 296
4.1.2 Schritt 2: Was soll gemessen werden? 297
4.1.3 Schritt 3: Womit soll gemessen werden? 298
4.1.4 Schritt 4: Wo sucht man ein Assessment? 300
4.1.5 Schritt 5: Klinimetrische Qualität des Assessments 301
4.1.6 Schritt 6: Praktische Handhabbarkeit des Assessments 302
4.1.7 Schritt 7: Wie wählt man ein Assessment aus? 303
4.1.8 Schritt 8: Ausführung und Interpretation 307
4.1.9 Schritt 9: Wie nutzt man die Ergebnisse? 309
4.1.10 Schritt 10: Implementierung in die alltägliche Praxis 310
4.2 Checkliste zur Anwendung von Assessments in der Praxis 315
4.3 Die digitalen Assessmentlisten – eine kurze Einführung zum Gebrauch 321

Glossar 325
Abkürzungsverzeichnis Assessments 335
Herausgeberinnen 343
Mitautor*innen 345
Hinweise zur Medienbibliothek 349
Sachwortverzeichnis 351

Vorwort

Als Ergotherapeut*innen sind wir alle bestrebt, unseren Klient*innen die bestmöglichen Dienstleistungen zur Verfügung zu stellen. Damit möchten wir sie in die Lage versetzen, sich auf die Betätigungen einzulassen, die sie ausüben möchten, müssen oder die von ihnen erwartet werden; die Betätigungen, die ihrem Leben Sinn und Zweck schenken. Dies können wir nur bewirken, wenn wir mit einem guten, soliden Verständnis der Bedürfnisse und der Potenziale unserer Klient*innen beginnen, was wir mit dem Einsatz von Assessments erreichen! Das Wichtigste, was wir als Ergotherapeut*innen machen können, ist eine gründliche Evaluation: sie ist das erste und letzte, was wir mit unseren Klient*innen tun sollten. Die so gewonnenen Informationen helfen uns dabei, eine zugeschnittene Intervention zu entwickeln und unseren Kient*innen optimal zu dienen: eine Intervention, die ihren Bedürfnissen entspricht und mit deren Hilfe sich ihre Ziele erreichen lassen. Während meiner gesamten Laufbahn war dies das Mantra für meine eigene Arbeit. Es hat mir sowohl bei meiner klinischen als auch bei meiner wissenschaftlichen Arbeit sehr geholfen – es war der Anstoß für die Entwicklung des Canadian Occupational Performance Measure (COPM), des Canadian Practice Process Framework (CPPF) und des Cognitive Orientation to daily Occupational Performance (CO-OP) Approach.

Dieses neue Buch von Helen Strebel, Claudia Merklein de Freitas und Florence Kranz soll Ergotherapeut*innen in die Lage versetzen, dieses „Mantra" einer zeitgemäßen (Re-) Evaluation lebendig werden zu lassen. Das Buch „Assessments in der Ergotherapie" bietet der/dem Leser*in eine Fülle von Informationen über den Einsatz und den Nutzen von Assessments. Gestützt auf das Fachwissen ihrer vielen ausgezeichneten Co-Autor*innen haben Helen, Claudia und Florence ein hervorragendes Handbuch zu diesem Thema konzipiert. Gemeinsam mit ihren Co-Autor*innen bieten sie eine sachkundige, intelligente Diskussion, die viele wichtige Aspekte rund um das Thema Assessments anspricht. So werden unter anderem die Grundlagen einer guten Messung, die psychometrischen Kriterien, die Relevanz von Assessments in der Ergotherapie und ihrer Anwendung auf bestimmte Klient*innengruppen, angesprochen.

Wesentlich dabei ist, dass Helen, Claudia und Florence in ihrem Buch einen Zugang zu Assessments wählen, der den Eckpfeilern der modernen Ergotherapie entspricht: Klienten- und Betätigungszentrierung. Dies sind die Schlüsselkomponenten einer optimalen Therapie. Sie dienen dazu, unsere Herangehensweise an unsere Klient*innen bzw. den Schwerpunkt unserer Arbeit zu definieren. Zusammen dienen diese Prinzipien dazu, eine ergotherapeutische Praxis zu schaffen, die es unseren Klient*innen wirklich gestattet, sich in den für sie sinnvollen und zweckmäßigen Betätigungen in der realen Welt zu erleben. Und die es uns ermöglicht, unsere Klien*innen bei der Ausführung von Betätigungen ihres täglichen Lebens zu unterstützen! Idealerweise sollten diese Prinzipien allen unseren Asssessments und Interventionen zugrunde liegen. Leider tun sie das nicht! Es gibt viele, in der Ergotherapie genutzte Assessments und Interventionen, die weder klienten- noch betätigungszentriert sind, einige sind das eine, aber nicht das andere, wenige sind beides. Dieses Buch konzentriert sich auf eine klienten- und betätigungszentrierte (Re-)Evaluation. Damit bietet es Ergotherapeut*innen einen ausgezeichneten Leitfaden, um geeignete Assessments auszuwählen und eine klienten- und betätigungszentrierte Praxis zu etablieren. Was für ein großartiger Einstieg! Denn Veränderungen in der Therapie lassen sich nur erreichen und belegen, wenn gute, valide Messinstrumente genutzt werden!

Ich gratuliere Helen, Claudia, Florence und ihren Co-Autor*innen zur Veröffentlichung dieses wichtigen Werks. Es ist eine wertvolle Bereicherung der ergotherapeutischen Literatur und sollte in der Werkzeugkiste einer/s jeden Therapeut*in sein! Ich weiß, dass sowohl die deutschsprachige Ergotherapie-Welt, aber vor allem die Klient*innen, von dieser Publikation profitieren werden.

Mit freundlichen Grüßen,

Helene Polatajko

H.J. Polatajko, PhD, OT Reg. (Ont.), OT(C), FCAOT, FCAHS Occupationologist

Professor Emeritus, Department of Occupational Science and Occupational Therapy, Rehabilitation Sciences Institute, University of Toronto Neuroscience Program Co-President | ICAN (formerly CO-OP Academy) | #icancoop | www.icancoop.org

Einleitung oder: Welche Intention steckt hinter diesem Buch?

Natürlich lässt sich ergotherapeutisches Arbeiten nicht auf die Anwendung verschiedener Assessments reduzieren! Wie wir wissen, sind viele Komponenten von Bedeutung, um den ergotherapeutischen Behandlungsprozess bestmöglich zu gestalten. Warum also sollte ein ganzes Buch zum Thema Assessments für die Profession von Interesse und Bedeutung sein? Im Prinzip beantwortet uns Helene Polatajko diese Fragestellung bereits im Vorwort, wenn sie schreibt: „Das Wichtigste, was wir als Ergotherapeut*innen machen können, ist eine gründliche Evaluation: sie ist das erste und letzte, was wir mit unseren Klient*innen tun sollten. Die so gewonnenen Informationen helfen uns dabei, eine zugeschnittene Intervention zu entwickeln und unseren Kient*innen optimal zu dienen".

Wie bedeutsam der Einsatz von Assessments in der klinischen Praxis und Forschung ist, hat unsere Berufsgruppe bereits seit langem erkannt (Kjeken, 2012; Mulligan, 2014; Vroman & Stewart, 2014). Das spiegelt sich auch in vielen aktuellen deutschen Fach- und Lehrbüchern sowie ergotherapeutischen Leitlinien wider, in denen die (Re-)Evaluation und mögliche Assessments mittlerweile einen großen Stellenwert erhalten (u. a. Kohlhuber et al., 2019; Le Granse et al., 2019; Brown, 2017). In diesem Zusammenhang lassen sich mehrere zentrale Intentionen unterscheiden, mit denen wir als Ergotherapeut*innen Messinstrumente einsetzen: Den aktuellen Status einer bestimmten Person ermitteln und ggf. mit einer Bezugsgruppe vergleichen, Betätigungsschwierigkeiten besser verstehen, Veränderungen feststellen und/oder zukünftige Entwicklungen vorhersagen (vgl. Kjeken, 2012; Miller Polgar, 2003). Dieses Buch vermittelt einen Überblick über relevante Assessmentinstrumente und beleuchtet deren Einsatzmöglichkeiten und Grenzen aus verschiedenen Perspektiven. Dabei konzentrieren sich die Darstellungen in erster Linie auf ergotherapeutische und ergotherapierelevante Assessments, die eine klienten- sowie betätigungszentrierte (Re-)Evaluation ermöglichen. Dies soll uns alle darin bestärken, im Sinne des zeitgemäßen Paradigmas zu arbeiten und Klient*innen optimal in ihren individuellen Teilhabe- und Betätigungsanliegen zu unterstützen.

Assessment-Wahl prägt Blickwinkel

Sowohl die Entscheidung für oder gegen den Einsatz eines Assessments als auch die Wahl eines bestimmten Instruments prägen deutlich den professionellen Blickwinkel, aus dem heraus wir unsere Klient*innen betrachten und das therapeutische Vorgehen entwickeln (Taylor, 2017). Setzen wir eher Assessments ein, die auf Körperfunktionen fokussieren? Dann bilden diese häufig auch den Schwerpunkt der anschließenden Intervention. Oder konzentrieren wir uns auf Assessments, die Informationen zur Betätigungsausführung erheben? Dann wird unser therapeutisches Denken und Handeln eher in diese Richtung geleitet.

Mittlerweile haben wir als Ergotherapeut*-innen die Möglichkeit, aus einer großen, zum Teil erschlagenden Bandbreite von Assessments auszuwählen. Dies kann eine Überforderung darstellen, sodass manch eine*r im ungünstigsten Fall altbekannte Erhebungsinstrumente beibehält oder die Arbeit ganz ohne den Einsatz von Assessments gestaltet. Ein gelungener therapeutischer Prozess besteht nicht darin, möglichst viele Assessments einzusetzen, sondern gezielt passgenaue Instrumente zu verwenden. Also Assessments einzusetzen, die dazu beitragen, die Teilhabe- und Betätigungsanliegen bzw. -schwierigkeiten der Klient*innen zu verstehen und die therapeutische Intervention am Ende zielgerichtet zu evaluieren. Auf dieser Basis lassen sich auch Therapieerfolge abbilden – und zwar mit Blick auf einzelne Personen und/oder Klient*innengruppen (Miller Polgar, 2003). Schaffen wir es als Ergotherapeut*innen, die Assessmentauswahl gezielt und begründet darzustellen sowie auf dieser Basis Outcomes zu generieren, tragen wir zur weiteren Professionalisierung unserer Berufsgruppe bei.

Dieses Buch möchte Sie als Leser*in neugierig machen sowie Mut und Freude anregen, sich mit verschiedenen Erhebungsinstrumenten auseinanderzusetzen, ggf. neue Aspekte der ergotherapeutischen Evaluation zu entdecken und die Klienten- und Betätigungszentrierung verstärkt in den Mittelpunkt Ihrer Arbeit zu rücken.

Im Dschungel der Begrifflichkeiten zurechtfinden

Allerdings soll an dieser Stelle nicht verschwiegen werden, dass es keinesfalls eindeutig ist, was genau eine betätigungszentrierte Evaluation eigentlich bedeutet. Dies hängt einerseits vom Begriffsverständnis der Betätigungszentrierung ab und andererseits vom vorhandenen Betätigungsbegriff, der je nach Modell, Rahmenwerk oder Kulturkreis variieren sowie enger oder weiter gefasst sein kann (vgl. Kapitel 1.2; 2.2 & 3.7.1).

Dies weist auf ein grundlegendes Dilemma hin, das im wissenschaftlichen Kontext alltäglich erscheint, den Theorie-Praxis-Transfer bei überwiegend praktisch arbeitenden Kolleg*innen aber erschwert. Denn die (ergotherapeutische) Terminologie ist häufig heterogen, zum Teil sogar widersprüchlich. So nutzen ergotherapeutische Modelle mitunter verschiedene Begrifflichkeiten für das gleiche Phänomen. Oder sie variieren in ihrer Interpretation der genutzten Terminologien, wie z.B. bei der Partizipation (AOTA, 2018; Larsson-Lund & Lyman, 2017). Damit Sie als Leser*in dennoch den Überblick behalten, haben wir gemeinsam mit den Autor*innen zwei Lösungsstrategien für diese Problematik gewählt: So werden die genutzten Begrifflichkeiten bzw. zugrundeliegenden Modelle oder Rahmenwerke konkret in den Kapiteln benannt bzw. beschrieben. Alternativ oder ergänzend dazu informiert das beigefügte Glossar über Begriffsdefinitionen, die im Buch einheitliche Verwendung finden. Letzteres betrifft etwa den Ausdruck „betätigungszentriert", der nach dem hier genutzten Begriffsverständnis sowohl die Betätigungsbasierung als auch die Betätigungsfokussierung umfasst (Fisher, 2014). Demnach steht die individuell bedeutsame Betätigung jeweils im Mittelpunkt der Evaluation und des therapeutischen Geschehens (Wilcock, 2006). Betätigungsbasierte Assessments ermitteln die benötigten Informationen dabei anhand von Betätigungs-Beobachtungen, wie dies etwa das AMPS oder ACIS vorsehen (Fisher & Jones, 2013). Betätigungsfokussierte Assessments gewinnen die Daten hingegen durch die Befragung von Klient*innen, was im Rahmen von Interviewverfahren (z.B. OPHI-II) oder Selbsteinschätzungsbögen (z.B. OSA) geschehen kann (Fisher 2014). Die hier genutzte Klassifizierung geht auf Anne Fisher (2014) zurück. Im deutschsprachigen Kontext wird synonym zur Betätigungszentrierung häufig das Wort Betätigungsorientierung verwendet (Gritsch, 2017). Der Begriff der Betätigungszentrierung erscheint uns allerdings zielgenauer, da er die Betätigung im therapeutischen Prozess zentral stellt, wohingegen eine „Orientierung" an der Betätigung mehr interpretativen Spielraum lässt.

Hintergründe verstehen und kritisch reflektieren

Um eine gemeinsame Verstehens-Basis zu schaffen, greifen die beiden ersten Abschnitte zunächst einführende Hintergrundinformationen und Trends rund um Assessments auf. Zu Beginn (Kapitel 1.1) gilt es vor allem, den Begriff Assessment zu spezifizieren, das vorliegende Begriffsverständnis zu verdeutlichen und Unterscheidungsmerkmale herauszuarbeiten. Die große Bandbreite an Assessments fordert von uns Ergotherapeut*innen genau abzuwägen, welche Instrumente sich im ergotherapeutischen Prozess des jeweiligen Einzelfalls eignen, um die Evaluation an einem zeitgemäßen ergotherapeutischen Verständnis auszurichten. Je nach zugrundliegendem Modell oder Rahmenwerk kann das empfohlene therapeutische Vorgehen im Rahmen der (Re-)Evaluation dabei variieren. Kapitel 1.2 zeigt auf, welchen Herausforderungen wir als Berufsgruppe in der Vergangenheit, Gegenwart und Zukunft gegenüberstehen und wie wir diesen begegnen können.

Als Ergotherapeut*innen sollten wir die unterschiedlichen Assessmentformen differenzieren und gezielt in einen Top-Down Prozess integrieren können. Damit aber nicht genug! Ebenso sollten wir dazu in der Lage sein, Assessments kritisch zu hinterfragen, zu analysieren und die Ergebnisse entsprechend zu interpretieren. Hierfür ist es notwendig, wichtige wissenschaftliche und terminologische Hintergründe von Assessments zu kennen. Dazu zählen etwa auch Gütekriterien, wie die Validität, die in Kapitel 2.1 anschaulich praxisnah erläutert werden.

In der deutschsprachigen Ergotherapie eingesetzte Assessments stammen häufig aus dem internationalen und insbesondere angloamerikanischen Raum. Das gilt es, kritisch zu reflektieren. Denn Assessments müssen eine entsprechende Anpassung erfahren, bevor sie zweifelsfrei in einem anderen Kulturkreis eingesetzt werden können. Auf der anderen Seite nutzen wir als Ergotherapeut*innen unsere vorrangig im westlichen Kulturkreis entwickelten Modelle und Instrumente auch bei Klient*innen mit anderen kulturellen Hintergründen. Dies kann sich als problematisch erweisen, wenn die soziokulturell geprägte Lebenswirklichkeit dieser Klient*innen den zugrunde liegenden Annahmen oder Wertvorstellungen nicht entspricht (Iwama, 2006; Malkawi et al., 2020). Zum Beispiel, weil sie den gewählten Fokus auf ADL- oder Freizeit-Tätigkeiten als nicht relevant bzw. sogar schambesetzt erleben oder weil sie Betätigungen vorrangig als soziale Praktiken verstehen (Malkawi et al., 2020; Martín et al., 2015). Hier sind wir in der Zusammenarbeit mit unseren Klient*innen (Mikroebene), im Kontext der Einrichtung (Mesoebene) und als Profession (Makroebene) gefordert, ein diversitäts- und kultursensibles Vorgehen zu etablieren. Dabei impliziert die Forderung von Martín et al. (2015) nach einer global nutzbaren ergotherapeutischen Kultur auch die Entwicklung kulturübergreifender Assessments. Kapitel 2.2 nimmt sich dieser Thematik besonders an und möchte Sie als Leser*in dazu einladen, sich kritisch mit den kulturellen Dimensionen der ergotherapeutische Evaluation und vorhandener Assessments auseinanderzusetzen.

Ausgewählte Aspekte der Durchführung beleuchten

Die Technologie gilt als eine Säule der niederländischen Ergotherapie (Le Granse et al., 2019). Auch wir in Deutschland erleben, gerade durch die Herausforderungen im Umgang mit der Covid-19-Pandemie, dass der technische Fortschritt an Fahrt aufnimmt. Den daraus resultierenden Chancen sollten wir uns als Ergotherapeut*innen auch mit Blick auf die (Re-)Evaluation nicht verschließen. Kapitel 2.3 gibt erste Einblicke in aktuelle und zukünftige Möglichkeiten digitalisierter Assessments.

Ob digitalisiert oder nicht: Die Durchführung von qualitativen Assessments bildet einen wichtigen Bestandteil des Erhebungsprozesses. Denn entsprechende Instrumente -wie etwa Interviewverfahren- ermöglichen es, die subjektive Perspektive und Narrative der jeweiligen Klient*innen einzubeziehen und so zu einem tieferen Verständnis ihrer Betätigungsanliegen und -herausforderungen zu finden. Dies zeigt sich auch an der häufigen Nennung des COPM. Dieses teilstandardisierte Interviewverfahren kann neben quantitativen Daten zur Performanz und Wichtigkeit von Betätigungen auch vielfältige qualitative Daten zur Tages- und Alltagsgestaltung der jeweiligen Klient*innen ermitteln. Jedoch birgt die richtige Durchführung solcher Verfahren große Herausforderungen! Denn ihre Handhabung ist oftmals nicht so kleinschrittig vorgegeben wie bei (rein) quantitativen Messinstrumenten. Kapitel 2.4 möchte alle Therapeut*innen im Einsatz qualitativer Assessments unterstützen, indem es hilfreiche Tipps zur Gesprächsführung vermittelt. Hoffentlich finden immer mehr Kolleg*innen Freude daran, qualitative Assessments einzusetzen und deren Durchführung kritisch zu reflektieren!

Assessments in konkreten Fachbereichen einsetzen

Neurologie, Pädiatrie, Arbeitstherapie, Orthopädie oder Psychiatrie – die verschiedenen Fachbereiche und deren Zielgruppen stellen unterschiedliche Anforderungen an die (Re-)Evaluation und den Einsatz von Assessments. Daher stellt sich die Frage, wie wir als Ergotherapeut*innen hier konkret vorgehen können und welchen Herausforderungen wir dabei begegnen. Praxisnahe Anregungen und Empfehlungen hierzu finden sich in den Kapiteln unter Abschnitt 3.

Um genutzte Begrifflichkeiten besser einordnen zu können, beziehen sich die Kapitel – wie oben bereits erwähnt – in ihrer Darstellung des (Re-)Evaluationsprozesses auf die Terminologie bestimmter Modelle und Rahmenwerke. Dabei strukturieren sich die Beschreibungen überwiegend nach dem AOTA Framework, dem OTPF (2018), vereinzelt auch nach dem Prozessmodell von Fisher & Marterella (2019), dem OTIPM. Dieses Prinzip hat zur Folge, dass weitere Aspekte, Prozesse und mögliche Assessments ausgeklammert werden. Trotzdem erscheint uns dieses Vorgehen erforderlich, um Sachverhalte schlüssig und anschaulich darzustellen - wohl wissend, dass z. B. der pädiatrische oder neurologische Arbeitsbereich weitere Assessments bietet, die an dieser Stelle zu kurz kommen. Die Darstellungen konzentrieren sich überwiegend auf Instrumente, die unserem Herausgeber- und Autor*innenteam vor dem Hintergrund eines modernen ergotherapeutischen Selbstverständnisses, unserer eigenen Erfahrungen und aktueller Evidenz als empfehlenswert erscheinen.

Neben ergotherapeutischen Assessments spielen in verschiedenen Fachbereichen natürlich auch Instrumente eine Rolle, deren Einsatz auf der Basis von gesetzlichen Rahmenbedingungen oder vonseiten der Kosten- bzw. Leistungsträger gefordert wird. Dies betrifft insbesondere den Bereich der Rehabilitation und Behindertenhilfe, in denen sich – im Zuge des Bundesteilhabegesetzes und auf Forderung der Leistungsträger – der Einsatz ICF-orientierter Befundinstrumente etabliert hat (vgl. Kapitel 3.4) (BAR, 2019, 2021). Die entsprechende Bedarfsermittlung lässt sich sinnvoll mit der (Re-)Evaluation im ergotherapeutischen Prozess verbinden und durch den Einsatz ergotherapeutischer Assessments ergänzen, wie Kapitel 3.3 für den Fachbereich Psychiatrie exemplarisch verdeutlicht. Dabei zeigen verschiedene Forschungsarbeiten, dass wesentliche ergotherapeutische Konstrukte und Assessments mit den Gesundheitskomponenten der ICF korrespondieren (Larsson-Lund & Nyman, 2017; Kjeken, 2012; Lemmens et al., 2012). Somit bezeichnet Birthe Hucke (2020) die ICF auch „als Glücksfall für die Ergotherapie“, sodass der DVE diese als Strukturgrundlage für seine Assessment-Datenbank nutzt.

Weitere Einsatzfelder erschließen

Genutzte Prozessmodelle wie das OTIPM vereinfachen den Evaluationsprozess. Mit Blick auf Transkulturalität und Diversität klammern sie aber mitunter relevante Aspekte aus. So stellt das OTIPM etwa das Doing – also die konkrete Betätigungsperformanz – in den Fokus, was bei einigen Klient*innengruppen und Kulturkreisen zu kurz greifen kann. Dies betrifft insbesondere Klient*innen, die aus nichtwestlichen Kulturkreisen kommen oder chronische bzw. demenzielle Erkrankungen haben (Iwama, 2006; Pizzi & Richards, 2017; Hammell, 2014).

Bei solchen Klient*innengruppen kann es sich als hilfreich erweisen, den Fokus über die konkrete Handlungsperformance hinaus auf Aspekte wie Teilhabe, Wohlbefinden und Lebensqualität zu erweitern (Pizzi & Richards, 2017) sowie die Occupational Balance gezielt in den Blick zu nehmen. Während die Teilhabeperspektive sich im gesamten Buch widerspiegelt, stellen die Kapitel unter Abschnitt 3.7 die Lebensqualität und Betätigungs- bzw. Lebensbalance noch einmal separat in den Fokus der ergotherapeutischen Re-Evaluation.

Beide Konstrukte unterstützen den Trend der Ergotherapie, über den klinisch-kurativen Kontext hinaus vermehrt auch Angebote in den Bereichen der Primärprävention, Gesundheitsförderung und/oder im Gemeinwesen zu entwickeln.

Dabei korrespondiert ein ganzheitliches und multidimensionales Verständnis von Lebensqualität mit einem erweiterten Betätigungsbegriff, wie ihn etwa das Occupational Perspektive of Health (OPH) – Rahmenwerk aufgreift (Hitch & Pépin, 2020; Wilcock, 2006, Hitch et al., 2014). Somit kann die Evaluation von Lebensqualität in unterschiedlichen Kontexten und Settings dazu beitragen, dass Menschen mit diversen soziokulturellen Prägungen ihr Leben in verschiedenen Lebensbereichen als wertvoll erfahren, eine positive Interaktion mit ihrer Umwelt erleben und sich durch bedeutsame Teilhabe- und Betätigungserfahrungen verwirklichen und weiterentwickeln können.

Daneben hat sich die Betätigungs- und Lebensbalance als wichtiges Konstrukt in unserer Profession etabliert, das in verschiedenen Settings Anwendung findet. Denn die Ausgewogenheit des eigenen Lebensstils kann die Gesundheit, das Wohlbefinden und die Zufriedenheit einer Person wesentlichen beeinflussen, was etwa auch das kanadische Do-Life-Well-Framework verdeutlicht (Moll et al., 2018).

Rundumblick gewinnen und neue Möglichkeiten ausprobieren

Damit Sie sich als Leser*in einen breiten Überblick über mögliche Assessments für die verschiedenen Klient*innengruppen verschaffen können, verweist das Buch auf unterschiedliche Datenbanken. Zudem beschreibt Kapitel 4.1 anhand eines strukturierten und offenen Vorgehens, wie sich Assessments im praktischen Berufsalltag implementieren lassen. Eine Übersicht über relevante Erhebungsinstrumente rundet das Buch ab und steht den Leser*innen in der zugehörigen digitalen Medienbibliothek zur Verfügung. Weder diese Darstellung noch die exemplarisch beschriebenen Vorgehensweisen in den einzelnen Fachbereichen bzw. Arbeitsfeldern der Ergotherapie erheben den Anspruch auf Vollständigkeit. Sie sind vielmehr als Anregung und Ermutigung zu verstehen, die genannten Instrumente auszuprobieren. Bezogen auf die jeweiligen Fachbereiche sollten Sie als Leser*in ergänzend die aktuellen Empfehlungen in wissenschaftlichen sowie ergotherapeutischen Leitlinien berücksichtigen!

Grundsätzlich nutzt unsere Autor*innengruppe in diesem Buch ausgewählte Fallbeispiele, um die theoretischen Ausführungen zu untermauern und den Theorie-Praxis-Transfer anzuregen. Hierbei finden unterschiedliche Reasoning-Formen Anwendung – teils explizit genannt, teils implizit vermittelt. Auch bei der Beschreibung des Reasonings zeigt sich eine heterogene Nutzung unterschiedlicher Literatur, die das große Spektrum ergotherapeutischen Vorgehens verdeutlicht. Einige Kapitel konzentrieren sich vor allem auf die ermittelten Ergebnisse der Assessments und lassen mögliche therapeutische Ansatzpunkte relativ offen. Hier geht es also besonders um die Frage, welche Informationen das jeweilige Instrument liefern kann. Allerdings sind Sie als Leser*in herzlich dazu eingeladen, weitere Reasoning-Prozesse zu durchlaufen und selbst zu überlegen, welche Interventionsmöglichkeiten sich hieraus ergeben können.

Wir als Herausgeberinnen und unser Autor*innenteam hoffen, mit den präsentierten Inhalten hilfreiche Anregungen für die Gestaltung der (Re-)Evaluation im therapeutischen Prozess zu vermitteln. Zudem bedanken wir uns von Herzen bei den zahlreichen Probeleser*innen, die mit ihrer konstruktiven Rückmeldung zu den einzelnen Kapitel den Entstehungsprozess des vorliegenden Buches mitgestaltet haben.

Abschließend wünschen wir nun allen Leser*innen viel Freude bei der Lektüre und möchten Sie dazu ermutigen, neue Erfahrungen zu sammeln und zu reflektieren sowie den Diskurs rund um den Einsatz von Assessments in der Ergotherapie aktiv mitzugestalten!

Helen Strebel, Claudia Merklein de Freitas & Florence Kranz

Hinweise zum Buch: Um den Lesefluss nicht zu stark einzuschränken, sind die genannten Assessments in den Kapiteln in der Regel als Abkürzung aufgeführt. Unbekanntere Assessments werden bei erstmaliger Nennung jedoch ausgeschrieben. Ein Abkürzungsverzeichnis findet sich im Anhang des Buches. Ausführlichere Informationen zu den Assessments finden Sie in der zum Buch gehörigen Medienbibliothek.

Literatur

AOTA – American Occupational Therapy Association. (2018). *Das Framework der AOTA. Gegenstandsbereich, Prozesse und Kontexte*. Bern: Hogrefe Verlag.

BAR. (2019). *Reha-Prozess. Gemeinsame Empfehlung.* Zugriff am 26.09.2021 unter https://www.bar-frankfurt.de/fileadmin/dateiliste/_publikationen/reha_vereinbarungen/pdfs/GEReha-Prozess.BF01.pdf

BAR. (2021). *Bedarfsermittlung nach dem SGB IX.* Verfügbar unter https://www.bar-frankfurt.de/fileadmin/dateiliste/_publikationen/reha_grundlagen/pdfs/BTHGKompaktBedarfsermittlung.pdf

Brown, C. (2017). *Menschen mit schweren psychischen Erkrankungen: Leitlinien der Ergotherapie* (Bd. 4). Bern: Hogrefe. https://doi.org/10.1024/85782-000

Fisher, A. & Jones, K. (2013). *AMPS. Band 1: Entwicklung, Standardisierung und Anwendungshandbuch* (7., lizensierte deutsche Übersetzung durch B. Dehnhardt, S. George). Ohne Ort: Eigenverlag.

Fisher, A. & Marterella, A. (2019). *Powerful Practice. A Model for Authentic Occupational Therapy.* Fort Collins: Center for Innovative OT Solutions, Inc.

Fisher, A. (2014). *OTIPM. Occupational Therapy Intervention Process Model. Ein Modell zum Planen und Umsetzen von klientenzentrierter, betätigungsbasierter Top-down-Intervention.* Idstein: Schulz-Kirchner Verlag.

Larsson-Lund, M. & Nyman, A. (2017). Participation and occupation in occupational therapy models of practice: A discussion of possibilities and challenges. *Scandinavian Journal of Occupational Therapy, 24*(6), 393–397. https://doi.org/10.1080/11038128.2016.1267257

Le Granse, M., van Hartingsfeld, M. & Kinébanian, A. (2019). *Grundlagen der Ergotherapie*. Stuttgart: Thieme Verlag. https://doi.org/10.1055/b-006-163235

Gritsch, S. (2017). Zertifizierungskurs: Implementierung von betätigungs- und klientenzentrierter Ergotherapie – „Es sind Gänsehaut-Momente“. *ergopraxis. 10*(01), 38–41. https://doi.org/10.1055/s-0042-120192

Hammel, K. (2014). Belonging, occupation, and human well-being: An exploration. *Canadian Journal of Occupational Therapy, 81*(1), 39–50; https://doi.org/10.1177/0008417413520489

Hitch, D., Pépin, G. & Stagnitti, K. (2014). In the Footsteps of Wilcock, Part One: The Evolution of

Doing, Being, Becoming, and Belonging. *International Health Care, 28*(3), 231–246. https://doi.org/10.3109/07380577.2014.898114

Hitch, D. & Pépin, G. (2020). Doing, being, becoming and belonging at the heart of occupational therapy: An analysis of theoretical ways of knowing. *Scandinavian Journal of Occupational Therapy, 28*(1), 13–25). https://doi.org/10.1080/11038128.2020.1726454

Hucke, B. (2020). Die ICF: Ein Glücksfall für die Ergotherapie – und umgekehrt! *RP Reha, 7*(2), 66–62.

Iwama, M. (2006). *The Kawa Model. Culturally relevant Occupational Therapy*. Edinburgh: Elsevier.

Kjeken, I. (2012). Measurement in occupational therapy. *Scandinavian Journal of Occupational Therapy, 19*(6), 466–467. https://doi.org/10.3109/11038128.2012.727599

Kohlhuber, M., Eichhorn, C. & Denhardt, B. (Hrsg.) (2019). *Ergotherapie – betätigungszentriert in Ausbildung und Praxis*. Stuttgart: Thieme Verlag.

Lemmens, R.J.M., Timmermans, A.A.A., Janssen-Potten, Y.J.M., Smeets, R.J.E.M. & Seelen, H.A.M. (2012): Valid and reliable instruments for arm-hand assessment at ICF activity level in persons with hemiplegia: a systematic review. *BMC Neurology, 12*(21). https://doi.org/10.1186/1471-2377-12-21

Malkawi, S.H., Alqartaneh, N.S. & Fehringer, E.K. (2020). The Influence of Culture in Occupational Therapy Practice in Jordan. *Occupational Therapy International, 2020,* 1092805. https://doi.org/10.1155/2020/1092805

Martín, I.Z., Martos, J.A.O., Milliares, P.M. & Björklund, A. (2015). Occupational therapy culture seen through the multifocal lens of fieldwork in diverse rural areas. *Scandinavian Journal of Occupational Therapy, 22*, 82–94. https://doi.org/10.3109/11038128.2014.965197

Miller Polgar, J. (2003). Critiquing Assessments. In E. Crepeau, E. Cohn, B. Schell (Eds.), *Willard & Spackman's Occupational Therapy* (pp. 299–314). Philadelphia: Lippincott Wiliams & Wilkins.

Moll, S.E., Gewurtz, R.E., Krupa, T.M., Law, M.C., Larivière, N., Levasseur, M., ... Berding, J. (2018). „Do-Live-Well“: Ein kanadisches Framework zur Förderung von Betätigung, Gesundheit und Wohlbefinden. *ergoscience, 13*(4), 156–166. https://doi.org/10.2443/skv-s-2018-54020180403

Mulligan, S. (2014). *Occupational therapy evaluation for children: A pocket guide* (2nd ed.). Philadelphia: Wolters Kluwer/Lippincott Williams & Wilkins.

Pizzi, M. & Richards, L. (2017). Promoting Health, Well-Being, and Quality of Life in Occupational Therapy: A Commitment to a Paradigm Shift for the Next 100 Years. *American Journal of Occupational Therapy, 71*, 7104170010p1–7104170010p5.

Taylor, R. (2017). *Kielhofner's Model Of Human Occupation*. Philadelphia: Wolters Kluwer.

Vroman, K. & Stewart, E. (2014). *Occupational therapy evaluation for adults: A pocket guide* (2nd ed.). Philadelphia: Wolters Kluwer/Lippincott Williams & Wilkins.

Wilcock, A. (2006). *An Occupational Perspective of Health*. Thorofare NJ: SLACK Incorporated.

1 Vielfalt erkennen, Möglichkeiten nutzen

1.1 Die Bandbreite von Assessments

Helen Strebel

Von Interviewverfahren über Selbsteinschätzungsbögen bis hin zu beobachtungsbasierten Messinstrumenten – uns Ergotherapeut*innen stehen mittlerweile eine große Vielzahl und Vielfalt an Assessments zur Verfügung (George, 2012). Daher gilt es, aus dem breiten Spektrum an Möglichkeiten gezielt auszuwählen und kritisch zu beurteilen, welche Assessments sich in einer bestimmten Situation am besten eignen. Und das mit Blick auf die Person (Klient*in und Therapeut*in), das Betätigungsanliegen und die jeweilige Umwelt. Für diese Beurteilung benötigen Ergotherapeut*innen zum einen ein Verständnis der Terminologie, auch um sich innerhalb der Berufsgruppe effektiv über den Einsatz von Assessments auszutauschen. Zum anderen ist es erforderlich, sich mit dem zeitgemäßen Einsatz von Assessments im ergotherapeutischen Prozess auseinanderzusetzen (Laver-Fawcett, 2015). Ergotherapeut*innen fällen Urteile, die das Leben ihrer Klient*innen beeinflussen. Daher haben sie eine ethische Verantwortung, sich mit den Stärken und Grenzen derjenigen Assessments auseinanderzusetzen, die sie im Rahmen des Bewertungsprozesses verwenden (Classen & Velozo, 2019). Das vorliegende Kapitel startet mit definitorischen Erläuterungen zu den Begrifflichkeiten „Assessment“ und „Evaluation“. Anschließend stellt es verschiedene Unterscheidungsmerkmale vor, mit deren Hilfe sich das große Spektrum an Assessments verdeutlichen lässt. Dabei veranschaulichen konkrete Beispiele, wann der Einsatz welcher Assessments sinnvoll erscheint. Abschließend zeigt die Autorin auf, wie Assessments zur Qualitätssicherung in der Ergotherapie beitragen können.

1.1.1 Wesentliche Begrifflichkeiten verstehen

Der Begriff Assessment ist breit gefasst und lässt sich synonym als Erhebungs- bzw. Messinstrument bezeichnen. Auch als Befund- oder Statuserhebung beschrieben, unterstützt das Assessment den Prozess der systematischen Datensammlung (Harth & Pinkepank, 2007).

Grundsätzlich bezeichnet der Begriff Assessment in der Ergotherapie ein spezifisches Tool, Instrument oder eine systematische Interaktion, wie z. B. eine Beobachtung oder ein Interviewprotokoll. Diese Tools dienen als Teil der Evaluation dazu, das Betätigungsprofil von Klient*innen zu erstellen und deren Teilhabe- oder Betätigungsanliegen sowie -probleme zu ermitteln. In diesem Zusammenhang analysieren Ergotherapeut*innen Aktivitätsanforderungen, Performanzfertigkeiten, Performanzmuster klientenbezogener Faktoren sowie Kontext- und Umweltfaktoren. Dabei möchten sie verstehen, welchen Einfluss die beschriebenen Aspekte auf die Betätigungsperformanz der Klient*innen nehmen. Assessments, die von grundlegend bis komplex variieren, sind

Bestandteil dieses Evaluations-Prozesses (Hinojosa & Kramer, 2014).

Assessments stellen also einen relevanten Teilbereich des Evaluations-Prozesses dar und erheben ein breites Spektrum an Merkmalen im ergotherapeutischen Kontext. Dabei verfolgen sie das Ziel, deren Einflüsse auf die Betätigungsausführung der Klient*innen zu erkennen.

Der Begriff der **Evaluation** bezeichnet einen Prozess, der das Sammeln und Interpretieren von Daten, die für die Interventionsplanung benötigt werden, in den Vordergrund stellt (Ottenbacher & Christiansen, 1997). Im OTPF (AOTA, 2018) wird der erste Teil des therapeutischen Prozesses als Evaluations-Prozess benannt. Dies verdeutlicht, dass die Erhebung zu Beginn des Therapieprozesses einen wichtigen Stellenwert einnimmt. Allerdings begrenzt sie sich nicht hierauf. Vielmehr erstreckt sich die Evaluation über die Interventionsphase hinaus bis hinein in die Outcomephase. In dieser letzten Phase des ergotherapeutischen Prozesses ermitteln Ergotherapeut*innen, was ihre Klient*innen durch die Interventionen erreichen konnten. Da sich diese abschließende therapeutische Phase wahlweise mit „Outcome“ oder „(Re-) Evaluation“ bezeichnen lässt, werden diese beiden Begriffe im vorliegenden Buch synonym verwendet.

Beweggründe für die Evaluation

In der ersten Phase verfolgt die Evaluation das Ziel, Daten zum Zweck der Erhebung und anschließenden Interventionsplanung zu sammeln. Unter Intervention versteht man eine therapeutische Aktivität, die eine Veränderung herbeiführen möchte. Am häufigsten soll durch diese Aktivitäten erreicht werden, dass die Person einen gesundheitlichen Vorteil daraus zieht (Øvretveit, 2002). Øvretveit nennt verschiedene Zielgruppen der Intervention: Ein Individuum, eine Population (Gruppe von Klient*innen) oder ein Betreuungssystem. (Re-) Evaluationen erfolgen in der deutschen Ergotherapie momentan überwiegend auf Ebene der individuellen Behandlung. Hierzu werden Assessments in der Ergotherapie aus verschiedenen Gründen eingesetzt. Sie können aus einer intrinsischen Motivation heraus Anwendung finden, also aus dem Bedürfnis des*der Therapeut*in, die Betätigungsanliegen des*der Klient*in zu verstehen. Oder der Einsatz von Assessments wird extrinsisch geleitet, d.h. aufgrund von Forderungen von Seiten der Kostenträger. Dabei lassen sich Assessments zu mehreren Zwecken einsetzen: zum einen, um das Verhalten einer Person zu beschreiben und mit einer ähnlichen Gruppe zu vergleichen. Zum nächsten, um Betätigungsschwierigkeiten zu verstehen und Prognosen zu entwickeln sowie des Weiteren, um Ergebnisse der therapeutischen Intervention bezogen auf individuelle Klient*innen oder auf Klient*innengruppen darzustellen (Miller Polgar, 2003). Die Nutzung von Assessments in z.B. ergotherapeutischen Forschungsprojekten – etwa im Rahmen von (Re-)Evaluationen auf Populationsebene oder struktureller Ebene – steckt in Deutschland u.a. aufgrund der eingeschränkten Akademisierung noch in den Kinderschuhen.

In Deutschland beschränkt sich der Einsatz von Assessments daher hauptsächlich auf die Mikroebene – also auf die direkte Interaktion mit Klient*innen. Darüber hinaus mangelt es – auch mit Blick auf die genutzte Terminologie – an einem professionsbezogenen Konsens.

1.1.2 Unterschiedliche Assessmentformen

Die Vielzahl der Instrumente, die Ergotherapeut*innen zur Verfügung steht, weisen ein breites Spektrum auf. Dies betrifft u.a. unterschiedliche inhaltliche Schwerpunkte, Variationen in der Durchführung oder eine Heterogenität bezüglich der Aussagekraft. Es gibt ergotherapeutische Assessments, die aus der Disziplin heraus entwickelt wurden, wie z.B. das AMPS (Fisher & Jones, 2013). Ergotherapeut*innen nutzen aber auch Assessments, die anderen Fachdisziplinen entstammen, wie z. B. den M-ABC-2 (Petermann, 2015). Die folgende Darstellung geht auf diese Unterscheidung nicht näher ein. Stattdessen konzentriert sie sich auf grundsätzliche inhaltliche Differenzierungen, um einen Gesamtüberblick über die Vielzahl und Vielfalt an Assessmentformen zu vermitteln. Daneben existieren weitere Möglichkeiten und Begrifflichkeiten, nach denen sich Assessments voneinander unterscheiden und abgrenzen lassen. Deshalb ist die folgende Differenzierung als kleine Einführung in die Thematik zu verstehen.

Quantitative Erhebung

Assessments lassen sich allgemein dahingehend unterscheiden, ob sie mit qualitativen oder quantitativen Informationen arbeiten (**Tabelle 1-1**).

Quantitative Verfahren messen den Gegenstandsbereich anhand numerischer Werte, wie dies z. B. bei der Messung der Konzentrationsfähigkeit durch Konzentrationstests oder bei der Messung der Handkraft mithilfe eines Dynamometers der Fall ist. Den so erzielten Werten liegt häufig eine Normierung zugrunde. Somit lässt sich anhand des quantitativen Werts eine Aussage darüber treffen, ob das gemessene Merkmal durchschnittlich, über- oder unterdurchschnittlich ausgeprägt ist (Rentzsch & Schütz, 2009). Beispielsweise werden im Fachbereich Orthopädie als vorbereitende Methode nicht selten Körperstruktur/-funktion behandelt (vgl. Kap. 3.6), deren Parameter sich gut quantifizieren lassen. Quantitative Assessments müssen sich aber nicht zwangsläufig auf die Ebene der Körperfunktionen und -strukturen beziehen. Sie können ebenso Informationen rund um die Betätigungsperformanz ermitteln, wie dies etwa das MOHOST (Parkinson et al., 2006) oder das ACIS (Forsyth et al., 2011) tun. Oftmals basieren solche Instrumente auf objektiven Beobachtungen. Es gibt aber auch quantitative Assessments, mit deren Hilfe Klient*innen bestimmte Merkmale aus ihrer Perspektive bewerten können. Hierzu gehört etwa der DASH (Germann et al., 2003). Dieses Assessment ermöglicht es Klient*innen, anhand einer fünfstufigen Bewertungsskala das Ausmaß ihrer Beschwerden und Fähigkeiten, bestimmte Tätigkeiten auszuführen, einzuschätzen. Die ermittelten quantitativen Daten bieten die Möglichkeit, durch einen erneuten Einsatz des jeweiligen Assessments, die in der Therapie erreichten Veränderungen im Outcome abzubilden.

Qualitative Erhebung

Qualitative Assessments hingegen beschreiben den Gegenstandsbereich und geben dadurch Informationen über die charakteristische Eigenschaft einer Sache oder einer Person (Rentzsch & Schütz, 2009). In der Ergotherapie ermitteln sie dabei häufig qualitative Informationen über die subjektive Perspektive, die Narrative und das Erleben der Klient*innen mit Blick auf ihr Betätigungsleben bzw. ihre Betätigungsperformanz. Als typische Beispiele hierfür können Interviewverfahren, wie die OCAIRS (Forsyth et al., 2005), das OPHI-II (Kielhofner et al., 2008) oder das WRI (Braveman et al., 2005) genannt werden. Qualitative Assessments wie diese gelten ebenso als (teil-

Tabelle 1-1: Qualitative versus quantitative Erhebung

Unterscheidungsmöglichkeit		Exemplarische Assessments
Art der gewonnen Daten	Quantitative Erhebung	DASH
	Qualitative Erhebung	OPHI-II

)standardisiert (vgl. Kap. 1.1.6). Dabei variieren sie in Umfang und Dauer, so dass ihre Auswahl auch vom jeweiligen Setting und den zeitlichen Ressourcen abhängt. Manche Instrumente, wie das OPHI-II, erweisen sich als besonders flexibel im Einsatz und können z. B. über mehrere Therapieeinheiten hinweg durchgeführt werden (Kielhofner et al., 2008). So können Ergotherapeut*innen anhand eines thematischen Interviews Informationen über die Betätigungsidentität, -kompetenz und das -verhalten erheben (Hemmingsson et al., 2017). Neben der Ermittlung von qualitativen Daten nutzen einige dieser Assessments zudem die Möglichkeit, die Ergebnisse zu quantifizieren und damit vergleichbar zu machen.

Der Einsatz qualitativer Assessments ist für Therapeut*innen häufig herausfordernder, da sie nicht immer – wie quantitative Assessments – einen fest strukturierten Ablauf vorgeben. Hilfreich ist hier eine vertiefende Auseinandersetzung mit dem Thema der Gesprächsführung, die eine wesentliche Grundlage für die gelungene Durchführung eines qualitativen Assessments darstellt. Das Kapitel 2.4 bietet hier erste Anregungen.

Der zentrale Fokus der Ergotherapie liegt in der Einbindung der Klient*innen (Person) in für sie bedeutungsvollen und zweckgerichteten Betätigungen. „Wenn der Fokus unser praktischen Arbeit Betätigung sein soll, müssen wir dafür sorgen, dass nicht nur das Ergebnis (Ziel), sondern auch der Fokus unserer Evaluation, Intervention und Dokumentation die Betätigung ist" (Fisher, 2014, S. 23). Daher erscheint es gerade zu Beginn der Evaluationsphase sinnvoll, qualitative Informationen darüber zu gewinnen, wie Klient*innen ihre Betätigungsausführung bzw. ihr Betätigungsleben erfahren und welche Narrative sie hierfür nutzen. Zumindest unter der Voraussetzung, dass die jeweiligen Klient*innen emotional und kognitiv dazu in der Lage sind, ein entsprechendes Gespräch zu führen (vgl. Kap. 2.4 und Kap. 3.3). Im weiteren Evaluations-Prozess können diese qualitativen Informationen – falls erforderlich – gezielt mit Informationen aus quantitativen Assessments ergänzt werden, um das Betätigungsproblem zu verstehen. Zum Beispiel, indem die*der Ergotherapeut*in zunächst mit dem OPHI-II (Kielhofner et al., 2008) umfassende qualitative Informationen zur Betätigungsanamnese eine/s Klient*in ermittelt, bevor sie/er mit Hilfe des AMPS (Fisher & Jones, 2013) oder des ACIS (Forsyth et al., 2011) die Performanzfertigkeiten in bedeutungsvollen Betätigungssituationen bewertet. So lassen sich auch ggf. im Vorfeld aufgestellte Arbeitshypothesen in Bezug auf die Betätigungseinschränkung bestätigen oder verwerfen.

Erhebung auf unterschiedlichen Ebenen

Ergotherapeut*innen können im Zuge der Evaluation also verschiedenste Informationen rund um das Betätigungsleben und die Betätigungsperformanz ihrer Klient*innen sammeln. Dabei müssen sie festlegen, welche konkreten Daten tatsächlich benötigt werden, um das Betätigungsproblem zu verstehen. Dies betrifft auch die Entscheidung, auf welcher Ebene das Assessment Informationen generieren soll. Eine geeignete Orientierungs- und Strukturierungsgrundlage hierfür bietet das OTPF, da es den Gegenstandsbereich und die zentralen Konzepte der ergotherapeutischen Praxis systematisch beschreibt (AOTA, 2018). Die in **Tabelle 1-2** stehenden Elemente haben Einfluss auf die Betätigungsidentität, Gesundheit, das Wohlbefinden sowie die Teilhabe eines Menschen.

Soll die Betätigung und ihre Ausführung im Mittelpunkt der Erhebung stehen, so eignen sich alle Assessments, die den Fokus auf Betätigungsbereiche wie u. a. die Aktivitäten des täglichen Lebens, Freizeit oder Spiel legen. Dabei ermöglicht das Ausführen von Betätigungen, die Menschen als zweckdienlich und/oder bedeutungsvoll wahrnehmen, auch deren Partizipation (AOTA, 2018), die wiederum zum Wohlbefinden und zur Gesundheit eines Menschen beiträgt (WHO, 2011). Doch was wird un-

Tabelle 1-2: Unterschied bezüglich des Messfokus

Unterscheidungsmöglichkeit	Aspekte des Gegenstandsbereichs OTPF	Exemplarische Assessments
Messfokus auf Ebene der ...	Betätigung	Fotointerview
	Klientenfaktoren	FEW-3
	Performanzfertigkeiten	AMPS
	Performanzmuster	Rollencheckliste
	Kontext & Umwelt	WRI

ter dem Begriff der Partizipation verstanden, der in der deutschsprachigen Ergotherapie häufig synonym mit dem Begriff der Teilhabe, verwendet wird? Bei genauerer Betrachtung wird deutlich, dass Partizipation umfassender ist, da diese eine aktive Mitgestaltung und Entscheidungsmacht von Individuen in unserer Gesellschaft beschreibt und somit Mitbestimmung in sozialen und gesellschaftlichen Kontexten impliziert. (Nieß, 2016) Gleichberechtigte Teilhabe lässt sich als Teilbereich der Partizipation verstehen, da diese die rechtliche Grundlage für die Beteiligung am gesellschaftlichen Leben darstellt (Bundesministerium für Arbeit und Soziales, n.d.). Wollen wir also Partizipation fördern, so können wir an der Ausführung von Betätigung bei einer Person ansetzen z.B. mit Hilfe des Foto-Interviews (Onderwijscentrum Leiijpark, 2019). Hier wählt das Kind aus einer Auswahl altersentsprechende alltägliche Betätigungen diejenigen aus, die es erlernen oder verbessern möchte. Daraus lassen sich anschließend betätigungszentriert Zielstellungen ableiten. Jedoch sollte die Erhebung nicht nur auf die Person fokussieren, sondern auch Umweltaspekte mit einfließen lassen, da wir nur so effektiv die Partizipation einer Personen(gruppe) unterstützen.

Da Person, Umwelt und Betätigung in stetiger Wechselwirkung zueinanderstehen, sollten Ergotherapeut*innen das Betätigungsproblem während des Erhebungsprozesses holistisch erfassen. Dabei gilt es auch den Einfluss des Kontextes und der Umwelt mit ihren kulturellen, virtuellen oder sozialen Aspekten auf die Betätigungsperformanz zu betrachten. Der Fokus liegt somit auf der Interaktion zwischen Person-Umwelt und Betätigung-Umwelt. (Cooper et al., 2005) Deshalb greifen viele ergotherapeutische Assessments, die auf der Basis des MOHO (Kielhofner, 2008; Taylor, 2017) entwickelt wurden, den Umweltaspekt bereits auf, wie z.B. das WRI (Braveman et al., 2005). Das halbstrukturierte Interviewverfahren ermittelt aus Perspektive der Klient*innen relevante Informationen zu psychosozialen Faktoren der Arbeitssituation. Diese umfassen neben volitions- und habituationsbezogenen Aspekten auch wahrgenommene Umweltbedingungen. Möchten Ergotherapeut*innen vor allem ermitteln, wie Klient*innen ihre psychosoziale und physische Arbeitsumgebung erleben und wo ggf. Anpassungen erforderlich sind, können sie auf die MOHO-basierte WEIS (Moore-Corner et al., 1998) zurückgreifen, die jedoch leider auf Deutsch aktuell nicht mehr zu beziehen ist.

Sollen Performanzfertigkeiten evaluiert werden, so stellt u.a. das AMPS (Fisher & Jones, 2013) ein probates Assessment dar. Performanzfertigkeiten umfassen dabei motorische, prozessbezogene und soziale Interaktionsfertigkeiten, die in Bezug zur Betätigungsausführung stehen. Informationen zu Aspekten der Performanzmuster, die sich aus den Gewohnheiten, Routinen, Rollen und Ritualen zusammensetzen, lassen sich zum Beispiel mit Hilfe der Rollencheckliste (Kielhofner et al., 2012) ermitteln. Aber auch umfassender angelegte Interviewverfahren, wie das OPHI-II (Kielhofner et al., 2008), erheben Daten zu Gewohnheiten, Routinen und Rollen, welche die Performanzmuster der Klient*innen prägen.

Unter die Klientenfaktoren fallen u.a. die Körperfunktionen. Hier gibt es viele Instrumente, die diese messen, wie den FEW-3, der die visuellen Wahrnehmungsfertigkeiten von Kindern zwischen 4;0 bis 10;11 Jahren erfasst (Büttner et al., 2021).

Betätigung im Fokus der Erhebung

Grundsätzlich sollte der ergotherapeutische Fokus während des gesamten Therapieverlaufes betätigungszentriert sein (Fisher & Marterella, 2019). Dies bedeutet, dass die individuell bedeutsame Betätigung im Mittelpunkt des Handelns steht (Wilcock, 2006). Ergotherapeut*innen gehen davon aus, dass Gesundheit und Wohlbefinden durch Betätigung positiv beeinflusst werden (Townsend & Polatajko, 2013). Mit Blick auf den Evaluations-Prozess und die Wahl der Messinstrumente besitzt das Erheben der Betätigungsausführung daher eine hohe Priorität. Betätigungszentriert leitet als übergeordneter Begriff die Gedanken der*des Therapeut*in. Die zur Verfügung stehenden Assessments mit dem Fokus auf Betätigung lassen sich dann als entweder betätigungsbasiert oder betätigungsfokussiert bezeichnen (Fisher, 2014) (**Tabelle 1-3**).

Betätigungsbasierte Assessments gewinnen Daten, indem Ergotherapeut*innen ihre Klient*innen während der Durchführung einer Betätigung beobachten, wie z.B. beim AMPS (Fisher & Jones, 2013). Dabei beobachten sie die Betätigungsperformanz im natürlichen Umfeld der jeweiligen Klient*innen, wie z.B. beim Decken des Esszimmertisches. Assessments, die als betätigungsfokussiert gelten, beziehen sich bei der Datengewinnung auf die Befragung von Klient*innen in Bezug auf die Betätigungsausführung, etwa durch Interviews oder Selbsteinschätzungen (Fisher, 2014). Ein Beispiel hierfür stellt die Rollencheckliste (Kielhofner et al., 2012) dar. Bei dieser gibt die befragte Person an, welche Rolle sie wann eingenommen hat bzw. wieder einnehmen möchte und wie wertvoll diese für sie ist. Daneben überlegen Ergotherapeut*innen, welche Methode sie nutzen möchten, um die Daten zu generieren. Im Rahmen des MOHO (Kielhofner, 2008; Taylor, 2017) lassen sich Assessments in Beobachtungsinstrumente, Selbsteinschätzungsbögen, Interviews und Kombinationsformen unterteilen (de las Heras de Pablo et al., 2017).

Beobachtungsinstrumente sind somit immer betätigungsbasiert (Fisher, 2014), wenn sich die Beobachtung auf Betätigungsniveau abspielt. Dies betrifft z.B. auch den VQ (de las Heras Geist et al., 2007), der volitionale Aspekte bzw. Betätigungsvorlieben der*des Klient*in in verschiedenen Betätigungssituationen ermittelt. Gerade bei Klient*innen, die z.B. verbale Einschränkungen haben, bietet sich der Einsatz solcher Beobachtungsinstrumente an. Sind die Klient*innen jedoch dazu in der Lage, sich mitzuteilen, können Selbstbewertungsinstrumente dazu beitragen, ihre subjektive Perspektive mit Blick auf individuelle An-

Tabelle 1-3: Unterschiedliche Datengewinnung

Unterscheidungsmöglichkeit		Exemplarische Assessments
Art der Datengewinnung	Betätigungsbasiert (bb) oder Betätigungsfokussiert (bf) durch:	
	• Beobachtungsinstrumente	AMPS (bb); VQ (bb)
	• Selbsteinschätzung	Rollencheckliste (bf)
	• Interviews	OSA (bf); OCAIRS (bf)
	• Kombinationsformen	

liegen und Ziele zu erfassen (Kramer et al., 2017) (vgl. Kap. 3.3). Ein potenzielles Assessment stellt hier das OSA (Baron et al., 2006) dar, bei dem die Klient*innen persönliche Erfahrungen mit verschiedenen Bewertungskategorien abgleichen (Kramer et al., 2017). Selbstbewertungsinstrumente, wie auch Interviews sind dann betätigungsfokussiert (Fisher, 2014), wenn sich das Gespräch auf das Betätigungsverhalten der Klient*innen bezieht. Interviews können unterschiedliche Formate haben und Ziele verfolgen (Hemmingsson et al., 2017), wie z. B. das OCAIRS (Forsyth et al., 2005). Das für Jugendliche und Erwachsene konzipierte Assessment erfasst in einem ca. 30-minütigen Gespräch Informationen zu Betätigungspartizipation sowie -bedingungen der*des Klient*in (Hemmingsson et al., 2017) und ist auch als betätigungsfokussiert zu klassifizieren. Kombinationsformen sind eine Mischung aus den beschriebenen Methoden und bieten das Potenzial, durch unterschiedliche Zugänge Daten zu generieren, um Arbeitshypothesen über die Ursache vorliegender Betätigungsanliegen zu bilden.

Ziel der Datengewinnung

Zudem lassen sich Assessments als deskriptiv, evaluativ oder prädiktiv klassifizieren. Allerdings gibt es auch hier Instrumente, die sowohl der einen als auch der anderen Gruppe zugeordnet werden können (Classen & Velozo, 2019; Laver-Fawcett, 2014) (**Tabelle 1-4**).

Deskriptive oder beschreibende Assessments werden in der täglichen therapeutischen Arbeit am häufigsten eingesetzt. Sie werden definiert als „ein Assessment, das Informationen liefert, die den aktuellen Funktionsstatus, die Probleme, Bedürfnisse und/oder Umstände von Personen beschreiben“ (Laver-Fawcett & Innes, 2007, S. 96). Der Fokus richtet sich hier auf die Beschreibung von Einschränkungen und Stärken einer Person, in einem spezifischen Moment (Erhebungszeitpunkt). Liefert ein solches Instrument nur quantitative Daten, sind diese Beschreibungen oftmals wenig aussagekräftig. So kann durch den MMST (Kessler et al., 2000) die kognitive Leistungsfähigkeit einer Person in fünf Teilbereichen beschrieben werden. Jedoch benötigt die*der Therapeut*in weitergehende Informationen, um z. B. zu verstehen, in welchen Situationen die*der Klient*in Schwierigkeiten zeigt. Daher muss die*der Therapeut*in möglicherweise mehr als ein deskriptives Assessment nutzen, um alle Fragen zu beantworten. Und so entscheiden zu können, ob und welche Art von Intervention erforderlich ist (Classen & Velozo, 2019; Laver-Fawcett & Innes, 2007). Deskriptive Assessments sollten über eine adäquate Inhalts-, Konstrukt- und Augenschein-Validität verfügen. Werden Klient*innen von mehr als einer Person therapeutisch begleitet, so ist auch eine angemessene Inter-Rater-Reliabilität von Bedeutung. (Laver-Fawcett, 2014). Zur weiteren Vertiefung folgt am Ende des Kapitels eine entsprechende Literaturempfehlung. Zudem ermöglicht die Durchführung deskriptiver

Tabelle 1-4: Unterschiede im Hinblick auf Ziel der Datengewinnung

Unterscheidungsmöglichkeit		Exemplarische Assessments
Ziel der Datengewinnung	Deskriptive/beschreibende Assessments	MMST
	Evaluative/Outcome-Assessments	COPM
	Prädiktive/prognostische Assessments	UFOV

Assessments qualitative Nebenbeobachtungen, die Einfluss auf die Behandlungsplanung haben können. Dazu gehören laut Fisher und Jones (2013):

- die körperliche Anstrengung, die Klient*innen benötigt, um die Anforderungen des Assessments zu bewältigen. Diese wird z.B. durch Ermüdung deutlich.
- die Effizienz, mit der Klient*innen die Anforderungen des Assessments bewältigt. Diese lässt sich z.B. an zeitlichen Aspekten oder dem geschickten Umgang mit Gegenständen ableiten.

Evaluative oder Outcome-Assessments verwenden Kriterien oder Elemente, um ein Merkmal oder Attribut von Personen im Laufe der Zeit zu messen. Sie ermitteln das Ergebnis der Betätigungsausführung, Performanzfertigkeiten oder Körperfunktion und vergleichen es am Ende der Behandlung, in der Re-Evaluation, mit den Daten der Ersterhebung (Bullock, 2014; Classen & Velozo, 2019; Dunn, 2005).

Outcomes, d.h. diejenigen Merkmale, an denen die Veränderung gemessen wird, lassen sich sowohl objektiv als auch subjektiv erheben. Objektiv bedeutet in diesem Zusammenhang, dass die Bewertung anhand festgelegter Kriterien durch dritte erfolgt. Subjektiv heißt, dass die*der Klient*in bzw. eine Bezugsperson die Einschätzung vornimmt. Beides trägt dazu bei, die Wirksamkeit ergotherapeutischer Interventionen zu überprüfen oder darzustellen – und das entweder im direkten Klient*innenkontakt oder mit Klient*innengruppen. Ein Beispiel für ein Outcome-Assessment, welches die Performanz auf subjektiver Ebene erfasst, ist das COPM (Law et al., 2017). Dieses Assessment ermittelt u.a. konkrete Werte dazu, wie Klient*innen ihre Ausführung und Zufriedenheit mit Blick auf ausgewählte Betätigungen bewerten. Anhand eines errechneten Durchschnittswertes lassen sich Unterschiede zwischen der Erst- und Zweiterhebung verdeutlichen und somit erzielte Veränderungen abbilden.

Es ist also von großer Bedeutung, welche Outcome-Assessments Ergotherapeut*innen zu Beginn des ergotherapeutischen Prozesses auswählen. Denn damit entscheiden sie auch, welche möglichen Veränderungen sich zum Abschluss der Therapie abbilden lassen (AOTA, 2018). Therapeut*innen sollten bei der Wahl eines Outcome-Assessments besonders darauf achten, dass dieses sensitiv auf die Veränderungen reagiert, die gemessen werden sollen. Zudem sollte das ausgewählte Instrument eine gute Test-Retest- und Interrater-Reliabilität aufweisen (Laver-Fawcett, 2015; Laver-Fawcett & Innes, 2015) (vgl. Kap. 2.1).

Prädiktive oder prognostische Assessments werden dann herangezogen, wenn Therapeut*innen eine Aussage über zukünftige Fähigkeiten oder den Zustand der jeweiligen Klient*innen treffen möchten. Zum Beispiel zu der Frage, inwiefern die*der Klient*in zukünftig am Arbeitsmarkt partizipieren kann (Laver-Fawcett & Innes, 2015). Bisher gibt es nur wenige prädiktive Assessments. Eines ist der Useful Field of View Test (UFOV) (Wood & Owsley, 2014). Dieses Instrument misst Fähigkeiten, die der Fahrtüchtigkeit zugrunde liegen. Auf dieser Grundlage können Aussagen darüber getroffen werden, ob ältere Menschen in Zukunft wieder in der Lage sein werden, am Straßenverkehr teilzunehmen (Classen & Velozo, 2019). Entscheidend ist, dass ein prognostisches Assessment prädiktiv valide ist. Unter prädiktiver Validität versteht man die Genauigkeit, mit der eine Messung ein zukünftiges Ereignis voraussagt (Laver-Fawcett & Innes, 2015). (vgl. Kap. 2.1)

Generische **versus** spezifische Assessments

Bei Assessments lässt sich des Weiteren eine Unterscheidung zwischen **übergeordneten (generischen)** und **(indikations-)spezifischen Instrumenten** treffen (iqpr, 2004). Diese Unterteilung beeinflusst die Herangehensweise

Tabelle 1-5: Generische versus spezifische Assessments

Unterscheidungsmöglichkeit		Exemplarische Assessments
Umfang der Datenerhebung	Generische Assessments spezifische Assessments	MOHOST FIQ-D

dahingehend, dass generische Assessments einen umfassenden Eindruck ermöglichen, während spezifische Assessments einen gezielten Teilbereich untersuchen (**Tabelle 1-5**).

So liefern (indikations-)spezifische Assessments tiefergehende Informationen in Bezug auf eine spezielle Klient*innengruppe. Hierzu gehört etwa der Fibromyalgia Impact Questionnaire-Deutsche Version (FIQ-D) (Offenbaecher et al., 2000), der den Einfluss der Fibromyalgie auf verschiedene Dimensionen wie Alltagsaktivitäten, Müdigkeit oder Schmerz ermittelt. Generische Assessments wie z.B. das MOHOST (Parkinson et al., 2006) werden eingesetzt, wenn Therapeut*innen einen grundsätzlichen Überblick über Aspekte der Betätigungsausführung von Jugendlichen, Erwachsenen oder älteren Menschen gewinnen möchten (Parkinson et al., 2017) (vgl. Kap. 3.3).

Standardisierte versus nicht-standardisierte Assessments

Ähnlich wie bei der allgemeinen Unterscheidung von Assessments in qualitative oder quantitative Datengenerierung, lassen sich Erhebungsinstrumente auch in standardisiert und nicht-standardisiert unterteilen (**Tabelle 1-6**). Hierbei ist von Bedeutung, dass der häufig vermutete Zusammenhang, qualitative Assessments seien immer nicht-standardisiert, falsch ist. Ebenso sind nicht alle quantitativen Assessments zwangsläufig standardisiert (vgl. Kap. 2.1).

Informelle bzw. nicht-standardisierte Assessments wie z.B. selbst entwickelte Erhebungs- oder Beobachtungsbögen, waren lange Zeit die überwiegend genutzten Evaluationsmethoden in der Ergotherapie. Obwohl wertvoll, sind die Items sowie die Handhabung und Interpretation dieser Bögen allgemein nicht klar definiert.

Die Analyse und Interpretation der mit diesen Methoden gewonnenen Daten ist in der Regel individuell oder zumindest stark abhängig vom theoretischen Verständnis und der klinischen Erfahrung der jeweiligen Therapeut*innen (Ottenbacher & Christiansen, 1997). Hinojosa et al. (2005) haben folgende kritische Fragen entwickelt, die den Erhebungsprozess mit einem nicht-standardisierten Assessment unterstützen sollen:

- Orientiert sich das Assessment an theoretischen Grundlagen und/oder Praxismodellen?
- Bietet das Assessment Informationen für mein Reasoning?
- Ist das Assessment klientenzentriert?
- Ist das Assessment ein Mittel zum Zweck und dient keinem Selbstzweck?

Tabelle 1-6: Standardisierte versus nicht-standardisierte Assessments

Unterscheidungsmöglichkeit		Exemplarische Assessments
Art der Entwicklung	Nicht-standardisierte Assessments Standardisierte Assessments	Erhebungsbögen ET 6-6-R

- Unterstützt das Assessment eine gute therapeutische Beziehung?
- Bezieht das Assessment die Diversität von Klient*innen mit ein?

Zudem sollten nicht-standardisierte Assessments nie die alleinigen Erhebungsinstrumente im therapeutischen Prozess darstellen. Zwar können sie wichtige Informationen liefern. Für eine evidenzbasierte Praxis ist es jedoch entscheidend, dass Ergotherapeut*innen valide und reliable standardisierte Assessments routinemäßig in den Prozess integrieren (Laver-Fawcett, 2015).

Bei standardisierten Assessments ist die Durchführung, Bewertung und Interpretation so genau beschrieben, dass jeder Nutzer möglichst einheitlich vorgeht (Laver-Fawcett, 2015). Ein standardisiertes Assessment kann, muss aber nicht, normiert sein. Falls es normiert ist, so liegen dem Assessment Daten von einer möglichst repräsentativen Gruppe zugrunde. Anhand dieser Normwerte lassen sich die Daten der jeweiligen Klient*innen interpretieren und mit der Normstichprobe abgleichen (Schönthaler, 2016). Diese Assessments haben in der Regel eine umfangreiche Entwicklung durchlaufen. So kann z. B. mit dem ET 6-6-R (Petermann & Macha, 2015) der Entwicklungsstand eines Kindes in verschiedenen Bereichen im Vergleich zur Normstichprobe aufgezeigt werden.

Bei standardisierten Assessments – ob normiert oder nicht – stellen die Entwickler*innen in den meisten Fällen ein Benutzerhandbuch zur Verfügung. Dieses beschreibt in der Regel den Entwicklungsprozess, die Anweisungen für die Durchführung, das Bewertungsverfahren, die Regeln für die Interpretation, die Normen für die Bewertung und die psychometrischen Eigenschaften des Instruments (Classen & Velozo, 2019). Sind standardisierte Assessments normiert, so werden sie als Testverfahren bezeichnet. Hierunter wird das Sammeln von Informationen über die Fertigkeiten des Individuums unter kontrollierten Bedingungen, verstanden (Law & Baum, 2005). Obwohl die Standardisierung die hohe Qualität eines Instruments nicht gewährleistet, verbessert sie die Fähigkeit, Ergebnisse zu kommunizieren und diese zwischen verschiedenen Untersucher*innen, Settings und Klient*innen zu vergleichen (Ottenbacher & Christiansen, 1997). Setzen Ergotherapeut*innen solche Assessments ein, sollten sie sich vorab mit dem Handbuch vertraut machen und überlegen, ob das Instrument tatsächlich für die jeweiligen Klient*innen von Nutzen ist. Um die Genauigkeit der Ergebnisse zu gewährleisten, steht nicht die Normierung, sondern eine ausreichende Reliabilität und Validität des verwendeten Assessments im Vordergrund (Bullock, 2014). Eine Kombination aus standardisierten und nicht-standardisierten Assessments stellt die Gruppe der teilstandardisierten Assessments dar. Ein im ergotherapeutischen Kontext häufig verwendetes teilstandardisiertes Assessment ist das COPM (Law et al., 2017).

Nähere Ausführungen zu Fragen rund um die Standardisierung, Normierung und Gütekriterien von Assessments finden interessierte Leser*innen im Kapitel 2.1.

Formative versus summative Evaluation

Die Unterscheidung in formative und summative Evaluation macht deutlich, dass Evaluation ein Prozess ist, der Interventionen an unterschiedlichen Stellen und anhand verschiedener Zugänge überprüft (**Tabelle 1-7**).

Bei der formativen Evaluation handelt es sich eher um eine entwicklungsorientierte Evaluation, bei der Ergotherapeut*innen meist qualitative Assessments einsetzen (Øvretveit, 2012). Sie kann zu verschiedenen Zeitpunkten während des Interventions-Prozesses in Form von Feedbacks für Klient*innen stattfinden, die auf eigenen Beobachtungen oder Eindrücken basieren. Ziel ist es, den Prozess durch formative Evaluation anzupassen, um die anvisierten Ziele zu erreichen (Hinojosa & Kramer, 2014).

Tabelle 1-7: Formative versus summative Evaluation

Unterscheidungsmöglichkeit		**Exemplarische Assessments**
Zeitpunkt der Datenerhebung	Formative Evaluation Summative Evaluation	Feedback Outcome-Assessments

Summative Evaluation hingegen geht mit dem Einsatz von Outcome-Assessments einher. Hier werden die Auswirkungen und die Effektivität einer Intervention überprüft (Øvretveit, 2012). Dies findet auf Grundlage der in der Evaluationsphase eingesetzten Assessments in der Outcomephase des OTPF (AOTA, 2020) statt.

Grundsätzlich können und sollten Ergotherapeut*innen Daten im Erhebungsprozess je nach Notwendigkeit durch unterschiedliche Erhebungsmethoden gewinnen. Dabei können sie Informationen durch Beobachtungen, Interviews, Frage- und Selbsteinschätzungsbögen sowie Tests generieren (Harth & Pinkepank, 2007). Häufig kombinieren Instrumente verschiedene Unterscheidungsmerkmale miteinander. So gibt es z.B. Assessments, die quantitatives und qualitatives Vorgehen vereinen oder solche, die sowohl die Perspektive der Klient*innen, der Angehörigen und der Therapeut*innen erheben. (Baum & Law, 2005) Ein potenzielles Assessment, das verschiedene Zugänge vereint, ist das OT PAL (Townsend et al., 2001). Ergotherapeut*innen können dieses Instrument bei Kindern zwischen sechs und zwölf Jahren einsetzen. Es umfasst neben der therapeutischen Perspektive durch Beobachtung auch jeweils ein kurzes Interview mit der/dem Schüler*in, den Eltern sowie der/dem Lehrer*in (Parkinson et al., 2017).

Welche Assessments Ergotherapeut*innen im ergotherapeutischen Prozess wann auswählen, hängt auch von ihrer gedanklichen Struktur ab, die sie durch die Evaluations-, Interventions- und Outcomephase leitet. Wählt die*der Therapeut*in einen Bottom-up-Ansatz (Fisher, 2014; Fisher & Marterella, 2019), so greift sie*er z.B. im pädiatrischen Bereich für die summative Evaluation auf den M-ABC 2 (Petermann, 2015) zurück. An den Ergebnissen können Therapeut*innen ableiten, ob sich durch die ergotherapeutische Intervention die Grob- und Feinmotorik des Kindes verbessert hat. Eine Verbesserung der motorischen Körperfunktion hat jedoch nur eine begrenzte Auswirkung auf die Betätigungsperformanz, wie verschiedene Studien nachweisen (Fisher, 2014 S. 1). Daher gilt es im Weiteren aufzuzeigen, wie Ergotherapeut*innen Assessments in einem Top-down gesteuerten therapeutischen Prozess einsetzen können (Fisher, 2014; Fisher & Marterella, 2019).

1.1.3 Phasen des Erhebungsprozesses

Wählt Ergotherapeut*innen den Top-down-Ansatz (Fisher, 2014; Fisher & Marterella, 2019) lenkt diese Entscheidung das therapeutische Handeln von Beginn an. Dabei versucht sie*er, den Top-down-Erhebungsprozess möglichst evidenzbasiert und klientenzentriert zu gestalten. Das Erheben der unmittelbaren Betätigungsausführung innerhalb des natürlichen Kontextes steht dabei in der Regel im Mittelpunkt der Evaluation. Hierfür müssen Ergotherapeut*innen Assessments auswählen, die am besten zu den jeweiligen Klient*innen und der gegebenen Situation passen (Baum & Law, 2005). Zudem sollten sie dazu in der Lage sein, dass Assessment richtig anzuwenden. Auf Grundlage des im OTPF beschriebenen therapeutischen Prozesses (AOTA, 2018) wird dieses Vorgehen anhand der verschiedenen Assessmentformen kurz skizziert.

Assessments in der Evaluationsphase

Hier wählen Therapeut*innen Assessments aus, die sie darin unterstützen, das Anliegen der jeweiligen Klient*innen zu verstehen, mögliche Zielstellungen zu identifizieren sowie die therapeutische Intervention effektiv zu planen. Um einen Top-down-Ansatz (Fisher, 2014; Fisher & Marterella, 2019) zu gewährleisten, bieten die in **Abbildung 1-1** dargestellten Schritte (Fisher & Marterella, 2019) eine hilfreiche Struktur.

Während dieser fünf Schritte sammeln Ergotherapeut*innen verschiedene Informationen aus unterschiedlichen Quellen (Bullock, 2014). Häufig starten sie die Datensammlung über formative Assessments, um Informationen zum Betätigungsprofil ihrer Klient*innen zu erhalten, die sie anschließend durch summative Erhebungen präzisieren (Hinojosa & Kramer, 2014). Es ist somit zuerst notwendig, ein möglichst „breites" Messinstrument zu wählen (generische Assessments). Einerseits geschieht dies, um die Alltagsschwierigkeiten aus ihrer Perspektive (subjektive Einschätzung der Betätigungsausführung) kennenzulernen (meist qualitative Assessments). Hierfür eignen sich solche Interviews oder Methoden am besten, welche Klient*innen animieren, über ihre Betätigungsausführungen zu sprechen (Dunn, 2005) und somit occupation-focused sind (Fisher, 2014). Andererseits benötigen Ergotherapeut*innen Beobachtungssituationen, um objektive, sichtbare Komponenten der Betätigungsausführung zu erheben (McColl & Pollock, 2005) und betätigungsbasierte Informationen zu generieren (Fisher, 2014). Hier argumentieren Therapeut*innen häufig, dass nicht ausreichend zeitliche Ressourcen für dieses Vorgehen zur Verfügung stehen (Nielsen & Wæhrens, 2015). Jedoch gibt es Studien, die darauf verweisen, dass eine niedrige Korrelation zwischen den Ergebnissen aus der subjektiven Einschätzung durch Klient*innen sowie der Beobachtung durch Therapeut*innen vorliegt, sodass der Einsatz beider Assessmentformen notwendig erscheint (Fisher & Marterella, 2019). Ein vielseitiges Vorgehen empfiehlt sich auch bei sehr jungen oder kognitiv bzw. verbal stark eingeschränkten Klient*in-

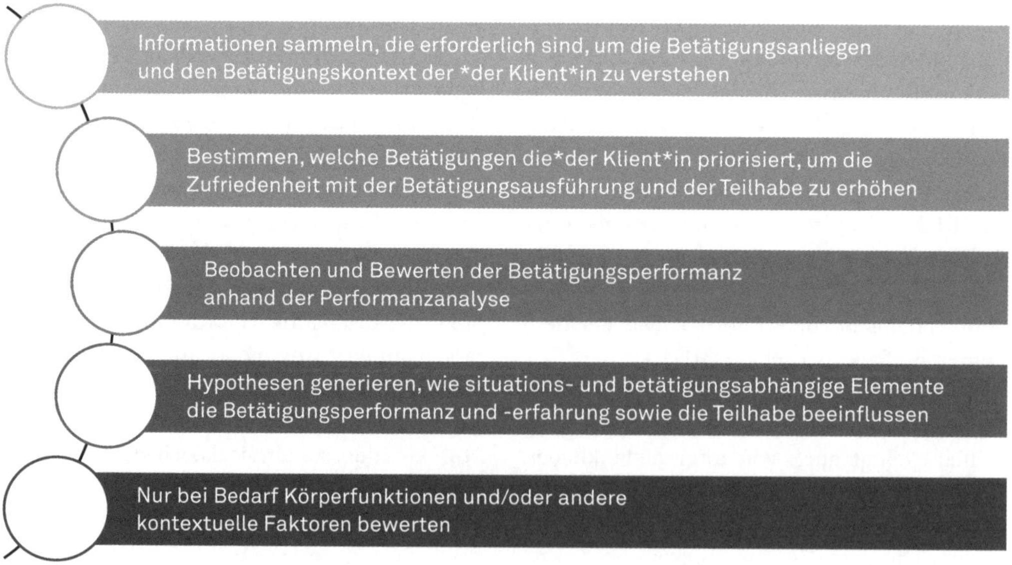

Abbildung 1-1: Top-down-Ansatz in der Evaluationsphase (eigene Darstellung in Anlehnung an Fisher & Matarella, 2019)

nen. Bei jungen Kindern weicht die kindliche Einschätzung häufig von jener der Eltern oder weiterer Bezugspersonen ab. Eltern können nur beschreiben, was sie selbst sehen und darüber denken, wie ihr Kind fühlt oder wie sie selbst in dieser Situation empfunden hätten (Laver-Fawcett, 2007).

Damit sich Veränderungen durch die therapeutische Intervention feststellen lassen, ist es zudem relevant – wie oben bereits erwähnt – Outcome-Assessments auf Betätigungsebene zu wählen.

Assessments in der Interventions- und Outcomephase

Damit Ergotherapeut*innen erzielte Veränderungen und Fortschritte feststellen und ggf. erforderliche Anpassungen vornehmen können, sollten sie auch während des Interventions-Prozesses regelmäßig Assessments einsetzen (Bullock, 2014). Das OTPF (AOTA, 2018) beschreibt hierfür den Schritt der Interventionsüberprüfung, bei dem „[...] die fortlaufende Bewertung des Interventionsplans, dessen Effektivität und Fortschritt auf das Ergebnis hin [...] im Mittelpunkt steht" (AOTA, 2018, S. 65). Im Canadian Practice Process Framework (CPPF) (Townsend & Polatajko, 2013) bezieht sich der Aktionspunkt „monitor and modify" auf den Aspekt der fortwährenden Überprüfung des Interventions-Prozesses. Hier finden besonders formative Assessments Anwendung, da diese in Form von z.B. Beobachtungen oder Gesprächen dazu beitragen, in kurzen Abständen einen Abgleich mit den Zielen zu erlangen (Davis et al., 2013; Hinojosa & Kramer, 2014).

Die wiederholte Datenerhebung (Re-Evaluation) findet am Ende der therapeutischen Interventionsphase statt. Mit ihrer Hilfe können Ergotherapeut*innen feststellen, welche Ziele erreicht wurden und welche Schwierigkeiten oder Einschränkungen noch vorhanden sind. Ebenso lassen sich auf dieser Grundlage Entscheidungen für eine Weiterführung, Anpassung oder Beendigung der Therapie treffen (Bullock, 2014). Um die Ergebnisse interpretieren zu können, setzen Ergotherapeut*innen hier idealerweise summative Outcome-Assessments ein, die sie bereits in der Evaluationsphase genutzt haben (Hinojosa & Kramer, 2014). Denn ein Vergleich kann nur dann stattfinden, wenn zu Beginn und am Ende des therapeutischen Prozesses das gleiche Instrument genutzt wird. Die Relevanz des Einsatzes von Assessments in der Outcomephase wird häufig unterschätzt und ist gerade in Deutschland unterrepräsentiert (Merklein de Freitas et al., 2015). Um die geforderte Wirksamkeit einer therapeutischen Intervention nach extern aufzuzeigen (Müller et al., 2015) sowie für Therapeut*in und Klient*in Veränderungen zu verdeutlichen, ist die Re-Evaluation in der Outcomephase unerlässlich. Dieses Vorgehen stellt einen relevanten Aspekt der Qualitätssicherung innerhalb der Profession dar und wird im folgenden Abschnitt auf verschiedenen Ebenen thematisiert.

Qualitätssicherung durch den Einsatz von Assessments

Für die Positionierung der Ergotherapie im Gesundheitssystem, aber auch darüber hinaus, gewinnt die Qualitätssicherung weiterhin an Bedeutung. Qualitätssicherung impliziert eine strukturierte Datenerfassung, die aufgearbeitet wird, um die angebotene Leistung zu optimieren (Dorenburg & Tiefensee, 2000). Für die Ergotherapie bedeutet dies auch, entsprechenden Forderungen des Gesetzgebers (z.B. SGB IX und V) und der Kostenträger (z.B. Krankenkassen, Rehabilitationsträger) nachzukommen. Dabei gilt es, die Wirksamkeit und Notwendigkeit der Behandlung darzulegen (Müller et al., 2015) und die Evidenz für verschiedene Behandlungskonzepte zu erbringen. Zudem möchten die berufszugehörigen Kolleg*innen die bestmögliche Leistung für ihre Klient*innen anbieten. Die Forderung nach qualitativ hochwertiger Leistung kommt somit von extern als auch von intern.

Der amerikanische Professor für Public Health, Avedis Donabedian, hat als einer der ersten den Qualitätsbegriff auf den Gesundheitsbereich übertragen. Von ihm stammt die grundlegende Einteilung in Struktur-, Prozess- und Ergebnisqualität (Donabedian, 1966), durch die sich die Qualitätssicherung im therapeutischen Setting konzeptualisieren lässt. Eine weitere relevante Bezugsgrundlage stellt das Rahmenwerk Qualitätsindikatoren (QI) der WFOT (2020) dar. Es identifiziert auf der Basis aktueller Forschungen sieben Qualitätsdimensionen, die eine hohe Bedeutung für ergotherapeutische Leistungen besitzen. Die Dimensionen umfassen Zugänglichkeit, Angemessenheit, Wirksamkeit, Effizienz, Personen-Zentrierung, Sicherheit und Nachhaltigkeit und lassen sich anhand des Quality Evaluation Strategy Tool (QUEST) in die Berufspraxis implementieren. Das QUEST stellt dadurch einen grundlegenden Leitfaden für die Verwendung von Qualitätsindikatoren in der Ergotherapie dar und lässt sich kostenfrei in deutscher Sprache über die WFOT Homepage herunterladen. Zudem stehen die Inhalte im Einklang mit den von Donabedian (1966) entwickelten Qualitätsdimensionen.

Die folgende Darstellung betrachtet den Einsatz von Assessments vor dem Hintergrund der drei Qualitätsdimensionen nach Donabedian (1966). Dabei bringt sie die Nutzung von Assessments auch mit besonders relevanten Dimensionen aus dem QI-Rahmenwerk (WFOT, 2020) in Verbindung.

Assessmenteinsatz aus Perspektive der Struktur- und Prozessqualität

Unter die Strukturqualität fallen zum einen die „harten“ Fakten, wie z.B. die Ausstattung der Einrichtung sowie die „weichen“ Merkmale, wie z.B. Mitarbeiterqualifizierung über Fortbildungen (Dorenburg & Tiefensee, 2000). Sie umreißt somit den organisatorischen und institutionellen Rahmen, in dem der Einsatz von Assessments stattfindet. So stellt sich hier u.a. die Frage, welche Assessments zur Verfügung stehen und welche Qualifikationen Therapeut*innen mitbringen sollten, um diese Assessments adäquat einzusetzen. Mit Blick auf die Verfügbarkeit kulturell angepasster Assessments lassen sich im deutschen Sprachraum strukturelle Probleme ausmachen. Dies bedeutet, dass viele ergotherapeutische Assessments für den englischsprachigen Raum entwickelt und standardisiert wurden (Laver-Fawcett, 2014) und ein Übertrag aufgrund der Kultursensitivität nicht ohne Anpassungen möglich ist (vgl. Kap. 2.2).

Die Strukturqualität hat starken Einfluss auf die Prozessqualität, da die vorhandenen Gegebenheiten den Prozess mitgestalten. Die Prozessqualität bezieht sich auf sämtliche Abläufe, die den therapeutischen Prozess strukturieren. Dies betrifft auch die Auswahl und Durchführung geeigneter Assessments (Härter et al., 2003). Eine geeignete Auswahl und Durchführung unterstützt ebenfalls die Effizienz, die im QUEST (WFOT, 2020) als optimale Nutzung der Ressourcen beschrieben wird. Die Durchführung ergotherapeutischer Assessments ist in der therapeutischen Praxis bereits strukturell verankert, da Ergotherapeut*innen eine Vielzahl an Assessments einsetzen (George, 2012). Wie Befragungen in unserer Berufsgruppe zeigen, überwiegt dabei der Einsatz von (teil-)standardisierten gegenüber nicht-standardisierten Assessments deutlich (Eßer et al., 2015; Flaschel, 2009). Somit scheinen Ergotherapeut*innen mit der Anwendung von Assessments vertraut zu sein und erachten diese als notwendig.

Bei der Auswahl der Assessments deuten sich Veränderungen mit Blick auf den Messfokus an. So gaben Ergotherapeut*innen bei einer Befragung im pädiatrischen Bereich 2009 an, überwiegend Tests zur Messung der Körperfunktionen einzusetzen. Bei einem fiktiven Fallbeispiel setzten 65,4 % der Therapeut*innen den FEW-2 d.h. den Vorgänger des FEW-3 (Büttner et al., 2021) als funktionsorientiertes

Assessment ein, während nur 22% das COPM (Law et al., 2017) als betätigungsfokussiertes Assessment nutzten (Flaschel, 2009). In einer zeitlich späteren Studie von Eßer, Scholer und Schüttenhelm (2015), die im psychiatrischen Arbeitsfeld stattfand, dominierte hingegen der Einsatz von betätigungsfokussierten Assessments wie dem OSA (Baron et al., 2006) oder dem COPM (Law et al., 2017).

Outcome-Assessments untermauern Ergebnisqualität

Die Ergebnisqualität konzentriert sich auf die Frage, inwieweit eine Intervention zu erwünschten Veränderungen geführt hat. Bezogen auf den therapeutischen Prozess beschreibt sie also das Ausmaß an Übereinstimmung (Kongruenz) zwischen dem Soll-Zustand (Behandlungsziel) und dem Ist-Zustand (Behandlungsergebnis) (Härter et al., 2003). Standardisierte Outcome-Assessments können erzielte Veränderungen abbilden und somit die Wirksamkeit ergotherapeutischer Maßnahmen überprüfen. Die Wirksamkeit entspricht einem weiteren Qualitätskriterium des QUEST: der Wirksamkeit (WFOT, 2020). Mit Blick auf die Ergebnisqualität sollten Ergotherapeut*innen bereits zu Beginn festlegen, was das Ziel ist und woran der Erfolg gemessen werden soll (Tempel & Kolip, 2011). Als weiteres Kriterium spielt hier die Personen-Zentrierung aus dem QUEST (WFOT, 2020) eine wichtige Rolle. Diese strebt eine möglichst hohe Zufriedenheit der Klient*innen während der gesamten Dienstleistungserbringung an. So stellt sich die Frage: Was wollen die Menschen, die die Dienstleistung erhalten? Diese Frage lässt sich durch ergotherapeutische Assessments beantworten und je nach gewähltem Outcome auf medizinische Parameter, eine gesteigerte Betätigungsperformanz, die Verbesserung von Lebensqualität oder die Reduzierung von Risikoverhalten lenken. Nutzen Ergotherapeut*innen im Sinne des zeitgenössischen Paradigmas einen Top-down-Ansatz (Fisher, 2014; Fisher & Marterella, 2019), benötigen sie kulturell angepasste reliable und valide ergotherapeutische Assessments, mit denen sich Outcomes auf Betätigungs- und Partizipationsebene ermitteln lassen (vgl. Kap. 4.1).

Obwohl der Einsatz eines Assessments nur einen kleinen Teil des ergotherapeutischen Prozesses ausmacht, so stellt es „[...] das Fundament dar, auf dem eine Intervention aufgebaut wird und das die weiteren Elemente vorgibt: die Ziele, die Strategien und die Maßnahmen. Ein gutes Assessment sagt also etwas aus über die Solidität der Grundlagen, auf denen eine Intervention basiert, und kann in seiner Bedeutung kaum unterschätzt werden" (Ruckstuhl et al., 2001, S. 43). Indem Ergotherapeut*innen Assessments gezielt entwickeln, auswählen und durchführen, tragen sie also zur Qualitätssicherung und damit zur weiteren Professionalisierung unserer Berufsgruppe bei.

Literatur

AOTA – American Occupational Therapy Association. (2018). *Das Framework der AOTA. Gegenstandsbereich, Prozesse und Kontexte*. Bern: Hogrefe Verlag.

AOTA – American Occupational Therapy Association. (2020). Occupational Therapy Practice Framework: Domain and Process—Fourth Edition. *The American Journal of Occupational Therapy, 74*(Supplement_2), 7412410010p1–7412410010p87. https://doi.org/10.5014/ajot.2020.74S2001

Baron, K., Kielhofner, G., Iyenger, A., Goldhammer, V. & Wolenski, J. (2006). *The Occupational Self-Assessment (OSA)*. Chicago: Model of Human Occupation Clearinghouse, Department of Occupational Therapy, College of Applied Health Sciences, University of Illinois at Chicago.

Braveman, B., Robson, M., Velozco, C., Kielhofner, G., Fisher, A., Forsyth, K. & Kerschbaum, J. (2005). *Worker Role Interview (WRI)*. Chicago: Model of Human Occupation Clearinghouse, Department of Occupational Therapy, College of Applied Health Sciences, University of Illinois at Chicago.

Bullock, A. (2014). Assessment and outcome measurement. In W. Bryant, J. Fieldhouse & K. Bannigan (Eds.), *Creek's Occupational Therapy and Mental Health* (pp. 72–85). Oxford: Churchill Livingstone.

Bundesministerium für Arbeit und Soziales. (n.d.). *Teilhabe und Inklusion.* Verfügbar unter https://www.bmas.de/DE/Soziales/Teilhabe-und-Inklusion/Rehabilitation-und-Teilhabe/bundesteilhabegesetz.html

Büttner, G., Dacheneder, W., Müller, C., Schneider, W. & Hasselhorn, M. (2021). *Frostigs Entwicklungstest der visuellen Wahrnehmung – 3. Deutsche Bearbeitung des Developmental Test of Visual Perception (2nd ed., DTVP-3) von D. Hammill, N. Pearson, J. Voress.* Bern: Hogrefe Verlag.

Classen, S. & Velozo, C. (2019). Critiquing Assessments. In B. Schell & G. Gillen (Eds.), *Willard & Spackman's Occupational Therapy* (pp. 390–412). Philadelphia: Lippincott Wiliams & Wilkins.

Cooper, B., Letts, L., Rigby, P., Stewart, D. & Strong, S. (2005). Measuring Environmental Factors. In M. Law, C. Baum & W. Dunn (Eds.), *Measuring Occupational Performance. Supporting Best Practice In Occupational Therapy* (pp. 315–344). Thorofare: Slack Incorporated.

Davis, J., Craik, J. & Polatajko, H. (2013). Using the Canadian Process Practice Framework: Amplifying the process. In E. Townsend & H. Polatajko (Eds.), *Enabling Occupation II: Advancing An Occupational Therapy Vision For Health, Well-Being, & Justice Through Occupation* (pp. 247–272). Ottawa: CAOT.

de las Heras de Pablo, C., Cahill, S., Raber, C., Moody, A. & Kielhofner, G. (2017). Obervational Assessments. In R. Taylor (Ed.), *Kielhofner's Model Of Human Occupation* (5th ed., pp. 225–247). Philadelphia: Wolters Kluwer.

de las Heras, C., Geist, R., Kielhofner, G. & Li, Y. (2007). *The Volitional Questionnaire (VQ).* Chicago: Model of Human Occupation Clearinghouse, Department of Occupational Therapy, College of Applied Health Sciences, University of Illinois at Chicago.

Donabedian, A. (1966). Evaluating the quality of medical care. *The Milbank Memorial Fund Quarterly, 44,* 166–203. https://doi.org/10.2307/3348969

Dorenburg, U. & Tiefensee, J. (2000). Qualitätssicherung in der medizinischen Rehabilitation. In J. Bengel & U. Koch (Eds.). *Grundlagen der Rehabilitationswissenschaften* (pp. 197–213). Berlin: Springer. https://doi.org/10.1007/978-3-642-57114-5_11

Dunn, W. (2005). Measurement Issues And Practices. In M. Law, C. Baum & W. Dunn (Eds.), *Measuring Occupational Performance* (pp. 22–32). Thorofare, NJ: Slack Incorporated.

Eßer, P., Scholer, B. & Schüttenhelm, A. (2015). Deutschlandweiter Survey zur Erfassung der eingesetzten Assessments im Fachbereich Psychiatrie sowie der Art und Weise ihrer Nutzung. *ergoscience, 10,* 148–155.

Fisher, A. & Marterella, A. (2019). *Powerful Practice. A Model for Authentic Occupational Therapy.* Fort Collins: Center for Innovative OT Solutions, Inc.

Fisher, A. G. (2014). *OTIPM: Occupational Therapy Intervention Process Model;; Prozessmodell ergotherapeutischer Intervention; ein Modell zum Planen und Umsetzen von klientenzentrierter, betätigungsbasierter Top-down-Intervention* (B. Dehnhardt, Trans.). Idstein: Schulz-Kirchner.

Fisher, A. & Jones, K. (2013). *AMPS. Band 1: Entwicklung, Standardisierung und Anwendungshandbuch* (7., Lizensierte deutsche Übersetzung durch B. Dehnhardt, S. George). Eigenverlag.

Flaschel, C. (2009). *Ergotherapie bei Kindern* (Zusammenfassung der Ergebnisse einer Online-Befragung von Ergotherapeuten vom 10.09.2009 bis 14.10.2009 im Rahmen einer Masterarbeit an der Fachhochschule Magdeburg-Stendal). Hochschule Magdeburg-Stendal & wissenschaftliches Institut der AOK. Verfügbar unter https://www.wido.de

Forsyth, K., Deshpande, S., Kielhofner, G., Henriksson, C., Haglund, L. & Olson, L. (2005). *The occupational circumstances assessment and interview rating scale.* Chicago: Model of Human Occupation Clearinghouse, Department of Occupational Therapy, College of Applied Health Sciences, University of Illinois at Chicago.

Forsyth, K., Salamy, M., Simon, S. & Kielhofner, G. (2011). *Das Assessment der Kommunikations- und Interaktionsfertigkeiten.* Idstein: Schulz-Kirchner Verlag.

George, S. (2012). Hilfe im „Assessment-Dschungel": So finden Sie die passenden Verfahren. *Ergotherapie & Rehabilitation, 51,* 20–23.

Germann, G., Harth, A., Wind, G. & Demir, E. (2003). Standardisierung und Validierung der deutschen Version 2.0 des „Disability of Arm, Shoulder, Hand" (DASH)-Fragebogens zur Outcome-Messung an der oberen Extremität. *Der Unfallchirurg, 106,* 13–19. https://doi.org/10.1007/s00113-002-0456-x

Harth, A. & Pinkepank, S. (2007). Diagnostisch Verfahren. In C. Scheepers, U. Steding-Albrecht & P. Jehn (Eds.), *Ergotherapie Vom Behandeln zum Handeln. Lehrbuch für Ausbildung und Praxis* (pp. 254–265). Stuttgart & New York: Thieme.

Härter, M., Linster, W. & Stieglitz, R. (Eds.). (2003). *Qualitätsmanagement in der Psychotherapie. Grundlagen, Methoden und Anwendung*. Göttingen: Hogrefe Verlag.

Hemmingsson, H., Forsyth, K., Haglund, L., Keponen, R., Ekbladh, E. & Kielhofner, G. (2017). Talking with Clients: Assessments that Collect Information through Interviews. In R. Taylor (Ed.), *Kielhofner's Model Of Human Occupation* (5th ed., pp. 275–290). Philadelphia: Wolters Kluwer.

Hinojosa, J. & Kramer, P. (2014). *Evaluation in Occupational Therapy. Obtaining and Interpreting Data* (4th ed.). Bethesda: American Occupational Therapy Association, Inc.

Hinojosa, J., Kramer, P. & Crist, P. (2005). *Evaluation. Obtaining And Interpreting Data* (2nd ed.) Bethesda: American Occupational Therapy Association, Inc.

iqpr - Institut für Qualitätssicherung in Prävention und Rehabilitation GmbH an der Sporthochschule Köln. (2004). *Glossar*. Verfügbar unter http://www.assessment-info.de/assessment/seiten/assessment/glossar/glossar-de.asp

Kessler, J., Markowitsch, H. & Denzler, P. (2000). *Mini-Mental-Status-Test (MMST)*. Göttingen: Beltz Test GMBH.

Kielhofner, G. (2008). *Model Of Human Occupation* (3rd ed.). Philadelphia: Lippincott William & Wilkins.

Kielhofner, G., Mallinson, T., Crawford, C., Nowak, M., Rigby, M., Henry, A. & Walens, D. (2008). *OPHI-II The Occupational Performance History Interview (Version 2.1) Interview zur Betätigungsvorgeschichten* (Deutsche Übersetzung von B. Dehnhardt & J. Dehnhardt). Idstein: Schulz-Kirchner Verlag.

Kielhofner, G., Mentrup, C. & Lanlotz, A. (2012). *Checklisten des Model of Human Occupation: Interessen-Checkliste; Rollen-Checkliste; Aktivitäten-Protokoll; Fragebogen zur Betätigung*. Idstein: Schulz-Kirchner Verlag.

Kramer, J., Forsyth, K., Lavedure, P., Scott, P., Shute, R., Maciver, D., ten Velden, M., Suman, M., Nakamura-Thomas, H., Yamada, T., Keponen, R., Pan, A. & Kielhofner, G. (2017). Self-Reports: Eliciting Clients' Perspectives. In R. Taylor (Ed.), *Kielhofner's Model Of Human Occupation* (5th ed., pp. 248–274). Philadelphia: Wolters Kluwer.

Laver-Fawcett, A. (2015). Routine standardized outcome measurement to evaluate the effectiveness of occupational therapy interventions: essential or optional?. *Ergotherapeuten, 4*, 28–37.

Laver-Fawcett, A. (2015). *Principles of Assessment and Outcome Measurement for Occupational Therapists and Physiotherapists*. West Sussex: Wiley & Sons Ltd.

Laver-Fawcett, A. & Innes, K. (2015). Purposes of Assessment and Measurement. In A. Laver-Fawcett (Ed.), *Principles of Assessment and Outcome Measurement for Occupational Therapists and Physiotherapists* (pp. 91–134). West Sussex: John Wiley & Sons Ltd.

Law, M., & Baum, C. (2005). Measurement In Occupational Therapy. In M. Law, C. Baum & W. Dunn (Eds.), *Measuring Occupational Performance* (S. 3–20). Thorofare/NJ: Slack Incorporated.

Law, M., Baum, C. & Dunn, W. (2005). *Measuring Occupational Performance*. Thorofare, NJ: Slack Incorporated.

Law, M., Baptiste, S., Carswell, A., McColl, M., Polatajko, H. & Pollok, N. (2017). *COPM Canadian Occupational Performance Meausure*. Idstein: Schulz-Kirchner Verlag.

Merklein de Freitas, C., Pott, U., Weber, B., Wendel, E. & Zillhardt, C. (2015). Wie Ergotherapeuten den Behandlungsprozess gestalten Teil 1: Qualitative Bestandsaufnahme. *Ergotherapie & Rehabilitation, 54*, 23–26.

McColl, M., & Pollock, N. (2005). Measuring Occupational Performance Using A Client Centered Perspective. In M. Law, C. Baum & W. Dunn, *Measuring Occupational Performance* (pp. 81–91). Thorofare/NJ: Slack Incorporated.

Miller Polgar, J. (2003). Critiquing Assessments. In E. Crepeau, E. Cohn & B. Schell (Eds.), *Willard & Spackman's Occupational Therapy* (pp. 299–314). Philadelphia: Lippincott Wiliams & Wilkins.

Moore-Corner, R., Kielhofner, G. & Olson, L. (1998). *WEIS - Work Environment Impact Scale (WEIS) Version 2.0*. Chicago: The University of Illinois at Chicago. https://www.moho.uic.edu/products.aspx

Müller, R., Rothgang, H. & Glaeske, G. (2015). *BARMER GEK Heil- und Hilfsmittelreport 2015* (Schriftreihe zur Gesundheitsanalyse, Bd. 34). Siegburg: Asgard Verlagsservice GmbH. Verfügbar unter https://www.socium.uni-bremen.de/uploads/News/2015/151101_BARMER_GEK_Heil-_und_Hilfsmittelreport_2015.pdf

Nielsen, K. & Wæhrens, E. (2015). Occupational Therapy Evaluation: Use of self-report and/or observation? *Scandinavian Journal of Occupational Therapy, 22*, 13–23. https://doi.org/10.3109/11038128.2014.961547

Nieß, M. (2016). *Partizipation aus Subjektperspektive*. Wiesbaden: Springer. https://doi.org/10.1007/978-3-658-14014-4

Offenbaecher, M., Waltz, M. & Schoeps, P. (2000). Validation of a German version of the Fibromyalgia Impact Questionnaire (FIQ-G). *J Rheumatol. 27*, 1984–1988.

Onderwijscentrum Leijpark. (2019). *Handbuch Fotointerview, Kinder bestimmen ihre Ziele selbst* (2nd. Ed). Verfügbar unter www.datkanx11.nl

Ottenbacher, K. & Christiansen, C. (1997). Occupational Performance Assessment. In C. Christiansen & C. Baum (Eds.), *Occupational Therapy: Enabling Function and Well-Being* (pp. 104–135). Thorofare, NJ: Slack Incorporated.

Øvretveit, J. (2012). *Evaluation gesundheitsbezogener Interventionen*. Bern: Huber.

Parkinson, S., Cooper, J., de las Heras de Pablo, C., Duffy, N., Bowyer, P., Fisher, G. & Forsyth, K. (2017). Assessments Combining Methods of Information Gathering. In R. Taylor (Ed.), *Kielhofner's Model Of Human Occupation* (5th ed., pp. 248–274). Philadelphia: Wolters Kluwer.

Parkinson, S., Forsyth, K. & Kielhofner, G. (2006). *The Model of Human Occupation Screening Tool (MOHOST)*. Chicago: Model of Human Occupation Clearinghouse, Department of Occupational Therapy, College of Applied Health Sciences, University of Illinois at Chicago. https://doi.org/10.1037/t52666-000

Petermann, F. (Hrsg.). (2015). *Movement Assessment Battery for Children - Second Edition* (Deutsche Fassung des M-ABC-2 von S. Henderson, D. Sugden & A. Barnett). Upper Saddle River, NJ: Pearson.

Petermann, F. & Macha, T. (2015). *Entwicklungstest für Kinder von 6 Monaten bis 6 Jahren (ET 6-6-R) - Revision*. Upper Saddle River, NJ: Pearson.

Rentzsch, K. & Schütz, A. (2009). *Psychologische Diagnostik. Grundlagen und Anwendungsperspektiven*. Stuttgart: Kohlhammer.

Ruckstuhl, B., Kolip, P. & Gutzwiller, F. (2001). Qualitätsparameter in der Prävention. In K. Salice-Stephan (Hrsg.), *Qualitätsmanagement in Gesundheitsförderung und Prävention. Grundsätze, Methoden und Anforderungen* (S. 38–50). Köln: BZgA.

Schönthaler, E. (2016). Assessments. In V. Ritschl, R. Weigl & T. Stamm (Hrsg.), *Wissenschaftliches Arbeiten und Schreiben* (S. 249–266) Berlin: Springer. https://doi.org/10.1007/978-3-662-49908-5_11

Taylor, R. R. (2017). *Kielhofner's model of human occupation: Theory and application* (5th ed.). Philadelphia: Wolters Kluwer.

Tempel, N. & Kolip, P. (2011). *Qualitätsinstrumente in Prävention und Gesundheitsförderung. Ein Leitfaden für Praktiker in Nordrhein-Westfalen. LIGA. Praxis 8*. Düsseldorf: Landesinstitut für Gesundheit und Arbeit des Landes Nordrhein-Westfalen. Verfügbar unter https://www.lzg.nrw.de/_php/login/dl.php?u=/_media/pdf/liga-praxis/liga-praxis_8_qualitaetswegweiser.pdf

Townsend, E. & Polatajko, H. (2013). *Enabling Occupation II: Advancing An Occupational Therapy Vision For Health, Well-Being, & Justice Through Occupation*. Ottawa: CAOT.

Townsend, E., Carey, P., Hollins, N., Helfrich, C., Blondis, M., Hoffmann, A., Collins, L., Knudson, J. & Blackwell, A. (2001). *The Occupational Therapy Psychosocial Assessment of Learning (OT PAL)*. Chicago: Model of Human Occupation Clearinghouse, Department of Occupational Therapy, College of Applied Health Sciences, University of Illinois at Chicago.

WFOT. (2020). *Quality Evaluation Strategy Tool: Ein grundlegender Leitfaden für die Verwendung von Qualitätsindikatoren in der Ergotherapie*. Genf, Schweiz. https://www.wfot.org/resources/quest-manual

WHO (Word Health Organization). (Hrsg.). (2011). *ICF-CY Internationale Klassifikation der Funktionsfähigkeit, Behinderung und Gesundheit bei Kindern und Jugendlichen*. Bern: Huber.

Wilcock, A. (2006). *An Occupational Perspective of Health*. Thorofare NJ: SLACK Incorporated.

Wood, J. & Owsley, C. (2014). Useful field of view test. *Gerontology, 60*, 315–318. https://doi.org/10.1159/000356753

Weiterführende Literatur

Bullock, A. (2014). Assessment and outcome measurement. In W. Bryant, J. Fieldhouse & K. Bannigan (Eds.), *Creek's Occupational Therapy and Mental Health* (S. 72–85). Elsevier: Churchill Livingstone.

Classen, S. & Velozo, C. (2019). Critiquing Assessments. In B. Schell & G. Gillen (Eds.), *Willard & Spackman's Occupational Therapy* (S. 390–412). Philadelphia: Lippincott Wiliams & Wilkins.

Dancza, K. & Rodger, S. (2018). *Implementing Occupation-Centred Practice. A Practical Guide for Occupational Therapy Practice Learning*. London & New York: Routledge. https://doi.org/10.4324/9781315297415

Laver Fawcett, A. (2007). *Principles of Assessment and Outcome Measurement for Occupational Therapists and Physiotherapists*. West Sussex: Wiley & Sons Ltd.

1.2 Assessments im ergotherapeutischen Prozess

Claudia Merklein de Freitas &
Cornelie Zillhardt

„In der Evaluationsphase geht es für Ergotherapeut*innen darum, ausreichend Informationen zu sammeln, um die komplexe Beziehung zwischen der Betätigung von Klient*innen und deren Kontext zu verstehen" (Fisher & Marterella, 2019, S. 134).

Fallbeispiel

Die Ergotherapeutin arbeitet seit drei Monaten in einer ergotherapeutischen Praxis. Bisher hat sie ihre Klient*innen meist von anderen Kolleg*innen übernommen. Nun soll sie nächste Woche selbständig ihr erstes Aufnahmegespräch führen und die Intervention darauf aufbauend planen. Die Ergotherapeutin fühlt sich unsicher, wie sie sich hierauf am besten vorbereiten kann. Ihre zukünftige Klientin wurde laut Telefonat im Erstkontakt mit einer mittelgradigen Demenz diagnostiziert und soll für Hirnleistungstraining zur Ergotherapie kommen. In der Schule und ihren Praktika hat die Ergotherapeutin gelernt, dass der Einsatz von Assessments ein wichtiges Element zur Darstellung ihrer Arbeitsqualität ist. Sie fragt ihre Kolleg*innen, welche Assessments diese bei Klient*innen mit Demenz durchführen. Daraufhin erhält sie den Tipp, es mit dem Dem Tect (Kalbe et al., 2004) zu probieren. Die Ergotherapeutin schaut sich das Assessment näher an. Sie fragt sich, wie ihr die Ergebnisse des Tests dabei helfen sollen, die Betätigungsherausforderungen und -anliegen ihrer Klientin zu verstehen.

Ergotherapeut*innen können sich im Evaluations-Prozess einer Vielfalt an Assessments bedienen. Unterschiedliche Verlage bieten eine Vielzahl an Erhebungsinstrumente an, die häufig nicht dem ergotherapeutischen Kontext entspringen, jedoch z. B. von Stakeholdern eingefordert werden. Oftmals fällt es Ergotherapeut*innen in ihrem meist eng bemessenen Berufsalltag schwer, sich in neue Assessments einzuarbeiten oder sich von bereits erlernten Befunderhebungsmitteln zu trennen (Asaba et al., 2017). Teilweise schrecken Zeitaufwand und Kosten von Kursen ab, die zum Erlernen eines neuen Assessments benötigt werden. All diesen und weiteren Hürden zum Trotz, lohnt es, sich mit methodischem Handeln nach Top-down im Evaluations-Prozess zu befassen.

1.2.1 Evaluation als Herausforderung für die ergotherapeutische Profession

Schon Anfang der 1990er Jahre standen Ergotherapeut*innen der Herausforderung gegenüber, ihren Evaluations-Prozess zu überdenken, weg von einer defizitorientierten hin zu einer betätigungszentrierten Top-down-Sicht und -Vorgehensweise (Hocking, 2001). Hocking begründet dies folgendermaßen: Den Fokus auf die Betätigungsherausforderungen der Klient*innen zu legen, ist sowohl für die Klientel als auch für andere Professionen sinnvoller und nachvollziehbarer. Die heutige Studienlage bestätigt, dass eine Verbesserung der Betätigungsausführung (auf Handlungs-/Partizipationsebene) eine Verbesserung der Performanzkomponenten verursacht (Fisher & Marterella, 2019). Konsequentes Formulieren und Arbeiten an Betätigungszielen erleichtert deren Mess- und Überprüfbarkeit. Bei alleiniger Fokussierung auf Perfomanzkomponenten besteht die Gefahr, wichtige Betätigungsanliegen aus dem Alltag der Klient*innen nicht zu beachten (Hocking, 2001). Für den deutschen Kontext schlussfolgerte Romein bereits 2004, dass Ergotherapeut*innen der Herausforderung, die Wirksamkeit ihrer Interventionen nachzuweisen, mit „[...] überprüfbaren, handlungsorientierten Therapiezielen" (Romein, 2004, S. 12) begegnen können. Hierzu bedarf es eines bewussten methodischen Vorgehens von Ergotherapeut*innen in den verschiedenen Phasen des therapeutischen Prozesses. Trotz der langen Zeitspanne, die seit diesen Forderungen vergangen ist, stellt die betätigungszentrierte Top-down-Vorgehensweise noch heute viele Berufsangehörige vor Herausforderungen (Asaba et al., 2017).

Die Evaluationsphase ist maßgeblich dazu da, die Betätigungsherausforderungen der Klient*innen zu erheben. Dennoch lässt sich die Anfangsphase des therapeutischen Prozesses nicht ohne die Endphase der Outcome-Messung betrachten, wenn wir als Profession nachweisen wollen, welche Fortschritte unsere Klient*innen erzielen konnten. Die folgende **Abbildung 1-2** beschreibt die gegenseitige Beeinflussung von Evaluations- und Outcomephase.

Hinojosa bringt die Aussage der Grafik auf den Punkt: effektive Entscheidungen in der Evaluationsphase führen zu einem klaren Interventionsplan und schließlich auch zu einem verbesserten Ergebnis für die Klient*innen (Hinojosa & Kramer, 2014). Daher muss bei der Auswahl von Assessments in der Evaluationsphase bereits das Anvisieren des Outcomes Beachtung finden (AOTA, 2018; Beurskens et al., 2020; Taylor, 2017). Hierzu eignen sich besonders sogenannte PROMs (Patient Reported Outcome Measures), die als patientenbasierte Evidenz die subjektive Wahrnehmung des Gesundheitszustandes von Klient*innen erfassen. PROMs sind standardisierte Fragebögen, mit denen subjektive Berichte von Klient*innen erhoben werden, um mehr über die persönlichen Auswirkungen von Krankheit und Behandlung, einschließlich der körperlichen Funktionsfähigkeit, der Fähigkeit zur Aufrechterhaltung der täglichen Aktivitäten und des emotionalen Wohlbefindens zu erfahren. Somit zielen PROMs auf die Erhebung der individuellen gesundheitsbezogenen Lebensqualität ab (Coulter, 2017) und stehen dafür, dass Interventionen des Gesundheitssystems nicht nur evident und wirtschaftlich sind, sondern auch Klient*innen zufriedenstellen (Busse, n.d.). Aufgrund der Messung von Betätigungsausführung und Zufriedenheit, ist das COPM (Law et al., 2020) ein Beispiel für ein einsetzbares PROM in der Ergotherapie. Weitere generische PROMs, die bspw. auf Lebensqualität abzielen und sich daher für ergotherapeutische Erhebungen eignen, sind das WHOQUOL-BREF (World Health Organisation's Quality of Life measure – Kurzversion) (Conrad et al., 2016) oder das EQ-5D (European Quality of Life 5 dimensions) (EuroQuol, 2021) (vgl. Kap. 3.7.1).

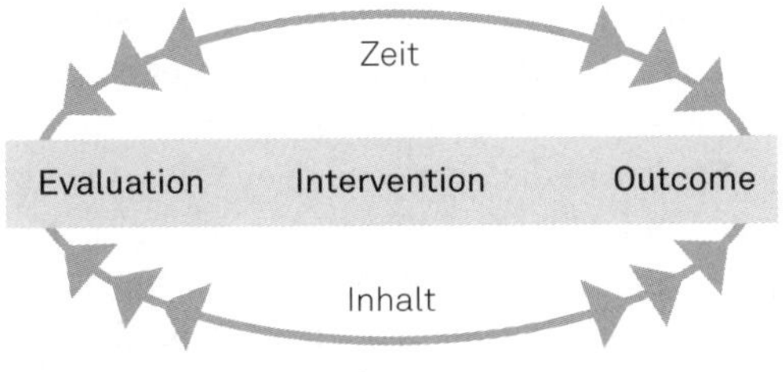

Abbildung 1-2: Gegenseitige Beeinflussung von Evaluation und Outcome (Pott & Merklein de Freitas, 2017)

Fallbeispiel

Die Ergotherapeutin entscheidet sich nach weiterer Recherche bei der Planung des Erstgesprächs dafür, ihre Klientin und deren Ehemann zum gemeinsamen Gespräch einzuladen. Um die vorhandenen Betätigungsanliegen zu ermitteln, überlegt sie, das Activity Card Sort (ACS) (Trickes & Hörnle, 2014, 2021) als PRO (Patient Reported Outcome) einzusetzen. Denn das COPM (Law et al., 2020) erscheint ihr für die voraussichtlich nicht gut orientierte Klientin zu offen. Vom ACS verspricht sie sich, mehr über das individuelle Aktivitätsmuster von ihrer Klientin selbst und nicht nur durch den Ehemann zu erfahren. Sie hofft hierdurch, dem Klientensystem besser gerecht werden zu können. Aufgrund des fortschreitenden Charakters der Demenz geht die Ergotherapeutin davon aus, dass hinsichtlich der Outcomephase kaum oder keine Verbesserung in der Betätigungsperformanz zu erzielen ist. Daher scheint es ihr wichtig, auf Teilhabe, Lebensqualität und Wohlbefinden (AOTA, 2018) beider Eheleute einzugehen. (vgl. Kap. 3.7.1). Ihr ist bewusst, dass dies bedeuten kann, dass sie noch ein weiteres Assessment zur Erfassung der Lebensqualität zu einem späteren Zeitpunkt suchen muss. Ihre Recherche über COSMIN (Consensus-based Standards for the selection of health Measurement Instruments – www.cosmin.nl) hat sie zur COMET-Datenbank (Core Outcome Measures in Effectiveness Trials-Initiative – www.comet-initiative.org) geführt. Hier hat sie Studien über sogenannte Core Outcome Sets (COS) gefunden, die für Menschen mit Demenz vier Domänen beschreiben, in denen Lebensqualität als wünschenswertes Ergebnis konkret aufgeführt wird (Harding et al., 2019). Mit einem Assessment zur Lebensqualität kann die Ergotherapeutin anfangs und nach erfolgter Intervention Werte erheben, die trotz nachlassender Fähigkeiten ihrer Klientin, einen Erfolg der Ergotherapie für das Klientensystem abbilden.

In der gängigen deutschen Praxis kommt es immer noch vor, das Ergotherapeut*innen mit ihren Klient*innen bereits im Erstgespräch Ziele wie z. B. Verbesserung der Konzentrationsfähigkeit oder der visuellen Wahrnehmung festlegen und im Anschluss daran Testungen auf Funktionsebene durchführen, etwa mit dem TEA-Ch (Manly et al., 2013) oder der FEW-3 (Hammill et al., 2021). Ein solches Vorgehen lässt zum einen bedeutungsvolle Betätigungen sowie den Kontext der Klient*innen außen vor. Zum anderen entfällt häufig die abschließende Wiederholung der Eingangsmessungen. Eine qualitative Studie von Merklein de Freitas, Pott, Weber, Wendel und Zillhardt (2015) setzt sich mit dem ergotherapeutischen Interventions-Prozess in Deutschland auseinander. Die Ergebnisse bestätigen, dass – im Gegensatz zur Outcomephase – Evaluations- und Interventions-Prozesse umfangreicher gestaltet werden. In diesem Zusammenhang steht „mehrheitlich [...] die Überprüfung der Ziele deutlicher im Vordergrund als die Messung des Therapie-Outcome. Wenn überhaupt, findet eine Outcome-Messung auf Funktionsebene statt.“ (ebd., S. 24). Damit verpassen Ergotherapeut*innen häufig bereits zu Beginn des Therapieprozesses den entscheidenden Moment, um herbeigeführte Erfolge sowohl gegenüber Klient*innen wie auch gegenüber Stake- und Shareholdern darstellen zu können. Dies zeigt auf, wie notwendig es ist, vermehrt PROMs auch im therapeutischen Kontext einzusetzen.

1.2.2 Befunderhebung gestern, heute und zukünftig

Warum nutzen Ergotherapeut*innen dann überhaupt zahlreiche Assessments, die insbesondere noch dazu nicht ergotherapie-spezifisch sind? Dafür benötigt es einen kurzen historischen Exkurs in die ergotherapeutische Entwicklung in Deutschland. Aus dem mechanistisch geprägten Ansatz heraus war es (und ist es zum Teil immer noch) Usus, mit Klient*innen (bzw. Patient*innen) möglichst viele Assessments durchzuführen, um zahlreiche Daten hinsichtlich der Funktionen zu erheben. Daraus wurden Interventionsschwerpunkte/-ziele abgeleitet, während die erhobenen Daten dazu dienten, sich gegenüber Stake- und Shareholdern zu rechtfertigen. Dabei sei zu erwähnen, dass zahlreiche dieser Daten keine weitere Verwendung in der Therapie finden und ungenutzt in der Akte landen. Beurskens et al. (2020) betonen, dass Messungen, mit deren Ergebnissen nichts während der Intervention getan wird, Zeitverschwendung sowohl für Klient*innen wie Therapeut*innen sind.

Stellt man die „alte“ und „neue“ Vorgehensweise einander gegenüber, sieht man grundlegend unterschiedliche Denkrichtungen (Top-down versus Bottom-up). Heutzutage sind die Betätigungsanliegen der Klient*innen zentraler Bezugspunkt der Therapie. Dementsprechend beginnt der ergotherapeutische Prozess mit der

Klärung der Betätigungsvorgeschichte und -anliegen sowie deren Bedeutsamkeit für Klient*innen, wie es im OTPF mit der Erstellung eines **Betätigungsprofils** (AOTA, 2020) beschrieben wird. Fisher & Marterella (2019) differenzieren sogar zwischen drei Ansätzen, die das Reasoning der Therapeut*innen während der Befunderhebung leiten: Bottom-up, Top-to-bottom-up und True Top-down. Diese Denk- und Vorgehensweise des Top-to-bottom-up kann man in der deutschen Praxis recht häufig beobachten, vereint sie doch „altes" und „neues" Denken und erfordert keine radikale Umkehr routinierter Abläufe und Denkmuster bzw. -traditionen. Das folgende Fallbeispiel zeigt die Grenzen des Top-to-bottom-up-Ansatzes auf. Erst durch den Wechsel zum True Top-down-Ansatz kommt es zu einem zufriedenstellenden Ergebnis für die Klientin.

Top-to-bottom-up

Die Ergotherapeutin nimmt in ihrer Praxis die Klientin Frau Paschenko auf, die von ihrer behandelnden Orthopädin mit der Diagnose Synovitis und Tenosynovitis rechtsseitig nach mehrmonatigen Schmerzbeschwerden überwiesen wurde. Ihre Ergotherapeutin entscheidet sich im Rahmen des Erstgesprächs dazu, mit der Erstellung eines Betätigungsprofils auf Basis des OTPF zu beginnen. Sie nutzt die Operationalisierungsfragen aus dem OTPF (AOTA, 2020), um herauszufinden, warum Frau Paschenko die Ergotherapie aufsucht und welche bisherigen Erfahrungen sie im Umgang mit ihrer Diagnose und den daraus resultierenden Betätigungseinschränkungen gemacht hat. Für die spätere Wiederholung der Outcome-Messung bezieht sie das COPM (Law et al., 2020) am Ende des Gesprächs ein.

Die Ergotherapeutin fragt im offenen Gespräch nach Interessen, Bedürfnissen und Alltagsmustern sowie Stärken und Sorgen bei der Ausführung von alltäglichen Aktivitäten. Frau Paschenko beschreibt daraufhin, dass sie als Rechtsanwaltsgehilfin bei einer Datenverarbeitungsfirma hauptsächlich einer sitzenden Tätigkeit am PC nachkommt.

> Die Ergotherapeutin sammelt benötigte Informationen, um die Klientin und ihre Stärken und Sorgen hinsichtlich Betätigung zu verstehen (Fisher & Marterella, 2019).

Da sie vorrangig Belege für Steuererklärungen digitalisiert, nutzt sie fast ausschließlich die Maus und den Tastenblock für Zahlen mit ihrer rechten Hand. Zusätzlich bereitet sie sich auf ihre Prüfung zur Steuerberaterin vor. Diese darf sie ausschließlich händisch schreiben, da die Nutzung eines PCs in der Prüfung nicht erlaubt wird. Aufgrund der Schmerzen im rechten Arm vermeidet sie es, ihre Hand einzusetzen, was mit einer Kraftminderung einhergeht. Dies hat auch Auswirkungen auf ihre Haushaltstätigkeiten sowie Famillienversorgung. Ihr Mann versucht, sie zu entlasten, was sie zwar begrüßt, doch fühlt sie sich zunehmend nutzlos. Sie sorgt sich um ihre berufliche Weiterentwicklung, da sie viel Energie in die dreijährige Weiterbildung zur Steuerberaterin an der Abendschule gesteckt hat. Sie möchte derzeit vor allem ihren Arbeitsplatz und ihre Weiterbildung sichern.

Auswertung COPM

- Mit der Hand schreiben: Durchführung 3, Zufriedenheit 1
- Acht Stunden am Büroarbeitsplatz arbeiten: Durchführung 4, Zufriedenheit 2
- Frühstück für ihre Familie machen: Durchführung 1, Zufriedenheit 1

> Gemeinsam mit der Klientin wird bestimmt, was sie für eine höhere Zufriedenheit mit ihren Betätigungen und ihrer Teilhabe an der Gesellschaft priorisiert (Fisher & Marterella, 2019).

Ihre Orthopädin hat ihr bereits seit Beginn der Beschwerden schmerzstillende Medikamente verschrieben sowie mehrmalige Kortisonbehandlungen durchgeführt. Trotz mehrwöchiger Ruhigstellung der Hand erlebt sie keine Besserung.

Da für Frau Paschenko zu diesem Zeitpunkt die Schmerzen im Fokus ihrer Aufmerksamkeit stehen, wählt die Ergotherapeutin für die weitere Vorgehensweise zunächst einen wahrnehmungs- und bewegungsbasierten Bezugsrahmen (Merklein de Freitas, 2016). Daher erläutert sie Frau Paschenko, wie sie zuhause den DASH (Disabilities of the Arm, Shoulders, and Hand Questionnaire) (Germann et al., 2003) ausfüllt, um Fähigkeiten und Schwierigkeiten bei der Durchführung verschiedener Tätigkeiten aus ihrer Perspektive heraus einzuschätzen.

Zusätzlich bittet sie Frau Paschenko bis zum nächsten Termin morgens und abends eine numerische Schmerzskala anzuwenden, mit der sie ihre Wahrnehmung dokumentiert. Die Funktionsfähigkeit des rechten Arms wird durch Frau Paschenko mit einem Wert von 75,9 im DASH bewertet. Im optionalen Arbeits- und Berufsmodul bewertet sie ihre Fähigkeiten mit 87,5. Beide Werte weisen auf hohe Einschränkungen ihrer Fähigkeiten hin, da im DASH 100 als höchstmögliche Einschränkung gewertet wird.

> Körperfunktionen, Umweltfaktoren und andere Kontextfaktoren werden erhoben (Fisher & Marterella, 2019)

Bei der Auswertung der numerischen Schmerzskala (0 = kein Schmerz bis 10 = größtmöglich vorstellbarer Schmerz) liegen die Werte sowohl morgens wie abends im Bereich zwischen 7 und 8, was als eine hohe Belastung interpretiert werden kann. Darauf folgt eine funktionelle Intervention, die die Reduzierung von Schmerz und die Erweiterung von Bewegungsausmaß und Kraft in den Fokus nimmt. Dies geschieht in der Hoffnung, hierdurch Frau Paschenko mehr Handlungsfähigkeit im Alltag zu ermöglichen.

> Es wird darüber spekuliert, welche Körperfunktionen, Umwelt- oder andere Faktoren die Betätigungsperformanz der Klientin beeinflussen)

Somit folgt die Ergotherapeutin hier der nach Fisher & Marterella (2019) beschriebenen Top-to-bottom-up-Vorgehensweise. Obwohl das Betätigungsprofil viele Aussagen über Frau Paschenkos Betätigungen, Stärken und Sorgen ergeben hat, setzt die Ergotherapeutin funktionsorientierte Maßnahmen ein. In der Re-Evaluation zeigt sich, dass Frau Paschenko keine Verbesserung in ihrem Alltag erfährt und daher den Nutzen der ergotherapeutischen Intervention nicht sieht. Sie drückt ihre Unzufriedenheit darüber aus und überlegt die Therapie zu beenden und sich anderweitig Hilfe zu suchen.

True Top-down

Mit Hilfe des True Top-down Ansatzes (Fisher & Marterella, 2019) wird der ergotherapeutische Prozess neu gestartet (vgl. Kap. 1.1). Die ersten beiden Schritte des Top-to-bottom-up- und True Top-down-Prozesses sind gleich, daher wird am Betätigungsprofil (AOTA, 2020) der Klientin erneut angesetzt.

Die Ergotherapeutin empfiehlt Frau Paschenko mit ihrer behandelnden Ärztin über weiterführende Maßnahmen bei einem*einer Schmerztherapeut*in zu sprechen. Sie schlägt Frau Paschenko vor, an ihren Erhebungen des Betätigungsprofils anzuschließen und wählt einen betätigungsbasierten Bezugsrahmen (Merklein de Freitas, 2016). Da Frau Paschenko angegeben hat, dass sie vor allem das Arbeiten am Arbeitsplatz und Schreiben für die Prüfung priorisiert, führt die Ergotherapeutin eine Performanzanalyse nach Fisher (2014) durch, während Frau Paschenko über einen Zeitraum von 10 Min. mit der rechten Hand mit einem von ihr gewählten Kugelschreiber schreibt.

Die Ergotherapeutin beobachtet und bewertet die Qualität der Betätigungsperformanz anhand einer Performanzanalyse. (Fisher & Marterella, 2019)

Die Ergotherapeutin entdeckt dabei, dass Frau Paschenko sich beim Schreiben z. B. zu weit von der Tischkante entfernt positioniert, den Stift mit unangepasster Kraft hält und Schwierigkeiten beim Dosieren ihrer Schreibbewegungen innerhalb von sieben Minuten entwickelt.

Die Ergotherapeutin generiert Hypothesen, wie situations- und betätigungsabhängige Faktoren die Betätigungsperformanz und -erfahrung sowie die Teilhabe beeinflussen. (Fisher & Marterella, 2019)

Daraufhin zieht die Ergotherapeutin den adaptionsbasierten Bezugsrahmen (Merklein de Freitas, 2016) für den weiteren Evaluations-Prozess hinzu, um vermehrt die Umwelt von Frau Paschenko mit in den Blick zu nehmen. Sie entscheidet sich gegen eine weitere Erhebung von Körperfunktionen, führt jedoch anhand von Videoaufnahmen eine Analyse des Arbeitsplatzes von Frau Paschenko auf Basis ergonomischer Kenntnisse z. B. anhand von Veröffentlichungen der Deutschen gesetzlichen Unfallversicherung (DGUV, 2019) durch. Die darauffolgende Intervention basiert weiterhin auf dem adaptionsbasierten Bezugsrahmen und beinhaltet u. a. das Ausprobieren unterschiedlicher Stifte sowie die Anpassung ihres PC-Arbeitsplatzes (Dorsey et al., 2019). In Absprache mit dem Arbeitgeber wird ein neuer Arbeitsstuhl angeschafft, der Frau Paschenkos Unterarme durch höhenverstellbare Armlehnen besser unterstützt. Neben dynamischen Einstellungen des Stuhls mit einhergehender Kopfstütze, um auch die Nackenmuskulatur zu entlasten, erhält Frau Paschenko nach Antrag bei ihrer Rentenversicherung ebenfalls einen höhenverstellbaren Tisch, so dass sie zwischen sitzenden und stehenden Arbeitsabläufen vermehrt wechselt. Hierzu haben die Ergotherapeutin und Frau Paschenko einen Plan für die Wechsel erarbeitet und Frau Paschenko nutzt ihren Handywecker, um Wechsel regelmäßig zu initiieren. Der Veränderung von Arbeitsaufträgen stimmte der Arbeitgeber nicht zu, da Frau Paschenko primär für die Dateneingabe eingestellt wurde. Neben der Anpassung des Arbeitsplatzes wird in Anlehnung an CO-OP mit Frau Paschenko ihre Sitzhaltung beim Schreiben mit der Hand reflektiert und verändert. Anhand der Videos erkennt Frau Paschenko, dass sie sich näher zum Tisch platzieren muss, um ihre Unterarme besser zu entlasten. Dabei präferiert sie eine leicht schräge Sitzhaltung, um ihren Arm mehr auf dem Tisch auflegen zu können. Zusätzlich hat sich Frau Paschenko zum Schreiben mit der Hand für zwei verschiedene Tintenstifte entschieden, die ihr helfen, ihre Kraft so zu dosieren, dass sie in einen leichteren Schreibfluss kommt. Kugelschreiber wurden aussortiert und Frau Paschenko übt täglich zuhause 15 Minuten mit der Hand zu schreiben.

Frau Paschenko wiederholt mit dem COPM die Beurteilung vom Schreiben mit der Hand (D6, Z5) und acht Stunden arbeiten am Büroarbeitsplatz (D7, Z8). Somit erreicht sie in der Durchführung beider Betätigung eine Steigerung von 4 Punkten und in der Zufriedenheit 10. Laut des COPM Manuals (Law et al., 2020) bedeutet dies eine signifikante Steigerung in beiden Bereichen (ab Änderung > 2). Unter Verwendung des True Top-down-Ansatzes wird der ergotherapeutische Fokus auf Betätigung beibehalten, was zu einer effektiven Nutzung von Assessments führt, wie es Beurskens et al. (2020) fordern. Auch die Intervention gestaltet sich in logischer Konsequenz hierdurch betätigungsbasiert.

1.2.3 Vorbereitung des Evaluations-Prozesses

Bereits seit 2008 widmen sich Beurskens et al. im niederländischen Kontext gezielt der Frage, wie der Prozess des Messens bzw. Befunderhebens in der Praxis ablaufen sollte, um gezielte Assessments auswählen zu können. Dabei stellten sie in ihrem achtschrittigen Plan als erstes die Fragen danach, was gemessen werden soll, mit welchem Ziel und mit welcher Art von Messinstrument. Dabei ging es früher vor allem darum, die Wünsche der Klient*innen in den Mittelpunkt zu stellen. Die überarbeitete Ausgabe von 2020 stellt der Frage nach dem: „Was soll gemessen werden?" eine wichtige neue Frage voran: „Warum soll etwas gemessen werden?" Das beinhaltet auch die Fragestellung danach, für wen die Ergebnisse des gewählten Assessments relevant sind. Für die Klient*innen und das Klientensystem oder für Ärzt*innen, Institutionen oder Versicherungen (Beurskens et al., 2020)?

Dabei interessiert ebenso, wie mit möglichst geringem Aufwand Ergebnisse für die verschiedenen Angehörigen des Gesundheitssystems verfügbar gemacht werden können (vgl. Kap. 4.1) Daher bedürfen Ergotherapeut*innen nicht nur Wissen über spezifische Assessments. Sie sollten sich außerdem mit verschiedenen Formen von Befunderhebung auseinandersetzen. Hierzu gehören Fragen wie z.B. zu welchem Zeitpunkt und bei wem setze ich strukturierte oder nicht-strukturierte, standardisierte oder nicht standardisierte Assessments (Taylor, 2017) ein? Wann und mit welcher Klientel nutze ich Interviews wie z.B. das COPM (Law et al., 2020) oder das OPHI-II (Kielhofner et al., 2008)? Wann und für wen sind Selbsteinschätzungsbögen wie z.B. die Interessencheckliste (Kielhofner et al., 2012) geeignet? Wann und bei wem setze ich gezielt Beobachtungsassessments ein, wie z.B. das AMPS (Fisher, 2014) oder die Dynamische Performanzanalyse (DPA) (Polatajko et al., 2000) und wann genau ist es notwendig, Testungen auf Struktur- und Funktionsebene wie z.B. die Neutral-Null-Methode (Salis-Soglio, 2016) oder den ET6-6R (Petermann & Macha, 2015) durchzuführen? Die Reflexion über diese grundlegenden Entscheidungen kann dabei helfen, eine Sammlung unnötiger Informationen zu vermeiden. So erscheint es sinnvoll, sich den ergotherapeutischen Prozess in Gänze mit Bezugsrahmen sowie ergotherapeutischen Reasoning-Prozessen zu betrachten. Die Auswahl und Durchführung unterschiedlicher Assessments in der Ergotherapie sollte nach Ansicht der Autorinnen gemeinsam mit Klient*innen gezielt, effizient und evidenzbasiert, also wissenschaftlich begründbar erfolgen.

1.2.4 Good Practice Beispiele

Das 2001 von Hocking beschriebene Rahmenwerk zur betätigungsbasierten Befunderhebung wird im Folgenden mit dem Evaluations-Prozess nach Fisher und Marterella (2019) in Verbindung gebracht und anhand weiterer Beispiele erläutert.

Hocking (2001) beschreibt, dass Ergotherapeut*innen gemeinsam mit ihren Klient*innen im ersten und zweiten Schritt Betätigungsprobleme und -bedürfnisse im Alltag identifizieren und priorisieren. Fisher & Marterella (2019) schlagen vor, zu Beginn betätigungsfokussierte Fragen zu stellen, die auf den Alltag von Klient*innen abzielen und einen Einblick in deren Partizipation bieten. Neben dem Ermitteln des Performanzkontextes geht es darum, die Betätigungsanliegen der Klient*innen zu erheben. Dafür stehen Ergotherapeut*innen unterschiedliche Instrumente zur Verfügung wie z.B. das COPM (Law et al., 2020), das COSA (Kramer et al., 2014) bzw. das OSA (Baron et al., 2018) oder das Foto Interview (Onderwijscentrum Leijpark, 2019). Diese erheben im Gespräch mit Klient*innen und/oder deren Angehörigen, welche Betätigungsanliegen von Bedeutung sind, z. B. sich selbst die Haare zu frisieren oder eine Mahlzeit zuzubereiten. Bei der Ermittlung der Betätigungsanliegen sollten Ergotherapeut*innen ihre Klient*innen unterstützen, die eigenen Ressourcen und Herausforderungen auf Betätigungsebene zu beschreiben und nicht direkt die Körperfunktionen und -strukturen zu betrachten (Fisher & Marterella, 2019). In der Praxis ermitteln Ergotherapeut*innen oftmals in einer Sitzung grundlegende Informationen zum Performanzkontext und den Betätigungsanliegen ihrer Klient*innen. Dabei geht es darum, einen partnerschaftlichen Dialog zu beginnen und gegenseitiges Verständnis für die Sichtweisen der anderen zu schaffen (Fisher & Marterella, 2019). Allerdings können die Bedeutung und Priorisierung von Betätigungsanliegen zwischen Klient*innen und ihrem System/Umfeld mitunter erheblich differieren, was sich häufig bei Eltern und Kindern, Schüler*innen und Lehrer*innen oder auch innerhalb von Partnerschaften beobachten lässt. Halten die Eltern es beispielsweise für wichtig, das Zimmer aufräumen zu können, findet das Kind es vielleicht bedeutsam, Seil springen zu können, wohingegen die Lehrerin das leserliche Schreiben als wichtig erachtet.

Fallbeispiel

Bei der Durchführung des Foto-Interviews (Onderwijscentrum Leijpark, 2019; de Hoop, 2015) wählt Fritzi „Seil springen" als wichtigstes Anliegen, was sie gerne lernen möchte. Im Gespräch mit der Ergotherapeutin über die zugrunde liegende Motivation wird deutlich, dass es Fritzi vor allem darum geht, in der Pause mit den anderen Kindern Seil zu springen. Denn dies stellt momentan das angesagteste Pausenspiel in der Klasse dar. Fritzi benennt, dass sie dadurch mit den anderen Kindern mitspielen könnte und von diesen Anerkennung bekäme. Dadurch hätte sie wieder eine schöne Pause und die Schule würde mehr Spaß machen als jetzt. Früher hat sie in der Pause mit den anderen Kindern gemeinsam fangen gespielt. Seitdem die Kinder „Seil springen", schaut sie fast nur zu. Die Partizipation in Pausenspielen auf dem Schulhof mit den anderen Kindern steht im Vordergrund für Fritzi und beeinflusst ihr emotionales Wohlbefinden im Schulalltag. Die Ergotherapeutin verdeutlicht dies allen Beteiligten, um so ein anderes Verständnis für Fritzi zu schaffen. So können alle verstehen, warum Fritzi dieses Anliegen als erstes gewählt hat. Die gesteigerte intrinsische Motivation (Partizipation in der Pause) unterstützt Fritzis Bereitschaft und Vertrauen, auch andere herausfordernde Betätigungen im Schulalltag mithilfe der Ergotherapie anzugehen.

Im Weiteren werden in einem dritten und vierten Schritt die priorisierten Betätigungen beobachtet (Fisher & Marterella, 2019) und daraus resultierend Hypothesen aufgestellt. Die Beobachtung der Betätigungsperformanz geschieht mithilfe einer Performanzanalyse. Dies korrespondiert mit Denkrichtung und Vorgehen von Hocking (2001). Es werden beobachtbare Merkmale und Eigenschaften der Durchführung, Qualität der Betätigungsperformanz, Unterbrechung/Zusammen-/Abbruch der Durchführung und Faktoren identifiziert, die Person, Umwelt und Betätigung betreffen, die zu Betätigungsproblemen beitragen. Hierfür finden idealerweise direkte Beobachtungen der Durchführung von Betätigungen im „echten" Kontext statt, z. B. Beobachtung des Seilspringens mit anderen Kindern in der Pause auf dem Pausenhof. Entscheidend ist dabei, dass transparent gegenüber Klientensystem und -umfeld erklärt wird, wo der Fokus der Beobachtung liegt. Die Ergotherapeut*innen halten sich während der Beobachtung häufig unauffällig im Hintergrund und tauschen sich im partnerschaftlichen Dialog über Beobachtungen mit dem Klientensystem aus. Auch für diesen Schritt stehen unterschiedliche ergotherapeutische Assessments wie die DPA (Polatajko et al., 2000), der Paediatric Volitional Questionnaire (PVQ) (Semonti et al., 2006) bzw. der Volitional Questionnaire (VQ) (de la Heras, Geist & Kielhofner, 2009), das (School-)AMPS (Fisher & Bray Jones, 2014), das ESI (Fisher & Griswold, 2010) oder das MOHOST (Parkinson et al., 2006) etc. zur Verfügung.

Fallbeispiel

Die Ergotherapeutin besucht Fritzi in der Schule, um das Seilspringen in der Pausenzeit zu beobachten. Dafür nutzt sie die DPA (Polatajko et al., 2000). Fritzi schaut zunächst zu, während zwei Kinder das Seil drehen und drei Kinder abwechselnd Seil springen. Fritzi versucht es einmal und scheint grundlegend zu wissen, was zu tun ist. Sie bleibt aber beim ersten Versuch im Seil hängen, da sie zu spät hochspringt. Frustriert stellt sie sich an die Seite und beobachtet die anderen Kinder. Die Ergotherapeutin erfasst die *Breakdown Points* beim Seilspringen und erkennt, dass bei Fritzi grundlegendes Aufgabenverständnis und Motivation für die Ausführung des Seilspringens bestehen.

Der fünfte Schritt nach Fisher & Marterella (2019) *bei Bedarf Körperfunktionen und/oder andere kontextuelle Faktoren bewerten* und der vierte Schritt *Perfomanzkomponenten* nach Hocking (2001) haben den gleichen Fokus. Wenn notwendig, können Ergotherapeut*innen mittels standardisierter Befunderhebungsinstrumente Fähigkeiten und Funktionen überprüfen, die ihre Klient*innen für die kompetente Durchführung einer spezifischen Betätigung benötigen. Als Assessments können hier beispielsweise zum Einsatz kommen: FEW-3 (Hammill et al., 2021), Movement ABC-2 (Henderson et al., 2015), ET6-6R (Petermann & Macha, 2015) und Timed up & go (Podsiadlo & Richardson, 1991).

Fallbeispiel

Nachdem die Ergotherapeutin Fritzi näher kennengelernt und auf dem Schulhof beobachtet hat, entwickelt sie die Hypothese, dass bei Fritzi eine Umschriebene Entwicklungsstörung motorischer Funktionen (UEMF) vorliegen könnte. Sie entscheidet sich dafür, dies durch einen geeigneten gültigen, zuverlässigen und standardisierten Motoriktest zu untermauern. Hierfür wählt sie die M-ABC-2, wie von der entsprechenden Versorgungsleitlinie empfohlen (Blank & Vinçon, 2020). Wenn sich die Hypothese bestätigt, kann sie im weiteren Prozess eine entsprechende, passende, evidenzbasierte Intervention auswählen, wie z. B. den CO-OP Ansatz.

Zur Überprüfung des Outcomes nach der Intervention plant die Ergotherapeutin, Fritzi das Seilspringen mithilfe der Skalierungskarten des Foto Interviews erneut bewerten zu lassen.

Deutsche Ergotherapeut*innen sind erfahrungsgemäß sehr gut ausgebildet in der Befunderhebung von funktionellen Aspekten. Die umfassende Befunderhebung möglichst aller Performanzkomponenten durch den Einsatz zahlreicher funktionsorientierter Assessments galt als Standard entsprechend der defizitorientierten Bottom-up-Sicht- und -Vorgehensweise vor 20 Jahren (Strebel & Zillhardt, 2019). Die aktuelle Vorgehensweise hat wie oben beschrieben eine andere Denkrichtung, die von der Partizipation/Betätigung im Alltag ausgeht. Allerdings beschränkt sie sich in der Regel auf die Arbeit mit dem Individuum im Einzelsetting. Durch die hinzugekommene Säule der Populationsbasierung und die Entwicklung neuer Arbeitsfelder wie z. B. der Schulbasierten Ergotherapie stehen Ergotherapeut*innen künftig vor der Herausforderung, Assessments mit Gruppen durchzuführen. Dies kann bedeuten, dass sie z. B. die Betätigungsanliegen einer ganzen Klasse oder eines Kollegiums einer Schule erheben sollen. Dabei können Ansätze wie das Response to Intervention Model (RtI) oder Partnering for Change (P4C) eine gute Unterstützung bieten. Hierbei handelt es sich um sogenannte Dienstleistungsmodelle, die einen bedarfsgerechten, abgestuften Ansatz zur Unterstützung von Kindern mit besonderen Bedürfnissen in Schulen bieten (Campbell et al., 2016).

Fallbeispiel
Eine Lehrperson priorisiert im COPM (Law et al., 2020) den Gebrauch von Lineal und Schere, weil in der Klasse einige Kinder Schwierigkeiten in deren Anwendung haben, was zunehmend die Bewältigung von Lernaufgaben behindert. Die Ergotherapeut*in beobachtet daraufhin Betätigungen während des Unterrichts im Klassenzimmer, die das Schneiden mit der Schere und den Gebrauch von Linealen erfordern. Anhand der DPA analysiert sie die Betätigungsausführungen, um Faktoren zu identifizieren, die zu den Betätigungsproblemen beitragen. Die Kinder nutzen unterschiedlich große Lineale aus unterschiedlichen Materialien. Ein Teil der Kinder hat Mühe, das Lineal zu stabilisieren und den Stift am Lineal entlang zu führen. Daraufhin entwickelt die Ergotherapeutin zusammen mit der Lehrperson Lösungsansätze wie Anpassung des Materials, Co-teaching, etc. (Campbell et al., 2016; Hoerder & Wirth, 2018). In Kanada verwenden P4C-Ergotherapeut*innen, eingebettet in den RtI-Ansatz, die DPA, um frühzeitig Kinder mit besonderen Bedürfnissen zu identifizieren. Außerdem nutzen sie die DPA, um darauffolgende Interventionen zu überprüfen, welche die Partizipation der Kinder im Schul- und Kindergartenkontext unterstützen (Campbell et al., 2016).

In der Gestaltung des Evaluations-Prozesses stehen Ergotherapeut*innen vor vielen Anforderungen und Herausforderungen. Sei es durch eigene Ansprüche, Forderungen der ergotherapeutischen Profession oder der Stake- und Shareholder. Eine Basis für die theoretische Untermauerung ihrer professionellen Entscheidungen finden Ergotherapeut*innen in allen gängigen ergotherapeutischen Modellen.

1.2.5 Der Evaluations-Prozess im Rahmen der Modelle

Schaut man sich verschiedene ergotherapeutische Prozessmodelle genauer an, so wird deutlich, dass diese auf unterschiedliche Art und Weise den Evaluations- und Outcome-Prozess aufgreifen. Beispiele für solche Prozesmodelle oder Rahmenwerke sind: das CPPF des Kanadischen Modells (Townsend & Polatajko, 2014), die sieben Schritte des therapeutischen Reasonings im MOHO (Taylor, 2017), das OTIPM (Fisher, 2014, Fisher & Martarella, 2019), die sechs Prozessschritte im KAWA (Iwama, 2006), die Prozessbeschreibung im PEOP (Christiansen et al., 2015) oder das OTPF (AOTA, 2014; AOTA, 2020). Alle haben zum Ziel, Ergotherapeut*innen in ihrem methodischen Handeln zu unterstützen. Hierdurch können Ergotherapeut*innen passend zu Klientel und Setting eine gezielte individuelle Auswahl treffen. Einige der Modelle verfügen über „eigene" Assessments, während andere auf unterschiedliche modell-externe Assessments verweisen.

Canadian Practice Process Framework (CPPF)

Im CPPF (Townsend & Polatajko, 2014) gehen die Schritte eins *eintreten/initiieren* und zwei *Rahmenbedingen klären* der Datenerhebung durch Assessments voraus. Das COPM kann als Modell-eigenes Assessment genutzt werden. Basierend auf diesen Ergebnissen können bereits erste Weichenstellungen für eine gezielte Auswahl an weiteren Assessments vorgenommen werden, wie z.B. die Verwendung der DPA (Zillhardt & Merklein, 2016). Aus den Ergebnissen weiterer Assessments (Schritt drei) erfolgt die Aushandlung der Ziele im vierten Schritt.

Das bedeutet, dass Klient*innen aktiv an den Entscheidungen sowohl über Auswahl und Auswertung der Assessments als auch über Interventionsoptionen involviert werden. Die Outcome-Messung ist im siebten Schritt mit *Ergebnis bewerten* verankert und wird durchgeführt, wenn ein oder mehrere Ziele erreicht wurden. Das CPPF greift mit dem achten Schritt (*Beenden/abschließen*) die häufig vernachlässigte Dokumentation der Interventionsergebnisse auf. Da das COPM ein generisches Assessment darstellt, bei dem die Betätigungsausführung und Zufriedenheit aus der subjektiven Perspektive des*der Klient*in erhoben und bewertet wird, lässt es sich bei diversen Klient*innengruppen einsetzen. Es bietet eine Grundlage, um die erhobenen Betätigungsbedürfnisse mit spezifischen Assessments in den weiteren Schritten des CPPF zu analysieren und in der Outcome Phase Veränderungen auf der Beätigungebene abzubilden. Aufgrund dessen wird das COPM in diversen Kapiteln des Buches aufgegriffen. Eine wichtige Rolle bei der Durchführung spielt die Gesprächsführung (vgl. Kap. 2.4), um eine offene, empathische Atmosphäre zu generieren und dabei den Betätigungsfokus nicht zu verlieren. Zudem gibt das CPPF ein Grundgerüst, um den therapeutischen Prozess zu strukturieren. Der Betätigungsfokus, der durch das COPM gesetzt wird, muss jedoch von der/dem behandelnden Therapeut*in aktiv beibehalten werden.

Prozess des therapeutischen Reasonings im MOHO

Zur Strukturierung des therapeutischen Reasoning-Prozesses greift die aktuelle Ausgabe des Model of Human Occupation (MOHO) erneut auf einen siebenschrittigen Prozess zurück, der von „Generating theory-driven questions“ und einem initialen Assessment-Einsatz über die Festlegung von Betätigungszielen bis zur Implementierung von Interventionen und deren (Re-) Evaluation reicht (Taylor, 2017). Die theoriegeleiteten Fragen beziehen sich zum Beispiel auf Betätigungsidentität, -kompetenz oder -partizipation von Klient*innen. Die Auswahl von Assessments findet erst danach statt. Dabei wird das MOHOST als Screening-Tool empfohlen (Parkinson et al., 2006), da es eine Übersicht über die verschiedenen theoretischen Konstrukte des Modells anbietet. Darauf aufbauend können weitere MOHO- oder modell-externe Assessments ausgewählt werden. Deren Ergebnisse werden dann im weiteren Verlauf zu einer Synthese „occupational formulation“ (Forsyth, 2000, zitiert nach Taylor, 2017) zusammengeführt, teilweise auch als ergotherapeutische Diagnose benannt. Aus der Auswertung entstehen neue Einsichten, die eine Basis für die weiterführende Intervention bilden. Hierdurch werden die Planungsschritte für die gewünschte Betätigungsveränderung (occupational change) (Taylor, 2017) festgelegt und hierfür messbare Ziele entwickelt. Im letzten Schritt wird die Notwendigkeit betont, Assessments von der Eingangsmessung zu wiederholen, um aufzuzeigen, wieviel Veränderung stattgefunden hat. Beobachtungsbasierte MOHO-Assessments wie MOHOST und Assessment der Kommunikations- und Interaktionsfertigkeiten (ACIS) haben sich in verschiedenen Fachbereichen etabliert und werden daher auch in den entsprechenden Buchkapiteln erwähnt. Weitere MOHO-Assessments werden hingegen besonders in der psychiatrischen (vgl. Kap. 3.3) und arbeitsrehabilitativen (vgl. Kap. 3.4) Ergotherapie thematisiert, wo die Betrachtung von Aspekten der Volition, der Betätigungsidentität, -kompetenz und -partizipation aus Sicht der Klient*innen eine hervorgehobene Rolle spielen. Dies betrifft neben verschiedenen Selbsteinschätzungsbögen auch Interviewverfahren, wie Occupational Circumstances Assessment and Interview Rating Scale (OCAIRS), Worker Role Interview (WRI) oder Occupational Performance History Interview (OPHI-II). Aufgrund ihres narrativen Charakters als auch um das komplexe Zusammenspiel zwischen strukturiertem Vorgehen und freiem Gespräch bei unterschiedlichsten Gesprächspartner*innen gelungen auszutarieren, spielt hier die Gesprächsführung eine entscheidende Rolle (vgl. Kap. 2.4).

Occupational Therapy Intervention Process Model (OTIPM)

Im OTIPM (Fisher & Marterella, 2019) erheben Ergotherapeut*innen zunächst Informationen zum Performanzkontext, bevor sie mit Hilfe von Assessments die Betätigungsanliegen der Klient*innen ermitteln und die Betätigungsperformanz analysieren. Zur Ermittlung des Performanzkontextes stellen die Autorinnen vertiefende Fragen zur Verfügung (Fisher & Marterella, 2019). Der Beobachtung der Betätigungsperformanz kann das ACQ-OP oder ACQ-SI (Assessment of Compared Qualities – Occupational Performance/Social Interaction) (Fisher et al., 2017) folgen. Hiermit kann die Diskrepanz zwischen der erhobenen Qualität durch die Therapeut*innen mit der Wahrnehmung der Klient*innen verglichen werden und somit in die Interpretation der Ergebnisse bzw. späteren Zielaushandlung einfließen. Im Anschluss an die Beobachtung werden Cluster (Fisher & Marterella, 2019; Dancza & Rodger, 2018) entwickelt, um Stärken und Schwächen der Klient*innen zu extrahieren. Hieraufbasierend wird eine Baseline als Aussage über die allgemeine Qualität der Betätigung aufgestellt. Diese dient in der Outcomephase, bei Fisher „Re-Evaluationsphase" genannt, zur Darstellung der Interventionsergebnisse. Fisher betont, dass in einem ergotherapeutischen Prozess nicht nur die Evaluation, Intervention und Re-Evaluation betätigungsfokussiert ist, sondern dies auch auf die Dokumentation Auswirkungen hat. Sie beschreibt dies mit dem Leitsatz „Occupation first – Betätigung zuerst" (Fisher, 2014), was beinhaltet, dass auch bei der inhaltlichen Darstellung der Intervention stets der Fokus auf der Betätigung bleibt, um so das Outcome zielgerichtet aufzuzeigen. Als sehr strukturiertes und betätigungszentriertes Prozessmodell wird das OTIPM exemplarisch im neurologischen Arbeitsfeld vorgestellt (vgl. Kap. 3.5). Dies ist von besonderem Interesse, da in der Neurolgie häufig eine funktionsorientierte Ausrichtung im Vordergrund steht. Jedoch ist der Einsatz des OTIPM deutlich erleichtert, wenn die*der Klient*in in der Lage ist, eine Betätigung, die als problematisch wahrgenommen wird, zu demonstrieren (per Aufnahme oder im entsprechenden Alltagssetting). Ist dies aufgrund von klient*innenbezogenen Einschränkungen nicht möglich, so kann mit den Angehörigen gearbeitet werden. Für die Erhebung der Betätigungsbedürfnisse können alle generischen, betätigungszentrierten Assessments genutzt werden, Fisher schlägt den Einsatz des COPM vor. Im weiteren therapeutischen Verlauf unterstützt das OTIPM durch seine betätigungszentrierte Perspektive die*den Therapeut*in dabei, den zu Beginn gesetzten Fokus beizubehalten (Fisher & Martella, 2019).

(Re-)Evaluation auf der Grundlage des KAWA

Das KAWA-Modell beschreibt sechs Schritte, die seinen Einsatz in der Praxis erleichtern sollen und nutzt die ihm eigene Flussmetapher bereits zu Beginn, um die Geschichte der Klient*innen abzubilden. Obwohl das Modell dem Evaluations-Prozess vier Schritte widmet, zieht sich die Flußmetapher als Assessment konsequent durch die Aktionspunkte und wird stetig im Austausch zwischen Klient*innen und Therapeut*innen vertieft (Iwama, 2006). Laut Teoh und Iwama (2015) erfolgt der Prozess nicht linear, da Darstellung und Interpretation des Flussbildes durch die Klient*innen gesteuert werden. Hierzu dient die modellspezifische Terminologie von bspw. Treibhölzern und Steinen als Kommunikationsgrundlage. Beispielfragen (Teoh & Iwama, 2015) leiten die persönliche Entdeckung. Es werden Betätigungsbedürfnisse identifiziert, die mit weiteren Assessments untersucht werden können (ebd.). Gemeinsam entscheiden Klient*innen und Therapeut*innen, welche Bereiche im Fluss bearbeitet werden (Iwama, 2006). Für die Outcomephase beschreibt Iwama (2006) die Wiederholung der Flussbettgrafik, da dies die klientenzentrierte Darstellung aufgreift. Das KAWA-Modell ist das einzige Modell, welches nicht aus dem westlichen Kulturkreis heraus konzipiert wurde. Es lässt sich somit gut mit einer kultursensiblen Herangehensweise verbinden, wie sie im Kapitel 2.2 thematisiert wird. Die Nutzung der Flussmetapher im Sinne eines Assessments eignet sich besonders für Menschen, die gerne kreativ und/oder plastisch denken und arbeiten. Dank seiner Nachvollziehbarkeit und bildhaften Sprache bietet das KAWA-Modell etwa im Bereich der Kinder- und Jugendpsychiatrie (vgl. Kap. 3.2) eine hilfreiche Möglichkeit, komplexe Situationen vereinfacht darzustellen. Dies kann als geeigneter Einstieg dienen, bevor spezifischere Assessments zum Einsatz kommen.

Person-Environment-Occupation Performance Modell (PEOP)

Die Prozessbeschreibung des PEOP setzt dem Schritt Assessment und Evaluation das Narrativ vorweg, in dem der persönlichen Geschichte der Klient*innen (als Individuum, Population oder Organisation) u.a. in der Vergangenheit, der Gegenwart und der Zukunft Rechnung getragen wird (Christiansen et al., 2015). Im Schritt Assessment und Evaluation werden auf Basis des Narrativs Kapazitäten und Beeinträchtigungen sowie Unterstützung und Barrieren mit Hilfe einer graphischen Darstellung (Christiansen et al., 2015) einander gegenübergestellt und resultieren in einem Betätigungsprofil. Ausgehend hiervon entscheiden Ergotherapeut*innen, in welchen Bereichen weitere objektive Assessments zur Analyse der Betätigungsherausforderung benötigt werden. Abhängig davon, ob der Auftrag durch ein Individuum, eine Population oder Organisation erteilt wurde, können verschiedene Instrumente zur weiteren Datenerhebung herangezogen werden (Christiansen et al., 2015). Unabhängig von der Klientel als Individuum, Population oder Organisation beschreibt das PEOP, ähnlich wie das OTPF, verschiedenen Outcomemöglichkeiten, wie z.B. Partizipation, Identität und Selbstrealisierung oder Wohlbefinden und Freude. Die ausgewählten Assessments müssen diese Bereiche zur Darstellung des Therapieerfolgs abbilden. Da das PEOP neben der klientenbezogenen Sichtweise explizit die institutionelle sowie populationsbezogene Perspektive inkludiert, bietet es die Möglichkeit, auch in diesen Bereichen strukturiert zu evaluieren und das Outcome zu erfassen. Hierfür erscheinen Assessments, die in den Kapiteln Lebensqualität (vgl. Kap. 3.7.1) und Betätigungsbalance (vgl. Kap. 3.7.2) beschrieben werden, besonders geeignet.

Occupational Therapy Practice Framework (OTPF)

Der Evaluations-Prozess im OTPF (AOTA, 2020) besteht aus drei aufeinanderfolgenden Schritten: dem Betätigungsprofil, der Analyse der Betätigungsperformanz und der Synthetisierung des Evaluations-Prozesses. Das Betätigungsprofil stellt ebenfalls die persönliche Perspektive der Klient*innen in den Mittelpunkt, unterstützt durch Reasoning-Fragen (AOTA, 2020) im Rahmenwerk. Während in der Erstellung des Betätigungsprofils zunächst die individuelle klientenzentrierte Sichtweise in den Fokus rückt, so wird im nächsten Schritt die Analyse der Betätigungsperformanz betrachtet. In dieser Phase werden gezielte Assessments gesucht, die an die von den Klient*innen genannten Betätigungsherausforderungen andocken. Es geht vor allem um die Qualität der Durchführung bei der Ausübung von Betätigungen. Im dritten Schritt erfolgt die Auswertung der ausgewählten und erhobenen Daten aus den jeweiligen Assessments, die der Hypothesenbildung von Therapeut*innen dient, um ein theoriegeleitetes Vorgehen zu erlangen. Es findet eine Einigung auf die gewünschten Ziele statt. Im OTPF (AOTA, 2020) steht die Auswahl des entsprechenden Outcome-Messinstruments erst am Ende des Evaluations-Prozesses mit der Synthese. Dabei werden verschiedene Ebenen wie z.B. Prävention, Gesundheit und Wohlbefinden, Rollenkompetenz oder Betätigungsgerechtigkeit (occupational justice) in den Blick genommen. Neben diesen Aspekten bietet das Rahmenwerk eine praxisbezogene Terminologie, etwa zum Gegenstandsbereich, Interventionsansätzen und -formen der Ergotherapie. Diese lässt sich in der therapeutischen Arbeit nutzen, um das Vorgehen zu begründen und zu verorten sowie die Erkenntnisse aus den Assessments stringent in den Prozess zu integrieren. Aufgrund dessen beziehen sich gerade die Unterkapitel des Kapitels 3 in diesem Buch, welche die Assessments in der praktischen Anwendung beschreiben, überwiegend auf die Terminologie des OTPF.

1.2.6 Gemeinsamkeiten in Evaluation und Outcome

Die verschiedenen bekannten Prozessmodelle gehen übereinstimmend davon aus, dass der Evaluations-Prozess nicht linear verläuft, sondern abhängig von der Informationserhebung und -verarbeitung durch Vorwärts- und Rückwärtsbewegungen gekennzeichnet wird (Fisher & Marterella, 2019; AOTA, 2020; Townsend & Polatajko; 2014, Iwama, 2006). Dabei halten Prozessmodelle, die einem Top-down-Prozess folgen, Interviews mit dem Fokus auf Betätigung zu Beginn des Evaluations-Prozesses für unentbehrlich. Hierfür eignen sich laut Fisher & Marterella (2019) insbesondere informelle Interviews. Eine Herausforderung solch informeller Assessments besteht darin, den Fokus auf der Betätigung zu belassen – insbesondere, wenn Klient*innen selbst immer wieder auf ihren Funktionsverlust zu sprechen kommen. Semistrukturierte Assessments, wie z.B. das COPM (Law et al., 2020), COSA (Kramer et al., 2014) oder OSA (Baron et al., 2018) bergen die Gefahr, nur spezifische Bereiche anzusprechen. Daher empfehlen Fisher & Marterella (2019) schon im ersten Schritt der Befunderhebung mehr in der natürlichen Umgebung von Klient*innen zu arbeiten, da sich informelle Gespräche über Gegebenheiten vor Ort und deren Bedeutung für die Klient*innen leichter erfragen lassen.

Erst durch die direkte Auseinandersetzung mit Klient*innen in deren individueller Lebenssituation und Umwelt können Ergotherapeut*innen eine sinnvolle Auswahl von Assessments treffen. Dabei gilt es auch zu überlegen, wie sich Klient*innen an dieser Auswahl beteiligen lassen. Allerdings steht dieser Anspruch häufig im Gegensatz zur gängigen deutschen Praxis. Je nach Setting steht hier manchmal schon vor Eintreffen der Klient*innen fest, welche Batterie an Assessments zum Einsatz kommt. Hier empfiehlt sich ein reflexiver Umgang mit der Assessmentauswahl und -durchführung, auch wenn Share- und Stakeholder mitunter erst davon überzeugt werden müssen. Ergotherapeut*innen können langfristig darüber aufklären, dass eine gezielte Assessmentdurchführung auf der Basis eines Top-down-Ansatzes die Möglichkeit bietet, in die Lebenswelt der Klient*innen hinein zu agieren. Dadurch lässt sich auch der Befunderhebungsprozess effizienter gestalten (Beurskens et al., 2020; Fisher & Marterella, 2019).

Evaluations-, Outcome-Prozesse und Bezugsrahmen

Für eine gezielte und klientenzentrierte Assessmentauswahl bieten Bezugsrahmen eine wichtige Unterstützung, die sich auf den gesamten therapeutischen Prozess auswirkt. In der ergotherapeutischen Literatur beschreiben unterschiedliche Autor*innen verschiedene Systematiken zur Einteilung von Bezugsrahmen (Mosey, 1982; Hagedorn, 2000; Merklein de

Freitas, 2016). Laut Mosey (1989) sind Bezugsrahmen auf Theorien basierende Informationen, die eine Auswahl spezifischer Befunderhebung und eine entsprechende Intervention ermöglichen. Sie helfen, die Betätigungsherausforderung von Klient*innen aus einem speziellen Blickwinkel zu betrachten, darauf basierend Assessments auszuwählen und Hypothesen für die Lösung des Betätigungsproblems zu finden. Konkret bedeutet dies im Fallbeispiel Folgendes, unter Betrachtung der Systematik nach Merklein de Freitas (2016).

Fallbeispiel

Im Erstgespräch mit den Eltern, erfährt die Ergotherapeutin von Laras Schwierigkeiten, sich im Kindergarten auf die Morgenrunde einzulassen. Laut Erzieher*innen beteiligt sie sich nur selten an den Geschichten der Anderen. Häufig zwickt oder beißt sie Kinder, wenn sie denkt, dass die Erzieher*innen nicht hinsehen. Es fällt ihr schwer, mit mehr als zwei Kindern gemeinsam zu spielen. Im Betätigungsprofil stellt sich heraus, dass Lara mit ihrer zwei Jahre jüngeren Schwester zuhause über lange Zeiten friedlich spielt und sehr stolz auf ihre Rolle als große Schwester ist.

Die Ergotherapeutin nutzt in ihrem Reasoning verschiedene Annahmen, aus welchem Grund Lara das vorher beschriebene Verhalten zeigen könnte. Sie zieht zum einen den wahrnehmungsbasierten Bezugsrahmen (Merklein de Freitas, 2016) für ihre Evaluation heran. Die Ergotherapeutin vermutet eine sensorische Verarbeitungsstörung bei Lara, da sich ihr Reaktionsverhalten in verschiedenen Umgebungen und bei unterschiedlichen Betätigungen unterscheidet. Lara ist aufgrund ihres aggressiven Verhaltens in ihrer Teilhabe im Kindergarten eingeschränkt. Die Ergotherapeutin entscheidet sich daher, das Sensory Profile 2 (Dunn, 2017) einzusetzen. Das Assessment bietet Fragebögen für Laras Eltern und Erzieher*innen an. Anhand dieser kann beurteilt werden, inwieweit Laras sensorische Verarbeitung ihre Betätigungen zuhause und im Kindergarten beeinflusst. Zeitgleich nutzt die Ergotherapeutin den betätigungsbasierten Bezugsrahmen (Merklein de Freitas, 2016), um Lara in ihrem Kindergarten zu beobachten. Sie hat die Annahme, dass Lara über soziale Kompetenzen im Umgang mit ihrer kleineren Schwester in einer Situation zu zweit verfügt, in einer größeren Gruppe diese Kompetenz nicht angemessen einsetzen kann. Hierfür bietet sich das Beobachtungsassessment ESI (Fisher & Griswold, 2014) an, um es während des Morgenkreises und einer weiteren Spielsituation durchzuführen. Die Beobachtung ergibt, dass Lara bei mehr als einer Spielpartnerin überfordert ist und oppositionelles Verhalten als Strategie zur Bewältigung der Situation einsetzt. Für die Intervention verwendet die Ergotherapeutin die Information aus beiden Assessments und kombiniert somit zielgerichtet zwei Bezugsrahmen. Für die Re-Evaluation nach der durchgeführten Intervention kann sie sowohl das Sensory Profile 2 als auch das ESI erneut zur Outcome-Messung einsetzen.

Der gezielte Einsatz der Bezugsrahmen ermöglicht es der Ergotherapeutin, die passenden Interventionsmethoden auszuwählen und zu begründen. Dadurch folgt sie einer stringenten Argumentation in ihrer Arbeit mit Lara und deren Umwelt.

Die Nutzung von Bezugsrahmen in der deutschen Ergotherapie ist noch immer nicht selbstverständlich (Zillhardt & Merklein de Freitas, 2016). Dennoch zeigen die verschiedenen Beispiele in diesem Kapitel, wie Bezugsrahmen einen linearen und nachvollziehbaren Aufbau für den Evaluations- und Outcome-Prozess sowie die Intervention erleichtern.

Synthetisierungsprozess

Unabhängig davon, welche Assessments Ergotherapeut*innen verwenden, sollten sie im Erhebungsprozess nicht nur Betätigungsherausforderungen ermitteln. Ebenso gilt es, Ressourcen einzubeziehen, die sich auch in der darauffolgende Intervention nutzen lassen. Eine bewusst lösungs- und ressourcenorientierte Gestaltung sowie Auswahl der Befunderhebungsmittel bietet den Beteiligten die Möglichkeit, über das reine Abfragen von Problemen hinauszugehen. So können sie sich ein gemeinsames Bild erarbeiten, das Lösungen eröffnet.

Bereits bei der Auswahl der Evaluations-Instrumente zu Beginn des therapeutischen Prozesses ist es notwendig, sich Gedanken über die Outcome-Messung (Re-Assessment oder Re-Evaluation) am Ende zu machen. Da sich nicht alle Assessments für die Outcome-Messung eignen, ist es auch nicht erforderlich, alle Instrumente zu wiederholen. Ein klassisches Outcome-Instrument stellt z. B. das COPM dar, das die Outcome-Messung bereits formal durch zwei verschiedene Messpunkte im Formular vorgibt. Generell sollten Ergotherapeut*innen zur Re-Evaluation solche Instrumente nutzen, die das erfassen, was im Fokus der Therapie stand. Haben sie in der Evaluations- und Interventionsphase konsequent im betätigungsbasierten Bezugsrahmen gearbeit, sollte sich die Re-Evaluation ebenso darauf beziehen. Dies kann zum Beispiel durch Wiederholung des COPM oder eine erneute Bewertung der Betätigungsausführung mithilfe von Skalierungskarten wie beim Foto Interview erfolgen. Theoretisch würde sich im Fallbeispiel Fritzi auch die Wiederholung des M-ABC-2 als Re-Evaluationsinstrument anbieten. Damit lässt sich überprüfen, ob Fritzi ihre motorischen Funktionen verbessern konnte. Bei Fritzi hat die Ergotherapeutin das M-ABC-2 allerdings eingesetzt, um die Diagnose UEMF abzuklären. Hätte hier bereits eine gesicherte Diagnose bestanden, wäre dies nicht erforderlich gewesen. In einem solchen Fall hätte die Ergotherapeutin den Evaluations-Prozess bereits nach Durchführung der DPA abschließen können, da ihr bereits ausreichend Informationen zur Planung der Intervention zur Verfügung standen.

Die Autorinnen können beide aus eigener Praxis berichten, dass die Umsetzung des True Top-down Ansatzes sowohl für Klient*innen als auch für Therapeut*innen selbst eine lineare und konsequent logische Vorgehensweise bietet. Evaluations- und Outcome-Prozess lassen sich durch gezielte Auswahl von Assessments effizient mit Klient*innen gestalten. Auch wenn die Umstellung und Umsetzung des Prozesses teilweise mit den Rahmenbedingen des therapeutischen Kontexts kollidieren, lohnt es sich, diese Herausforderungen anzunehmen. Denn so können Ergotherapeut*innen gewährleisten, dass sie tatsächlich klienten- und betätigungszentriert handeln. Dabei bieten alle Prozessmodelle eine gute Unterstützung und Struktur. Die oben beschriebenen Unterschiede ermöglichen es Ergotherapeut*innen, einen individuellen Fokus je nach Klientel und Setting zu setzen.

Literatur

AOTA – American Occupational Therapy Association. (2014). Occupational therapy practice framework: Domain and process (3rd ed.). *American Journal of Occupational Therapy, 68*(Suppl.1), S1–S48.

AOTA – American Occupational Therapy Association. (Hrsg.) (2018). *Das Framework der AOTA. Gegenstandsbereich, Prozesse und Kontexte.* Bern: Hogrefe Verlag.

AOTA – American Occupational Therapy Association. (2020). Occupational Therapy Practice Framework: Domain and Process. (4th ed.). *The American Journal of Occupational Therapy, 74*(Supplement_2), 7412410010p1–7412410010p87. https://doi.org/10.5014/ajot.2020.74S2001

Asaba, E., Nakamura, M., Asaba, A. & Kottorp, A. (2017). Integrating Occupational Therapy Specific Assessments in Practice: Exploring Practitioner Experiences. *Occupational Therapy International, Article ID 7602805, 8 pages.* https://doi.org/10.1155/2017/7602805

Baron, K., Kielhofner, G., Goldhammer, V., Wolenski, J., Marotzki, U., Mentrup, C. & Weber, P. (2018). *Benutzerhandbuch für das Occupational*

Self Assessment (OSA): Ein Selbsteinschätzungsinstrument (2. Aufl.). Idstein: Schulz-Kirchner.

Beurskens, S., van Peppen, R., Swinkels, R., Vermeulen, H. & Wittink, H. (2020). *Meten in de praktijk: Stappenplan voor het gebruik van meetinstrumenten in de gezondheidszorg* (3rd ed.). Houten: Bohn Stafleu van Loghum. https://doi.org/10.1007/978-90-368-2459-0

Blank, R. & Vinçon, S. (2020). *Deutsch-österreichisch-schweizerische (DACH) Versorgungsleitlinie zu Definition, Diagnostik, Behandlung und psychosozialen Aspekten bei Umschriebenen Entwicklungsstörungen motorischer Funktionen (UEMF), Langfassung. Arbeitsgemeinschaft der Wissenschaftlichen Medizinischen Fachgesellschaften* [AWMF online].

Busse, R. (n.d.). *PROMoting Quality – Intersektorale Nutzung von Patient Reported Outcome Measures zur Steigerung der patientenrelevanten Ergebnisqualität.* Abgerufen am 16.07.2021 unter https://innovationsfonds.g-ba.de/projekte/neue-versorgungsformen/promoting-quality-intersektorale-nutzung-von-patient-reported-outcome-measures-zur-steigerung-der-patientenrelevanten-ergebnisqualitaet.269

Campbell, W., Kennedy, J., Pollock, N. & Missiuna, C. (2016). Screening Children through Response to Intervention and Dynamic Performance Analysis: The Example of Partnering for Change. *Curr Dev Disord Rep, 3*, 200–205. https://doi.org/10.1007/s40474-016-0094-6

Christiansen, C., Baum, C. M. & Bass, J. D. (2015). *Occupational therapy: Performance, participation, and well-being* (4th ed.). Thorofare: Slack.

Conrad, I., Matschinger, H., Kilian, R. & Riedel-Heller, S. (2016). *WHOQOL-OLD und WHOQOL-BREF. Handbuch für die deutschsprachigen Versionen der WHO-Instrumente zur Erfassung der Lebensqualität im Alter.* Göttingen: Hogrefe.

Coulters, A. (2017). Measuring what matters to patients. *BMJ, 356*, j816. https://doi.org/10.1136/bmj.j816

Dancza, K., & Rodger, S. (2018). *Implementing occupation-centred practice: A practical guide for occupational therapy practice learning.* London & New York: Routledge. https://doi.org/10.4324/9781315297415

De Hoop, A. (2015). *Moetivatie of motivatie, een onderzoek naar de effecten van het Foto-interview op de motivatie van leerlingen (Masterarbeit).* Tilburg: Fontys Opleiding scentrum Speciale Onderwijszorg, Fontys University of Applied Sciences.

de las Heras, C. G., Geist, R., Kielhofner, G. & Li, Y. (2009). *Handbuch zum Volitionsbogen* (Version 4.1). Idstein: Schulz-Kirchner-Verlag.

DGUV. (2019). *DGUV Information 215-410 – Bildschirm- und Büroarbeitsplätze, Leitfaden für die Gestaltung* [PDF-Datei]. https://www.vbg.de/SharedDocs/Medien-Center/DE/Broschuere/Themen/Bildschirm_und_Bueroarbeit/DGUV_Information_215_410_Bildschirm-_und_Bueroarbeitsplaetze.pdf;jsessionid=2CEAEFBAF319F2B39585DE0F00A45E2D.live3?__blob=publicationFile&v=23

Dorsey, J., Ehrenfried, H., Finch, D. & Jaegers, L. A. (2019). Work. In B. A. Boyt Schell & G. Gillen (Eds.), *Willard & Spackman's Occupational Therapy* (pp. 779–804). Philadelphia: Wolters Kluwer.

Dunn, W. (2017). *Sensory Profile 2. Manual* (Deutsche Fassung, 1. digitale Auflage). Frankfurt/Main: Pearson.

EuroQuol. (2021). *EuroQuol Instruments.* Verfügbar unter https://euroqol.org/eq-5d-instruments/

Fisher, A. G. (2014). *OTIPM: Occupational Therapy Intervention Process Model; Prozessmodell ergotherapeutischer Intervention; ein Modell zum Planen und Umsetzen von klientenzentrierter, betätigungsbasierter Top-down-Intervention* (B. Dehnhardt, Trans.). Idstein: Schulz-Kirchner.

Fisher, A. G. & Bray Jones, K. (2014). *Assessment of Motor and Process Skills. User manual* (8th ed.). Fort Collins, CO: Three Star Press.

Fisher, A. G. & Griswold, L. A. (2010). *Evaluation of Social Interaction (ESI).* Fort Collins, CO: Three Rivers Press.

Fisher, A. G., & Griswold, L. A. (2014). *Evaluation of Social Interaction (Evaluation sozialer Interaktion). (B. Dehnhardt, Trans.)* (3rd ed.). Fort Collins: Three Star Press.

Fisher, A. G., Griswold, L. A. & Kottorp, A. (2017). *Assessment of Compared Qualities* (3rd ed.). Fort Collins, CO: Three Rivers Press.

Fisher, A. G. & Marterella, A. (2019). *Powerful practice: A model for authentic occupational therapy.* Colorado: Center of Innovative OT Solutions.

Germann, G., Harth, A., Wind, G. & Demir, E. (2003). Standardisierung und Validierung der deutschen Version 2.0 des „Disability of Arm, Shoulder, Hand" (DASH)-Fragebogens zur Outcome-Messung an der oberen Extremität. *Unfallchirurg, 106*, 13–19. https://doi.org/10.1007/s00113-002-0456-x

Hagedorn, R. (2000). *Ergotherapie – Theorien und Modelle: Die Praxis begründen.* Stuttgart: Thieme-Verlag.

Hammill, D.D., Pearson, N.A. & Voress, J.K. (2021). *Frostigs Entwicklungstest der visuellen Wahrnehmung – 3* (Büttner, Dacheneder, Müller, Schneider, Hasselhorn, Trans.). Bern: Hogrefe.

Harding, A.J. E., Morbey, H., Ahmed, F., Opdebeeck, C., Lasrado, R., Williamson, P.R., Swarbrick, C., Leroi, I., Challis, D., Hellstrom, I., Burns, A., Keady, J. & Reilly, S.T. (2019). What is important to people living with dementia?: the long-list of outcome items in the development of a core outcome set for use in the evaluation of non-pharmacological community-based health and social care interventions. *Bmc Geriatrics, 19*, 94.

Henderson, S.E., Sugden, D.A., Barnett, A.L., Petermann, F., Bös, K. & Jascenoka, J. (2015). *Movement assessment battery for children-2: (Movement ABC-2): Manual*. Frankfurt am Main: Pearson.

Hinojosa, J. & Kramer, P. (Eds.). (2014). *Evaluation in occupational therapy: Obtaining and interpreting data*. Bethesda, MD: AOTA Press.

Hoerder, R. & Wirth, P. (2018). Partizipation im Schulalltag ermöglichen Response to Intervention (RtI). *Ergotherapie & Rehabilitation, 57*, 16–21.

Hocking, C. (2001). Implementing occupation-based assessment. *The American Journal of Occupational Therapy: Official Publication of the American Occupational Therapy Association, 55*, 4. https://doi.org/10.5014/ajot.55.4.463

Iwama, M.K. (2006). *The Kawa model: Culturally relevant occupational therapy*. Edinburgh: Elsevier Churchill Livingstone.

Kalbe, E., Kessler, J., Calabrese, P., Smith, R., Passmore, A.P., Brand, M. & Bullock, R. (2004). DemTect: a new, sensitive cognitive screening test to support the diagnosis of mild cognitive impairment and early dementia. *Int J Geriatr Psychiatry, 19*, 136–43. https://doi.org/10.1002/gps.1042

Kielhofner, G., Walens, D., Henry, A., Rigby, M., Nowak, M., Crawford, C., & Mallinson, T. (2008). *OPHI-II: The Occupational Performance History Interview (Version 2.1), Interview zur Betätigungsvorgeschichte. (B. Dehnhardt & J. Dehnhardt, Trans.)*. Idstein: Schulz-Kirchner Verlag.

Kielhofner, G., Mentrup, C. & Langlotz, A. (2012). *Checklisten des Model of Human Occupation*. Idstein: Schulz-Kirchner.

Kramer, J., ten Velden, M., Kafkes, F. J. & Kielhofner, G. (2014). *COSA. Child Occupational Self Assessment. User's Manual* (Version 2.2). Chicago: University of Illinois at Chicago.

Law, M., Baptiste, S., Carswell, A., Pollock, N., Polatajko, H., & McColl, M.A. (2020). *COPM: Canadian Occupational Performance Measure. (B. Dehnhardt, S. George, & A. Harth, Trans.)* (5th ed. Revised). Idstein: Schulz-Kirchner Verlag.

Manly, T., Robertson, I.H., Anderson, V. & Nimmo-Smith, I. (2013). *TEA-Ch - Test of Everyday Attention for Children - Deutsche Adaption*. (3rd. ed.). Frankfurt/Main: Pearson.

Merklein de Freitas, C. (2016). Bezugsrahmen in der Pädiatrie. In A. Baumgarten & H. Strebel (Eds.), *Ergotherapie in der Pädiatrie* (pp. 183–194). Idstein: Schulz-Kirchner.

Merklein de Freitas, C., Pott, U., Weber, B., Wendel, E. & Zillhardt, C. (2015). Wie Ergotherapeuten den Behandlungsprozess gestalten Teil 1: Qualitative Bestandsaufnahme. *Ergotherapie & Rehabilitation, 54*, 23–26.

Mosey, A.C. (1982). *Three frames of reference for mental health*. Thorofare, N.J: Slack.

Onderwijscentrum Leijpark. (2019). *Handbuch Fotointerview, Kinder bestimmen ihre Ziele selbst* (2nd. ed). Verfügbar unter www.datkanx11.nl

Parkinson, S., Forsyth, K. & Kielhofner, G. (2006). *A user's manual for Model of Human Occupation Screening Tool (MOHOST)*. Chicago, Ill: Model of Human Occupation Clearinghouse, Dept. of Occupational Therapy, College of Applied Health Sciences, University of Illinois at Chicago. https://doi.org/10.1037/t52666-000

Petermann, F. & Macha, T. (2015). *ET6-6R - Entwicklungstest für Kinder von 6 Monaten bis 6 Jahren – Revision* (2nd. ed.). Frankfurt a.M.: Pearson-Assessment.

Podsiadlo, D. & Richardson, S. (1991). The timed „Up & Go“: a test of basic functional mobility for frail elderly persons. *J Am Geriatr Soc, 39*, 142–148. https://doi.org/10.1111/j.1532-5415.1991.tb01616.x

Polatajko, H.J., Mandich, A. & Martini, R. (2000). Dynamic Performance Analysis: A Framework for Understanding Occupational Performance. *American Journal of Occupational Therapy, 54*, 65–72. https://doi.org/10.5014/ajot.54.1.65

Pott, U. & Merklein de Freitas, C. (2017). *Bis zum Outcome*. Workshop präsentiert beim DVE-Kongress in Bielefeld, Deutschland.

Romein, E. (2004). Ist die Verbesserung von Feinmotorik ein ergotherapeutisches Therapieziel? Eine kritische Betrachtung ergotherapeutischer Therapieziele unter handlungsorientierten Gesichtspunkten. *Ergotherapie und Rehabilitation, 6*, 5–13.

Salis-Soglio, G. (2016). *Die Neutral-0-Methode: Mit Längen- und Umfangsmessung*. Berlin: Springer. https://doi.org/10.1007/978-3-662-47280-4

Semonti, B., Kafkes, A., Geist, R., Hörnle, A. & Wolf, M. (2006). *PVQ – Pediatric volitional Questionnaire. Eine Methode zur Beobachtung der Handlungsmotivation von Kindern*. Dortmund: Verlag modernes lernen.

Strebel, H. & Zillhardt, C. (2019). Professional Reasoning in der Pädiatrie heute und vor 20 Jahren. In M. Feiler (Hrsg.), *Professionelles und Klinisches Reasoning in der Ergotherapie: Ein Leitfaden für reflektiertes Denken und Handeln* (S. 222–231). Stuttgart: Thieme.

Taylor, R.R. (2017). *Kielhofner's model of human occupation: Theory and application* (5th ed.). Philadelphia: Wolters Kluwer.

Teoh, J.Y. & Iwama, M.K. (2015). *The Kawa Model Made Easy: A guide to applying the Kawa Model in occupational therapy practice* (2nd ed.). Verfügbar unter www.kawamodel.com

Townsend, E.A., & Polatajko, H.J. (2014). *Enabling occupation Ii: Advancing an occupational therapy vision for health, well-being and justice through occupation*. Ottawa: Canadian Association of Occupational Therapists.

Trickes, C. & Hörnle, J. (2014). Individuelle Aktivitätsmuster von Erwachsenen erfassen - Assessment: Activity Card Sort. *Ergotherapie & Rehabilitation, 53*, 14–17.

Trickes, C. & Hörnle, J. (2021). *Das Assessment Activity Card Sort (ACS-DE) - Version für Deutschland*. Verfügbar unter https://activity-card-sort.de

Zillhardt, C. & Merklein, C. (2016). Das Canadian Practice Process Framework (CPPF). In A. Baumgarten & H. Strebel (Hrsg.), *Ergotherapie in der Pädiatrie* (S. 87–100). Idstein: Schulz-Kirchner-Verlag.

Weiterführende Literatur

Laver-Fawcett, A.J. & Cox, D.L. (2021). *Principles of assessments and outcome measurement for allied health professionals: practice, research and development* (2nd ed.). Oxford: Wiley-Blackwell.

Shotwell, M.P. (2019). Evaluating clients. In B.A. Boyt Schell & G. Gillen (Eds.), *Willard and Spackman's Occupational Therapy* (13th ed., pp. 369–389). Philadelphia: Wolters Kluwer.

2 Wichtige Aspekte und Trends rund um Assessments verstehen

2.1 Hintergründe von Assessments

Erna Schönthaler

Wie die vorangegangenen Kapitel bereits verdeutlicht haben, steht Ergotherapeut*innen mittlerweile ein breites Spektrum an standardisierten und teilstandardisierten Assessments zur Verfügung. Diese große Bandbreite spiegelt sich auch in vielfältigen Begrifflichkeiten wider. Manche Assessments werden als Test, Testbatterie, Instrument, Inventar, Interview oder mit englischen Begriffen Measure, Scale und Profile etc. bezeichnet (Schönthaler, 2016). So gibt es z. B. die Bezeichnungen: „**Test** of Playfullness" (ToP), „**Assessment** of Motor and Process Skills" (AMPS), „Canadian Occupational Performance **Measure**" (COPM), „Pediatric Evaluation of Disability **Inventory**" (PEDI-D), „Model of Human Occupation **Screening Tool**" (MOHOST) oder „Sensory **Profile-2**" (SP-2)[1]. Wie in Kapitel 1.1 beschrieben, wird der Begriff „Assessment" als Überbegriff für die unterschiedlichen Verfahren verwendet, die Ergotherapeut*innen am Beginn des Therapieprozesses zur Evaluation und am Ende zur Outcome-Erhebung (Re-Evaluation) einsetzen (Hinojosa et al., 2014).

In diesem Kapitel finden Leser*innen Informationen für den korrekten Umgang mit (teil-) standardisierten Assessments. Im ersten Abschnitt werden Überlegungen zur Auswahl, zum Erlernen und Durchführen von Assessments dargelegt. Der zweite Absatz stellt einen Bezug zur evidenzbasierten Praxis her. Danach werden die Begriffe: standardisiert, normiert und kriterienreferenziert erläutert. Der Hauptteil dieses Kapitels widmet sich den Gütekriterien und ihrer Relevanz für die therapeutische Praxis. Abschließend werden Kriterien für Normwerte vorgestellt, Basisinformationen zur Auswertung von Assessments gegeben sowie Standardwerte und Prozentränge erläutert. Auch wenn im folgenden Kapitel manche Bezeichnungen und Formulierungen den Begriff „Test" enthalten, wie z. B. „Testleiter*in" oder „Test-Retest-Reliabilität", so sind damit alle Formen von Assessments gemeint. Auch die Gütekriterien sind für alle Assessments relevant.

2.1.1 Assessments auswählen, erlernen und durchführen

Im Kapitel 1.1 wurden bereits unterschiedliche inhaltliche Kriterien für die Auswahl von Assessments dargestellt. Therapeut*innen müssen entscheiden, ob sie im Evaluations- und Outcome-Prozess Informationen zu Aktivität und Partizipation, Körperfunktionen, -strukturen, Umweltfaktoren oder Lebensqualität erheben möchten. Das vorliegende Buch bietet einen umfassenden Überblick über Assess-

1 Zugunsten einer besseren Lesbarkeit wird an dieser Stelle auf die Quellenangaben zu den genannten Assessments verzichtet. Die Quellenangaben finden sich im Abkürzungsverzeichnis.

ments, die in der deutschsprachigen Ergotherapie eingesetzt werden. In den Kapiteln zu den unterschiedlichen Fachbereichen finden Leser*innen Hinweise für weitere Quellen zu Assessments (vgl. Medienbibliothek). Der Deutsche Verband Ergotherapie, Ergotherapie Austria und der Ergotherapeut*innen Verband Schweiz bieten den Mitgliedern Zugang zu einer umfassenden Assessment-Datenbank. Zu jedem gelisteten Assessment gibt es ein kompaktes Factsheet mit Informationen zur Zielsetzung, Aufgabenstellungen, Praktikabilität und den Gütekriterien sowie einen kurzen Kommentar. Manche Fachverbände oder -gesellschaften stellen Informationen zu Assessments zur Verfügung und geben auch eine kritische Stellungnahme dazu ab, wie z.B. das Kompetenz-Centrum Geriatrie[2] oder die Rehabilitation Measure Database[3]. Testverlage informieren und bewerben die vom eigenen Verlag publizierten Assessments[4]. Hier werden naturgemäß eher die Stärken des jeweiligen Assessments dargestellt als die Schwächen. Auch ergotherapeutische Fachbücher und Leitlinien enthalten oft eine Übersicht und Beschreibung aktueller Assessments (vgl. z.B. Le Granse et al., 2019 oder O'Brien & Kuhaneck, 2020). Wurden vor 30 Jahren in der deutschsprachigen Ergotherapie nur wenige standardisierte Assessments eingesetzt, so stehen inzwischen viele Verfahren zur Verfügung und die „richtige" Wahl fällt manchmal schwer. Umso wichtiger ist es, sich gut zu informieren und eine überlegte und begründete Entscheidung zu treffen.

Manche Assessments wurden von Ergotherapeut*innen für den Einsatz in der eigenen Profession erstellt, wie das COPM, der ToP, das AMPS oder die vielen Assessments des Model of Human Occupation (MOHO). Andere wurden für den Einsatz in unterschiedlichen Berufsgruppen entwickelt. Hierzu zählt zum Beispiel der FEW-3 (Büttner et al., 2021), der DASH (Kennedy et al., 2011) und das Mini ICF-APP (Linden et al., 2014). Bei der Suche nach Assessments muss immer ein Blick auf die Anforderungen an die Testleiter*innen geworfen werden. Manche Assessments sind bestimmten Berufsgruppen vorbehalten und dürfen daher von Ergotherapeut*innen nicht durchgeführt werden. So zählen z.B. Intelligenztests in den meisten Ländern zu den Vorbehaltstätigkeiten von Psycholog*innen. Für manche Assessments müssen spezifische statistische Kenntnisse oder andere Fertigkeiten nachgewiesen werden.

Von Ergotherapeut*innen wird immer öfter verlangt, dass sie Informationen in Therapieberichten auch mit Ergebnissen aus standardisierten Assessments belegen. Dies trägt wesentlich zur Nachvollziehbarkeit und Vergleichbarkeit der Befunde bei (Fawcett, 2007). Der Einsatz von standardisierten Assessments kann und soll jedoch eine umfassende und aufmerksame Sammlung von Informationen aus unterschiedlichsten Quellen nicht ersetzen. Wichtige Informationen für die Interpretation der gesammelten Daten und die Planung des weiteren Vorgehens werden durch Gespräche mit Klient*innen, Angehörigen oder mit anderen Team-Mitgliedern gesammelt. Auch freie oder strukturierte Beobachtungen sind ein wichtiger Bestandteil der Befundung. In die Auswertung eines standardisierten Assessments gehen nur bestimmte Beobachtungen und Werte ein, weitere, meist qualitative Beobachtungen während der Durchführung, liefern zusätzliche wertvolle Informationen für die Interpretation der Ergebnisse und die weitere Therapieplanung.

Auswahl von Assessments

Folgende Überlegungen und Fragestellungen sollten Therapeut*innen bei der Auswahl von Assessments in der Evaluationsphase leiten.

2 Zu finden unter: https://kcgeriatrie.de/Assessments_in_der_Geriatrie/Seiten/Hintergrund.aspx

3 Zu finden unter: www.sralab.org/rehabilitation-measures

4 Z.B. https://www.testzentrale.de (Hogrefe Verlag)

Welche Informationen sind für die ergotherapeutische Diagnostik relevant? Welche Anliegen und Betätigungsprobleme hat der/die Klient*in genannt? Wurden bereits Ziele vereinbart? Welcher Bezugsrahmen erscheint passend? In welchen Bereichen sollen später die Fortschritte der Therapie, d.h. das Outcome, erfasst werden?

Wenn das Anliegen verbesserte ADL-Fertigkeiten betrifft und Therapeut*innen beim Abschluss der Therapie das Ausmaß der Veränderung in diesem Bereich belegen möchten, so müssen sie die ADL-Fertigkeiten sowohl zu Beginn als auch am Ende der Therapie mit einem validen, reliablen und auch änderungssensitiven Assessment erheben. Das klingt logisch, dennoch passiert es manchmal, dass am Beginn der Therapie das Alltagsanliegen und Ziel klar formuliert wurden, standardisierte Anfangsbefunde jedoch nur in der Motorik oder Kognition vorliegen. Am Ende des Therapieprozesses lassen sich die Fortschritte in den Alltagsfertigkeiten dann nicht belegen. Die Outcome-Erhebung wird an vielen Therapiestellen noch etwas vernachlässigt (Merklein de Freitas et al., 2015). Als Rechtfertigungsgrund dient oft die fehlende Zeit, die es nicht erlaube, am Ende des Therapieprozesses standardisierte Assessments durchzuführen. Viele Therapeut*innen denken an die Fülle der Erhebungen zu Beginn der Therapie und sagen zu Recht, dass es nicht möglich ist, die ganze „Batterie" an Assessments am Ende zu wiederholen. Dabei wird außer Acht gelassen, dass manche Assessments ausschließlich für Diagnostik und Planung der Therapie wichtig waren, jedoch für die Outcome-Erhebung nicht erforderlich sind. In der abschließenden Erhebung sollten Ergotherapeut*innen jene Verfahren einsetzen, mit denen sie diejenigen Fähigkeiten und Fertigkeiten erfassen können, die im Fokus und Ziel der Therapie standen (vgl. Kap. 1.2).

Die drei konzentrischen Kreise in **Abbildung 2-1** sollen in Anlehnung an ein Modell von Fawcett (2007) die zuvor dargestellten Überlegungen veranschaulichen. Der große Kreis stellt den gesamten Evaluations-Prozess dar und schließt alle Formen der Informationssammlung mit ein. Der mittlere Kreis und der innere Kreis zeigen das Erfassen von Informationen mit standardisierten Assessments. Der innerste Kreis steht für die Outcome-Assessments, die zu Beginn und am Ende des Therapieprozesses durchgeführt werden. Die Abbildung zeigt, dass eine umfassende Befundung/Evaluation nicht nur aus den Ergebnissen von standardisierten Assessments besteht, sondern Informationen aus vielen Quellen zusammenführt. Sie veranschaulicht auch, dass Outcome-Assessments nur ein Teil der zu Beginn der Therapie durchgeführten Assessments sind. Eine gute Outcome-Erhebung ermöglicht es die Therapiefortschritte für Klient*innen, Teammitglieder und Therapeut*innen transparent darzustellen.

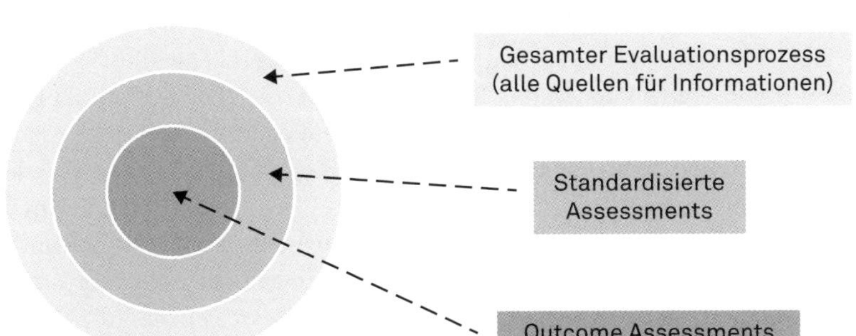

Abbildung 2-1: Darstellung des gesamten Befundungsprozesses (in Anlehnung an Fawcett, 2007)

Erlernen von Assessments

Wenn die Wahl auf ein bestimmtes Assessment gefallen ist, beginnt das Erlernen und Einarbeiten (Griswold, 2014; Chang & Richardson, 2020). Viele Assessments lassen sich im Selbststudium erlernen, für andere ist ein Kurs erforderlich (z.B. AMPS). Bei manchen Assessments wird ein Kurs empfohlen (z.B. PEAP) oder ein Kurs erleichtert das Lernen durch den Austausch mit der Gruppe und mit erfahrenen Anwender*innen. Zeit für das Lesen des Manuals muss immer eingeplant werden. Manchmal erscheint es verlockend, nur die Seiten mit den expliziten Anleitungen zu lesen. Häufig haben Manuale jedoch Abschnitte, in denen der Aufbau und die Vorgehensweise allgemein beschrieben werden, und dieses Wissen wird in anderen Teilen des Handbuchs vorausgesetzt. Auch Kapitel mit Überschriften wie „Typische Durchführungs- und Auswertungsfehler" sollten keinesfalls ausgelassen werden. Die Informationen zu den Gütekriterien im vorliegenden Kapitel sollen ein Plädoyer dafür sein, dass Therapeut*innen diesen Abschnitt des Manuals zumindest durchsehen, weil er oft wichtige Informationen für die Anwendung und Auswertung enthält.

Üben gehört beim Erlernen eines Assessments immer dazu, sei es der Aufbau, das Anleiten, das Vorzeigen oder die Interviewtechnik. Hilfreich ist es, wenn erfahrene Anwender*innen unterstützen, indem sie die Durchführung vorzeigen und Rückmeldung zur eigenen Durchführung geben. Demonstration und Feedback können auch über Distanz, zum Beispiel über Videoplattformen erfolgen. Ebenso müssen Ergotherapeut*innen das Bewerten und Auswerten üben. Bei manchen Assessments können sie die Testbögen nach der Testung in Ruhe auswerten, oft muss jedoch gleich in der Situation die Zeit gestoppt und Beobachtungen bewertet werden. In diesem Fall müssen Testleiter*innen die Kriterien sehr gut kennen und genau wissen, welche Durchführung korrekt war, wie die Ausführung zu bewerten ist und wann die Stoppuhr gestartet und gestoppt wird. So wird z.B. bei manchen Stecktests die Stoppuhr bereits gestartet, sobald die Hand von der Ausgangsposition abgehoben wird (z.B. M-ABC-2; Petermann, 2015) und bei anderen erst dann, wenn der erste Stift ergriffen wird (z.B. Nine Hole Peg Test; Mathiowetz et al., 1985; Wang et al., 2015). Beim BOT-2 (Blank et al., 2014) werden beim Subtest „Münzen transportieren" Münzen, die das Kind nicht in die andere Hand übergeben hat, nicht gezählt. D.h., das Erlernen der Aufgaben und Wertung erfordert eine gründliche Auseinandersetzung mit den Testunterlagen und ein sorgfältiges Vorgehen.

Weil das Vorbereiten anfangs länger dauert und die Durchführung noch nicht routiniert ist, sollten Ergotherapeut*innen für die ersten Durchführungen mehr Zeit einplanen. Wenn es von der Ausstattung und Zustimmung der Beteiligten möglich ist, ist es hilfreich, zumindest bei den ersten Anwendungen zu filmen (Petermann, 2015). Bei einem neuen Assessment ist die*der Therapeut*in oft so sehr darauf fokussiert zu überlegen, welche Aufgabe als nächstes kommt, welche Instruktion gegeben wird, etc., dass weniger Aufmerksamkeit für weitere Beobachtungen bleibt. Aber oft sind es diese qualitativen Beobachtungen, die wertvolle Informationen für die Therapieplanung beinhalten (Chang & Richardson, 2020).

Therapeut*innen sollten nach den ersten Durchführungen und später in regelmäßigen Abständen ihre Durchführung und Auswertung checken. D.h., das Manual wieder zur Hand nehmen, durchsehen und überprüfen, ob alles korrekt ausgeführt wird (Chang & Richardson, 2020; Christ, 2014a). V.a. bei komplexen Assessments gibt es viele Fehlerquellen, so dass sich Abweichungen in der Durchführung unbemerkt einschleichen können. Am besten ist es, diesen Check einmal im Jahr mit den eigenen Kolleg*innen oder einer Peer-Gruppe durchzuführen. So lässt sich die Arbeit aufteilen und jede*r Therapeut*in legt den Fokus vielleicht auf ein anderes Detail der korrekten Anwendung.

Durchführen von Assessments

Erst wenn Therapeut*innen ein Assessment gut beherrschen, können sie es in der therapeutischen Praxis einsetzen. Aus ethischen Gründen müssen sie vor der Durchführung die Zustimmung der Klient*innen einholen und diese informieren, was mit dem jeweiligen Verfahren erhoben wird und warum es hilfreich und sinnvoll für den Therapieprozess ist (vgl. Kap 2.4). Exemplarische Durchführungen von verschiedenen Assessments können im Kapitel 3 nachgelesen werde.

Zur korrekten Durchführung gehören bei vielen Assessments neben der richtigen Anleitung und Positionierung viele weitere Aspekte, die in der folgenden Aufzählung gelistet sind (Chisholm, 2014; Stein & Cutler, 2000).

Bei der Durchführung von Assessments sollten somit folgende Aspekte beachtet werden:

- Gute Atmosphäre schaffen
- Gute Luft und ausreichende Beleuchtung
- Keine Störungen und Ablenkungen
- Volle Aufmerksamkeit der*des Therapeut*in
- Richtiger Aufbau der Testmaterialien
- Korrekte Positionierung von Klient*in und Therapeut*in
- Motivation und Aufmerksamkeit der*des Klient*in
- Sprach- und Aufgabenverständnis der*des Klient*in
- Korrekte Instruktion (Anleitung, ev. Demonstration, ev. Übungssequenz)
- Korrektes Werten (z. B. Stoppen; korrekte Durchführung)
- Reihenfolge der Subtests einhalten (ist meist vorgegeben)
- Abbruchkriterien beachten
- Keine individuellen Varianten der Durchführung

Die meisten Kriterien erscheinen selbsterklärend, einige werden im Weiteren genauer erläutert. Für eine gute Atmosphäre sollten Ergotherapeut*innen in der Therapie immer sorgen. Besonders wichtig ist dies in der Evaluationsphase am Beginn der Therapie und beim Durchführen von Assessments. Eine gute Erläuterung und ein entspannter, freundlicher Umgang vermeiden, dass Klient*innen die Testung als Prüfungssituation erleben. Wenn erreicht werden soll, dass Klient*innen konzentriert arbeiten, muss auch die*der Therapeut*in fokussiert bleiben, auch wenn es für sie/ihn eine Routinesituation darstellt. Wenn ein*e Klient*in nicht motiviert ist oder aufgrund besonderer Ereignisse die Aufmerksamkeit nicht bei der Aktivität halten kann, ist es nicht sinnvoll, eine Testung „durchzuziehen", auch wenn sie für diesen Tag „auf dem Programm" steht. Wenn nach der Testung nur folgende Aussage getroffen werden kann: „Heute hat Frau Huber folgende Ergebnisse erreicht: [...]. Es muss jedoch berücksichtig werden, dass sie aufgrund ihrer großen Müdigkeit nicht ihre volle Leistungsfähigkeit zeigen konnte.", ist es fraglich, ob die Zeit gut genutzt wurde.

Wenn ein Test aus mehreren Subtests besteht, haben sich die Testentwickler*innen eine sinnvolle Reihenfolge überlegt und alle Personen der Referenz-/Normierungsstichprobe wurden in dieser Reihenfolge getestet. Daher steht in den meisten Handbüchern, dass die Reihenfolge der Subtests eingehalten werden soll. Unbedingt erforderliche Abweichungen von der Reihenfolge müssen dokumentiert und bei der Interpretation berücksichtig werden. Manche Tests, bei denen mit steigenden Anforderungen bis zur Leistungsgrenze getestet wird, wie z. B. der FEW-3 (Büttner et al., 2021) oder der Beery VMI (Beery & Beery, 2010), haben Abbruchkriterien. D. h., wenn Klient*innen eine bestimmte Anzahl an Aufgaben nicht geschafft haben, wird der (Sub-)Test beendet. Diese Vorgehensweise ist einerseits zeitökonomisch, anderseits wird Frustration aufgrund von nicht bewältigten Aufgabenstellungen geringgehalten. Manche Tests sehen vor, dass die Klient*innen nicht sofort Rückmeldung erhalten, ob eine Aufgabe richtig gelöst wurde oder nicht. Dieses Verhalten wirkt für Therapeut*innen meist unnatürlich, weil sie gewohnt sind, richtige Lösungen hervorzuheben und zu loben. Bei Assessments, bei denen keine unmittelbare Rückmeldung während der Durchführung vorgesehen ist, müssen Therapeut*innen lernen, ein „Pokerface" zu wahren. D.h., die*der Testleiter*in kann ein freundliches Gesicht zeigen und die Ausdauer, das Bemühen oder die Anstrengung loben, ohne Rückmeldung zu geben, ob die Aufgabe richtig gelöst wurde oder nicht. Feedback und die Erläuterung der Testergebnisse erfolgen erst im Anschluss an die Testung.

Ein abschließendes Statement zur Durchführung: Standardisierte Assessments sind so durchzuführen, wie es im Handbuch beschrieben ist. Nur dann dürfen und können die Ergebnisse ausgewertet und interpretiert werden. Die Kreativität, die für Ergotherapeut*innen so typisch ist, muss hier im Zaum gehalten werden.

2.1.2 Assessments und evidenzbasierte Praxis

Wenn der Begriff „evidenzbasierte Praxis" fällt, denken die meisten Therapeut*innen an den Interventions-Prozess und die Evidenzlage für bestimmte therapeutische Maßnahmen und Methoden und meist nicht an die Evaluationsphase und die Outcome-Erhebung, d.h. an Assessments. Doch auch in diesen Phasen des therapeutischen Prozesses ist eine reflektierte Vorgehensweise erforderlich und alle Elemente der evidenzbasierten Praxis müssen in die Überlegungen einbezogen werden: die Wünsche und Anliegen der Klient*innen, der Kontext, die eigene Erfahrung sowie das Erfahrungswissen der Berufsgruppe und wissenschaftliche Erkenntnisse, d.h. aktuelles Wissen aus der Forschung (Hoffmann et al., 2013; Ritschl et al., 2016).

Im Sinne der evidenzbasierten Praxis sollten Ergotherapeut*innen bei der Auswahl von Assessments immer die Frage stellen: Welche Assessments sind am besten für die spezifische Aufgabenstellung und die individuelle Situation der*des Klient*in geeignet? In der Praxis wird diese Entscheidung meist danach getroffen, welche Assessments an der Arbeitsstelle verfügbar sind, welche üblicherweise verwendet werden, sowie welche Assessments von der Organisation, dem Träger oder der Versicherung vorgegeben werden. Diese Auswahl der Assessments sollte jedoch immer wieder kritisch hinterfragt werden (Griswold, 2014), um zu überprüfen, ob die verwendeten Assessments „state of the art" sowie valide, reliabel und änderungssensitiv sind. Viele aktuelle Lehrbücher bieten Leser*innen eine Kombination aus Erfahrungswissen von Expert*innen aus dem jeweiligen Feld und eine Aufarbeitung von aktuellem Forschungswissen wie z.B. „Case-Smith's Occupational Therapy for Children and Adolescents" (O'Brien & Kuhaneck, 2020) oder „Occupational Therapy for Physical Dysfunction" (Radomski & Latham, 2014). Zusätzlich sollten Ergotherapeut*innen regelmäßig nach aktuellen Studien in Datenbanken und Zeitschriften recherchieren. Medizinische und therapeutische Leitlinien enthalten neben Behandlungsempfehlungen oft auch Empfehlungen für diagnostische Verfahren (z.B. die UEMF Leitlinie; Blank & Vinçon, 2020). Die größte deutschsprachige Datenbank für Leitlinien ist jene der AWMF (Arbeitsgemeinschaft der Wissenschaftlichen Medizinischen Fachgesellschaften e.V.[5]). Hier werden viele medizinische Leitlinien und in den letzten Jahren vermehrt auch Leitlinien veröffentlicht, in deren Erstellung Ergotherapeut*innen eingebunden waren. Die American Occupational Therapy Association (AOTA) hat ergotherapeutische Leitlinien publiziert; einige davon wurden auf Deutsch übersetzt und im Hogrefe Verlag in der Buchreihe „Leitlinien der Ergotherapie" herausgegeben (z.B. Poole et al., 2020; Wolf & Nilsen, 2018; Bazyk & Arbesman, 2019).

5 https://www.awmf.org/leitlinien.html

Evidenzbasierte Praxis bedeutet, dass neben den inhaltlichen Überlegungen, was erfasst werden soll (ob Partizipation, Aktivität, Körperfunktion, -struktur, Umwelt, Lebensqualität etc.), aktuelle Forschungsergebnisse und Leitlinien in die Auswahl von Assessments einbezogen werden müssen. In Studien wird überprüft, ob ein Assessment ein gültiges, zuverlässiges und objektives Verfahren ist. Die Ergebnisse der Studien zu den Gütekriterien stellen die Säule der wissenschaftlichen Evidenzen für den Evaluations- und Outcome-Prozess dar. Es ist die Aufgabe von Therapeut*innen für die jeweilige Zielgruppe und Aufgabenstellung valide, reliable und änderungssensitive Assessments einzusetzen.

2.1.3 Begriffsklärung: standardisiert, normiert und kriterienreferenziert

Da die Begriffe „normiert" und „standardisiert" häufig verwechselt oder synonym verwendet werden, beginnt der Abschnitt zu den Gütekriterien mit einigen Definitionen.

Standardisierte Assessments sind Assessments, für die das Ziel, der Zweck, die Zielgruppe, die Materialien, die Durchführung, die Auswertung und Interpretation sowie die Gütekriterien beschrieben sind (Fawcett, 2007; Griswold, 2014). All diese Informationen sind meist in einem Handbuch (Manual) publiziert. Bei umfassenden Tests, wie z.B. dem BOT-2 (Blank et al., 2014) oder dem AMPS (Fisher & Bray Jones, 2012) ist das Manual ein dickes Buch, das in einem Testverlag publiziert wurde. Andere Assessments, wie der Nine-Hole-Peg Test (NHPT) (Mathiowetz, 1985) wurden als wissenschaftliche Artikel publiziert und alle relevanten Informationen sind auf wenigen Seiten zu finden. Viele ergotherapeutische Assessments z.B. das SCOPE (Kurzes Betätigungsprofil für Kinder; Bowyer et al., 2011) oder der ToP (Skard & Bundi, 2011) wurden in einem Buchverlag herausgegeben.

Bei manchen Verfahren sind nur Teile standardisiert. So ist beim Worker Role Interview (WRI) (Braveman et al., 2007) das Interview nicht standardisiert. Es kann sehr frei geführt werden, jedoch die Bewertungsskala ist standardisiert. Das COPM wird als halbstrukturiertes Interview geführt. Die Schritte des Gesprächs, der Gegenstandsbereich der Bewertung (Wichtigkeit, Performanz und Zufriedenheit) und die Skalen von 1–10 sind standardisiert.

Ein normiertes Assessment ist ein standardisiertes Assessment, zu dem Normwerte vorliegen. Somit lassen sich die Werte der Klient*innen mit Referenzwerten vergleichen. Im Handbuch kann in Tabellen abgelesen werden, ob die Werte einer bestimmten Person weit unter dem Durchschnitt, unter dem Durchschnitt, im Durchschnitt oder über dem Durchschnitt liegen. Für die Normierung wurden (möglichst viele) Personen getestet und diese Werte stehen für den Vergleich zur Verfügung. Neben der Anzahl der Personen, die für die Normierung herangezogen wurden, sollten Ergotherapeut*innen im Handbuch nachlesen, wo und wann die Normierungsstudie durchgeführt wurde. Gesellschaftliche Veränderungen und Veränderungen in den typischen Alltagsaktivitäten können dazu führen, dass Normwerte nicht mehr aktuell sind (Fawcett, 2007). Es ist erforderlich, dass Normwerte regelmäßig auf ihre Gültigkeit überprüft werden bzw. neu erhoben werden. Normwerte, die älter als 20 oder gar 30 Jahre sind, sollten kritisch betrachtet werden. Wenn Normwerte in anderen Ländern oder Kulturkreisen erhoben wurden, dürfen sie nicht automatisch übernommen werden. In Studien muss überprüft werden, ob die Normwerte auch für den jeweiligen Kulturkreis gültig sind.

Werte von normierten Assessments werden meist als Standardwert oder Prozentrang angegeben. Informationen dazu sind in einem späteren Abschnitt dieses Kapitels zu finden (vgl. Kap. 2.1.8). V.a. in der Pädiatrie setzen Ergotherapeut*innen viele normierte Assessments ein, weil damit erfasst werden kann, ob die Leistung eines Kindes dem jeweiligen Alter entspricht oder nicht. Beispiele für normierte Assessments sind der BOT-2, die M-ABC-2, der FEW-3 oder der TEA-Ch. Manche Tests enthalten Normwerte für Kinder und Erwachsene, wie z. B. der Beery-VMI und der Nine-Hole Peg Test, andere sind ausschließlich für Erwachsene normiert[6].

Ist nun jedes standardisierte Assessment normiert oder jedes normierte Assessment standardisiert? Die zweite Antwort ist die richtige. Erst, wenn Durchführung, Materialien, Anleitung und Auswertung genau festgelegt wurden, d.h. das Assessment standardisiert ist, können Normdaten erhoben werden.

Bei **kriterienreferenzierten Assessments** wird bei den einzelnen Items, d.h. Aufgabenstellungen, Fragen oder Statements, überprüft, ob das jeweils beschriebene Kriterium zutrifft. Der FIM, der SINGER, aber auch das Mini-ICF-APP, das Sensory Profile 2, der DASH, das SCOPE und viele weitere MOHO Assessments sind kriterienreferenzierte Assessments. Auf dem Assessmentformular oder im Handbuch stehen Aussagen, und wenn diese zutreffen, werden die entsprechenden Punkte oder Zeichen (Buchstaben) vergeben. D.h., auch wenn bei diesen Assessments das Ergebnis in Zahlenwerten angegeben wird, handelt es sich nicht um Normwerte.

Beispiel

Beim FIM können Werte zwischen 18 und 126 erreicht werden. Mehr Punkte bedeuten mehr Selbständigkeit, jedoch wird damit kein Vergleich zu einer Normierungsstichprobe hergestellt. Der DASH-Wert für Behinderung/Symptome wird in Zahlen von 0–100 angegeben. Der Wert Null weist auf keine Schwierigkeiten hin und 100 steht für starke Symptome und ein großes Ausmaß der Beeinträchtigung. Beim Mini-ICF-APP wird jedem Item ein Wert von 0 bis 4 zugeordnet. 0 bedeutet, dass für die jeweilige Dimension keine Beeinträchtigung vorliegt und 4, dass eine vollständige Beeinträchtigung vorliegt. Im Handbuch wird betont, dass für die Interpretation der Ergebnisse die einzelnen Werte betrachtet werden; der Summenwert soll ausschließlich für Forschungszwecke errechnet werden. Beim SCOPE drücken Buchstaben aus, ob das jeweilige Item ein fördernder oder hemmender Faktor ist.

Damit es noch etwas komplizierter wird: Es gibt Assessments, die standardisiert, kriterienreferenziert und normiert sind. Ein Beispiel dafür ist der PEDI-D (Haley et al., 2014). Im PEDI-D gibt es viele Aussagen zu Alltagsaktivitäten (Kriterien), alle zutreffenden Fertigkeiten eines Kindes werden gewertet. Die Ergebnisse des Kindes können mit den Normwerten verglichen werden. Auf dieser Grundlage können Ergotherapeut*innen feststellen, wo das Kind mit seinen Fertigkeiten im Vergleich zu gleichaltrigen Kindern steht.

2.1.4 Wissenswertes rund um Gütekriterien

Im folgenden Abschnitt werden die Gütekriterien für Assessments beschrieben. Neben der Darstellung der einzelnen Kriterien stehen die Bedeutung und Konsequenzen für die Praxis im Vordergrund. Für weitergehende Informationen zu Studiendesigns, Berechnungsmethoden und statistischen Tests wird auf andere Texte verwiesen (De Vet et al., 2011; Wirz et al., 2014; Hinojosa & Kramer, 2014; Schönthaler, 2016).

Den Gütekriterien wird in der Praxis oft wenig Beachtung geschenkt und die Seiten mit diesen Informationen bleiben im Handbuch meist ungelesen. Mit diesem Text sollen Thera-

6 Zugunsten einer besseren Lesbarkeit wird an dieser Stelle auf die Quellenangaben zu den genannten Assessments verzichtet. Angaben zu den jeweiligen Autor*innen finden sich im Abkürzungsverzeichnis.

peut*innen für die Bedeutung der Gütekriterien sensibilisiert werden. Die Beispiele zeigen, wie wichtig ein Basiswissen zu diesem Thema für den Einsatz von standardisierten Assessments ist. Praktiker*innen sollten die Informationen zu den Gütekriterien im Handbuch zumindest durchsehen und auf wichtige Informationen für die Anwendung checken.

Die Begriffe (Test-)Gütekriterien, psychometrische Eigenschaften und Messeigenschaften sind synonyme Bezeichnungen und beschreiben die Qualität von standardisierten Assessments. In der deutschsprachigen Literatur werden die **Hauptgütekriterien** in Reliabilität (Zuverlässigkeit), Objektivität (Anwenderunabhängigkeit) und Validität (Gültigkeit) eingeteilt (Döring & Bortz, 2016). In der englischsprachigen Literatur wird die Objektivität als Inter-Rater-Reliabilität bezeichnet und somit als Teil der Reliabilität betrachtet (Crist, 2014a). Daher unterteilen Testhandbücher, die aus dem Englischen übersetzt wurden, in die Gütekriterien Reliabilität und Validität, wobei Werte zur Objektivität im Kapitel Reliabilität zu finden sind (z. B. M-ABC-2, PEDI-D). Auch in anderen Texten zu den Gütekriterien wird zunehmend diese Einteilung in Validität und Reliabilität verwendet (Wirz et al., 2014, Schönthaler, 2016). Für alle Assessments, die zur Outcome-Erhebung eingesetzt werden, ist die Responsivität bzw. Änderungssensitivität ein weiteres wichtiges Gütekriterium. Sie gibt Auskunft darüber, ob das Assessment geeignet ist, Veränderungen valide anzugeben. Nach einer kurzen Beschreibung der Nebengütekriterien werden die Hauptgütekriterien Reliabilität, Validität und Responsivität näher erläutert.

Nebengütekriterien

Als **Nebengütekriterien** werden in der Literatur u. a. die Normierung, Ökonomie, Zumutbarkeit, Fairness, Akzeptanz und Praktikabilität genannt (Bühner, 2011). Für Anwender*innen hat die **Praktikabilität** (siehe Kasten) oftmals erste Priorität in der Entscheidung für ein Assessment. Der Aufwand, Zeit- und Raumbedarf, die Kosten für Anschaffung, Schulung und Durchführung sind wesentliche Kriterien, ob ein Assessment in der therapeutischen Praxis angenommen wird (Fawcett, 2007). Sowohl für Praxisinhaber*innen als auch für Institutionen sind diese Aspekte, neben den Hauptgütekriterien, entscheidend für die Auswahl. Es kann sein, dass ein Assessment für ein Setting sehr praktikabel ist, während für eine andere Institution Aufwand und Nutzen in keinem guten Verhältnis stehen. So kann ein Assessment, das die Arbeitsfähigkeit sehr detailliert erfasst, trotz seines hohen Zeit- und Raumbedarfs für eine Einrichtung der beruflichen Rehabilitation sehr praktikabel sein. Das gleiche Assessment ist vielleicht aufgrund des hohen Platzbedarfs für einen Praxisbetrieb nicht so geeignet. In der folgenden Aufzählung sind die wichtigsten Aspekte der Praktikabilität angeführt.

Praktikabilität

- Aufwand und Mühe für Klient*innen
- Dauer der Durchführung
- Zeit für Vorbereitung und Auswertung
- Raumbedarf und Handhabbarkeit der Materialien
- Kosten für Anschaffung und Lizenzen
- Kosten für die einzelne Testung: z. B. Formulare und Verbrauchsmaterial
- Zeit und Kosten für die Einschulung

Hauptgütekriterien im Überblick

In der aktuellen medizinischen Literatur werden für die Systematik und Definitionen der Hauptgütekriterien meist die Arbeiten der COSMIN Gruppe verwendet (Mokkink et al., 2010). COSMIN steht für **CO**nsensus-based **S**tandards for the selection of health **M**easurement **IN**struments. In umfassenden Studien und unter Mitwirkung von Personen aus unterschiedlichen

Gesundheitsberufen wurden Definitionen und Mindestanforderungen für die einzelnen Gütekriterien festgelegt (www.cosmin.nl). Auf der COSMIN Homepage werden umfangreiche Unterlagen zu den Gütekriterien, Hilfestellungen für die Auswahl von Assessments, Checklisten für das Bewerten von Studien zu den Gütekriterien und eine Datenbank zu systematischen Reviews von Outcome-Messinstrumenten zur Verfügung gestellt. Da im folgenden Abschnitt die Taxonomie der COSMIN Gruppe verwendet wird, werden auch hier die Gütekriterien in Reliabilität (einschließlich Objektivität), Validität und Responsivität/Änderungssensitivität unterteilt (**Abbildung 2-2**). In den Publikationen der COSMIN Gruppe wird betont, dass die Gütekriterien jeweils für bestimmte Personengruppe überprüft werden und nicht eine Eigenschaft eines Assessments per se sind. Wenn ein Assessment für eine Personengruppe valide ist, bedeutet es nicht, dass es auch für andere Klient*innengruppen valide ist. Vor der Anwendung bei neuen Personengruppen müssen die Gütekriterien für diese Zielgruppen festgestellt werden. Die Ergebnisse aktueller Studien zu einem Assessment werden meist zuerst in wissenschaftlichen Artikeln in Fachzeitschriften publiziert, bevor sie in eine neue Auflage des Handbuchs eingehen. Eine Recherche in wissenschaftlichen Datenbanken und Fachzeitschriften führt daher oft zu ergänzenden und aktuelleren Informationen als das Handbuch.

Die meisten Assessments sind nach der klassischen Testtheorie erstellt. Daher wird in diesem Abschnitt v.a. darauf Bezug genommen. Einige ergotherapeutische Assessments (z.B. der AMPS oder der PEDI-D) wurden auf Basis der probabilistischen Testtheorie und des

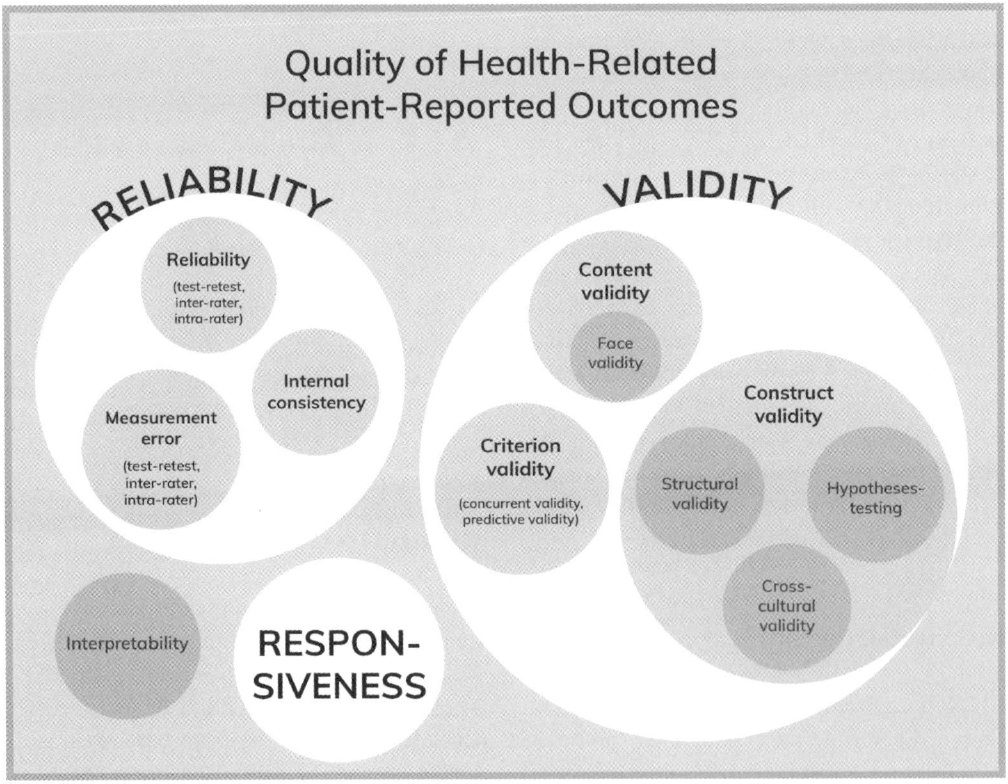

Abbildung 2-2: Hauptgütekriterien (Mokkink et al., 2010 Mit freundlicher Genehmigung der Autor*innen; Grafik: www.theonlinescientist.com)

Rasch-Modells entwickelt. Mit dem Rasch-Modell können kriterienreferenzierte Skalen hierarchisch geordnet und in intervallskalierte Daten konvertiert werden. In Berechnungen nach dem Rasch-Modell gehen die Item-Schwierigkeit, die Fähigkeiten der Klient*innen und die Strenge in der Auswertung ein (Crist, 2014b). Beim AMPS ist es wichtig, dass Therapeut*innen, die damit arbeiten, nicht nur geschult, sondern auch regelmäßig kalibriert werden, um zuverlässige und vergleichbare Werte zu erzielen. Bei manchen Assessments, z.B. dem ToP (Skard & Bundi, 2011), wird ein „Schlüsselbogen" benutzt, um den Gesamtwert festzustellen. Solche Schlüsselbögen wurden mit der Rasch-Analyse entwickelt und berücksichtigen die unterschiedliche Schwierigkeit der Items. Auch für Assessments, deren Entwicklung auf dem Rasch-Modell basiert, werden die Gütekriterien Reliabilität und Validität überprüft. Die Studiendesigns und statistischen Berechnungsmethoden sind jedoch andere als in der klassischen Testtheorie.

Im folgenden Abschnitt werden die Hauptgütekriterien nach der in Abbildung 2-2 dargestellten Systematik von COSMIN (Mokkink, et al., 2010) beschreiben und mit Beispielen erläutert. Die Reihenfolge der Darstellung orientiert sich an der folgenden Auflistung.

Hauptgütekriterien

Reliabilität

- Reliabilität: Test-Retest-Reliabilität, Inter-Rater-Reliabilität und Intra-Rater-Reliabilität
- Standardmessfehler
- Interne Konsistenz

Validität

- Inhaltsvalidität und Augenschein-Validität
- Kriteriumsvalidität
- Konstruktvalidität

Responsivität/Änderungssensitivität

2.1.5 Formen der Reliabilität

Die Reliabilität „gibt an, wie gering oder stark ein Test durch Messfehler verzerrt ist" (Döring & Bortz, 2016, S. 442) und beschreibt damit die Zuverlässigkeit und Messgenauigkeit eines Assessments. Die COSMIN Definition hebt hervor, dass es bei der Reliabilität darum geht, wie sehr das Messinstrument frei von Messfehlern ist und zählt die interne Konsistenz, die unterschiedlichen Formen der Reliabilität (Test-Retest-Reliabilität, Inter-Rater-Reliabilität und Intra-Rater-Reliabilität) und den Messfehler dazu (Mokkink et al., 2010). In der klassischen Testtheorie geht man davon aus, dass ein gemessener Wert nicht exakt ist, sondern immer einen Messfehler enthält. Messfehler kommen u.a. durch Schwankungen in den gemessenen Merkmalen, minimalen Unterschieden in der Durchführung und die fehlende Genauigkeit des Assessments zustande. Im folgenden Abschnitt werden die bereits genannten Formen der Reliabilität und auch Parallel-Test-Reliabilität beschrieben.

Bei der Test-Retest-Reliabilität, Inter-Rater-Reliabilität, Intra-Rater-Reliabilität und Paralleltest-Reliabilität geht es darum, wie sehr mehrere Bewertungen derselben Klient*innen übereinstimmen.

Test-Retest-Reliabilität

In Studien zur Überprüfung der **Test-Retest-Reliabilität** werden Personen nach einem möglichst kurzen Abstand wiederholt getestet. Der Abstand zwischen den Testungen wird so kurz als möglich gehalten, es soll aber sichergestellt sein, dass weder Erinnerung noch Übung oder Ermüdung das zweite Testergebnis verfälschen. Häufig wählen die Foscher*innen einen Abstand von ein oder zwei Wochen (Crist, 2014a). Ein Test gilt dann als zuverlässig, d.h. er hat eine hohe Reliabilität, wenn bei der wiederholten Testung von Personen jeweils das (annähernd) gleiche Ergebnis erzielt wird. Um die Übereinstimmung zwischen den Werten zu berechnen, werden die Ergebnisse der ersten und der zweiten Testung der Studienteilnehmer*innen miteinander korreliert und ein Korrelationskoeffizient berechnet. Korrelationskoeffizienten können Werte zwischen -1 und +1 haben. Je näher der Wert bei 1 liegt, umso höher ist die Korrelation. Je nach Skalen-Niveau werden unterschiedliche Berechnungsverfahren für die Korrelation verwendet und die Werte dann als r (für den Pearson Korrelationskoeffizient), als ICC (intraclass correlations coefficient; Intraklassen Korrelationskoeffizient) oder als Kappa-Wert angeben. Als Mindestanforderung für die Reliabilität wird ein Korrelationskoeffizient > 0,7 gefordert. Werte über 0,8 oder 0,9 sind natürlich noch besser, da sie für eine höhere Übereistimmung stehen (De Vet et al., 2011).

Praktiker*innen gehen meist davon aus, dass ein publiziertes Assessment auch sehr zuverlässig ist. Ergotherapeut*innen stehen viele sehr gute und zuverlässige Assessments zur Verfügung. In der Ergotherapie werden jedoch viele Eigenschaften oder Fähigkeiten erhoben, die nicht so leicht zu erfassen und zu messen sind. Die erhobenen Werte sind daher manchmal nicht so stabil und die Zuverlässigkeit der Assessments nicht perfekt. Der Vorteil bei standardisierten Assessments ist, dass die Stärken und auch die Schwächen des Instruments bekannt sind und dies bei der Interpretation der Werte berücksichtigt werden kann. Bei informellen, selbst zusammengestellten Beobachtungsbögen liegen meist keine Informationen über die Zuverlässigkeit vor. Ein kurzer Blick ins Handbuch gibt rasch Information, ob ein Assessment eine gute Test-Retest-Reliabilität aufweist. Anhand von zwei Beispielen soll die Relevanz der Reliabilität für die praktische Arbeit dargestellt werden.

Beispiel

Im Handbuch des FEW-2[7] steht, dass für die Test-Retest-Reliabilität des Subtests 4 (Figur-Grund-Wahrnehmung) ein Korrelationskoeffizient von 0,47 berechnet wurde. Die Autor*innen weisen im Text explizit darauf hin, dass dieser Wert nicht den Mindestanforderungen entspricht. Sie führen aus, dass die Ergebnisse dieses Subtests mit großer Vorsicht zu interpretieren sind. Die Werte, für die mehrere Subtests zusammengefasst werden und der Gesamttestwert (globale visuelle Wahrnehmung) erzielen Reliabilitätswerte über 0,7 und sind damit stabiler und zuverlässiger als die Werte der einzelnen Subtests (Büttner et al., 2008). Der FEW-2 besteht aus acht Subtests und dauert etwa 45 Min. In der Praxis erscheint es manchmal verlockend nur einen oder ein paar Subtests aus einem langen Test herauszunehmen. Die Studien zur Test-Retest-Reliabilität sprechen beim FEW-2 dagegen.

Im Handbuch des ToP (Skard & Bundi, 2011) wird aufgrund der Studienergebnisse zur Test-Retest-Reliabilität empfohlen, dass für die Outcome-Erhebung das gleiche Setting gewählt werden soll, wie bei der Ersterhebung. D.h. entweder wird das Kind in beiden Testungen im Spiel allein oder in beiden Testungen im Spiel mit Spielkamerad*innen beobachtet.

Inter-Rater-Reliabilität

Die **Inter-Rater-Reliabilität** wird auch als Objektivität oder Anwenderunabhängigkeit bezeichnet. Die Werte zur Inter-Rater-Reliabilität sagen aus, wie sehr die Testergebnisse übereinstimmen, wenn unterschiedliche Therapeut*innen den Test durchführen und/oder auswerten. In der Praxis wird oft angenommen, dass es keinen Unterschied macht, wel-

7 Dieses Kapitel enthält einige Beispiele aus dem FEW-2, weil der FEW-3 erst kurz vor Drucklegung des Buches publiziert wurde.

che*r Therapeut*in z.B. die Gelenksmessung bei den Klient*innen durchführt. Bei Gelenksmessungen gibt es sehr genaue Angaben, wie das Goniometer anzulegen ist, welcher Schenkel stabil bleibt und welcher bewegt wird. Trotzdem ist bekannt, dass es Abweichungen in den Messungen gibt, sowohl innerhalb einer Abteilung als auch zwischen unterschiedlichen Kliniken (Engstrand et al., 2012). Dass es bei komplexen Tests zu (leichten) Abweichungen kommen kann, ist nicht überraschend. Studien zur Inter-Rater-Reliabilität untersuchen, wie sehr die Werte, die von unterschiedlichen Therapeut*innen erhoben wurden, übereinstimmen. Für die Durchführungsobjektivität werden dieselben Klient*innen innerhalb eines kurzen Zeitraums zweimal, jedoch von unterschiedlichen Therapeut*innen getestet. Bei der Auswertungsobjektivität werden Videos von der Durchführung oder die von den Klient*innen ausgefertigten Testbögen von unterschiedlichen Therapeut*innen bewertet. Auch hier wird eine hohe Übereinstimmung der Werte gefordert. Es liegt nahe, dass eine gute Inter-Rater-Reliabilität nur dann erreicht werden kann, wenn Durchführung, Anleitung und Auswertung im Handbuch sehr genau geregelt sind und alle Anwender*innen sich daran halten.

Beispiel

Um die Auswertungsobjektivität des Beery VMI und der ergänzenden Tests zu überprüfen, wurden 100 ausgefüllte Testbögen von zwei Personen unabhängig voneinander bewertet (Beery & Beery, 2010). Die Ergebnisse zeigen eine hohe Korrelation der Bewertungen (Beery VMI: 0,93; Visual Perception: 0,98 und Motor Coordination: 0,94). Im Handbuch werden auch Studien dargestellt, die zeigen, dass mit einer Schulung der Bewerter*innen die Reliabilität deutlich gesteigert werden konnte.

Für die Auswertungsobjektivität des PEAP bewerteten zehn Therapeut*innen Videos von Kindern. Für acht Betätigungsfelder wurde eine sehr gute bis exzellente Reliabilität festgestellt; bei sieben Betätigungsfeldern liegt die Korrelation unter 0,7 (Strebel, 2017). Die Autorin empfiehlt Anpassungen des Assessments und Schulungen der Therapeut*innen, um eine bessere Übereinstimmung der Werte zu erzielen.

Therapeut*innen, die in Reliabilitäts-Studien mitarbeiten, wurden meist sehr gut auf den jeweiligen Test geschult und regelmäßig in der Durchführung supervidiert. In der Praxis muss man davon ausgehen, dass die Inter-Rater-Reliabilität im eigenen Team niedriger ist, als im Handbuch beschrieben. Eine gute Schulung, regelmäßiges Nachlesen im Handbuch, sowie gegenseitiges Beobachten und Feedback zur Ausführung tragen dazu bei, dass Assessments richtig durchgeführt werden und somit die Werte unterschiedlicher Therapeut*innen vergleichbar sind (Chang & Richardson, 2020).

Intra-Rater- und Paralleltest-Reliabilität

In Studien zur **Intra-Rater-Reliabilität** untersuchen Forscher*innen, wie sehr dieselbe/derselbe Therapeut*in bei wiederholter Durchführung und/oder Auswertung zu den (annähernd) gleichen Ergebnissen kommt. V.a. bei Assessments, bei denen Einschätzungen getroffen werden, gibt es immer „Grenzfälle“, ob ein Punkt gegeben wird oder nicht bzw. welche Wertung am besten zutrifft. Auch wenn im Handbuch die Kriterien noch so genau beschrieben sind, gibt es Situationen, in denen die Entscheidung schwerfällt.

Beispiel

In einer Studie zum Assisting-Hand-Assessment wurde gezeigt, dass die Intra-Rater-Reliabilität höher ist als die Inter-Rater-Reliabilität (Holmefur et al., 2007) und daher die Vertrauensintervalle für die Intra-Rater-Reliabilität kleiner sind als jene für die Inter-Rater-Reliabilität. Die Autor*innen empfehlen, dass in Studien die Wertungen jeweils von einer Person durchgeführt werden sollten. In der Praxis müssen die unterschiedlichen Vertrauensintervalle berücksichtigt werden.

Die **Parallel-Test-Reliabilität** wird überprüft, wenn zwei Versionen eines Tests vorliegen. Einen Parallel-Test gibt es z. B. beim TEA-Ch (Manly et al., 2013), einem Aufmerksamkeitstest für Kinder. Die Parallelform enthält die gleiche Art von Aufgabenstellungen und wird bei einer wiederholten Testung, z. B. bei der Outcome-Erhebung verwendet. Wenn zu Beginn der Therapie die Version A und am Ende der Therapie Version B eingesetzt werden, ist sichergestellt, dass eine gute Gedächtnisleistung und damit das Erinnern an die Lösungen, das zweite Testergebnis nicht verfälschen. D. h., einen Paralleltest gibt es nur dann, wenn im therapeutischen Alltag zwei Versionen des Tests erforderlich sind. In Studien zur Parallel-Test-Reliabilität überprüfen Forscher*innen, ob Personen, die mit beiden Versionen getestet wurden, in beiden Versionen ein (annähernd) gleiches Ergebnis erzielen.

Standardmessfehler und Vertrauensintervall

Messungen sind oft nicht exakt. Dies betrifft Assessments, die in der Therapie verwendet werden, genauso wie andere Messungen (Längenmessungen, Gewichtsmessungen etc.). Wenn in einem Test die Dauer einer Aktivität gestoppt wird, drückt die*der Therapeut*in einmal etwas früher, das andere Mal minimal später auf die Stoppuhr. Wenn ein Balance-Test zwei Mal durchführt wird, steht die*der Klient*in einmal etwas länger, das zweite Mal etwas kürzer auf einem Bein. Auch wenn der Bewegungsumfang eines Gelenks zwei Mal gemessen wird, gibt es oft leichte Abweichungen in den Ergebnissen. Es ist daher nachvollziehbar, dass der „reale" Wert der getesteten Person vielleicht etwas besser oder etwas schlechter ist als der Wert, der erhoben wurde. Der Korrelationskoeffizient für die Reliabilität gibt Informationen über die Zuverlässigkeit eines Assessments und wurde im vorigen Abschnitt beschrieben. Dieser Wert liefert jedoch keine Information über die Genauigkeit eines einzelnen Wertes, der bei der Befundung erfasst wurde. V.a. bei normierten Assessments werden der Standardmessfehler und/oder das Vertrauensintervall im Handbuch angegeben. Mit dieser Information lässt sich bestimmen, wie groß der Bereich um den gemessenen Wert ist, in dem der „wahre Wert" zu erwarten ist. Der Standardmessfehler wird als SEM abgekürzt, diese Bezeichnung kommt vom englischen Begriff „Standard Error of Measurement". Das Vertrauensintervall wird nach der englischen Bezeichnung „Confidence Interval" mit CI abgekürzt. Mit einem Beispiel wird der Standardmessfehler und das Vertrauensintervall anhand der M-ABC-2 erläutert.

Beispiel

Beispiel M-ABC-2: Das 90 %-Vertrauensintervall für den Gesamttestwert der M-ABC-2 ist im Handbuch mit 2 angegeben (Petermann, 2015). Wenn ein Kind einen Gesamttestwert von 5 erreicht, dann befindet sich der „wahre" Testwert des Kindes mit einer Wahrscheinlichkeit von 90 % im Bereich 5 +/−2. Das 90 %-Vertrauensintervall ist somit der Bereich von 3–7. D. h., auch wenn der Test ganz korrekt durchgeführt wurde, sollte der/dem Therapeut*in bewusst sein, dass die Testung nicht zu hundert Prozent genau ist und der „wahre" Wert auch etwas höher oder niedriger liegen könnte als der erhobene Wert. Daher sollten Therapeut*innen das Vertrauensintervall in der Interpretation der Werte berücksichtigen und im Befundbericht anführen.

Wenn im Handbuch nur der Standardmessfehler angegeben ist, muss man das Vertrauensintervall berechnen. Wird der Standardmessfehler zum gemessenen Wert einmal addiert und einmal subtrahiert, erhält man das 68%-Vertrauensintervall. Um das 95%-Vertrauensintervall zu bestimmen, wird der doppelte Standardmessfehler addiert und subtrahiert. Es ist logisch, dass ein höheres Vertrauensintervall (95%) einen weiteren Bereich umfasst als das 68%-Vertrauensintervall. Das 90%-Vertrauensintervall für den Gesamttestwert der M-ABC-2 wird mit 2, das 95%-Vertrauensintervall mit 3 angegeben. D.h. das 90%-Vertrauensintervall für einen Gesamttestwert von 5 ist 3–7 und das 95%-Vertrauensintervall 2–8. Es gibt keine allgemein gültige Regel, mit welchem Vertrauensintervall gearbeitet werden soll, meistens wird das 90%- oder das 95%-Vertrauensintervall empfohlen.

Zu einem professionellen Umgang mit standardisierten und normierten Assessments gehört, dass Therapeut*innen Auskunft darüber geben können, wie genau die Erhebungen sind. Ebenso sollten sie Schwächen in der Zuverlässigkeit kennen und in der Interpretation berücksichtigen. Manchmal fragen Psycholog*innen oder Ärzt*innen danach, manchmal wollen auch Klient*innen selbst eine Auskunft über die Genauigkeit der erhobenen Werte. Die Vertrauensintervalle müssen sowohl bei der Evaluation als auch bei der Outcome-Erhebung berücksichtigt werden. In der Evaluation müssen Ergotherapeut*innen bedenken, dass der wahre Wert der*des Klient*in auch etwas höher oder niedriger liegen könnte und dieses Wissen muss bei der Interpretation der Ergebnisse berücksichtigt werden. Aber auch in der Outcome-Erhebung, am Ende der Therapie, müssen die Vertrauensintervalle bestimmt werden. Nur wenn sich die Vertrauensintervalle von der ersten Testung mit den Vertrauensintervallen der zweiten Testung nicht überschneiden, kann die*der Therapeut*in sicher sein, dass eine Veränderung stattgefunden hat.

Beispiel

Zurück zum Beispiel der M-ABC-2: Bei dem oben beschriebenen Beispiel zur M-ABC-2 hatte das Kind bei der ersten Testung einen Wert von 5 und damit entspricht das 90%-Vertrauensintervall dem Bereich 3–7. D.h., der wahre Wert des Kindes liegt mit einer Wahrscheinlichkeit von 90% im Intervall zwischen 3–7. Wenn dieses Kind bei der zweiten Testung am Ende der Therapie den Wert von 8 erreicht, so erhält man ein 90%-Vertrauensintervall von 6–10. Da sich die beiden Vertrauensintervalle überschneiden, kann die*der Therapeut*in nicht sicher sein, dass sich das Kind in den gemessenen motorischen Leistungen tatsächlich verbessert hat.

Anders ist die Situation zu bewerten, wenn das Kind bei der zweiten Testung den Wert von 10 erreicht. Dann erhält man ein 90%-Vertrauensintervall von 8–10 und somit keine Überschneidung mit dem ersten Vertrauensintervall (3–7). D.h., die*der Therapeut*in kann davon ausgehen, dass das Kind sich in den motorischen Leistungen verbessert hat.

Interne Konsistenz

Die interne Konsistenz eines Assessments wird meist mit Cronbachs Alpha angegeben und beschreibt die Homogenität von eindimensionalen Assessments (Mokkink et al., 2010). Dieser Wert gibt Auskunft darüber, wie sehr die unterschiedlichen Items (Aufgabenstellungen, Fragen) eines Assessments bzw. eines Teilbereichs miteinander zusammenhängen. Die Überprüfung dieses Wertes ist v.a. in der Entwicklung von Assessments wichtig, weil bei zu hohen oder zu niedrigen Werten die Items weiter überarbeitet werden müssen, bevor der Test publiziert werden kann. D.h., die Testentwickler*innen arbeiten so lange an den Aufgabenstellungen, Fragen und Beobachtungskriterien, bis die Werte der internen Konsistenz zufriedenstellend sind.

2.1.6 Formen der Validität

Als Validität wird die Gültigkeit eines Assessments bezeichnet. Sie beschreibt, wie sehr ein Assessment jenes Merkmal/Konstrukt misst, das es zu messen vorgibt (Döring & Bortz, 2016). COSMIN unterteilt in die Inhalts-, die Kriteriums- und die Konstruktvalidität (Mokkink et al., 2010) und definiert diese genau. Beim Lesen von Testhandbüchern fällt auf, dass es hier noch keine einheitliche Systematik gibt und Studien unterschiedlich zugeordnet werden. Für Praktiker*innen ist es nicht so entscheidend, ob eine Studie der einen oder anderen Form der Validität zugeordnet wurde. Sie interessiert vor allem die Bedeutung der Studienergebnisse für die Praxis. In einigen Handbüchern werden anschließend an die Darstellung von Studienergebnissen die Konsequenzen für die Praxis gut und nachvollziehbar erläutert. In manchen Handbüchern werden Studien beschrieben, jedoch die weitere Interpretation der Ergebnisse bleibt den Leser*innen überlassen, obwohl die Ableitungen für die Praxis ein gutes Verständnis der Gütekriterien erfordern. Im folgenden Abschnitt soll v. a. die Bedeutung der Validität für die Praxis im Vordergrund stehen und nicht die Berechnungsverfahren oder Studiendesigns.

Bei manchen Assessments liegen nur wenige Informationen zur Validität vor. Das kann zwei Gründe haben: Es kann sein, dass die Validität noch nicht ausreichend erforscht wurde und Studien dringend erforderlich sind. Es kann aber auch sein, dass es ganz offensichtlich ist, was das Assessment misst. Dass mit einem Goniometer Gelenkstellungen und mit einem Maßband der Körperumfang und somit Ödeme gemessen werden, braucht keine langen wissenschaftlichen Belege. Andere Fähigkeiten wie motorische Koordination, visuelle Wahrnehmung, Selbständigkeit im Alltag etc., sind Konstrukte, die sich nicht direkt erfassen lassen. Testentwickler*innen müssen offenlegen, wie sie das jeweilige Konstrukt definieren und auf welchen Theorien die Auswahl der Aufgaben beruht. Ebenso müssen sie das Assessment anderen Verfahren gegenüberstellen und so dessen Validität belegen.

Inhalts- und Augenschein-Validität

In Handbüchern beschreiben die Testentwickler*innen unter der Überschrift **Inhaltsvalidität** meist keine Studien, sondern legen dar, welche Aufgabenstellungen sie in das Assessment aufgenommen haben und begründen ihre Auswahl. Häufig sind diese Informationen gleich in einem der ersten Kapitel unter Bezeichnungen wie z. B. Inhalt, Aufbau oder Hintergrund zu finden. Bei einem einfachen Assessment werden diese Informationen mit wenigen Sätzen beschrieben. Dass das Einstecken von kleinen Stiften, wie beim Nine-Hole-Peg-Test, einen Aspekt der Handmotorik überprüft, ist gut nachvollziehbar und braucht keine langen Erläuterungen. Wenn es um ein ADL-Assessment geht, lassen sich die Grenzen nicht mehr so klar und eindeutig ziehen. Hier wird erwartet, dass die Autor*innen offenlegen, auf welche Systematik der ADL-Aufgaben sie sich beziehen, sodass Leser*innen darüber informiert sind, welche Bereiche enthalten sind und welche nicht. D. h., für die Auswahl von Assessments ist die Inhaltsvalidität sehr entscheidend. Manchmal erscheinen zwei Assessments wie z. B. die M-ABC-2 (Petermann, 2015) und der BOT-2 (Blank et al., 2014) auf den ersten Blick sehr ähnlich, weil beide Tests motorische Fähigkeiten von Kindern erfassen. Neben offensichtlichen Unterschieden im Umfang und der Dauer der Durchführung gilt es zu beachten, dass die M-ABC-2 ausschließlich die Koordination überprüft, während der BOT-2 zusätzlich Aufgabenstellungen zur feinmotorischen Integration beinhaltet sowie Kraft und Schnelligkeit testet. D. h., obwohl der BOT-2 und die M-ABC-2 für die Diagnostik von Kindern mit einer umschriebenen Entwicklungsstörung der motorischen Funktionen (UEMF) eingesetzt werden, weisen sie inhaltlich große

Unterschiede auf. Auch Assessments zur Selbständigkeit umfassen oft sehr unterschiedliche Bereiche. Während manche Assessments nur die Basis-ADLs beinhalten, sind in anderen auch I-ADL-Aktivitäten wie Haushaltsführung und Einkaufen enthalten. Dies bedeutet, dass Ergotherapeut*innen den Umfang und Inhalt eines Assessments gut prüfen sollten, bevor sie sich dafür entscheiden.

Die **Augenschein-Validität** sagt aus, wie offensichtlich es ist, was mit dem jeweiligen Assessment erhoben wird. Wenn ein Assessment veraltete Items (Aufgabenstellungen oder Fragen) enthält, benötigt es keine Studie, um darzulegen, dass dieses Verfahren nicht mehr aktuell ist. So sollte in einem ADL-Assessment nicht mehr nach der Benutzung der Wählscheibe des Telefons gefragt werden. Andererseits ist ein Assessment „augenscheinlich" nicht aktuell, wenn gesellschaftliche Entwicklungen oder neue Alltagstechnologien nicht berücksichtigt werden. Die zur Zeit der Entstehung dieses Buches kursierende Pandemie Covid-19 durch das Coronavirus SARS-CoV-2 hat einen großen Aufschwung in der Nutzung von elektronischen Kommunikationsformen gebracht. Alle Menschen waren aufgefordert, zu Hause zu bleiben und Enkelkinder sollten ihre Großeltern nicht besuchen, damit die ältere Bevölkerung geschützt bleibt. Diese Tatsache hat dazu geführt, dass selbst nicht internetaffine Personen Videotelefonie benutzten, um mit ihrer Familie im Kontakt zu bleiben. Zukünftige Assessments zu Alltagsfertigkeiten sollten daher die Benutzung eines Smartphones oder den Umgang mit Video-Telefonie für alle Altersgruppen enthalten.

Kriteriumsvalidität

Die Kriteriumsvalidität ist ein Kernelement zur Überprüfung der Gültigkeit eines Assessments. Im Handbuch legen die Testentwickler*innen Studien dar, in denen die Ergebnisse des Assessments mit jenen eines Goldstandards oder Referenzassessments verglichen werden und die Übereinstimmung geprüft wird (Mokkink et al., 2010). Für Assessments mit kontinuierlichen Werten werden Korrelationen berechnet und auch hier wird ein Korrelationskoeffizient >0,7 gefordert. Meistens wird die konkurrente Validität berechnet, weil beide Assessments zur gleichen Zeit durchgeführt und aktuelle Fähigkeiten/Fertigkeiten erfasst werden. Bei prognostischen Assessments, die Aussagen über künftige Fähigkeiten/Fertigkeiten treffen, wird die prognostische Validität berechnet.

Beispiel

Für die Überprüfung der konkurrenten Kriteriumsvalidität des Beery-VMI wurden 122 Kinder mit dem Beery-VMI und mit dem DTVP-2 (Developmental Test of Visual Motor Integration), der englischen Version des FEW-2, getestet. Die Korrelation des Beery-VMI mit dem Subtest Abzeichnen des DTVP-2 wird im Handbuch mit 0,75 angegeben (Beery & Beery, 2010) und bestätigt damit die Validität des Assessments.

Für das Worker Role Interview (WRI; Braveman et al., 2007) wurde die prädiktive Validität überprüft. Mit dem Worker Role Interview werden psychosoziale Faktoren und Umweltfaktoren, die für die Rückkehr in den Arbeitsprozess relevant sind, erhoben. In einer schwedischen Studie (Ekbladh et al., 2010) wurden arbeitslose Personen mit dem WRI interviewt. Anschließend, sechs Monate, 12 Monate und zwei Jahre später, ermittelten die Forscher, ob die Teilnehmer*innen wieder im Arbeitsprozess stehen. Die Ergebnisse zeigen, dass mit dem WRI für viele Personen eine richtige Prognose erstellt wurde und welche Items besonders aussagekräftig sind. Das WRI liefert somit wichtige Hinweise auf erforderliche Rehabilitationsmaßnahmen.

Bei dichotomen Assessments, d.h. wenn es nur zwei Ausprägungen gibt, werden die Sensitivität und die Spezifität berechnet. Dichotome Werte sind z.B. aus der Labordiagnostik be-

Erklärung zu Sensitivität und Spezifität

Test 1: Stellen Sie sich eine Gruppe von 20 Frauen vor, 10 sind schwanger (positiv; rote Punkte) und 10 nicht (negativ; blaue Punkte). In der Studie geht es um die Validität eines neuen Schwangerschaftstests. Alle Frauen wurden getestet und jene, die der neue Test als schwanger erkannt hat, wurden eingekreist. Die Überprüfung hat gezeigt, dass der neue Test 9 der 10 Schwangeren richtig als schwanger erkannt hat, d.h. der Test hat eine Sensitivität von 90%. Da der Test alle nicht-schwangeren Frauen als nicht-schwanger (negativ) erkannt hat, beträgt die Spezifität 100% (**Abbildung 2-3**).

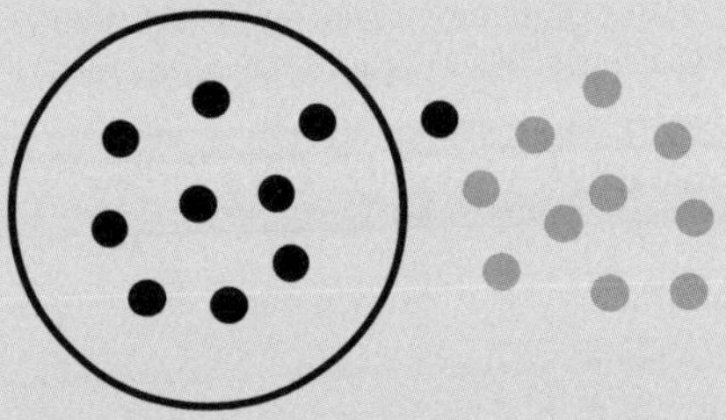

Abbildung 2-3:
Sensitivität 90% und Spezifität 100%

Test 2: Ein anderer Schwangerschaftstest hat ebenfalls 9 der 10 schwangeren Frauen richtig klassifiziert, aber er hat auch 2 der 10 nicht-schwangeren Frauen als schwanger (positiv) angezeigt. Somit hat er eine Sensitivität von 90% und eine Spezifität von 80%, weil er nur 8 der 10 nicht-schwangeren Frauen richtig als negativ erkannte (**Abbildung 2-4**).

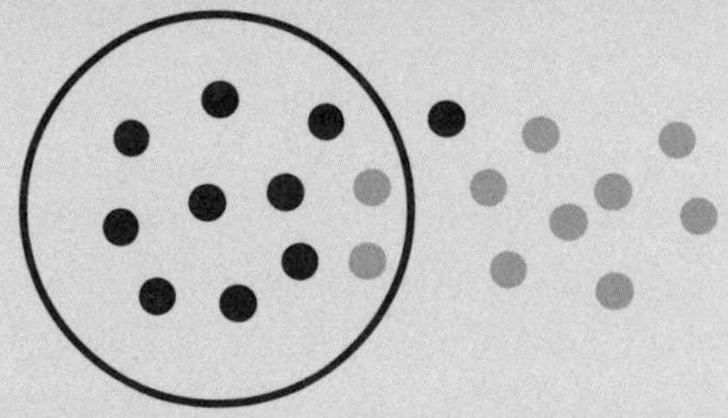

Abbildung 2-4:
Sensitivität 90% und Spezifität 80%

kannt, wo es häufig ein positives oder ein negatives Testergebnis gibt. An dieser Stelle wird zuerst das Prinzip von Sensitivität und Spezifität erläutert und anschließend der Bezug zu ergotherapeutischen Assessments hergestellt. Sensitivität ist die richtig-positiv Rate, d.h. wie viele der positiven Personen mit dem Assessment richtig als positiv erkannt wurden. Im Unterschied dazu ist die Spezifität die richtig-negativ-Rate, d.h. wie viele negative Personen richtig als negativ erkannt wurden. Die Werte werden jeweils als Prozentsatz angegeben. Optimal wären eine Sensitivität und Spezifität von jeweils 100%; dies ist jedoch sehr selten bzw. kaum erreichbar. Mit dem folgenden Beispiel von zwei fiktiven Schwangerschaftstests und einer kleinen Anzahl an Personen lassen sich die Werte erläutern. Es sei jedoch angemerkt, dass in realen Studien zur Sensitivität und Spezifität mehr Personen eingebunden werden und Schwangerschaftstests zuverlässiger sind als die fiktiven Beispiele.

Wie ist nun der Zusammenhang zur Ergotherapie? In der Ergotherapie gibt es nur wenige Assessments, in denen dichotome Werte erhoben werden. Für die Diagnostik werden jedoch manchmal kontinuierliche Werte eines Assessments anschließend in zwei Kategorien eingeteilt. D.h. es wurde festgelegt, ab welcher Punktezahl Therapiebedarf oder eine Einschränkung vorliegt oder nicht und somit ist das Endergebnis dichotom. Das Wissen um Sensitivität und Spezifität hilft Therapeut*innen auch Informationen aus Studien oder Leitlinien zu verstehen und danach zu handeln.

Beispiel

Für Kinder mit UEMF existiert ein kurzer und einfacher Elternfragebogen, der Hinweise darauf gibt, ob ein Kind im Alltag Probleme hat, die auf eine Koordinationsstörung hinweisen: der DCD-Q (www.dcdq.ca; Kennedy-Behre et al., 2013). Eine Therapeutin könnte auf die Idee kommen, diesen Fragebogen an alle Eltern einer Schule auszugeben, weil sie feststellen möchte, welche Kinder motorische Schwierigkeiten haben, um den Kindern anschließend eine Förderung anzubieten. In der UEMF Leitlinie (Bank & Vinçon, 2020) steht jedoch, dass der DCD-Q nicht als populationsbezogenes Screening verwendet werden soll, weil laut Studien die Sensitivität für diesen Einsatzbereich zu gering ist. Weil viele Kinder, die eine UEMF haben, nicht erkannt werden, ist es ethisch nicht vertretbar, den DCD-Q als Screening einzusetzen.

Konstruktvalidität

COSMIN unterteilt die Konstruktvalidität in die strukturelle Validität, Hypothesentesten und die kulturelle Validität (Mokkink et al., 2010).

Bei Assessments, die mehrere Teilbereiche erheben, wird die **strukturelle Validität** überprüft. In entsprechenden Studien untersuchen die Forscher*innen, ob sich die verschiedenen Teilbereiche und damit die bestehenden Strukturen bestätigen lassen. Manchmal wird jedoch beschrieben, dass die unterschiedlichen Bereiche nicht so unabhängig voneinander sind, wie es auf den ersten Blick aussieht und die Ergebnisse der Teilbereiche daher nicht so isoliert voneinander betrachtet werden sollten.

Beispiel

Im Handbuch des FEW-2 (Büttner et al., 2008) steht, dass die unterschiedlichen Teilbereiche der visuellen Wahrnehmung, die im Test erfasst werden, nicht streng voneinander abgegrenzt werden können und es eher einen zugrundeliegenden Faktor der „globalen visuellen Wahrnehmung" gibt. Die Ergebnisse deuten darauf hin, dass die acht Subtests keine isolierten Bereiche der Wahrnehmung darstellen, und daher wird dem Gesamttestwert die größte Aussagekraft zugeschrieben.

Unter dem Bereich **Hypothesentesten** werden unterschiedliche Überprüfungen und Studien zusammengefasst. In Studien wird überprüft, ob das Assessment zu gleichen/ähnlichen Ergebnissen kommt wie ein anderes Assessment, das dasselbe Konstrukt überprüft. Dieser Punkt des Hypothesentestens wird als konvergente Validität bezeichnet und ist ähnlich der Kriteriumsvalidität. Bei der Kriteriumsvalidität wird zum Vergleich ein Goldstandard oder ein Referenzassessment verwendet. Bei der Konstruktvalidität werden auch andere, übliche Assessments, für einen Vergleich herangezogen. Auch hier werden die Übereistimmungen meist in Korrelationsstudien überprüft und moderate oder hohe Korrelationen erwartet (>0,6). Oft kann der Gesamtwert eines Assessments mit dem eines anderen Assessments verglichen werden. Manchmal werden auch Teilbereiche von Tests miteinander korreliert. Dies wird gemacht, wenn nur Teilbereiche vergleichbare Eigenschaften überprüfen.

Beispiel

Für die Validierung der M-ABC-2 (Petermann, 2015) wurden Kinder getestet, und es wurde überprüft, ob die Werte der Handmotorik mit den Werten aus Testaufgaben zur Handmotorik des BOT-2 übereinstimmen. Auch die Testaufgaben der Balance wurden mit den jeweils entsprechenden Aufgabenstellungen korreliert. Da es für die Aufgabenstellungen der Kraft und Schnelligkeit des BOT-2 keine entsprechenden Bereiche in der M-ABC-2 gibt, wurden diese nicht miteinander korreliert.

Bei einem anderen Aspekt des Hypothesentestens, der diskriminanten Validität, wird überprüft, ob Testergebnisse einen schwachen Zusammenhang haben zu den Ergebnissen eines Assessments, das ein anderes, naheliegendes Konstrukt überprüft.

Beispiel
Van Leeuwen et al. (2012) untersuchten in einer Studie zum SF36, einem Assessment zu Lebensqualität, sowohl die konvergente als auch die diskriminante Validität der Subskala mentale Gesundheit für Menschen mit einer Rückenmarksverletzung. Die Autor*innen stellten die Hypothese auf, dass es einen Zusammenhang zwischen den Ergebnissen des Fragenbogens und der Einschätzung der Lebenszufriedenheit gibt, weil die Konzepte Lebenszufriedenheit und Lebensqualität (vgl. Kap. 3.7.1) Gemeinsamkeiten aufweisen. Andererseits erwarteten sie einen geringen Zusammenhang zu ADL-Fertigkeiten, wie sie mit dem FIM erhoben wurden. Die hohe Korrelation zum Life Satisfaction Questionnaire (LISAT-9) und die geringe Korrelation zum FIM (Functional Independence Measure) bestätigten die Hypothesen der Studienautor*innen und somit die Validität des SF36 für Menschen mit Rückenmarksläsionen.

In Testhandbüchern werden im Kapitel Validität oft die meisten Studien beschrieben, weil es essenziell ist zu zeigen, dass ein Assessment das misst, was es messen soll. Das bedeutet aber nicht, dass immer alle denkbaren Studien gemacht werden müssen. Testentwickler müssen jene Aspekte überprüfen, die kritisch sind und sollten die Studienergebnisse für Testanwender*innen plausibel erläutern. Manchen Testautor*innen gelingt es besser, anderen weniger gut, die im Handbuch vorgestellten Studienergebnisse nachvollziehbar darzustellen und die Konsequenzen für die praktische Anwendung des Assessments klar darzulegen.

Es gibt noch weitere Aspekte des Hypothesentestens: Wenn z. B. fraglich ist, ob die gemeinsamen Normwerte für Männer und Frauen zu einer „fairen" Bewertung führen, werden die Daten von Männern und Frauen verglichen und analysiert. Gemeinsame Normwerte sind nur dann akzeptabel, wenn es keinen signifikanten Unterschied zwischen den Werten der beiden Geschlechtsgruppen gibt.

Beispiel
Zur M-ABC-2 wird oft die Frage gestellt, ob es gerecht ist, Kinder aus ländlichen Gebieten mit den gleichen Normwerten zu vergleichen wie Kinder aus der Stadt. Dahinter steckt die Hypothese, dass „Landkinder" mehr im Freien spielen und daher geschickter sind. Die Autor*innen sind dieser Frage nachgegangen und haben die Daten analysiert. Es wurde festgestellt, dass es keinen bedeutsamen Unterschied gibt zwischen den Werten von Kindern, die in der Stadt, die im Umfeld von Städten oder im ländlichen Bereich aufgewachsen sind (Petermann, 2015). Gemeinsame Normwerte für diese Personengruppen sind daher akzeptabel.

Kulturelle Validität als Bestandteil der Konstruktvalidität

In Studien zur **kulturellen Validität** überprüfen Forscher*innen, ob ein kulturell adaptiertes Assessment dem Original-Assessment gleichwertig ist. Kapitel 2.2 geht tiefergehend auf den kulturellen Kontext von Assessments ein. Viele Assessments, die Ergotherapeut*innen einsetzen, haben einen kulturellen Bezug. Alltagsfertigkeiten werden in verschiedenen Kulturkreisen unterschiedlich ausgeführt. Eine einfache Übersetzung des Handbuchs ist daher nicht ausreichend, um einen Fragebogen oder ein Beobachtungsverfahren in einen anderen Kulturkreis zu übertragen. Auch Normwerte dürfen nicht ohne Überprüfung von einem Kulturkreis in einen anderen übernommen werden. Ziel einer kulturellen Adaptierung ist es, ein gleichwertiges Assessment zu erstellen. Für eine Übersetzung und Adaptierung müssen das Einverständnis der Autor*innen und Verleger*innen des Original-Assessments eingeholt werden. In der Literatur werden unterschiedliche Vorgehensweisen für diesen Prozess vorgeschlagen (Acquadro et al., 2008; Schönthaler, 2016). Alle Verfahren beinhalten eine sorgfältige Übersetzung, in die Native Speaker beider Sprachen (d.h. der Sprache des Original-Assessments und der Zielsprache für die neue Version) eingebunden sind. Auch das Arbeiten mit einem Gremium und das Testen der präfinalen, d.h. vorläufigen Version, sind in den meisten Verfahren vorgesehen. Viele Autor*innen arbeiten nach den Richtlinien von Beaton et al. (2000), die neben einer genauen Beschreibung der Prozess-Schritte sehr gute Formulare für die Dokumentation der einzelnen Phasen zur Verfügung stellen. Der Prozess der kulturellen Adaptierung nach Beaton et al. (2000) wird in sieben Schritte unterteilt:

1. Übersetzung durch zwei unabhängige Übersetzer*innen in die Zielsprache
2. Synthese der Übersetzungen
3. Zwei Rückübersetzungen in die Sprache der Originalversion
4. Ein Expertenkomitee erstellt die präfinale Version.
5. Testen der vorläufigen, präfinalen Version
6. Ausführliche Dokumentation aller Schritte und Übersenden der Dokumentation an die Entwickler*innen
7. Anschließend weitere Testung der neuen Version

Nach der Entwicklung und dem Testen der präfinalen Version müssen die Validität und Reliabilität des neuen Verfahrens überprüft werden. D.h., eine sorgfältig kulturelle Adaptierung ist ein aufwändiger Prozess, dennoch ist es meist weniger Arbeit als ein neues Assessment zu entwickeln. Zusätzlich ermöglicht die Verwendung von gleichen Assessments einen besseren Vergleich von Studienergebnissen und das Durchführen internationaler Studien.

In der deutschsprachigen Ergotherapie werden viele Assessments eingesetzt, die aus dem englischen Sprachraum stammen. In früheren Jahren wurden manche Assessments in einem einfachen Übersetzungsverfahren übertragen. Seit vielen Jahren ist es jedoch Standard, dass eine sorgfältige kulturelle Adaptierung durchgeführt wird. So wurde z.B. der PEDI-D (Schulze & Page, 2012; Schulze et al., 2017) und auch die deutsche Fassung des DCD-Q (DCD-G; Kennedy-Behr et al., 2013) in einem mehrstufigen Verfahren nach den Richtlinien von Beaton et al. (2000) erstellt und anschließend die Gütekriterien untersucht.

2.1.7 Responsivität/Änderungssensitivität

Die Responsivität oder Änderungssensitivität gibt an, wie gut ein Test in der Lage ist, Veränderungen korrekt wiederzugeben (Mokkink et al., 2010). Für alle Assessments, die zum Erfassen von Therapiefortschritten und somit zur Outcome-Erhebung eingesetzt werden, ist diese Eigenschaft entscheidend. Auch an dieser Stelle wird nicht im Detail auf die Studien eingegangen, die zur Überprüfung der Responsivität durchgeführt werden. Stattdessen liegt der Fokus auf einigen Werten, die bei der Outcome-Erhebung berücksichtigt werden müssen.

Bevor ein Assessment für die Outcome-Erhebung ausgewählt wird, sollten sich Therapeut*innen darüber informieren, ob sich dieses Instrument dazu eignet, für die jeweilige Personengruppe und Therapie-/Rehabilitationsphase Veränderungen darzustellen. Diese Informationen werden im Manual im Kapitel Responsivität/Änderungssensitivität beschrieben. Manche Assessments sind gut für das Screening oder die Diagnostik, können aber Veränderungen nicht erfassen. Andere Testverfahren können große Veränderungen in einer frühen Rehabilitationsphase gut erfassen, aber kleine Fortschritte in einer späteren Phase nicht wiedergeben. Der Barthel-Index (Lüthi, 2009) ist z.B. geeignet, den Betreuungs- und Pflegedarf einer Person einzuschätzen und große Veränderungen zu erfassen. Kleine Verbesserung der Selbständigkeit können damit nicht abgebildet werden. Im Unterschied dazu weist der SINGER (Funke et al., 2017) eine gute Änderungssensitivität auf (Gerdes et al., 2012).

Interpretation von Veränderungen

Wenn es um das Erfassen von Veränderungen bei einzelnen Klient*innen geht, müssen der **Standardmessfehler** *(SEM) und die* **Vertrauensintervalle** *(CI)* berücksichtigt werden. Beide Werte wurden bereits bei der Reliabilität beschrieben und erläutert (vgl. Kap. 2.1.5). Damit die*der Therapeut*in sicher sein kann, dass eine Veränderung stattgefunden hat, dürfen sich die Vertrauensintervalle der Evaluation und der Outcome-Erhebung nicht überschneiden.

Bei manchen Assessments wird der Smallest Detectable Change (SDC), auch Minimal Detectable Change (MDC) oder Smallest Detectable Difference (SDD) genannt, angegeben. Diese Werte sagen aus, wie groß die Differenz zwischen zwei Erhebungen (z. B. Anfangs- und Enderhebung) sein muss, damit man sicher sein kann, dass eine Veränderung stattgefunden hat. D. h., nur wenn der Unterschied zwischen Ersterhebung und Outcome-Erhebung größer ist als der SDC, kann man davon ausgehen, dass sich die Differenz der Werte nicht durch einen Messfehler erklären lässt, sondern (mit großer Wahrscheinlichkeit) auf eine tatsächliche Veränderung zurückzuführen ist. Im Handbuch können der SDC_{90} oder SDC_{95} angegeben sein. Hier gibt die tiefgestellte Ziffer Auskunft über die Wahrscheinlichkeit. Wenn die Differenz zwischen erster und zweiter Erhebung größer als SDC_{95} ist, kann man mit einer Wahrscheinlichkeit von 95 Prozent sicher sein, dass tatsächlich eine Verbesserung stattgefunden hat. Der SDC_{90} ist etwas kleiner als der SDC_{95} und basiert auf einer Wahrscheinlichkeit von 90 Prozent.

Beispiel

Mit dem PEDI-D (Haley et al., 2014) werden funktionelle Fertigkeiten der Selbstversorgung, Mobilität und der sozialen Kompetenzen erhoben. In einer Studie wurde festgestellt, dass eine Differenz der Rohwerte von 6 Punkten oder mehr als „echter" Unterschied interpretiert werden kann (Schulze et al., 2014). In dieser Studie wurde auch festgestellt, dass aufgrund der teilweise niedrigen Reliabilitätswerte der Modifikationsskalen diese nicht für das Messen von Veränderungen herangezogen werden sollen.

In manchen Handbüchern wird ein weiterer Wert angeführt, der wichtige Informationen zu Veränderungen gibt, der Minimal Important Change (MIC) oder Minimal Clinically Important Difference (MCID). Dieser Wert gibt keine Auskunft über die Messgenauigkeit, sondern beschreibt, wie groß der Unterschied zwischen zwei Erhebungen sein muss, damit man davon ausgehen kann, dass er für Klient*innen bedeutsam ist.

Beispiel

Im Handbuch des COPM (Law et al., 2015) steht, dass Studien gezeigt haben, dass eine Differenz der Werte von 2 oder mehr klinisch bedeutsam ist. D. h., wenn eine Klientin ihre Performanz zu Beginn mit 4 und am Ende der Therapie mit 6 oder mehr einschätzt, kann angenommen werden, dass eine für die Klientin relevante Veränderung stattgefunden hat.

Bei der Auswahl von Assessments müssen Ergotherapeut*innen auch Boden- und Deckeneffekte berücksichtigen. Diese Effekte führen dazu, dass Fähigkeiten in den Randbereichen von Assessments nicht richtig erfasst und Veränderungen nicht korrekt abgebildet werden.

Beispiel

Ein Beispiel zur Erläuterung des Deckeneffekts: Vor einigen Jahren wurde ich angesprochen, ob ich in einem Projekt zur Förderung besonders geschickter Kinder mitarbeiten möchte. Gefragt wurde ich, weil die Person wusste, dass eine pädiatrische Ergotherapeutin ein großes Repertoire an Tests kennt und durchführen kann. Im ersten Moment war ich erfreut und wollte fast zusagen. Doch dann rief ich mir in Erinnerung, dass z.B. die M-ABC-2, mit der koordinative Fähigkeiten überprüft werden, für diese Fragestellung nicht geeignet ist. Aufgabe von Tests, die in der Therapie eingesetzt werden, ist es, Kinder mit Problemen in der Motorik oder in anderen Fertigkeiten zu erkennen und die Therapiefortschritte zu erfassen. Diese Tests sind oft nicht geeignet, die sehr guten Leistungen differenziert zu erfassen. Wenn ein Kind bei der Testung mit der M-ABC-2 länger als 30 Sekunden auf einem Bein stehen kann, wird der Versuch abgebrochen und dieser Wert geht in die Auswertung ein. Wenn ein Kind so lange auf einem Bein stehen kann, dann hat es kein Problem in diesem Aspekt der Balance und es spart Zeit, wenn nicht gewartet wird, ob das Kind 45, 60 Sekunden oder noch länger stehen kann. Somit kann mit diesem Test nicht angeben werden, ob ein Kind in dieser Aufgabenstellung überdurchschnittlich oder weit überdurchschnittlich abgeschnitten hat, weil der Test in diesem Leistungsbereich nicht gut differenziert. Dies führt auch dazu, dass Verbesserungen eines sehr geschickten Kindes mit dem Test nicht erfasst werden können. Selbst wenn bei der ersten Testung gestoppt wurde, dass das Kind anfangs 45 und später 60 Sekunden auf einem Bein stehen kann, kann der Test diese Verbesserung nicht abbilden. Diese Eigenschaft könnte als Schwäche des Tests gesehen werden, aber es ist ja gar nicht Ziel und Zweck der M-ABC-2, motorische „Leistungssportler" zu erkennen und deren Fortschritte zu messen, sondern jene Kinder zu erkennen, die Probleme in der motorischen Koordination haben.

Es ist daher wichtig, im Handbuch nachzulesen, für welchen Zweck und welches Einsatzgebiet ein Test vorgesehen ist, ob Boden- oder Deckeneffekte bekannt sind und nicht nur auf die Inhalte des Assessments zu schauen. Einen Deckeneffekt gibt es z.B. auch beim Barthel-Index. Wenn die*der Klient*in im Barthel-Index die volle Punktezahl erreicht, bedeutet es, dass sie*er basale Alltagstätigkeiten ausführen kann. Weitere Verbesserungen in der Selbständigkeit können damit nicht erfasst werden. Der Bodeneffekt beschreibt das gleiche Phänomen am unteren Ende des Leistungsspektrums. Manche Assessments können sehr schwache Leistungen nicht richtig erkennen und geringe Veränderungen in diesem Leistungsbereich nicht erfassen.

Ziel dieses Abschnitts war es, die Gütekriterien zu erläutern und anhand von Beispielen die Bedeutung für die Praxis darzustellen. Auch wenn manche Aspekte der Gütekriterien v.a. für die Entwicklung von Assessments relevant sind, sollten sich nicht nur Forscher*innen, sondern auch Praktiker*innen damit beschäftigen. Informationen zur Reliabilität und Validität helfen bei der Auswahl, und viele Studienergebnisse haben unmittelbare Auswirkungen auf die praktische Durchführung von Assessments und die Interpretation der Daten.

2.1.8 Verschiedene Werte normierter Assessments

Im folgenden Abschnitt werden einige Werte, die für das Verständnis von normierten Assessments wichtig sind, beschrieben und erläutert.

Normwerte

Eine Frage, die immer wieder gestellt wird, lautet: „Wie alt dürfen Normwerte sein?" Außer dem Statement „nicht zu alt", gibt es hier keine eindeutige Antwort. Wir würden uns natürlich wünschen, dass Normwerte ganz aktuell sind. Wer einmal bei einer Normierungsstudie mitgewirkt hat und Einblick in die erforderlichen Schritte und Prozesse bekommen hat, kann nachvollziehen, dass ein umfassendes Assessment nicht „alle paar Jahre" neu normiert wird.

Für eine Normierungsstudie müssen viele Personen getestet werden, es müssen Testleiter*innen gefunden und geschult, die Daten zusammengeführt, ausgewertet und publiziert werden. Tests werden daher nicht alle zehn Jahre neu normiert, aber Normwerte, die 30 Jahre oder älter sind, sollten kritisch und mit etwas Skepsis betrachtet werden.

Eine zweite Antwort auf die eingangs gestellte Frage ist auch: „Kommt darauf an". Wenn es Anlass zur Vermutung gibt, dass sich die durchschnittlichen Fähigkeiten bzw. Fertigkeiten in den getesteten Bereichen in den letzten Jahren verändert haben, sollte ein Test neu normiert werden oder zumindest die Normwerte überprüft werden. So sollte man den Normwerten eines Grafomotorik-Tests für Kinder aus den 1970er Jahren wohl nicht mehr vertrauen. Die groben Handfunktionen von Erwachsenen haben sich in den letzten Jahren wahrscheinlich nicht sehr verändert; andererseits hat der vermehrte Einsatz von Smartphones einen Einfluss auf die Daumenfertigkeiten v.a. der jungen Generation. Um festzustellen, wann die Normdaten erhoben wurden, ist es nicht ausreichend, auf das Publikationsjahr eines Assessments zu schauen, denn die Normwerte können deutlich älter sein. Im Handbuch sollte beschrieben sein, wann und wo die Normdaten erhoben und wie viele Personen aus den einzelnen Alters- und Geschlechtsgruppen dafür getestet wurden. Für ein Assessment, das im gesamten deutschen Sprachraum verwendet wird, können wir zurecht fordern und erwarten, dass Personen aus Deutschland, der Schweiz und Österreich getestet wurden. Nach einigen Jahren sollten Normwerte überprüft werden. D.h., es ist nicht erforderlich, routinemäßig alle zehn oder 15 Jahre eine volle Normierungsstudie durchzuführen. Ressourcenschonender ist es, wenn zuerst bei einer kleinen Stichprobe überprüft wird, ob die erhobenen Werte weiterhin mit den Normwerten übereinstimmen. Wenn dies gegeben ist, können die bestehenden Normdaten weiter als gültig betrachtet werden; wenn dies nicht mehr zutrifft, ist eine neue Normierung erforderlich. Berichte und Ergebnisse von Studien zur Überprüfung der Normwerte werden in wissenschaftlichen Zeitschriften publiziert und in Neuauflagen des Handbuchs aufgenommen.

Ob eigene Normwerte für männliche und weibliche Personen erforderlich sind, muss in Studien überprüft werden. Gibt es eine deutliche Abweichung in den Werten, müssen eigene Normwerttabellen für die beiden Geschlechtsgruppen erstellt werden. Auch die Einteilungen in Altersgruppen werden nicht willkürlich gewählt, sondern empirisch anhand der vorliegenden Daten bestimmt. Manche Assessments für Kinder haben eigene Normwerte für jeweils drei Monats-Schritte (d.h. 2–2;2 Jahre und 2;3–2;5 Jahre etc.), andere für jedes halbe Jahr, für jedes Lebensjahr oder für größere Altersgruppen. Oft gibt es in einem Assessment kleine Altersgruppen für jüngere Kinder und größere Altersgruppen für ältere Kinder bzw. Jugendliche und Erwachsene. Je nachdem wie schnell sich die getesteten Fähigkeiten/Fertigkeiten in der jeweiligen Altersgruppe entwickeln, fassen die Normdaten kleinere oder größere Altersabschnitte zusammen.

Beispiel

Für die Erhebung der Normwerte der M-ABC-2 (Petermann, 2015) wurden 2005 und 2006 insgesamt 1172 Kinder im Alter von 3;0 bis 16;11 in Großbritannien und Nordirland (UK) getestet. Die geografische Verteilung, Alter, Geschlecht, Bildungsgrad der Eltern und ethnische Zugehörigkeit sind im Handbuch detailliert beschrieben. Für den Einsatz im deutschen Sprachraum überprüften die Herausgeber*innen der deutschsprachigen Fassung die Gültigkeit der vorliegenden Werte. Dazu wurden 634 Kinder im Alter von 4;0 bis 10;11 getestet. D.h., aus ökonomischen Gründen fand keine neue Normierung oder Testung aller Altersgruppen statt. Eine Übereinstimmung der Werte wurde bestätigt; wie gut diese ist, wird im Handbuch nicht detailliert ausgeführt. Für die deutsche Fassung wurden ausschließlich Kinder in Deutschland getestet, somit sind keine Werte aus der Schweiz und Österreich enthalten. Therapeut*innen aus Österreich und der Schweiz sollten darauf hinweisen, dass aus ihren Ländern keine Normdaten vorliegen. Es wäre wünschenswert, dass bei einer nächsten Überprüfung der Normwerte für die deutsche Fassung auch Kinder in der Schweiz und in Österreich getestet werden. In den Niederlanden wurde eine neue Normierung der M-ABC-2 durchgeführt, weil die Werte der Kinder von den Normwerten aus UK abwichen (Niemeijer et al., 2015).

Die Auswertung normierter Assessments

Der folgende Abschnitt soll ein Basiswissen zur Auswertung von normierten Assessments vermitteln, auf einige „Stolperfallen" bzw. Fehlerquellen hinweisen und eine kurze Einführung zu Standardwerten und Prozenträngen geben. Für weitere Ausführungen wird auf andere Quellen verwiesen (Wirz et al., 2014; De Vet at al., 2011; Hinojosa & Kramer, 2014). Die spezifische Vorgehensweise in der Auswertung muss immer im entsprechenden Handbuch nachgelesen werden und kann deutlich mehr oder weniger Schritte enthalten, als hier angeführt werden.

Wenn Testleiter*innen ein normiertes Assessment auswerten, vergleichen sie die Werte der*des Klient*in mit den Werten von Personen aus der gleichen Altersgruppe. Daher müssen sie zunächst das Datum der Testdurchführung und das Geburtsdatum der Testperson am Protokollbogen eintragen sowie das **Alter der Person zum Testzeitpunkt** feststellen. Gerade bei Tests für Kinder ist es wichtig, im Manual nachzulesen, ob das Alter aufgerundet wird oder nicht. Nur dann ist sichergestellt, dass das Kind mit den Normwerten der „richtigen" Altersgruppe verglichen wird. Dies wird von Test zu Test unterschiedlich gehandhabt. Das Handbuch der M-ABC-2 betont an zwei Stellen, dass das Alter nicht gerundet wird (Petermann, 2015). Anders ist es beim Beery-VMI (Beery & Beery, 2010): Hier werden mehr als 15 Tage auf den nächsten Monat aufgerundet. Es ist wichtig, dass Ergotherapeut*innen das Alter bereits vor der Testung berechnen, damit die der Altersgruppe entsprechenden Aufgabenstellungen ausgewählt und durchgeführt werden. Nach der Testung müssen die richtigen Alterstabellen für die Auswertung herangezogen werden.

Während der Durchführung der Testung werden Sekunden gemessen, die Anzahl der gesteckten Stifte oder die korrekte Ausführung einzelner Aufgaben gezählt. Andere Werte werden erst nach dem Abschluss der Testung bestimmt: z. B. die Auswertung von Zeichnungen, Nachspuraufgaben oder Schneideaufgaben. Im Manual ist beschrieben, wie viele Punkte für die entsprechende Leistung vergeben werden. Diese Werte werden **Rohwerte** genannt. Sind bei einem Test mehrere Durchführungen der gleichen Aufgabenstellung vorgesehen, ist es wichtig nachzulesen, ob die Werte der Durchgänge gemittelt werden, d. h. ein Durchschnittswert berechnet wird, oder ob der bessere Wert in die weitere Auswertung aufgenommen wird.

Der nächste Schritt in der Auswertung besteht meist darin, dass man im Handbuch in den entsprechenden Tabellen nachschlägt, welchem **Standardwert** das Ergebnis entspricht. Manchmal kann in diesen Tabellen bereits abgelesen werden, ob der Wert einer typischen, d. h. durchschnittlichen oder einer über- oder unterdurchschnittlichen Leistung entspricht. Wenn ein Test aus mehreren Aufgabenstellungen besteht, können ev. Werte für Teilbereiche ermittelt werden. Zusätzlich zum Standardwert kann häufig der Prozentrang abgelesen werden. Diese beiden Werte, Standardwert und Prozentrang, werden in den nächsten Abschnitten erläutert, doch dafür ist ein kleiner Exkurs in die Statistik erforderlich.

Standardwerte

Viele menschliche Eigenschaften sind normalverteilt. D.h., wenn viele Personen getestet wurden und die Ergebnisse als Grafik dargestellt werden, erkennt man die Form der Normalverteilung, auch Gaußsche Glockenkurve genannt. Gekennzeichnet ist eine Normalverteilung dadurch, dass sie eingipfelig, d.h. unimodal ist, dass sie symmetrisch ist und dass sie eine charakteristische Form hat (vgl. **Abbildung 2-5**). Neben dem Mittelwert (M; μ) ist die Standardabweichung das zweite wichtige Lagemaß einer Verteilung. Die Standardabweichung gibt an, wie groß die Streuung der Werte ist, d.h. ob die Kurve sehr flach, aber dafür breit ist, oder ob die Kurve sehr hoch, dafür weniger weit „auseinandergezogen" ist. Von der englischen Bezeichnung Standard Deviation leitet sich die Abkürzung SD ab, in der Statistik wird sie mit dem griechischen Buchstaben Sigma (σ) bezeichnet.

Der charakteristischen Form der Normalverteilung entsprechend liegen:

- im Bereich Mittelwert (M, μ) +/- 1 Standardabweichung (SD, σ) etwa 68 % der Werte;
- im Bereich Mittelwert +/- 2 Standardabweichungen liegen etwa 95 % der Werte und
- im Bereich Mittelwert +/- 3 Standardabweichungen 99 % der Werte (vgl. Abbildung 2-5).

Werte, die im Bereich -1 bis +1 Standardabweichung liegen, werden als durchschnittliche Werte bezeichnet. Werte im Bereich -1 bis -2 als unterdurchschnittlich, Werte im Bereich -2 bis -3 Standardabweichungen als weit unterdurchschnittlich. Werte im Bereich +1 bis +2 Standardabweichungen sind überdurchschnittliche Werte und Werte im Bereich +2 bis +3 Standardabweichungen weit überdurchschnittlich. Für spezifische Tests werden nach Validierungsstudien, spezifische Grenzwerte und Interpretationen der Ergebnisse festgelegt.

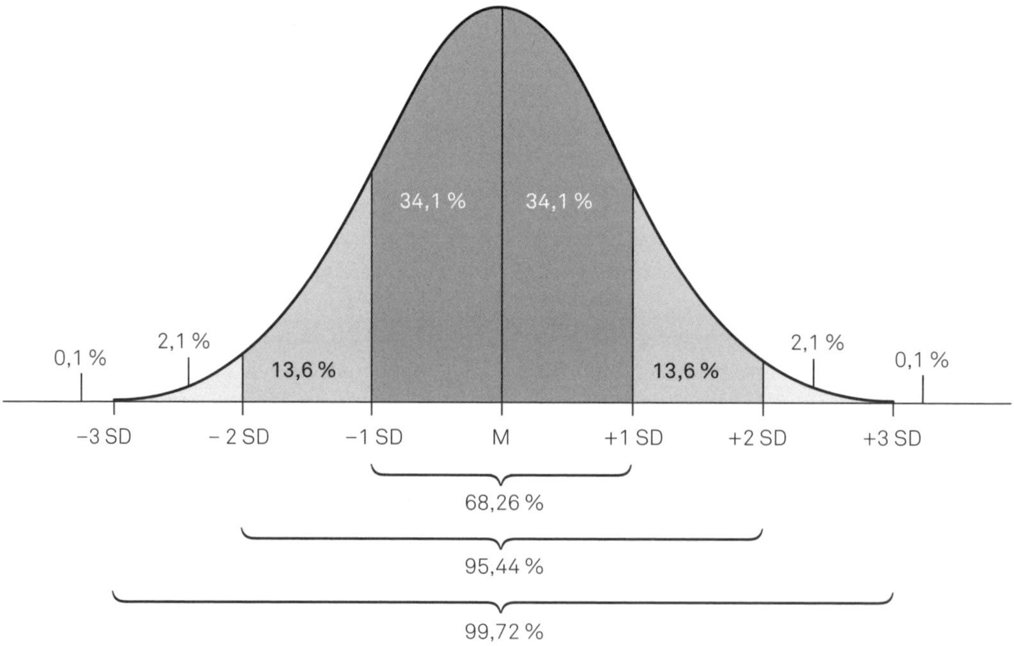

Abbildung 2-5: Verteilung der Werte in der Normalverteilung

Fallbeispiel für die Auswertung
Wenn Aldin im Alter von sieben Jahren bei der Testung mit der M-ABC-2 27 Sekunden (Rohwert) benötigt, um mit seiner dominanten Hand die zwölf Stifte einzustecken, kann in der Tabelle im Handbuch abgelesen werden, dass diese Zeit einem unauffälligen Wert entspricht. Die Zeit von 48 Sekunden des gleichalten Michael bedeutet, dass dieser Wert als therapiebedürftig eingestuft wird. In einem Bericht kann die*der Therapeut*in die Zeit und die Interpretation der Werte, wie oben beschrieben, angeben. Aber weder die Zeiten noch die Interpretation der Werte geben Personen, die den Bericht lesen, Auskunft, ob Aldin eine durchschnittliche oder sogar überdurchschnittliche Leistung erbracht hat und wie Michaels Leistung genau einzuordnen ist.

Eine detailliertere Information für Berichte bieten die Standardwerte. Testentwickler*innen stellen daher Tabellen zur Verfügung, in denen zu jedem Rohwert der entsprechende Standardwert abgelesen werden kann. Eine häufig verwendete Skala für den Standardwert ist die z-Skala. Das „Umwandeln" der Rohwerte in Standardwerte wie die z-Skala oder in eine andere Skala lässt sich mit dem Umrechnen von Maßeinheiten vergleichen, zum Beispiel von Zentimeter in Inch. Die Distanz bleibt dieselbe, unabhängig davon, ob sie in Zentimeter (cm) oder in Inch (in) angeben wird. Auch die Position der getesteten Person im Vergleich zur Normierungsstichprobe bleibt dieselbe, unabhängig davon, welche Skala verwendet wird.

Bei der Umwandlung der Werte in die z-Skala entspricht der Mittelwert dem Wert 0, Zahlen links vom Mittelwert haben negative Werte und rechts positive. Die Standardabweichung ist 1. D.h., im Bereich von -1 bis +1 liegen 68% aller Werte der Personen der Normierungsstichprobe. Der Wert von -1 SD entspricht immer der gleichen Position im Vergleich zu den Werten der Normierungsstichprobe. **Abbildung 2-6** zeigt die Darstellung der z-Werte, der T-Werte und der Quotienten. Wenn wir beim Vergleich des Umwandelns bleiben, dann sind die T-Werte wieder eine andere Einheit, die unter die Normalverteilung gelegt werden kann. Die T-Werte haben den Mittelwert bei 50 und eine Standardabweichung von 10; d.h. im Bereich 40–60 liegen 68% aller Werte. Eine weitere Skala, die bei ergotherapeutischen As-

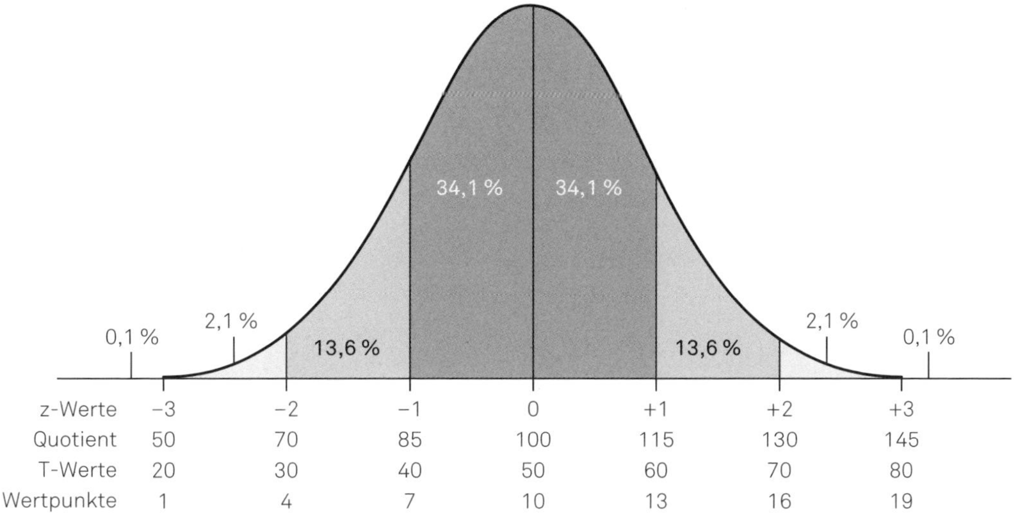

Abbildung 2-6: Standardwerte: z-Werte, Quotient, T-Werte und Wertpunkte

sessments verwendet wird, sind die Quotienten. Die Quotient-Skala hat den Mittelwert bei 100 und eine Standardabweichung von 15 (vgl. Abbildung 2-6 und **Tabelle 2-1**).

In Abbildung 2-6 ist erkennbar, dass alle Mittelwerte an der gleichen Position stehen. Auch die Werte, die jeweils eine, zwei oder drei Standardabweichungen links bzw. rechts des Mittelpunkts stehen, entsprechen jeweils der gleichen Position in der Verteilung. Bei manchen Tests werden wieder andere Standardwerte verwendet. In der M-ABC-2 werden Wertpunkte angegeben. Bei dieser Skala ist der Mittelwert 10 und die Standardabweichung 3. D.h., im Bereich von 7 bis 13 liegen 68 % aller Werte der Personen der Normierungsstichprobe. Auch diese Werte sind in der Grafik dargestellt.

Fallbeispiel (Forstsetzung 1)
Wenn im Bericht über Aldins Leistung bei der Steckaufgabe angegeben wird, dass seine Zeit von 27 Sekunden dem Wertpunkt 12 entspricht, so wissen Personen, die mit Standardwerten vertraut sind, dass seine Leistung im durchschnittlichen Bereich etwas über dem Mittelwert liegt. Michaels Zeit von 48 Sekunden entspricht einem Standardwert von 4 und ist damit 2 Standardabweichungen vom Mittelwert entfernt; dies bedeutet, dass fast alle Personen der Normierungsstichprobe bessere Ergebnisse erzielt haben.

Wer mit Standardskalen vertraut ist, kann sich rasch ein Bild von einem Testergebnis machen. Wenn angegeben wird, dass Frau Mayerhofer im Test XY einen z-Wert von -2,5 erreicht hat, dann ist darin die Information enthalten, dass dies ein weit unterdurchschnittliches Ergebnis darstellt. Hat Herr Bauer in einem Test einen T-Wert von 50 erreicht, so ist dies ein durchschnittliches Ergebnis, und seine Leistung entspricht genau dem Mittelwert der Normierungsstichprobe.

Prozentränge

Kann ein Wert in einem Bericht oder bei der Befundbesprechung anschaulich erläutert werden, auch wenn die Person nicht mit Statistik und Standardskalen vertraut ist? Häufig lassen sich Testergebnisse auch mit einem **Prozentrang** oder **Perzentil** darstellen. Den Prozentrang können Ergotherapeut*innen ihren Klient*innen oder Eltern von Therapiekindern rasch erläutern. Der Prozentrang sagt aus, wo ein bestimmter Wert in der Verteilung liegt. Ein Prozentrang von 15 besagt, dass 15 % der Personen der Normierungsstichprobe einen gleichwertigen oder niedrigeren Wert aufweisen und 85 % einen besseren. Ein Prozentrang von 50 besagt, dass 50 % der Personen der Normierungsstichprobe einen gleichwertigen oder niedrigeren Wert aufweisen und 50 % einen

Tabelle 2-1: Standardskalen und Werte

Skala	Lagemaße	Beispiele
z-Werte	Mittelwert: 0 Standardabweichung: 1	SIPT (Sensory Integration and Praxis Tests)
Quotient	Mittelwert: 100 Standardabweichung: 15	Beery-VMI
T-Werte	Mittelwert: 50 Standardabweichung: 10	BOT-2, PEDI-D
Wertpunkte	Mittelwert: 10 Standardabweichung: 3	M-ABC-2

besseren. Der Prozentrang von 50 entspricht genau dem Mittelwert.

Fallbeispiel (Fortsetzung 2)
Wenn die Therapeutin Aldins Eltern den Wert erklären möchte, kann sie sagen, dass sein Wert dem 75. Prozentrang entspricht und dies bedeutet, dass nur 25 % der Kinder der Normierungsstichprobe einen besseren Wert erzielt haben, d.h. seine Leistung wirklich gut ist. Michaels Eltern kann sie darlegen, dass sein Ergebnis bei der Steckaufgabe auf deutliche Schwierigkeiten in diesem Bereich hinweist. Nur 2 % der Kinder der Normierungsstichprobe hatten so einen Wert oder einen schwächeren; fast alle Kinder (98 %) haben besser abgeschnitten.

Der Prozentrang ist daher eine sehr anschauliche und leicht vermittelbare Form der Darstellung von Testergebnissen. In Statistikvorlesungen werden zwei Eigenschaften der Prozentränge immer betont. In **Abbildung 2-7** ist zu sehen, dass bei den Standardskalen die Differenzen zwischen den einzelnen Abschnitten jeweils gleich groß sind, d.h. diese Skalen sind intervallskaliert. Bei der z-Skala ist die Differenz jeweils 1, bei der T-Skala 10, beim Quotienten 15 und bei den Wertpunkten 3. Anders sieht die Verteilung der Prozentränge aus: hier liegen die Zahlen an den Rändern der Verteilung weit auseinander, während sie beim Mittelwert ganz eng beisammen liegen. D.h., eine Verbesserung vom 3. auf den 6. Prozentrang ist eine größere Verbesserung als eine Steigerung vom 50. auf den 53. Prozentrang. Prozentränge sind nicht intervallskaliert; daher darf mit Prozenträngen nicht gerechnet werden, d.h. sie dürfen weder addiert noch darf ein Durchschnitt ermittelt werden, sondern sie können ausschließlich zur Darstellung einzelner Werte verwendet werden.

Mit den Standardwerten und Prozenträngen können Testergebnisse professionell dargestellt werden. Bei der Beschreibung der Reliabilität wurden bereits der Standardmessfehler (vgl. Kap. 2.1.5) und das Vertrauensintervall erläutert. Testanwender*innen sollten im Handbuch nachschlagen, wie groß das 90 %- bzw. 95 %-Vertrauensintervall ist und dieses bei den Testergebnissen dokumentieren. Denn so gut

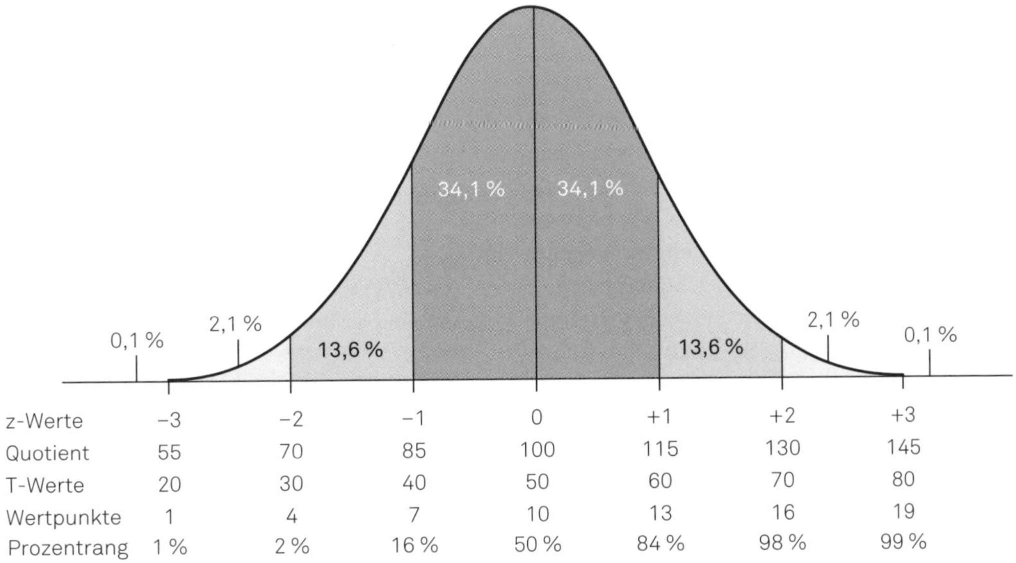

Abbildung 2-7: Standardskalen und Prozentränge

viele Assessments sind, keines ist perfekt. Zu einem korrekten Umgang mit Testergebnissen gehört daher auch die Angabe der Vertrauensintervalle in der Dokumentation oder den Therapieberichten.

Wenn Ergotherapeut*innen ein Assessment für die Outcome-Erhebung, d.h. zum Messen von Veränderungen verwenden, müssen sie die Vertrauensintervalle, SDC (Smallest Detectable Change) und Minimal Clinically Important Difference (MCID) berücksichtigen. Die Vertrauensintervalle und der SDC sagen aus, wie groß die Differenz zwischen Ersterhebung und Outcome-Erhebung sein muss, damit man sicher sein kann, dass eine Veränderung stattgefunden hat. Ist die Differenz zwischen den Werten geringer, kann die Schwankung der Werte auch aufgrund der mangelnden Zuverlässigkeit des Assessments entstanden sein. Der Wert „Minimal Clinically Important Difference" (MCID) sagt aus, wie groß die Differenz sein muss, damit man davon ausgehen kann, dass es ein für Klient*innen bedeutsamer Unterschied ist. Diese Werte sowie Boden- und Deckeneffekte wurden bereits im Abschnitt Responsivität (vgl. Kap. 2.1.7) beschrieben.

Entwicklungsalter

In manchen Tests für Kinder können Therapeut*innen ablesen, welchem Entwicklungsalter die Leistungen eines Kindes entsprechen. Auch dieser Wert kann ihnen bei der Vermittlung von Testergebnissen helfen. So können sie zum Beispiel im Gespräch erläutern, dass die motorischen Leistungen des achtjährigen Kindes so gut sind wie die Leistungen eines durchschnittlichen fünfjährigen Kindes. Das Entwicklungsalter sollte immer als eine ergänzende Information gesehen und nur mit großer Vorsicht interpretiert werden. Die Beschreibung klingt sehr anschaulich, vernachlässigt aber, dass sich ein achtjähriges Kind trotzdem anders bewegt und einzustufen ist als ein fünfjähriges Kind. Bei Angaben zum Entwicklungsalter wird auch nicht berücksichtigt, dass in manchen Altersphasen sehr große und in anderen kleine Entwicklungsfortschritte stattfinden. D.h., für die Outcome-Erhebung ist ein Vergleich der Entwicklungsalter zu verschiedenen Testzeitpunkten nicht aussagekräftig und daher nicht sinnvoll.

Ziel dieses Kapitels war es, Leser*innen für den korrekten Umgang mit standardisieren Assessments zu sensibilisieren sowie Wissen zu den Gütekriterien und zur Auswertung von normierten Assessments zu vermitteln oder aufzufrischen. Ein gutes Verständnis der Thematik hilft Ergotherapeut*innen, die Stärken und Schwächen von standardisierten Assessments zu erkennen. Die Beispiele zeigen die Bedeutung dieser Informationen für die Praxis: für die Auswahl und Durchführung von Assessments sowie die Interpretation der Ergebnisse. Für eine evidenzbasierte Praxis in den Phasen der Evaluation und Outcome-Erhebung müssen neben dem Erfahrungswissen, den Anliegen der Klient*innen und den Kontextfaktoren auch die Erkenntnisse aus der Forschung einbezogen werden. Mit diesem Text sollen Therapeut*innen ermutigt und angespornt werden, die in den Testhandbüchern beschriebenen Studien auf anwendungsrelevante Informationen zu sichten.

Literatur

Acquadro, C., Conway, K., Hareendran, A. & Aaronson, N. (2008). Literature review of methods to translate health-related quality of life questionnaires for use in multinational clinical trials. *Value in Health: the Journal of the International Society for Pharmacoeconomics and Outcomes Research, 11*, 509–521. https://doi.org/10.1111/j.1524-4733.2007.00292.x

Bazyk, S. & Arbesman, M. (2019). *Psychische Gesundheit von Kindern und Jugendlichen* (Leitlinien der Ergotherapie, Band 12). Bern: Hogrefe. https://doi.org/10.1024/85790-000

Beaton, D.E., Bombardier, C., Guillemin, F. & Ferraz, M.B. (2000). Guidelines for the Process of Cross-Cultural Adaptation of Self-Report Measures. *Spine, 25*, 3186–3191. https://doi.org/10.1097/00007632-200012150-00014

Beery, K.E. & Beery, N.A. (2010). *The Beery-Buktenica Developmental Test of Visual-Motor-Integration (Beery VMI) with Supplemental Developmental Test of Visual Perception and Motor Coordination. Administration, Scoring, and Teaching Manual* (6th ed). Bloomington: Pearson. https://doi.org/10.1037/t48947-000

Blank, R., Jenetzky, E. & Vinçon, S. (2014). *Bruininks-Oseretzky Test der motorischen Fähigkeiten* (R.H. Bruininks & B.D. Bruininks Trans.). Frankfurt/M.: Pearson.

Blank, R. & Vinçon, S. (2020). *Deutsch-Österreichisch-schweizerische (DACH) Versorgungsleitlinie zu Definition, Diagnostik, Behandlung und psychosozialen Aspekte bei Umschriebenen Entwicklungsstörungen motorischer Funktionen (UEMF), Langfassung.* Arbeitsgemeinschaft der Wissenschaftlichen Medizinischen Fachgesellschaften (AWMF online). Verfügbar unter https://www.awmf.org/leitlinien/detail/ll/022-017.html

Bowyer, P.L., Kramer, J., Ploszaj, A., Ross, M., Schwarz, O., Kielhofner, G. & Kramer, K. (2011). *SCOPE - kurzes Betätigungsprofil für Kinder. Handbuch mit Bewertungsbögen (Version 2.2)*. Idstein: Schulz-Kirchner.

Braveman, B., Robson, M., Velozo, C., Kielhofner, G., Fisher, G., Forsyth, K. & Kerschbaum, J. (2007). *WRI - Benutzerhandbuch für das Worker Role Interview (Version 10.0)*. Idstein: Schulz-Kirchner.

Bühner, M. (2011). *Einführung in die Test- und Fragebogenkonstruktion* (3rd ed.). München: Pearson Studium.

Büttner, G., Dacheneder, W., Schneider, W. & Weyer, K. (2008). *FEW-2. Frostigs Entwicklungstest der visuellen Wahrnehmung-2. Deutsche Fassung des Developmental Test of Visual Perception, Second Edition (DTVP-2)*. Göttingen: Hogrefe.

Büttner, G., Dacheneder, W., Müller, C., Schneider, W. & Hasselhorn, M. (2021). *Frostigs Entwicklungstest der visuellen Wahrnehmung - 3. Deutsche Bearbeitung des Developmental Test of Visual Perception* (3rd ed., DTVP-3, D. Hammill, N. Pearson & j. Voress Trans.). Bern: Hogrefe.

Chang, M.C. & Richardson, P.K. (2020). Use of Standardizes Tests in Pediatric Practice. In J.C. O'Brien & H. Kuhaneck (Eds.), *Case-Smith's Occupational Therapy for Children and Adolescents.* (8th ed., pp. 158–180). St. Louis: Elsevier.

Chisholm, D. (2014). Practical Aspects of the Evaluation Process. In J. Hinojosa & P. Kramer (Eds.), *Evaluation in occupational therapy. Obtaining and interpreting data* (4th ed., pp. 47–63). Bethesda, MD: The American Occupational Therapy Association, Inc.

Crist, P. (2014a). Reliability and Validity. The Psychometrics of Standardized Assessments. In J. Hinojosa & P. Kramer (Eds.), *Evaluation in occupational therapy. Obtaining and interpreting data* (4th ed., pp. 143–160). Bethesda, MD: The American Occupational Therapy Association, Inc.

Crist, P. (2014b). Scoring and Interpretation of Results. In J. Hinojosa & P. Kramer (Eds.), *Evaluation in occupational therapy. Obtaining and interpreting data* (4th ed., pp. 161–183). Bethesda, MD: The American Occupational Therapy Association, Inc.

De Vet, H.C.W., Terwee, C.B., Mokkink, L.B. & Knol, D.L. (2011). *Measurement in medicine. A practical guide.* Cambridge: Cambridge University Press. https://doi.org/10.1017/CBO9780511996214

Döring, N. & Bortz, J. (2016). *Forschungsmethoden und Evaluation in den Sozial- und Humanwissenschaften* (5th ed.). Berlin: Springer. https://doi.org/10.1007/978-3-642-41089-5

Ekbladh, E., Thorell, L.-H. & Haglund, L. (2010). Return to work: the predictive value of the Worker Role Interview (WRI) over two years. *Work, 35*, 163–172. https://doi.org/10.3233/WOR-2010-0968

Engstrand, C., Krevers, B. & Kvist, J. (2012). Interrater reliability in finger joint goniometer measurement in Dupuytren's disease. *The American Journal of Occupational Therapy, 66*, 98–103. https://doi.org/10.5014/ajot.2012.001925

Fawcett, A.J. L. (2007). *Principles of assessment and outcome measurement for occupational therapists and physiotherapists. Theory, skills and application.* Chichester: Wiley.

Fisher, A.G. & Bray Jones, K. (2012). *Assessment of Motor and Process Skills. Volume 1: Development, Standardizataion, and Administration Manual* (7th ed.). Fort Collins: Three Star Press.

Funke, U.-N., Schüwer, U., Themann, P. & Gerdes, N. (Hrsg.). (2017). *Selbständigkeits-Index für die neurologische und geriatrische Rehabilitation. SINGER; Manual zur Stufenzuordnung* (2nd ed.). Regensburg: Roderer.

Gerdes, N., Funke, U.-N., Schüwer, U., Themann, P., Pfeiffer, G. & Meffert, C. (2012). „Selbständigkeits-Index für die Neurologische und Geriatrische Rehabilitation (SINGER)" - Entwicklung und Validierung eines neuen Assessment-Instruments. *Die Rehabilitation, 51*, 289–299. https://doi.org/10.1055/s-0031-1287805

Griswold, L.A. (2014). Evaluation in the Intervention Planning Process. In J. Hinojosa & P. Kramer (Eds.), *Evaluation in occupational therapy. Obtaining and interpreting data* (4th ed., pp. 65–82). Bethesda, MD: The American Occupational Therapy Association, Inc.

Haley, S.M., Coster, W.J., Ludlow, L.H., Haltiwanger, J. & Andrellos, P. (2014). *PEDI-D. Pediatric Evaluation of Disability Inventory: Assessment zur Erfassung von Aktivitäten des täglichen Lebens bei Kindern mit und ohne Beeinträchtigung.* Idstein: Schulz-Kirchner.

Hinojosa, P., Kramer, P. & Crist, P. (2014). Evaluation: Where Do We Begin? In J. Hinojosa & P. Kramer (Eds.), *Evaluation in occupational therapy. Obtaining and interpreting data* (4th ed., pp. 1–18). Bethesda, MD: The American Occupational Therapy Association, Inc.

Hoffmann, T., Bennett, S. & Del Mar, C. (Hrsg.). (2013). *Evidence-Based Practice Across the Health Professions* (2nd ed.). London: Elsevier.

Holmefur, M., Krumlinde-Sundholm, L. & Eliasson, A.-C. (2007). Interrater and intrarater reliability of the Assisting Hand Assessment. *The American Journal of Occupational Therapy, 61*, 79–84. https://doi.org/10.5014/ajot.61.1.79

Kennedy, C., Beaton, D.E., Solway, S., McCornell, S. & Bombardier, C. (2011). *The DASH and QuickDASH Ourtcome Measure User's Manual* (3rd ed.). Toronto, Ontario: Institute of Work & Health.

Kennedy-Behr, A., Wilson, B.N., Rodger, S. & Mickan, S. (2013). Cross-cultural adaptation of the developmental coordination disorder questionnaire 2007 for German-speaking countries: DCDQ-G. *Neuropediatrics, 44*, 245–251. https://doi.org/10.1055/s-0033-1347936

Law, M., Baptiste, S., Carswell, A., McColl, M., Polatajko, H. & Pollok, N. (2015). *COPM Canadian Occupational Performance Measure.* Idstein: Schulz-Kirchner Verlag.

Le Granse, M., van Hartingsveldt, M. & Kinébanian, A. (Hrsg.). (2019). *Grundlagen der Ergotherapie.* Stuttgart: Thieme. https://doi.org/10.1055/b-006-163235

Linden, M., Baron, S. & Muschalla, B. (2014). *Mini-ICF-APP. Mini-ICF-Rating für Aktivitäts- und Partizipationsstörungen bei psychischen Erkrankungen: Manual.* Bern: Hogrefe.

Lüthi, H. (2009). Assessment: Functional Independence Measure – Alltagsfähigkeiten zuverlässig messen. *ergopraxis, 2*, 28–29. https://doi.org/10.1055/s-0030-1254445

Manly, T., Robertson, I.H., Anderson, V. & Nimmo-Smith, I. (2013). *TEA-Ch. Test of Everyday Attention for Children - Deutsche Adaption.* Frankfurt/M.: Pearson.

Mathiowetz, V., Weber, K., Kashman, N. & Volland, G. (1985). Adult Norms for the Nine Hole Peg Test of Finger Dexterity. *OTJR: Occupation, Participation and Health, 5*, 24–38. https://doi.org/10.1177/153944928500500102

Merklein de Freitas, C., Pott, U., Weber, B., Wendel, E. & Zillhardt, C. (2015). Wie Ergotherapeuten den Behandlungsprozess gestalten. Teil 1: Qualitative Bestandsaufnahme. *Ergotherapie und Rehabilitation, 54*, 23–26.

Mokkink, L.B., Terwee, C.B., Patrick, D.L., Alonso, J., Stratford, P.W., Knol, D.L., Bouter, L.M. & de Vet, H.C.W. (2010). The COSMIN study reached international consensus on taxonomy, terminology, and definitions of measurement properties for health-related patient-reported outcomes. *Journal of Clinical Epidemiology, 63*, 737–745. https://doi.org/10.1016/j.jclinepi.2010.02.006

Niemeijer, A.S., van Waelvelde, H. & Smits-Engelsman, B.C. M. (2015). Crossing the North Sea seems to make DCD disappear: cross-validation of Movement Assessment Battery for Children-2 norms. *Human Movement Science, 39*, 177–188. https://doi.org/10.1016/j.humov.2014.11.004

O'Brien, J.C. & Kuhaneck, H. (Hrsg.). (2020). *Case-Smith's Occupational Therapy for Children and Adolescents.* (8th ed.). St. Louis: Elsevier.

Petermann, F. (2015). *Movement Assessment Battery for Children -2 (Movement ABC-2)* (4th ed.). Frankfurt a.M.: Pearson

Poole, J.L., Siegel, P. & Tencza, M.J. (2020). *Erwachsene mit Arthritis und rheumatischen Erkrankungen* (Leitlinien der Ergotherapie, Band 16). Bern: Hogrefe. https://doi.org/10.1024/85890-000

Radomski, M.V. & Latham, C.A. T. (Hrsg.). (2014). *Occupational therapy for physical dysfunction* (7th ed.). Philadelphia: Wolters Kluwer Health/Lippincott Williams & Wilkins.

Ritschl, V., Stamm, T. & Unterhumer, G. (2016). Wissenschaft praktisch - evidenzbasierte Praxis. In V. Ritschl, R. Weigl & T. Stamm (Eds.), *Wissenschaftliches Arbeiten und Schreiben. Verstehen, Anwenden,*

Nutzen für die Praxis (pp. 291–306). Berlin: Springer. https://doi.org/10.1007/978-3-662-49908-5_14

Schönthaler, E. (2016). Assessments. In V. Ritschl, R. Weigl & T. Stamm (Eds.), *Wissenschaftliches Arbeiten und Schreiben. Verstehen, Anwenden, Nutzen für die Praxis* (pp. 249–266). Berlin: Springer. https://doi.org/10.1007/978-3-662-49908-5_11

Schulze, C., Page, J., Lilja, M. & Kottorp, A. (2017). Cross-cultural validity of the German version of the Pediatric Evaluation of Disability Inventory (PEDI-G) – A Rasch model application. *Child: Care, Health and Development, 43*, 48–58. https://doi.org/10.1111/cch.12401

Schulze, C., Kottorp, A., Meichtry, A., Lilja, M. & Page, J. (2014). Inter-Rater and Test-Retest Reliability of the German Pediatric Evaluation of Disability Inventory (PEDI-G). *Physical & Occupational Therapy in Pediatrics, 35*, 296–310. https://doi.org/10.3109/01942638.2014.975311

Schulze, C. & Page, J. (2012). PEDI - Ein Assessment zur Erfassung von Aktivitäten des täglichen Lebens von Kindern: Der Prozess der transkulturellen Übersetzung, Adaption und Validierung der Pediatric Evaluation of Disability Inventory (PEDI) für den deutschsprachigen Raum in Europa. *ergoscience, 7*, 122–127.

Skard, G. & Bundy, A.C. (2011). *Test zur Spielfähigkeit*. Idstein: Schulz-Kirchner.

Stein, F. & Cutler, S.K. (2000). *Clinical research in occupational therapy* (4th ed.). San Diego: Singular Publ. Group.

Strebel, H. (2017). *Interrater-Reliabilität des Pädiatrisch Ergotherapeutischen Assessment- und Prozessinstrumentes (PEAP) und Erfassung der Entscheidungskriterien bei der Bewertung durch Ergotherapeuten.* Inauguraldissertation, Universität Köln. Verfügbar unter https://kups.ub.uni-koeln.de/7752/

Leeuwen, C., L. Woude, L., & Post, M. (2012). Validity of the mental health subscale of the SF-36 in persons with spinal cord injury. *Spinal Cord., 50*, 707–710. https://doi.org/10.1038/sc.2012.33

Wang, Y.-C., Bohannon, R.W., Kapellusch, J., Garg, A. & Gershon, R.C. (2015). Dexterity as measured with the 9-Hole Peg Test (9-HPT) across the age span. *Journal of Hand Therapy: Official Journal of the American Society of Hand Therapists, 28*, 53–60. https://doi.org/10.1016/j.jht.2014.09.002

Wirz, M., Köhler, B., Marks, D., Kool, J., Sattelmayer, M., Oesch, P., Hilfiker, R., Rogan, S., Schädler, S., Verra, M. & Lüthi, H. (2014). *Lehrbuch Assessments in der Rehabilitation*. Bern: Huber.

Wolf, T.J. & Nilsen, D.M. (Hrsg.). (2018). *Menschen mit Schlaganfall* (Leitlinien der Ergotherapie, Band 3). Bern: Hogrefe. https://doi.org/10.1024/85787-000

Weiterführende Literatur

De Vet, H.C.W., Terwee, C.B., Mokkink, L.B. & Knol, D.L. (2011). *Measurement in medicine. A practical guide (Practical guides to biostatistics and epidemiology)*. Cambridge: Cambridge University Press. https://doi.org/10.1017/CBO9780511996214

Dunn, W. (2017). *Sensory Profile* (2. Deutsche Fassung). Frankfurt/M-: Pearson.

Fawcett, A.J.L. (2007). *Principles of assessment and outcome measurement for occupational therapists and physiotherapists. Theory, skills and application.* Chichester: Wiley.

Hinojosa, J. & Kramer, P. (Eds.). (2014). *Evaluation in occupational therapy. Obtaining and interpreting data* (4th ed.). Bethesda, MD: The American Occupational Therapy Association, Inc.

Law, M.C., Baptiste, S., Carswell, A., McColl, M.A., Polatajko, H. & Pollock, N. (2017). *COPM. Canadian Occupational Performance Measure* (5th ed.). Idstein: Schulz-Kirchner Verlag.

Parkinson, S., Forsyth, K. & Kielhofner, G. (2005). *Das Model of Human Occupation Screening Tool (MOHOST). Benutzerhandbuch und Formblatt.* Dortmund: modernes lernen. https://doi.org/10.1037/t52666-000

Schönthaler, E. (2016). Assessments. In V. Ritschl, R. Weigl & T. Stamm (Hrsg.), *Wissenschaftliches Arbeiten und Schreiben. Verstehen, Anwenden, Nutzen für die Praxis* (Studium Pflege, Therapie, Gesundheit, S. 249–266). Berlin, Heidelberg: Springer.

2.2 Assessments im kulturellen Kontext

Brigitte Loder-Fink

Ergotherapeut*innen nutzen eine Vielzahl an Assessments, unter anderem auch aus unterschiedlichen Ländern. Es gilt hierbei zu beachten, dass Assessments oft unter Einfluss verschiedener kultureller Kontexte stehen (Stomph & Poerbodipoero, 2019) und zwar von der Entstehung bis zur Anwendung in der Therapie (ebd.).

Assessments, die sich aus der Disziplin heraus entwickelt haben, basieren zu einem großen Teil auf ergotherapeutischen Modellen. „Fast jedes ergotherapeutische Modell umfasst ein oder mehrere Assessments“ (Dehnhardt, 2020, S. 90). Solche Assessments werden von dem jeweiligen kulturellen Umfeld ihres Herkunftslandes geprägt. Allerdings variiert die Kultur einer jeden Gemeinschaft im Laufe der Zeit (WFOT, 2009). Daher rät der WFOT (2009) dazu, auch die kulturelle Dimension eines Assessments innerhalb des jeweiligen Entwicklungszeitraumes zu berücksichtigen. Um ein Bewusstsein für die unterschiedlichen kulturellen Einflüsse bei der Anwendung von Assessments im ergotherapeutischen Prozess zu schaffen, empfiehlt sich eine nähere Auseinandersetzung mit dem Begriff der Kultur und dem damit eng verbundenen Konzept der Diversität.

Das vorliegende Kapitel erklärt die Begrifflichkeiten Kultur und Diversität historisch und stellt eine Verbindung zur Ergotherapie her. Anschließend werden die kulturellen Einflüsse und Wechselwirkungen auf Assessments, Therapeut*innen und Klient*innen beleuchtet und jeweils Empfehlungen für den therapeutischen Umgang mit Kultur und Diversität anhand der vier Leitprinzipien der WFOT (2009) gegeben. In diesem Zusammenhang bietet es sich auch an, die Bedeutung von inter- bzw. transkulturellen Kompetenzen für die Ergotherapie zu verdeutlichen. Die hier gewählte Begriffskombination *inter- bzw. transkulturell* ist dem Umstand geschuldet, dass die Bezeichnung „interkulturell“ in der ergotherapeutischen Literatur üblicher ist, während „transkulturell“ – wie in der untenstehenden Erläuterung deutlich wird – auf einem moderneren und offeneren Kulturbegriff basiert.

Darauf aufbauend gilt es, die Übertragbarkeit und inter- bzw. transkulturelle Anpassung von (ergotherapeutischen) Assessments aus dem internationalen auf den deutschsprachigen Raum zu betrachten sowie mögliche Entwicklungspotenziale für die deutschsprachige Ergotherapie zu identifizieren.

2.2.1 Hintergründe zur Kultur und Diversität

Der Begriff Kultur ist ein oft verwendetes Wort. Eine einheitliche, allgemeingültige Definition gibt es bislang nicht. Der Begriff Kultur stammt von den lateinischen Wörtern *colere* und *cultus*. *Colere* bedeutet so viel wie hegen, pflegen und beschützen, während *cultus* mit Gewohnheit übersetzt werden kann (Eagleton, 2009). „Im 18. Jahrhundert wird Kultur dann mehr oder weniger zu einem Synonym für ‚Zivilisation‘ im Sinne eines allgemein geistigen, spirituellen und materiellen Fortschritts“ (Eagleton, 2009, S. 17). Damals gehörte Kultur als Synonym für Zivilisation zum allgemeinen Geist der Aufklärung. Das französische Wort für Zivilisation deckte hauptsächlich das politische, wirtschaftliche und technische Leben ab, wohingegen das deutsche Wort Kultur einen engeren, überwiegend religiösen, künstlerischen und geistigen Bezug hatte. Im späten 19. Jahrhundert definierte Tylor Kultur als „[...] ein komplexes Ganzes, das Wissen, Glauben, Kunst, Moral, Recht, Sitte und alle anderen Fähigkeiten und Gewohnheiten umfasst, die der Mensch als Mitglied der Gesellschaft erworben hat“ (Tylor, zitiert in Townsend & Polatajko, 2007, S. 51). Durkheim meint, dass „Kultur in jeder Interaktion erzeugt wird, an der Menschen beteiligt sind.“ (Durkheim, zitiert in Townsend & Polatajko, 2007, S. 51)

Es wird oft vergessen, wie stark Individuen unterschiedlichen kulturellen Einflüssen ausgesetzt sind und wie dynamisch dieser Prozess in der heutigen global vernetzten Welt vonstatten geht. Durch die Globalisierung, die Ulrich Beck (in Bolten, 2013) zufolge die „Zweite Moderne“ prägt, emanzipiert sich der Kulturbegriff von den weitverbreiteten, eingrenzenden Definitionen (Bolten, 2013). „Im Zuge der Überwindung geographischer Entfernungen durch die sich ständig verbessernden modernen Kommunikations- und Transportmittel und den damit einhergehenden persönlichen Kontakten von Menschen mit unterschiedlicher Herkunft entwickeln sich neue differenziertere Vorstellungen von ‚Kultur‘ [...]“ (Conti, 2010, S. 175).

Am Übergang von der ersten zur zweiten Moderne

Die *Zweite Moderne* markiert laut Beck die Entwicklung hin zu einem vernetzungsbewussten und mehrwertigen Denken. Diese Entwicklung löst den in der *Ersten Moderne* vorherrschenden Glauben an Strukturen und Steuerbarkeiten ebenso ab wie Homogenitätsannahmen und bipolares Denken. Noch sieht Beck die Industriestaaten in einem Übergang von der Ersten zur Zweiten Moderne (Bolten, 2013), was eine Auflösung von Denkzwängen (Containerdenken der Ersten Moderne) sowie einen Umbruch von einem *geschlossenen* hin zu einem *offenen* Kulturbegriff mit sich bringt (Bolten, 2008). Die Perspektive der geschlossenen Kultur presst den Begriff dabei in nationale Grenzen. Somit setzt sie eine angenommene innere Homogenität voraus, durch die sich eine Nation eindeutig anhand konkreter und permanenter Merkmale von einer anderen Nation abgrenzen lässt (Conti, 2010). Der Begriff der Interkulturalität entspringt somit der Perspektive der Ersten Moderne. Hierunter lässt sich eine Synthese zweier verschiedener, sich an deutlichen Merkmalen abgrenzenden Kulturen verstehen.

Lim und Iwama (2005) stellten fest, dass ethnisch vielfältige Individuen, die innerhalb einer bestimmten Gruppe sozialisiert wurden, eine Reihe von Werten und Prinzipien teilen. Sie kommen aber auch zu dem Schluss, dass die Verwendung einer engen Definition von Kultur die Gefahr von rassistischen Annahmen und Stereotypen mit sich bringen kann. Das spiegelt sich etwa im Ethnozentrismus wider, also in dem Glauben, dass die eigene Kultur anderen überlegen ist und der Norm entspricht. Damit geht die Annahme einher, dass die eigenen Werte, Prioritäten und Perspektiven universell und nicht kulturspezifisch sind (Hammell, 2009). Der WFOT (2009) beschreibt unter Einbezug verschiedener Quellen, dass es für ein Individuum vorteilhaft ist, sich mit einer Gruppe zu identifizieren. Wenn die Gruppe das Individuum akzeptiert, fördert dies ein positives individuelles Selbstbild. Gefährlich kann es werden, wenn sich Gruppen von anderen Gruppen stark abgrenzen, zu einem *Wir-* und *Ihr-Denken* führen, Stereotypen schaffen und erwarten, dass Menschen aus der anderen Gruppe sich auf eine bestimmte Weise verhalten. Dabei legen Menschen nur sehr selten stereotypisches Verhalten an den Tag. Hasselkus (2002) weist ebenso auf die Problematik hin, dass ein konkretes Verhalten mitunter als signifikant für die Kultur einer bestimmten Gruppe gilt. Und das, obwohl dieses Verhalten von der Mehrheit der Bevölkerung in der Gesellschaft, in welcher die Gruppe lebt, geteilt werden kann oder eben auch nicht. Dies wiederum kann dazu führen, dass kulturelle Annahmen, wie zum Beispiel „alle Österreicher*innen können jodeln“, im Einzelfall nicht zutreffen oder sogar stigmatisierend wirken.

Offener Kulturbegriff und Diversität

Wird hingegen ein offener Kulturbegriff vertreten, so ist „Kultur das einzigartige, synergetische Produkt der Interaktion zwischen Akteuren, die Vertreter unterschiedlicher Kulturen sind“ (Bolten, 2007, S. 18). Demnach sind Kulturen nicht zwangsläufig an einen bestimmten Ort gebunden, so dass Menschen zur gleichen Zeit verschiedenen Kulturen angehören können (Hansen, 2009). Dieser Perspektive entstammt auch der Begriff der Transkulturalität. Es ist von Bedeutung, festzuhalten, dass – relativ unabhängig vom vorhandenen Kulturbegriff – ein Großteil der Kultur und der damit verbundenen gemeinsamen Ideen, Bezugsrahmen, Regeln und Bedeutungen nicht sichtbar sind. Weder für diejenige Person, die in einer Kultur aufgewachsen ist, noch für diejenigen, die nicht damit aufgewachsen sind (Stomph & Poerbodipoero, 2019). McClain (1998) vergleicht den sichtbaren und unsichtbaren Teil der Kultur mit einem Eisberg. Sichtbare Aspekte wären zum Beispiel Essen, Musik und Architektur. Unter der Oberfläche liegen nicht offen ausgesprochene Themen, wie z.B. Werte, Vorurteile, Überzeugungen, sowie Vorstellungen zu Beziehungen, Gesundheit, Heilung, Behinderung oder psychischen Erkrankungen (ebd.). Diese verborgenen Themen finden sich bei allen Menschen und prägen auch unsere eigenen persönlichen Einstellungen, Vorurteile, Werte und Überzeugungen (WFOT, 2009). Durch Reflexion des eigenen Handelns können diese Themen offengelegt und bewusstgemacht werden (ebd).

Allerdings kann jeder Mensch aufgrund seiner individuellen Lebensgeschichte innerhalb einer kulturellen Gruppe sehr unterschiedlich beeinflusst werden. Als Folge entsteht eine große Diversität innerhalb jeder Kultur. Diversität ist ein Konzept, das ursprünglich aus der Soziologie kommt. In der deutschen Sprache wird Diversität analog zum englischen Begriff *diversity* verwendet und mit dem Begriff Vielfalt übersetzt. Diversität unterscheidet Menschen nach individuellen Merkmalen, wie zum Beispiel dem sozioökonomischen Status, der ethnischen Zugehörigkeit, der jeweiligen Religion, des Geschlechts, der sexuellen Identität, oder des Alters und teilt Menschen diesen jeweiligen Gruppen zu (Vinz & Schiederig, 2010).

Gemäß dem Ethik-Code und Positionspapier „Vielfalt und Kultur“ des WFOT (2010) haben Ergotherapeut*innen die Verantwortung, „die kulturelle Vielfalt, den Lebensstil und die Anschauungen der Menschen, die sie behandeln zu berücksichtigen“. Daher stellt die Auseinandersetzung mit Diversität in der Ergotherapie kein neues Thema dar, wie auch Taff und Blash (2017) unter Verweis auf verschiedene Autoren betonen. Allerdings sehen sie Bedarf, die Forderung nach einer „diverse workforce“ in konkrete Strategien und Aktionspläne zu übersetzen. Ihr selbst entwickelter Aktionsmix für Diversity und Inklusion setzt auf den Ebenen der Person, Institution und Profession an. Auf Ebene der Person verankern sie etwa Aktivitäten zur *kulturellen Awareness* und die kritische Betrachtung von sich selbst, der eigenen Institution oder Profession. Auf Ebene der Institution fordern sie zum Beispiel entsprechende Trainingsprogramme oder Gesprächszirkel und auf Ebene der Profession ein „Diversity & Inclusion Committee“.

Das Verständnis von Kultur in der Ergotherapie

Es gilt als wichtig, dass Ergotherapeut*innen mit Diversität und unterschiedlichen kulturellen Prägungen umgehen können. Dafür ist es notwendig, dass sie sich der eigenen Enkulturation bewusst sind, diese reflektieren und so ihre Kulturzentriertheit im therapeutischen Handeln überwinden können (Stomph & Poerbodipoero, 2019).

Doch wie betrachtet die Ergotherapie als Profession kulturelle Phänomene und wie greift sie diese in ihrer Forschung auf? Dieser Frage sind Castro und Kolleg*innen (2014) in einem integrativen Literatur-Review nachgegangen. Dabei haben sie 39 englischsprachige Studien aus den Jahren 2006 bis 2011 ausgewertet. Sie kommen zu dem Ergebnis, dass Kultur in der ergotherapeutischen Forschung im Rahmen von zwei verschiedenen Dimensionen betrachtet wird, denen sich weitere Subdimensionen zuordnen lassen. Die erste Dimension betrachtet Kultur im Sinne von „culture is alive" als abstraktes und komplexes dynamisches Phänomen mit hoher Relevanz für die Ergotherapie. Dabei lassen sich dieser Dimension fünf Subdimensionen zuordnen (übersetzt nach Castro et al., 2014, S. 408):

- Kultur verändert sich im Laufe der Zeit, um sich selbst zu erhalten.
- Kultur drückt sich auf sichtbare und unsichtbare Weise aus.
- Ein grundlegendes Element der Mitgliedschaft in einer Kultur stellt das Teilen von Bedeutungen dar.
- Zugehörigkeit ist ein Weg, innerhalb einer Kultur Gleichheit bzw. zwischen Kulturen Unterschiede zu erfahren.
- Teilen und Nutzen von Macht

In der zweiten Dimension wird Ergotherapie selbst „as a culture" betrachtet. Innerhalb dieser ergotherapeutischen Kultur werden Themen, Bedeutungen und Praxis der Ergotherapie miteinander geteilt. Auch hier lassen sich vier Subdimensionen zuordnen (übersetzt nach Castro et al., 2014, S. 409):

- Eine Identität als Ergotherapeut*in haben
- Ergotherapeutisches Wissen schaffen
- Eine Praxis umsetzen, die auf der ergotherapeutischen Kultur basiert
- Die Lücken und Paradoxien innerhalb der ergotherapeutischen Kultur realisieren

In der letztgenannten Subdimension werden viele kritische Stimmen zur Kultur der Disziplin laut. So kritisieren einbezogene Arbeiten etwa, dass viele Hauptannahmen der Ergotherapie auf westlichen Überzeugungen und Wertvorstellungen beruhen, die zum Beispiel auf Unabhängigkeit, Selbstbestimmung und Autonomie abheben. Obwohl diese Konzepte nicht universell bedeutsam sind, wurden sie lange Zeit so genutzt, als wären sie es.

Vier Prinzipien beeinflussen ergotherapeutisches Verständnis von Kultur

Unabhängig davon, um welche der beiden Dimensionen es sich handelt, identifizieren die Forscher*innen zudem vier *Forces* bzw. Prinzipien, die das ergotherapeutische Verständnis davon beeinflussen, wie sich Kultur ausdrückt.

Demnach wandelt sich das kulturelle Verständnis der Ergotherapie *erstens* von statisch zu dynamisch. Dabei tritt anstelle eines ethnozentrischen Kulturverständnisses zunehmend die Vorstellung von einer komplexen, dynamischen und multizentrischen Ganzheit. Dennoch scheinen statische und reduktionistische Konzeptionen von Kultur innerhalb der Ergotherapie noch nicht überwunden. *Zweitens* bewegt sich das ergotherapeutische Kulturverständnis im Spannungsfeld zwischen einfach und komplex. Komplexität bezieht sich dabei auf die Wechselbeziehungen zwischen vielfältigen Merkmalen wie Wissen, Einstellungen und Religion, durch die sich Kultur ausdrückt. In diesem Zusammenhang liegt der ergotherapeutische Fokus vor allem auf Betätigungen und den damit verbundenen Bedeutungen. *Drittens* reicht das Kulturverständnis von traditionell bis innovativ. Dies umfasst auch die Frage, inwieweit welche kulturellen Aspekte innerhalb einer globalisierten, diversen und technisierten Welt erhalten bleiben können. *Viertens* bewegt sich das ergotherapeutische Kulturverständnis zwischen westlich und individualistisch geprägten Weltvorstellungen auf der einen sowie östlichen und kollektivistisch geprägten Wirklichkeitskonstruktionen auf der anderen Seite. Aus Sicht der Forscher*innen interagieren die genannten Dimensionen und Kraft-Prinzipien miteinander.

Die Forscher*innen um Castro (2014) kommen zu dem Schluss, dass die Ergotherapie am Scheideweg zwischen traditionellen und kritischen Ansätzen steht. Sie sehen Bedarf nach einem erweiterten Verständnis davon, wie sich Kultur in der Ergotherapie ausdrückt. Dabei regen sie zum offenen Diskurs darüber an, inwieweit sich die diversen Ausdrucksmöglichkeiten von Kultur tatsächlich mit den gängigen Grundlagen und Praktiken der Ergotherapie vereinbaren lassen.

2.2.2 Kulturelle Einflüsse bei der Anwendung von Assessments

Bei der Anwendung von Assessments spielen deren kultureller Entstehungshintergrund (WFOT, 2009), die kulturelle Prägung und Diversität der Klient*innen (Baum et al., 2015) sowie die persönliche kulturelle Prägung der Ergotherapeut*innen eine große Rolle (Stomph & Poerbodipoero, 2019). So sind z. B. ergotherapeutische Modelle und Assessments überwiegend durch westlich geprägte Konzepte geprägt, was eine kultursensible Arbeit erschwert (Roschka, 2016). Die teilweise unbemerkten, unbewussten und unterschiedlichen kulturellen Einflüsse wirken sich auf den gesamten ergotherapeutischen Prozess aus.

Im Folgenden gilt es daher, den kulturellen Einfluss der Assessments auf den ergotherapeutischen Prozess aus allen drei Blickwinkeln zu betrachten – aus Perspektive der Klient*innen, der Therapeut*innen und vor dem kulturellen Hintergrund des Assessments (**Abbildung 2-8**). Gleichzeitig veranschaulichen konkrete Beispiele, wie Ergotherapeut*innen die vier zugeordneten Leitprinzipien aus den Guidelines zur Vielfalt und Kultur (WFOT, 2009) beim Einsatz von Assessments im Therapiealltag berücksichtigen können (**Abbildung 2-9**).

Einfluss des kulturellen Hintergrundes auf Assessments

Jedes Instrument entsteht in einem kulturellen Umfeld und ist aus diesem Kontext heraus für eine bestimmte Zielgruppe entwickelt worden. Es gibt eine große Bandbreite an ergotherapeutischen Assessments. Trotz ihrer Unterschiedlichkeit ist den meisten Instrumenten gemeinsam, dass sie über ein Manual oder etwas Vergleichbares verfügen. Dieses beschreibt in der Regel, wie Ergotherapeut*innen das jeweilige Assessment anwenden und auswerten können. Hessenauer (2020) definiert Fragen, deren Antworten hilfreiche Informationen zu Assessments liefern. Mit ihrer Hilfe können Ergotherapeut*innen Rückschlüsse darauf ziehen, ob sich das jeweilige Assessment für Klient*innen unterschiedlicher Kulturen oder diverse Klientengruppen eignet:

- Was misst das Assessment?
- Für wen ist es gedacht?
- Wobei wird die Person beobachtet? Welche Aufgabenstellung ist für die Durchführung erforderlich?
- Was wird bewertet?
- Welche Ergebnisse erhält man?
- Wofür können diese Ergebnisse genutzt werden?
- Wie lange dauern Durchführung und Auswertung?
- Wie und wann wurde das Assessment entwickelt?

Ähnlich wie die ergotherapeutischen Modelle basieren auch die meisten verfügbaren ergotherapeutischen Assessments auf westlich geprägten Wert- und Normvorstellungen, welche die Individualität, Selbstständigkeit und Autonomie der Klient*innen in den Fokus rücken. Diese Vorstellungen kollidieren zum Teil mit den Lebenswirklichkeiten von Menschen aus nicht-westlichen oder kollektiv orientieren Kulturkreisen, in denen die Zugehörigkeit und das Eingebundensein in die Gemeinschaft bzw. Familie sowie wechselseitige Abhängigkeiten die kulturellen und religiösen Wertvorstellungen prägen (Malkawi et al., 2020; Iwama, 2005, 2006; Hammell, 2014).

Wie bereits beschrieben, lässt sich Diversität als ein breit zu verstehender Begriff definieren und kann sich z. B. auf die sexuelle Orientierung (Heterosexualität oder LGBTQIA*) und/oder die kulturelle Prägung beziehen. Da viele Assessments eine eindeutige Identifika-

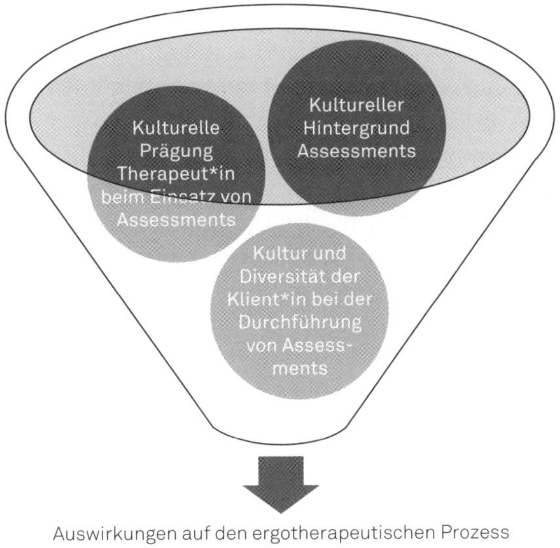

Abbildung 2-8: Auswirkungen kultureller Einflüsse auf den ergotherapeutischen Prozess

Kultureller Hintergrund Assessment	Kultur und Diversität der Klient*innen bei der Durchführung von Assessments	Kulturelle Prägung der Therapeut*innen bei der Durchführung von Assessments
• **Leitprinzip 1:** Vielfalt ist wichtig. Evidenz aus der Forschung	• **Leitprinzip 2:** Menschenrechte und Inklusion sind zu beachten: Betätigung, Partizipation, kulturelle Bewusstheit und Sensibilität	• **Leitprinzip 3:** Sprache ist bedeutsam: die Macht der Wörter • **Leitprinzip 4:** Kompetenz zählt: Einstellungen, Kenntnisse und Fähigkeiten

Abbildung 2-9: Umsetzung der Leitprinzipien „Positionserklärung zur Vielfalt und Kultur" aus drei Perspektiven

tion mit einer Geschlechterrolle (männlich, weiblich) voraussetzen, ist z. B. der Einsatz bei einer intergeschlechtlichen Person als kritisch zu betrachten. Ein weiteres Beispiel stellt die Durchführung des COPM (Law et al., 2015) bei Menschen mit nicht geklärtem Aufenthaltsstatus dar. Mit Hilfe des Assessments können Klient*innen die Durchführung von individuell bedeutungsvollen Betätigungen und ihre Zufriedenheit damit einschätzen. Dabei unterscheidet das Instrument die Betätigungsbereiche Selbstversorgung, Produktivität und Freizeit. Einige Aspekte können für diese Personengruppe schwer zu beantworten sein, da die „Durchführung von bedeutungsvollen Tätigkeiten durch die unsichere rechtliche Situation und die Barrieren, welche im Aufnahmeland auf Menschen mit Fluchterfahrung zukommen – wie zum Beispiel fehlender Zugang zum Arbeitsmarkt – außerhalb der individuellen Kontrolle liegen" (Whiteford, zitiert nach Kraxner et al., 2019a, S. 11). Die Antwort auf die Frage: „Wie und wann wurde das Assessment entwickelt?", lässt auf den kulturellen

Entstehungshintergrund des Instrumentes schließen. Das COPM wurde in den 1980er und 1990er Jahren in Kanada entwickelt. Es entstand also – wie viele andere (ergotherapeutische) Assessments – in einer „vorrangig individualistischen Kultur, die Identität im Individuum verankert sieht, das nach eigenen Interessen handelt" (Hoffmann, 2004, S. 27). Dies begrenzt unter Umständen die Anwendbarkeit des COPM, da in einigen Kulturen die Bestimmung einer sinnvollen Betätigung eher in der Verantwortung der sozialen Gruppe liegt und entsprechende Entscheidungen das Wohl der Gruppe berücksichtigen (Stomph & Poerbodipoero, 2019; Hoffmann, 2004).

Leitprinzip 1: „Vielfalt ist wichtig: Evidenz aus der Forschung"

Beim Einsatz von Assessments in unterschiedlichen Kulturen spielt das erste Leitprinzip der WFOT-Guidelines zur Kultur und Vielfalt (WFOT, 2009) eine wichtige Rolle. Dieses Prinzip weist darauf hin, dass alle Gesellschaften aus unterschiedlichen Bevölkerungsgruppen bestehen. Ergotherapeut*innen sollten diese verschiedenen Gruppen und deren Position in der Gesellschaft kennen und versuchen, sie zu erreichen. Außerdem sollten sie neben dem Wissen über unterschiedliche Betätigungsbedürfnisse der Bevölkerung auch die Effektivität ihrer Interventionen in Hinblick auf die Bedürfnisse von Menschen aus verschiedenen ethnischen Gruppen und mit anderen kulturellen Hintergründen überprüfen, um Evidenz zu schaffen (WFOT, 2009). Vor diesem Hintergrund sollten sich Ergotherapeut*innen auch verdeutlichen, dass nicht alle Assessments bei jeder*jedem Klient*in einsetzbar sind und jede Anwendung oder Evaluation kulturelle Herausforderungen birgt, wie dies bereits anhand des COPMs beschrieben wurde. Ein offener Austausch über Erfahrungen, Einsatzmöglichkeiten, Herausforderungen und notwendige kulturelle Adaptionen bei Assessments darf und muss stattfinden. Indem sich Ergotherapeut*innen reflexiv mit den eigenen und professionsbezogenen kulturellen Hintergründen auseinandersetzen, können sie ein kulturelles Bewusstsein entwickeln. Dies erscheint auch unbedingt erforderlich, da – wie Hammell (2013) so treffend konstatiert – die dominanten ergotherapeutischen Theorien auf der kulturspezifischen Perspektive einer Minderheit der Weltbevölkerung beruhen: der weißen, heterosexuellen und körperlich gesunden Mittelschicht.

Fallbeispiel

Eine gelungene Umsetzung des Leitprinzips 1 mithilfe von Assessments, die Evidenz schaffen können, zeigt das 2018 mit dem Münchner Gesundheitspreis ausgezeichnete Projekt „THEA mobil". Fünf Ergotherapeut*innen führen Hausbesuche durch mit dem Ziel, dass die Klientinnen so lange wie möglich im eigenen häuslichen Umfeld handlungsfähig bleiben und ihren Alltag eigenständig bewältigen. Ihre Zielgruppe sind ältere psychisch kranke Frauen, häufig mit Gewalterfahrung. Ein besonderes Anliegen ist es, Frauen mit Migrationshintergrund zu erreichen. Die Ergotherapeut*innen arbeiten trauma- und kultursensibel. Bei den ersten Terminen erfolgt eine umfangreiche ergotherapeutische Diagnostik, bei denen sich die Assessments Bildgestützte Dokumentations- und Gesprächsleitfaden (BIDOG) (Reiser, 2012) und das COPM (Law et al., 2015) bewährt haben und eine zufriedenstellende Behandlung gewährleisten. Im Sinne der Klientenzentrierung werden die Klientinnen da abgeholt, wo sie bezüglich ihrer selbstgeäußerten Bedürfnisse stehen. Ihre eigene Motivation und Kenntnis der derzeitigen und zukünftigen Probleme in der Betätigungsperformanz stehen dabei im Fokus (Mareda & Resch, 2018).

Der BIDOG wurde an der Berufsfachschule für Ergotherapie am Bezirkskrankenhaus Günzburg in einem Projekt entwickelt, um den Auszubildenden und Berufsanfänger*innen die Aufnahme- und Befundungsphase zu erleichtern. Er besteht aus 97 Bildkarten, auf denen Personen während einer bestimmten Betätigung abgebildet sind. Es eignet sich als Gesprächsgrundlage für das COPM (Reiser, 2012). Um ältere Menschen, Männer oder Personen aus anderen Kulturkreisen besser anzusprechen, wäre eine heterogenere Mischung der abgebildeten Personen, die in der bestehenden Form hauptsächlich aus weiblichen weißen Frauen besteht, notwendig.
Trotz dieser Kritikpunkte zeigt das Beispiel, das eine „kulturübergreifende" Anwendung von Assessments unter bestimmten Voraussetzungen machbar ist. Neben einem angemessenen Instrumentarium spielen dabei auch die inter- bzw. transkulturellen Kompetenzen der Therapeut*innen und/oder Klient*innen eine wichtige Rolle.

Einfluss Kultur und Diversität der Klient*innen bei der Durchführung von Assessments

In unserem Leben begegnen uns immer wieder Menschen aus anderen Kulturkreisen, die Betätigungen auf eine andere Art und Weise ausführen, als wir es gewohnt sind. Die Ergotherapie zielt darauf ab, die Durchführung von Betätigungen (wieder) zu ermöglichen (enabling occupation) (Townsend & Polatajko, 2013). Ergotherapeut*innen wissen aufgrund vieler ergotherapeutischer Modelle, dass die kulturellen Prägungen und die Diversität der Klient*innen das Ausführen von Betätigungen beeinflussen. Zum Beispiel beschreibt das PEOP-Inhaltsmodell (Baum et al., 2015), dass das Betätigen (occupational performance) nicht nur in der Ausführung von Aktivitäten, Aufgaben und Rollen besteht, sondern auch durch Merkmale der Person und deren kulturelle und soziale Umwelt geprägt wird (van Hartingsveldt & Pellegram, 2019). Im Schritt *Assessment und Evaluation* des PEOP OT-Prozessmodells werden Ergotherapeut*innen angehalten, die extrinsischen und intrinsischen Faktoren anhand passender Befunderhebungsinstrumente unter Berücksichtigung der Kultur und des soziokulturellen Hintergrundes der Klient*innen zu ermitteln, da diese das individuelle Betätigen beeinflussen (ebd.).

Obwohl viele ergotherapeutische Modelle den soziokulturellen Kontext der Klient*innen berücksichtigen, liegen ihnen – wie bereits erwähnt – in der Regel westlich-geprägte Wertvorstellungen und Wirklichkeitskonstruktionen zugrunde, die nicht universell gültig sind (u.a. Castro et al., 2014). Iwama (2005, 2006) hat als einer der ersten darauf hingewiesen, dass Menschen aus kollektivistisch geprägten Gesellschaften wie Japan ihre Lebenswirklichkeit nicht ausreichend in diesen Modellen wiederfinden. Dabei erweist sich als besonders problematisch, dass vor allem EINE kulturelle Perspektive den theoretischen Diskurs dominiert. Wenn zum Beispiel Publikationen des kanadischen Verbandes der Ergotherapeut*innen entstehen, die ohne Änderung in andere Regionen der Welt exportiert werden, stellt dies eine subtile Form des intellektuellen Kolonialismus oder *theoretischen Imperialismus* dar (Hammell, 2013).

Kultureller Einfluss auf die Erhebung betätigungsbezogener Informationen

Demgegenüber steht die Forderung, dass Ergotherapeut*innen im Prozess der Befunderhebung die Möglichkeit erhalten, „auf kulturell relevante Werte, Einstellungen und Haltungen einzugehen, die sich auf die Interaktion zwischen Klient*in und Angehörigen der Gesundheitsberufe und den Verlauf des ergotherapeutischen Prozesses auswirken können" (Kraxner et al., 2019a). Assessments sollten daher so gestaltet sein, dass Fähigkeiten, Interessen oder Gewohnheiten der Personen kulturell, religiös, alters- und erfahrungsspezifisch bei der Ausübung bedeutungsvoller Aktivitäten erhoben werden können. Allerdings kann die Vorstellung davon, was bedeutungsvolle Betätigungen sind, kulturell erheblich variieren. So zeigt etwa eine aktuelle qualitative Studie von Malkawi et al. (2020), dass in Jordanien aus Sicht der dort praktizierenden Ergotherapeut*innen eine deutliche Diskrepanz zwischen dem ergotherapeutischen Fokus auf ADL-Tätigkeiten einerseits und einem mangelnden Interesse an diesen Tätigkeiten bei den Klient*innen aus diesem Kulturkreis andererseits besteht. Folgendes Zitat veranschaulicht diese Kluft: „They do not accept it at all; they said why [do] I have to learn how to dress in the clinic and front of strange people when I have someone to dress me" (Malkawi et al., 2020, S. 4). Die Forscher führen diese Diskrepanz auf unterschiedliche Wertvorstellungen zurück, wonach in westlich geprägten Kulturen die Unabhängigkeit eine wichtige Rolle spielt, während im islamisch geprägten Jordanien von Familien erwartet wird, dass sie für ihre kranken Familienmitglieder sorgen. Wie auch weitere Arbeiten zeigen, spielen Freizeitaktivitäten oder Konstrukte wie Work-Life-Balance in nicht-westlichen Kulturen offenbar ebenso eine untergeordnete Rolle, während die sozialen Aspekte von Betätigung besondere Bedeutung erfahren (u.a. Malkawi et al., 2020; Martín et al., 2015). Daher besteht dringender Bedarf, die grundlegenden Werte und Modelle der ergotherapeutischen Praxis dahingehend weiterzuentwickeln, dass sie sich mit nicht-westlichen Kulturen vereinbaren lassen (Castro et al., 2014; Malkawi et al., 2020). Dies betrifft auch Assessments, die aus ergotherapeutischen Modellen entstanden sind.

Bei einzelnen ergotherapeutischen Assessments, wie dem OPHI-II (Kielhofner et al., 2008), liegen erste Untersuchungen zu deren Anwendbarkeit in kollektivistisch geprägten Kulturen wie China vor. Generell konzentriert sich aber auch bei MOHO-Assessments die Forschung bislang auf westlich und individualistisch ausgerichtete Kulturkreise (Taylor, 2017). Somit unterliegen auch MOHO-Assessments wie OSA (Baron et al., 2006), MOHOST (Parkinson et al., 2006) oder die Rollencheckliste (Kielhofner et al., 2012) grundsätzlich westlich geprägten Konstrukten und Wertvorstellungen, was eine kultursensible Herangehensweise erschweren kann. Exemplarisch wird im Folgenden die Durchführung der Rollencheckliste beschrieben.

Fallbeispiel

Eine Ergotherapeutin führt in einem Pflegeheim die Rollencheckliste mit einer 80-jährigen Bewohnerin mit Migrationshintergrund durch. Dabei erfährt sie, dass die Bewohnerin wieder die Rolle der Gastgeberin ausführen will. In ihrem Pflegeheim gibt es für die Bewohnerin allerdings keine Möglichkeit, ihren Besuch zu bewirten. Sie befürchtet, dass ihr das Nichtanbieten von Getränken und kleinen Snacks als gastfeindlich ausgelegt und der Besuch mit der Zeit ausbleiben wird.

Hilfestellungen durch Manuale

Bei der Durchführung von Assessments kann es immer wieder vorkommen, dass Klient*innen einzelne Aufgaben, Items oder Fragen zur Betätigung aufgrund ihrer kulturellen Prägung oder Diversität nicht durchführen oder beantworten wollen bzw. können. Das kann der Fall sein, wenn sie Aktivitäten in ihrem Alltag nicht (mehr) oder anders ausführen (können) oder diese irrelevant sind. Ebenso kann es vorkommen, dass bestimmte Fragen- oder Themenbereiche Tabus berühren oder schambesetzt sind und daher vermieden werden (Malkawi et al., 2020). Hin und wieder zeigen Manuale oder die Anleitungen zu Assessments auf, wie Therapeut*innen damit umgehen können. Im Folgenden werden mehrere Möglichkeiten dazu aufgezählt:

- Im Manual sind Hilfestellungen für das Beantworten von Fragen formuliert, wenn Betätigungen anders oder gar nicht durchgeführt werden: Beispielsweise kann ein 82-jähriger Klient die Frage in der Fall Efficacy Scale- International (FES-I) (Dias et al.,

2006), ob er Bedenken bezüglich Stürzen bei der Aktivität „ein Bad nehmen oder duschen“ hat, nicht beantworten. Denn er führt diese Aktivität aufgrund seines Alters anders durch. Er wohnt allein und wäscht sich nur noch sitzend am Waschbecken.

- Der FES-I weist in der Durchführungsbeschreibung darauf hin, wie damit umzugehen ist, wenn Aktivitäten (derzeit) nicht durchgeführt werden. Demnach soll sich die Person vorstellen, wie es wäre, wenn sie diese Aktivität durchführen würde, damit sie die Frage beantworten kann. Dies setzt allerdings voraus, dass die betreffende Person tatsächlich eine Vorstellung von der jeweiligen Betätigung hat. Ist ein*e Klient*in hingegen in einer Umgebung sozialisiert worden, wo eine bestimmte Betätigung – wie zum Beispiel baden – nicht zum soziokulturellen Handlungsrepertoire gehört, kann sie *er eine solche Vorstellung vermutlich nicht entwickeln.
- Manuale erklären, wie das Assessment bei fehlenden Antworten/Items ausgewertet werden kann: Es kann immer wieder vorkommen, dass bei einer Fragebogenerhebung einzelne Fragen nicht beantwortet werden. Das kann Fragen bezüglich Aktivitäten betreffen, die nicht durchgeführt werden oder aufgrund einer soziokulturellen Prägung irrelevant und daher unbekannt sind. Oder jemand beantwortet eine Frage nicht, weil sie zu persönlich erscheint wie z. B. Fragen zur Sexualität oder emotionales Befinden. Unvollständige Fragebögen können oft nicht vollständig ausgewertet werden. Fehlen jedoch nur einzelne Fragen, besteht bei bestimmten Fragebögen die Möglichkeit, einzelne fehlende Fragen zu ersetzen bzw. dennoch ein Ergebnis zu berechnen. Beim Disabilities of the Arm, Shoulder and Hand (DASH) darf der DASH-Wert bei bis zu drei fehlenden Fragen ausgewertet werden (Germann, Harth, Wind & Demir, 2003).
- Das Manual bietet keine der oben genannten Möglichkeiten, einzelne Items können aber nicht ausgefüllt oder durchgeführt werden: Dann besteht die Möglichkeit, die Ergebnisse des Assessments dennoch zu verwenden, wenn dies immer bei dem*derselben Klient*in geschieht. Ausgelassene Items sind dann nicht relevant für die Therapieplanung. Allerdings lassen sich die Resultate dann nicht mit anderen Klient*innen, Norm- oder Grenzwerten vergleichen und auch nicht für Studien verwenden.
- Achtung bei Normwerten: „Normwerte, die bei einem Assessment-Tool für eine bestimmte Population eruiert wurden, müssen im Übertrag auf Personen und Populationen kritisch betrachtet werden. So stehen zum Beispiel bei einem standardisierten, mit Normwerten versehenen Instrument zur Erhebung von Kompetenzen eines Kindes jeweils unterschiedliche Normwerte aus westlichen Ländern zur Verfügung, die potenziell anders für ein Kind aus einem afrikanischen oder asiatischen Herkunftsland gelten könnten.“ (Kraxner et al., 2019b, S. 15)

Leitprinzip 2: „Menschenrechte und Inklusion beachten: Betätigung, Partizipation, kulturelle Bewusstheit und Sensibilität“

Auch das zweite Leitprinzip der WFOT (2009) spielt beim Einsatz von Assessments eine wichtige Rolle. Denn die Anwendung von Assessments beeinflusst zu einem großen Teil das inklusive Denken von Ergotherapeut*innen und kann entscheidend dazu beitragen, Betätigung und Partizipation zu ermöglichen. Durch den Einsatz von Instrumenten können Therapeut*innen ihre oft unbewussten Denkprozesse auf eine bewusste, überprüfbare und argumentierbare Ebene stellen (Hilfiker & Sattelmayer, 2014). Somit werden auch ihre Entscheidungen nachvollziehbarer. Nutzen sie dabei Interviews oder Fragebögen, können sie die Sichtweisen ihrer Klient*innen einbeziehen, was die Klient*in-Therapeut*in-Beziehung und die Eigenverantwortung der Klient*innen fördert. Indem sie die Ergebnisse zusammen mit den Klient*innen diskutieren, können sie eine gemeinsame Perspektive auf Betätigungsprobleme und Lösungen erarbeiten. Wenn Klient*innen und Therapeut*innen über unterschiedliche Sprachen und kulturelle Muster verfügen und für Klient*innen ein aktives Einbringen in den Assessmentprozess ungewohnt ist, hilft es, zuerst eine Vertrauensbasis aufzubauen (Eberding, 2004). Oft gelingt dies bereits mit Kleinigkeiten. Wie zum Beispiel durch mehrmaliges Nachfragen, wie das in der jeweiligen Kultur und/oder Familie gehandhabt wird, durch einen bewussten Umgang mit Sprachbarrieren oder den Einbezug der Familie in die Befunderhebung.

Die Auswahl eines Assessments kann außerdem den Blickwinkel von multiprofessionellen Teams und anderen Disziplinen in Hinblick auf Betätigung und Partizipation ändern. Ergotherapeutische Assessments bieten nämlich die Möglichkeit, die Erreichung individueller Betätigungs- und Partizipationsziele unter Berücksichtigung des kulturellen Hintergrundes zu überprüfen.

Fallbeispiel

Ein 73-jähriger Klient mit Migrationshintergrund, der an Morbus Parkinson erkrankt ist, will wieder „an Mahlzeiten teilnehmen können". Ihm ist dabei aber nicht das selbstständige Essen mit Besteck wichtig, sondern dass er mit seinen Verwandten und Bekannten gemeinsam essen und dabei interagieren und kommunizieren kann. Der Ergotherapeut erkennt das Bedürfnis des Klienten, das von seiner eigenen kulturell geprägten Vorstellung „Essen dient hauptsächlich der Nahrungsaufnahme" abweicht. Er wählt ein für die Zielsetzung des Klienten passendes Assessment aus. Er bespricht den Klientenwunsch im multiprofessionellen Team und führt bei einer Mahlzeit des Klienten im Beisein von Verwandten das Assessment of Communication and Interaction Skill (ACIS) durch. Die Zielsetzung des Klienten und der Output des Assessments werden im weiteren Therapieverlauf von allen Teammitgliedern berücksichtigt. Auch eine Erfolgsmessung und Sichtbarmachen der Interventionen wäre durch das ACIS möglich.

Einfluss des kulturellen Kontextes der Therapeut*innen

Schon Hagedorn (1995) stellte fest, dass jedes Bewertungsverfahren nur so gut ist, wie das Verständnis und die Fertigkeiten der anwendenden Person. Eine kultursensible Anwendung hängt vor allem von Ergotherapeut*innen ab, die mit den Verfahren arbeiten. Dafür notwendig sind Kenntnisse der zugrundeliegenden Modelle sowie inter- bzw. transkulturelle Kompetenzen. Im Folgenden werden Beispiele gegeben, wie Ergotherapeut*innen das 3. und 4. Leitprinzip zur Vielfalt und Kultur beim Einsatz von Assessments im Therapiealltag berücksichtigen können.

Leitprinzip 3: Sprache ist bedeutsam: die Macht der Wörter

Ergotherapeut*innen wissen um die Macht der Sprache und um die Bedeutung von verbaler, nonverbaler oder paraverbaler Kommunikation. Grundsätzlich ist bei der Interpretation der Paraverbalia in der inter- bzw. transkulturellen Kommunikation Vorsicht geboten, da Merkmale leicht falsch interpretiert werden können (vgl. Kap. 2.4). Es benötigt beidseitiges Verständnis und Reflexion, um die empfangenen Nachrichten richtig zu deuten (Lenthe, 2016).

In der Kommunikation mit Klient*innen empfiehlt es sich, Fachsprache zu vermeiden und die Alltags- oder Umgangssprache der Klient*innen zu nutzen, um eine persönliche Verbindung zueinander herzustellen. Dabei sollten Ergotherapeut*innen darauf achten, welche Besonderheiten die Alltagssprache der Klient*innen aufweist, um Missverständnisse vorzubeugen.

Fallbeispiel
Eine Ergotherapeutin führt mit einem österreichischen Kind den SIPT durch und fordert das Kind auf: „Gib einen Fuß auf den anderen". Das Kind schlägt die Beine übereinander. Söchting (1999) erklärt, dass in der österreichischen Umgangssprache zwischen Arm/Hand und Bein/Fuß nicht deutlich unterschieden wird und aus diesem Grund die Aufgabe falsch ausgeführt wurde. Es kann also notwendig sein, dass Testleiteranweisungen aufgrund alltagssprachlicher Besonderheiten genauer zu beschreiben sind, als es im Original vorgegeben ist.

Schwierig gestaltet sich die Anwendung von Assessments bei anderssprachigen Klient*innen, wenn die Instrumente nicht in mehreren Sprachen verfügbar sind. Vor allem, wenn es sich um lange Fragebögen handelt, wie z. B. den Parkinson's Disease Questionnaire – PDQ-39 (Schädler, 2009). Gleiches gilt für Interview-Verfahren wie das OCAIRS (Forsyth et al., 2005) oder Assessments mit genauen verbalen Handlungsanweisungen sowie die Berg Balance Scale (Scherfer et al., 2006). Oftmals genügt es auch nicht, „bei Bedarf Informationen und Erläuterungen in einer anderen Sprache wiederzugeben. Die dazu gewählte Sprache muss auch an den Lebensbereich und das Bildungsniveau des Empfängers angepasst werden" (Delvillé, zitiert nach Stomph & Poerbodipoero, 2019). Eberding (2004) empfiehlt einen bewussten Umgang mit sprachlichen Hürden und gibt Tipps bei Kommunikationsschwierigkeiten:

- Einsatz von kulturellen Dolmetscher*innen, die dabei helfen, die kulturellen Normen und Regeln, nach denen Menschen handeln, zu verstehen
- Zusammenarbeit mit muttersprachlichen Fachkräften: Das sind in deutschsprachigen Ländern ausgebildete Fachkräfte mit der zusätzlichen Qualifikation, bikulturell und zweisprachig zu sein.
- (Gleichgeschlechtliche) Bekannte, also eine enge vertraute Person, die möglichst nicht zur direkten Familie gehört
- Einfache Sprache verwenden: kurze Sätze, deutlich und langsam sprechen, Fachjargon vermeiden und Begriffe mit einfachen Wörtern oder Synonymen umschreiben.
- Einsatz nonverbaler Kommunikation: Mimik und Gestik beachten und einsetzen; Zeichnungen, Bilder und Piktogramme einbeziehen, mit Papier und Bleistift arbeiten
- In Beziehungsaufbau investieren und in der (nonverbalen) Kommunikation Geduld, Mut und Einfallsreichtum an den Tag legen
- Sich Zeit nehmen und Zeit zur Verfügung stellen

Leitprinzip 4: Kompetenz zählt: Einstellungen, Kenntnisse und Fähigkeiten

Fallbeispiel
Ein 75-jähriger Mann muslimischem Glaubens, der in einem Pflegeheim Kurzzeitpflege in Anspruch nimmt, will laut COPM Auswertung „das Waschen selbst durchführen". Die Pflegefachkräfte zeigen sich erstaunt, da der Klient bei der bisherigen morgendlichen Körperpflege noch keine Wünsche in diese Richtung geäußert hatte und es eher so erschien, als ob er die Hilfe der Pflegekräfte in der Frühe genoss. Als die Ergotherapeutin am nächsten Tag ein Waschtraining mit dem Klienten durchführen will, klärte sich das Missverständnis schnell auf. Der Mann meinte die rituelle Gebetswaschung, die er vor dem täglichen Gebet selbstständig und ohne Hilfe der Pflegefachkräfte durchführen wolle. Das Beispiel verdeutlicht, dass die Annahmen der Ergotherapeutin, wonach der Wunsch nach „sich selbst waschen können" sofort mit „morgendlichem Waschen und Körperhygiene" zu tun hat, nicht im Sinne des Klienten waren.

Bereits in der Ausbildung und später auch im oft hektischen Berufsalltag lernen Ergotherapeut*innen Handlungseinschränkungen und Herausforderungen der Klient*innen schnell zu erkennen und deren gesundheitliche Situation einzuschätzen. Im Erstgespräch erfragen sie häufig persönliche Merkmale, wie Alter, Beruf oder Herkunft und identifizieren anhand dieser als auch aufgrund der Diagnose erste Beeinträchtigungsmerkmale. Oft wählen Ergotherapeut*innen aufgrund dieser Informationen bereits Assessments aus, wobei ihre Interpretation der Informationen von eigenen Einstellungen und Überzeugungen geprägt wird und den weiteren Therapieverlauf beeinflusst. Unsere professionelle Ausbildung hat uns gelehrt, Menschen so zu beschreiben, wie wir sie sehen und erleben, anstelle den Blick dafür zu schärfen, wie sie wirklich sind oder wie sie sich selbst vorstellen würden (WFOT, 2009). Dabei sind unsere Einschätzungen häufig von einer Reihe von Annahmen, Vorurteilen und Stereotypen über bestimmte Personengruppen begleitet.

Daher ist es notwendig, sich auch im Gesundheitssystem mit strukturellem, institutionellem und individuellem Rassismus auseinanderzusetzen. Rassistische Sozialisierung ist in unserer Gesellschaft tief verwurzelt und basiert auf Konzepten aus dem Zeitalter der Aufklärung (Ogette, 2020). Rassismus wurde im 15./16. Jahrhundert als Weltordnung etabliert, um Unterdrückung und Ausbeutung Schwarzer (als Selbstbezeichnung in Großschreibung) Menschen zu legitimieren (Ogette, 2020; Sircar et al., 2021a) Die wissenschaftlich längst widerlegten Rassentheorien etablierten ein gesamtgesellschaftliches Machtgefälle, das BIPoC (Black, Indigenous, Person of Colour) noch heute auf individueller wie gesamtgesellschaftlicher Ebene benachteiligt (Sircar et al., 2021a) und somit auch therapeutische Berufe betrifft. Rassistische Sozialisierung beeinflusst die therapeutische Perspektive sowie unsere Reasoning-Prozesse. Daher ist es unabdingbar, eigene Rassismen zu reflektieren und aktiv an rassismuskritischer Haltung zu arbeiten (Sircar et al., 2021b, Sircar et al., 2021). Hierzu gehört u.a. die rassismuskritische Betrachtung von Assessments selbst, wie auch des gesamten therapeutischen Prozesses.

Den eigenen kulturellen Hintergrund reflektieren

Ergotherapeut*innen müssen sich daher bewusst sein, dass auch ihre Sozialisierung und ihr kultureller Kontext sie prägt. Ergotherapeut*innen sind größenteils weiße Frauen aus der bürgerlichen Mittelschicht (Taylor, 2007; Hammell, 2013). Und viele ergotherapeutische Modelle, aus denen standardisierte Assessments entstehen, beschreiben meist Menschen der weißen Mittelschicht als Standardzielgruppe (Stomph & Poerbodipoero, 2019). Wie oben in dem Beispiel deutlich wurde, vertreten Ergotherapeut*innen auf der Grundlage dieser Modelle häufig neoliberale Wertvorstellungen. Typisch hierfür ist etwa die strikte Trennung zwischen Person und Umwelt, die in einem Subjekt-Objekt-Dualismus gipfeln kann. Außerdem fällt hierunter die Ansicht, Menschen wollten vor allem unabhängig sein und ihr Leben selbst bestimmen (Iwama, 2006). Somit schreiben Ergotherapeut*innen der Selbstständigkeit von Menschen etwa in der Selbstversorgung häufig eine wichtige Bedeutung zu – eine Einstellung, die sich keinesfalls auf alle Kulturen übertragen lässt (Iwama, 2006; Malkawi et al., 2020). Gleichzeitig steht oftmals das Doing im Sinne der konkreten Handlungsperformance im Fokus der ergotherapeutischen Evaluation und Intervention. Dabei spielen in kollektivistisch geprägten Kulturkreisen das Belonging bzw. die sozialen Aspekte von Betätigung offenbar eine größere Rolle (Iwama, 2006; Hammell, 2014; Martín et al., 2015; Malkawi et al., 2020). Auch mit Blick auf einige Klient*innengruppen wie chronisch oder dementielle erkrankte Menschen greift die Fokussierung auf die Betätigungsperformanz oftmals zu kurz (vgl. Kap. 3.7.1). Allerdings zeigt sich auch in der Profession der Ergotherapie bzw. innerhalb der Occupational Science eine Entwicklung hin zu einem breiteren Selbstverständnis von Betätigung, wie es sich etwa im Occupational Perspective of Health (OPH)-Rahmenwerk“ und dessen vier Dimensionen Doing, Being, Belonging und Becoming ausdrückt (vgl. Kap. 3.7.1). Auch die differenzierte Betrachtung von Betätigungs-Engagement sowie relativ neue Konstrukte wie „mindful occupation“ ermöglichen es, Aspekte des Non-Doings in das professionelle Betätigungsverständnis zu integrieren (Goodman et al., 2019; Kranz, 2021).

Um diversitäts- und inter- bzw. transkulturell kompetente Therapeut*innen zu werden, sollten wir uns unseres eigenen Hintergrundes bewusst sein und die eigenen Normen, Überzeugungen, Werte und Praktiken im therapeutischen Handeln hinterfragen. Therapeut*innen können für inter- bzw. transkulturelle Aspekte sensibilisiert werden, wenn sie sich selbst auch als „Anderssein“ erfahren. Im Bewusstmachen des Anderssein kann man interkulturelle Unterschiede und Wertesysteme im eigenen Handeln verstehen (Haselkus, 2002; Taylor, 2007; Grützmann et al., 2012). Wells und Black (2000) nennen kurze Reflexionsfragen, um sich der eigenen Kultur bewusst zu werden:

- Wer bin ich?
- Was denken andere wer ich bin?
- Wer würde ich gerne sein?
- Wer bin ich in Bezug auf ethnische Herkunft oder kultureller Diversität? Was bedeutet dies für mich?
- Wie prägt meine kulturelle Prägung meine Wahrnehmung von Personen, welche meine Klient*innen sind?

2.2.3 Übertragbarkeit und interkulturelle Anpassung von Assessments

Die sprachliche Übersetzung von Assessments hat sich weltweit zu einem gebräuchlichen Vorgehen entwickelt, da als Alternativen oft nur eine aufwändige Neuentwicklung oder die Verwendung nicht standardisierter Instrumente zur Verfügung stehen (Lysyk et al., 2002). Wenn sich standardisierte Messinstrumente kultur- und länderübergreifend einsetzen lassen, bietet dies zudem den Vorteil, Forschungsergebnisse über Landes- und Sprachgrenzen hinweg vergleichen zu können (Mahler et al., 2009). Mit einer bloßen Übersetzung eines Instrumentes ist es aber nicht getan. Denn anderssprachige Instrumente sind auch immer an entsprechende kulturelle Rahmenbedingungen gebunden und jede sprachliche Übersetzung stellt gleichzeitig einen Transfer in eine andere Kultur dar (Guillemin et al., 1993).

Somit setzt eine gute Übersetzung voraus, dass sie auf einer wissenschaftlich fundierten Vorgehensweise beruht (Lysyk et al., 2002). Allerdings weisen die in der Literatur beschriebenen Übersetzungs- und Adaptierungsmethoden große Unterschiede auf. Es besteht kein Konsens darüber, welche Methode sich am besten eignet (Acquadro et al., 2008). Da es keine einheitliche Vorgehensweise gibt und oft nur wenige Informationen zu möglichen Übersetzungsmethoden vorliegen, lässt sich die Qualität einer einzelnen kultursensiblen Übersetzung schwer einschätzen (Maneesriwongul & Dixon, 2004). Eine grundlegende Orientierung bieten die kultursensiblen Übersetzungs-

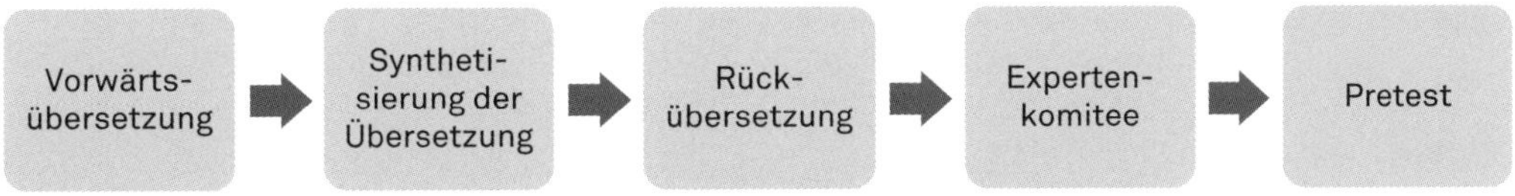

Abbildung 2-10: Empfehlungen für einen kultursensiblen Übersetzungsprozess (in Anlehnung an Beaton et al., 2000)

phasen (Abbildung 2-10), welche die American Association of Orthopaedic Surgeons in den „Guidelines for the Process of Cross-Cultural Adaption" empfiehlt (Beaton, Bombardier, Guillemin & Ferraz, 2000). Diese gelten momentan als Best Practice dieses Prozesses und verdeutlichen, wie aufwändig das entsprechende Vorgehen sein kann (vgl. Kap. 2.1)

Rück-Übersetzung empfohlen

Viele Empfehlungen zur kultursensiblen Übersetzung fordern einen streng definierten Rückübersetzungsprozess (Beaton et al., 2000; Guillemin et al., 1993; Wild et al., 2005). Eine Rückübersetzung dient als Qualitätskontrolle für die Erstübersetzung (Baeza et al., 2010). Sie kann Probleme, die sich durch linguistische oder kulturelle Unterschiede ergeben, allerdings nicht ausschließen. Durch eine enge Zusammenarbeit zwischen Expert*innen beider Kulturen und Sprachen lassen sich die daraus resultierenden Fehler minimieren. Dieser Prozess wird *decentering* (Werner & Campbell, zitiert in Su & Parham, 2002) genannt. Hierbei werden Sätze, die sich zunächst nicht in die Zielsprache übersetzen lassen, so lange in ihrem Inhalt überarbeitet, bis gleichwertige Begriffe in der Zielsprache gefunden sind und eine valide Übersetzung entstehen kann (Su & Parham, 2002).

Da Übersetzer*innen in der Regel aus einer anderen Subkultur als die Zielgruppe kommen, für die das Instrument übersetzt wird, können Fehler in der Übersetzung auftreten. Daher ist die Durchführung eines Pretets auch nach einer sorgfältigen Übersetzung erforderlich (Bullinger et al., 1993). In einem Pretest soll eine repräsentative Bevölkerungsgruppe, die der Zielgruppe des Instruments ähnelt, den Entwickler*innen Feedback geben. Bullinger et al. (1993) empfehlen als Mindestanforderung an eine interkulturelle Übersetzung, dass eine Rückübersetzung und ein Pretest stattfinden.

Beispiel
Als Beispiel dient hier eine kultursensible Übersetzung der Family Visit Scale for Dementia (FAVS-D) (Volicer et al., 2008) von der englischen in die deutsche Sprache. Die FAVS-D ist ein standardisierter Selbsteinschätzungsbogen zur Besuchsqualität, den Familienangehörige von Bewohner*innen mit einer demenziellen Erkrankung ausfüllen und der sich als wertvoll für die ergotherapeutische Angehörigenarbeit erwiesen hat. Als herausfordernd gestaltete es sich, den Ausgangstext so wörtlich wie möglich wiederzugeben, dabei das Sinnverständnis nicht zu verändern und keine zu langen und verschachtelten Sätze zu generieren. Außerdem

Tabelle 2-2: Beispiel Original-Version FAVS-D und gekürzter deutscher Übersetzungsprozess von Item 5 (Loder-Fink, 2011)

Original FAVS-D	FAVS-D nach dt. Übersetzung vor Pretest	Finale dt. Version FAVS-D
I had access to food or activity items to help in making my visit more successful.	Ich hatte Zugang zu Essen oder Material zur Aktivierung, um meinen Besuch erfolgreich zu gestalten. (Überarbeitung notwendig, da befragte Angehörige Formulierung „Material zur Aktivierung" verwirrend fanden)	Um meinen Besuch erfolgreich zu gestalten, stand mir Essen oder Material zur Aktivierung (Spiele, Zeitschriften, Musik, ...) zur Verfügung.

sollte die Durchführung des Instruments, die Akzeptanz der Angehörigen sowie das Layout so wenig wie möglich vom Original abweichen (Loder-Fink, 2011). Im folgenden Auszug (**Tabelle 2-2**) wird anhand des Items 5 in der FAVS-D verdeutlicht, wie wichtig ein Pretest in einer kultursensiblen Übersetzung ist und welche Veränderungen dieser trotz mehrerer vorangegangener Übersetzungsschritte nach sich anziehen kann.

Laut der damit beauftragten Forschungsgruppe benötigte auch die deutsche Übersetzung des englischen Testverfahrens des Bruininks-Oseretsky Test der motorischen Fähigkeiten (BOT-2) aufgrund der kulturellen und sprachlichen Unterschiede eine kulturspezifische Adaption und deutschsprachige Normierung. Wie aufwändig dieser Prozess war, wird in den zahlreichen dazu durchgeführten Studien zur Objektivität, Retest- und Inter-Rater-Reliabilität und Validität deutlich (Vinçon, 2013).

2.2.4 Entwicklungspotenzial und Fazit

Die ergotherapeutische Befunderhebung dient in erster Linie dazu, die Gesundheit und Betätigungssituation eines Menschen zu verstehen, um Ziele und Maßnahmen festzulegen. Es bedarf inter- bzw. transkultureller Kompetenzen, um den Einfluss von Kultur und Diversität auf den ergotherapeutischen Prozess verstehen und kultursensibel agieren zu können. Wenn Therapeut*innen über inter- bzw. transkulturelle Kompetenzen verfügen, nehmen Klient*innen die in Anspruch genommenen Dienstleistungen häufig als qualitativ hochwertiger wahr: „Die Adhärenz, der gesundheitsbezogene Outcome und die Zufriedenheit mit der Behandlung ist höher und die Interaktion zwischen Therapeut*in und Klient*in ist effektiver" (Henderson et al., zitiert nach Kraxner et al., 2019b, S. 1 f.). Der interkulturelle Kompetenzerwerb sollte daher bereits in der ergotherapeutischen Ausbildung gefördert werden. Auszubildende und Studierende der Ergotherapie sollen von Ausbildungsbeginn an ihre Erfahrungen und sozialen Interaktionen mit kulturell vielfältigen Klient*innen reflektieren. Dazu eignen sich die Auseinandersetzungen mit den Themen Intersektionalität, Marginalisierung und einer eventuell vorliegenden paternalistischen Haltung gegenüber den Klient*innen anhand von Beispielen und Erfahrungen aus der Praxis.

Da es sich um einen lebenslangen, facettenreichen Lernprozess handelt, ist dieser nie abgeschlossen und sollte Ergotherapeut*innen als „interkulturelles Lernen" dauerhaft in ihrem Denken und Handeln begleiten. Beginnen kann dieser Prozess nur durch eine „Nachinnenschau", welche die Betrachtung, das Bewusstwerden und die Reflexion der eigenen kulturellen Prägung und Erfahrung in den Vordergrund stellt (Roschka, 2016).

Reflexion

Eine ältere Frau mit Migrationshintergrund wird im Rahmen eines stationären Krankenhausaufenthaltes aufgrund einer subkapitalen Humerusfraktur an die Ergotherapie überwiesen. Sie spricht kaum Deutsch und hat starke Schmerzen, die sie oft äußert. Daher nimmt sich die Ergotherapeutin in den ersten Therapieeinheiten viel Zeit, um die Bedürfnisse der Frau zu eruieren und die passenden Assessments zu wählen. Die Ziel- und Befunderhebungsphase gestaltet sich aber trotz der Bemühungen der Ergotherapeutin als schwierig und wenig ergiebig. Außerdem hat die Ergotherapeutin den Eindruck, dass die Frau wenig Eigeninitiative und Motivation zeigt. Sie findet die Klientin undankbar und ihre eigenen Bemühungen nicht wertgeschätzt. Die Ergotherapeutin spricht das Thema in der Teamsitzung an. Daraufhin empfehlen ihre Kolleg*innen, dass sie ein Wasch- und Anziehtraining anregen und diese Aktivitäten mit der Klientin durchführen soll. Das Team ist der Meinung, dass das immer eine gute und kulturunabhängige Zielsetzung sei. Die Ergotherapeutin schlägt der Frau bei der nächsten Einheit vor, dass sie gemeinsam am Ziel „selbstständig duschen und anziehen mit Einsatz beider Hände und Schmerzfreiheit bei dem betroffenen Arm bis zum Ende des Aufenthaltes" arbeiten werden. Die Ergotherapeutin führt das Assessments AMPS mit der Klientin durch und verständigt sich mit ihr mit Händen und Füßen. Am Ende der Einheit wertet die Ergotherapeutin das AMPS aus, erstellt einen Betätigungsplan und plant die folgenden Maßnahmen.

An solchen und ähnlichen Beispielen und Therapiesituationen können unterschiedliche Themen angesprochen, reflektiert und alternative Verhaltensmöglichkeiten überlegt werden.

Reflexion

Folgende Fragen können helfen, die oben beschriebene Therapiesituation zu reflektieren:

- **Thema Marginalisierung der Klient*innen:** Überlegen Sie, ob eine Marginalisierung der Klient*innen durch die/den Therpeut*in im Reflexionsbeispiel vorliegt? Haben Sie schon einmal eine für Klient*innen marginalisierende Situationen erlebt? Diskutieren Sie, ob die provokante Aussage von Körtner (2010): „Menschen in der Rolle der Klient*in werden von Therapeut*innen immer marginalisiert" zutrifft? Wann ist das der Fall? Gibt es Beispiele, die dieser These widersprechen? Wie kann man dem entgegenwirken?
- **Thema Intersektionalität:** Welche Diskriminierungsformen können im Reflexionsbeispiel aufeinandertreffen bzw. zu dem beschriebenen Verhalten der Therapeutin führen?
- **Thema Paternalismus:** Wissen wir als Therapeut*innen oft „besser", was gut für die Klient*innen ist? Wäre in dem oben genannten Beispiel eine nicht-zielorientierte Therapieplanung denkbar (Roschka, 2016)? In welchen Situationen und aus welchen Gründen neigen Therapeut*innen zum Paternalismus, d.h. in ein Handeln zu verfallen, auf das vermeintliche Wohl eines anderen gerichtet ist, von diesem aber nicht gewünscht und somit als Bevormundung wahrgenommen wird? Wie können wir einem paternalistischen ergotherapeutischen Verhalten entgegenwirken?

Lösungsstrategien, die sich an einem kultursensiblen Empowerment sowie Power-sharing orientieren, aber auch ethische Überlegungen und daraus resultierende ethische Dilemata wie von Kraxner et al. (2019a) beschrieben, müssen bedacht und diskutiert werden. Ergotherapeut*innen stoßen in der Praxis immer wieder auf kultur- und diversitätsbedingte Herausforderungen, was auch die Durchführung von Assessments betrifft. Deutlich ist, dass im Alltag vieler Einrichtungen des Gesundheits- und Sozialwesens im deutschsprachigen Raum die kulturelle Diversität der Klient*innen noch immer eine Herausforderung darstellt (Costa & Jäger, 2019). Klient*innen sowie Therapeut*innen fühlen sich oft von den starren Strukturen in den Einrichtungen des Gesundheitswesens limitiert. Einfallsreichtum und selbst angeeignete Strategien sind in der Praxis oft notwendige Voraussetzungen, um kulturelle Barrieren überwinden zu können. Kraxner et al. (2019a) empfehlen, dem jeweiligen Gegenüber mit einer offenen Haltung zu begegnen. Dies impliziert auch, dass das Gegenüber wählen kann, welche Inhalte mitgeteilt werden. Die Autor*innen meinen, dass „in dieser offenen, zuhörenden Haltung sowohl aktuelle als auch potenziell zukünftige Ressourcen und (Handlungs-)Potenziale sowie bis dato erfahrene oder aber befürchtete Schwierigkeiten und Hindernisse aufgenommen werden können. Ergotherapeut*innen sind in der Befunderhebung gefordert, kulturell bedeutsame Tätigkeiten (Betätigungen) sowohl in Bezug auf das Herkunfts-, als auch auf das Aufnahmeland zu berücksichtigen. Es gilt, eigene Vorannahmen und Einstellungen bewusst wahrzunehmen und zu reflektieren – bei Bedarf im Rahmen von Supervision oder Intervision.“ (Kraxner et al., 2019a, S. 15)

Entwicklungspotenziale einer global nutzbaren ergotherapeutischen Kultur

In den letzten Jahren wurden einige Ansätze, Methoden und Konzepte entwickelt, die inter- bzw. transkulturelles Arbeiten im Gesundheitswesen erleichtern sollen. Beispiele sind inter- bzw. transkulturelle Kommunikationsstrategien (Becker, 2006; Domenig, 2007; Grützmann et al., 2012) oder ein Diversity Management (Gießler, 2011), welches die inter- bzw. transkulturelle Kompetenz in klinischen und sozialen Arbeitsfeldern steigern soll. Trotz der vorliegenden theoretischen Beschreibungen besteht in der Praxis noch Umsetzungs- und Handlungsbedarf. Kritische Denker innerhalb der ergotherapeutischen Profession (u. a. Iwama, 2005; Nelson, 2007, 2009; Hammell, 2014; Castro et al., 2014, Martín et al., 2015; Malkawi et al., 2020) haben begonnen, den in den kulturellen Kontext eingebetteten Begriff der Betätigung und die damit einhergehenden Annahmen der Ergotherapie zu untersuchen und somit die kulturspezifischen Theorien und Praktiken der Profession in Frage zu stellen. Sie haben wertvolle Erkenntnisse über kulturelle Diversität und deren Implikationen für die ergotherapeutische Theorie und Praxis erarbeitet (Hammell, 2013). Allerdings hat sich der ergotherapeutische Diskurs lange Zeit auf die Frage konzentriert, wie Therapeut*innen kulturelle Kompetenz entwickeln oder „inwieweit Kultur ein integraler Bestandteil der konzeptionellen Modelle der Ergotherapie ist“ (Iwama, 2005, S. 216).

Wie der bereits angesprochene Review von Castro und Kolleg*innen (2014) verdeutlicht, befindet sich das ergotherapeutische Kulturverständnis gegenwärtig am Scheideweg zwischen traditionellen und kritischen Ansätzen. Die Forscher*innen sehen großen Bedarf an einem offenen Diskurs darüber, ob und wie sich die vielfältigen Ausdrucksformen von Kultur mit der vorherrschenden ergotherapeutischen Theorie und Praxis vereinbaren lassen. Dabei scheint es erforderlich, diverse Weltanschauungen auf Betätigung und damit in Zusammenhang stehende Konstrukte einzubeziehen, um zu einer global nutzbaren ergotherapeutischen Kultur zu finden (Martín et al., 2015). Um hierzu einen Beitrag zu leisten, führten Martín et al. (2015) eine ethnographische Studie in ländlichen Gebieten von Honduras, Marokko, Burkina Faso, Tansania und Ecuador durch, in der sie das Verständnis von Betätigung und die Verbindung zu Gesundheit und Wohlbefinden untersuchten. Auf Basis der gewonnenen Daten identifizierten die Forscher*innen eine gemeinsame Kern-Kategorie: Betätigungen sind soziale Praktiken. Dieser Kern-Kategorie konnten sie drei Subkategorien zuordnen:

- Betätigung, Gesundheit und Wohlbefinden als persönliche und gemeinschaftliche Erfahrung
- Co-Betätigungen, kollektive Betätigungen und kollaborative Betätigungen sind die am meisten bedeutungsvollen Betätigungen.
- Betätigung, Gesundheit und Well-being beeinflussen sich gegenseitig.

Somit verdeutlicht auch diese Arbeit, dass in nicht-westlichen Kulturen das Bedürfnis nach Zugehörigkeit (Belonging) eine hervorgehobene Rolle spielt und daher sozial relevante Betätigungen im Fokus stehen. Bleibt zu hoffen, dass es der ergotherapeutischen Profession tatsächlich gelingt, auf der Basis solcher Erkenntnisse eine global nutzbare Kultur zu entwickeln, die diverse Bedeutungen und Praktiken von Betätigungen einbezieht und damit auch entsprechende Assessments zur Verfügung stellt (Martín et al., 2015). Daneben können inter- bzw. transkulturelle Kompetenzen von Ergotherapeut*innen die Befunderhebung erleichtern und den ergotherapeutischen Prozess positiv beeinflussen. Wie in den Ausführungen deutlich wurde, sollten Ergotherapeut*innen Assessments oder Instrumente immer auch mit Blick auf deren kulturelle Eignung auswählen.

Neben der Entwicklung einer global nutzbaren ergotherapeutischen Kultur gilt es, das inter- bzw. transkulturelle Lernen bereits in der Ausbildung aktiv zu fördern und lebenslang fortzuführen. Es erweist sich als hilfreich, wenn bei der (Weiter-) Entwicklung oder Übersetzung von Assessments die Kultur und Diversität von Klient*innen und Therapeut*innen Berücksichtigung finden und die Manuale dazu notwendige Informationen bereitstellen.

Literatur

Acquadro, C., Conway, K., Hareendran, A. & Aaronson, N. (2008). Literature Review of Methods to Translate Health-Related Quality of Life Questionnaires for Use in Multinational Cinical Trials. *Value in Health, 11*, 509–521. https://doi.org/10.1111/j.1524-4733.2007.00292.x

Baron, K., Kielhofner, G., Iyenger, A., Goldhammer, V. & Wolenski, J. (2006). *The Occupational Self-Assessment (OSA)*. Chicago: Model of Human Occupation Clearinghouse, Department of Occupational Therapy, College of Applied Health Sciences, University of Illinois at Chicago.

Baum, C., Christiansen, C. A. & Bass, J. D. (2015). The Person-Environment-Occupation-Performance (PEOP) Model. In C. Christiansen, C. Baum & J. Bass (Eds.), *Occupational Therapy: Performance, Participation and Well-being* (pp. 49–56). Thorafare, NJ: Slack Incorporated.

Baeza, F., Calderaro, M., Pinheiro, D. & Fleck, M. (2010). Translation and cross-cultural adaptation into Brazilian Portuguese of the Measure of Parental Style (MOPS) – a self-reported scale- according to the International Society for Pharmacoeconomics and Outcomes Research (ISPOR) recommendations. *Revista Brasileira de Psiquiatria, 32*, 159–163. https://doi.org/10.1590/S1516-4446 2010000200011

Beaton, D., Bombardier, C., Guillemin, F. & Ferraz, M. (2000). Guidelines for the Process of Cross-Cultural Adaption of Self-Reported Measures. *SPINE, 25*, 3186–3191. https://doi.org/10.1097/00 007632-200012150-00014

Becker, S., Wunderer, E. & Schultz-Gambard, J. (2006). *Muslimische Patienten. Ein Leitfaden zur interkulturellen Verständigung in Krankenhaus und Praxis*. (3. Aufl.). München: W. Zuckerschwertverlag GmbH.

Bolten, J. (2013). Fuzzy Cultures: Konsequenzen eines offenen und mehrwertigen Kulturbegriffs für Konzeptualisierungen interkultureller Personalentwicklungsmaßnahmen. *mondial: Sietar Journal für interkulturelle Perspektiven, 19*, 4–10.

Bolten, J. (2008). *Einführung in die interkulturelle Wirtschaftskommunikation*. Göttingen: Vandenhoeck & Rubrecht.

Bolten, J. (2007). *Interkulturelle Kompetenz*. Erfurt: Landeszentrale für politische Bildung Thüringen.

Bullinger, M., Anderson, R., Cela, D. & Aaronson, N. (1993). Developing and evalutating cross – cultural instruments from minimum requirements to optimal models. *Quality of Life Research, 2*, 451–459. https://doi.org/10.1007/BF00422219

Castro, D., Dahlin-Ivanoff, S. & Mårtensson, L. (2014). Occupational therapy and culture: a literature review. *Scandinavian Journal of Occupational Therapy, 21*, 401–414. https://doi.org/10.3109/11 038128.2014.898086

Conti, L. (2010). Vom interkulturellen zum transkulturellen Dialog: Ein Perspektivenwechsel. In M. Hühn, M.D. Lerp, K. Petzold & M. Stock (Eds.), *Transkulturalität, Transnationalität, Transstaatlichkeit, Translokalität* (pp. 173 – 189). Berlin: LIT.

Costa, U. & Jäger, M. (2019). Menschenrechte, Kultur, Vielfalt und Professionelles Reasoning in der Ergotherapie. In M. Feiler (Hrsg.), *Professionelles und Klinisches Reasoning in der Ergotherapie* (S. 84–94). Stuttgart: Thieme.

Dehnhardt, B. (2020). Ergotherapeutische Modelle und Assessments. In M. Kohlhuber, C. Aichhorn, & B. Dehnhardt (Hrsg.), *Ergotherapie – betätigungszentriert in Ausbildung und Praxis*. (S. 88–129). Stuttgart: Thieme.

Dias, N., Kempen, G., Todd, C., Beyer, N., Freiberger, E., Piot-Ziegler, C., Yardley, L. & Hauer, K. (2006). Die deutsche Version der Falls Efficacy Scale-International (FES-I). *Zeitschrift für Gerontologie und Geriatrie, 39*, 297–300. https://doi.org/10.1007/s00391-006-0400-8

Domenig, D. (Hrsg.). (2007). *Transkulturelle Kommunikation. Lehrbuch für Pflege-, Gesundheits- und Sozialberufe*. Bern: Huber.

Eagleton, T. (2009). *Was ist Kultur?* München: C.H. Beck oHG.

Eberding, A. (2004). Bedeutung der Sprache in der systemischen Beratung und Therapie. In J. Radice von Wogau, H. Eimmermacher & A. Lanfranchi

(Eds.), *Therapie und Beratung von Migranten* (pp. 92–103). Basel: Beltz.

Forsyth, K., Deshpande, S., Kielhofner, G., Henriksson, C., Haglund, L. & Olson, L. (2005). *The occupational circumstances assessment and interview rating scale*. Chicago: Model of Human Occupation Clearinghouse, Department of Occupational Therapy, College of Applied Health Sciences, University of Illinois at Chicago.

Germann, G., Harth, A., Wind, G. & Demir, E. (2003). Standardisierung und Validierung der deutschen Version 2.0 des „Disability of Arm, Shoulder, Hand" (DASH)-Fragebogens zur Outcome-Messung an der oberen Extremität. *Der Unfallchirurg, 106,* 13–19. https://doi.org/10.1007/s00113-002-0456-x

Gießler, W. (2011). Von der monokulturellen zur transkulturellen Einrichtung: Diversity-Management im Gesundheitswesen. In E. van Keuk, C. Ghaderi, L. Joksimovic & D.M. David (Eds.) *Diversity. Transkulturelle Kompetenz in klinischen und sozialen Arbeitsfeldern* (pp. 104–116). Stuttgart: Verlag W. Kohlhammer.

Goodman, V., Wardrope, B., Myers, S., Cohen, S., McCorquodale, L. & Kinsella, E.A. (2019). Mindfulness and human occupation: A scoping review. *Scandinavian Journal of Occupational Therapy, 26,* 157–170. https://doi.org/10.1080/11038128.2018.1483422

Grützmann, T.; Rose, C. & Peters, T. (2012). Interkulturelle Kompetenz in der medizinischen Praxis. *Ethik Med, 24,* 323–334. https://doi.org/10.1007/s00481-012-0223-7

Guillemin, F., Bombardier, C. & Beaton, D. (1993). Cross-Cultural Adaption of Health-Related Quality of Life Measures: Literature Review and proposed Giudelines. *Journal of clinical epidemiology, 46,* 1417–1432. https://doi.org/10.1016/0895-4356(93)90142-N

Hagedorn, R. (1995). *Occupational therapy: Perspectives and processes.* New York: Churchill Livingsstone.

Hammell, K.W. (2014): Belonging, occupation, and human well-being: An exploration. *Canadian Journal of Occupational Therapy, 81,* 39–50. https://doi.org/10.1177/0008417413520489

Hammell, K.W. (2013). Occupation, well-being, and culture: Theory and cultural humility. *Canadian Journal of Occupational Therapy, 80,* 224–234. https://doi.org/10.1177/0008417413500465

Hammell, K.W. (2009). Sacred texts: A sceptical exploration of the assumptions underpinning theories of occupation. *Canadian Journal of Occupational Therapy, 76,* 6–13. https://doi.org/10.1177/000841740907600105

Hansen, K.P. (2009). *Kultur, Kollektiv, Nation.* Passau: Karl Stutz.

Hasselkus, B.R. (2002). *The meaning of everyday occupation.* Thorofare, NJ: Slack.

Hessenauer, M. (2020). Das Occupational Therapy Intervention Process Model (OTIPM). In M. Kohlhuber, C. Aichhorn & B. Dehnhardt (Eds.), *Ergotherapie – betätigungszentriert in Ausbildung und Praxis.* (pp. 112–129). Stuttgart: Thieme.

Hilfiker, R. & Sattelmayer, M. (2014). Clinical Reasoning und Assessments. In H.E. Hoffmann, Y.G. Schoper & C. Fitzsimons (Eds.), *Internationales Projektmanagement: Interkulturelle Zusammenarbeit in der Praxis* (pp. 13–36). München: Deutscher Taschenbuch Verlag.

Hoffmann, HE. (2004). Die Bedeutung kultureller Unterschiede. In M. Wirz, B. Köhler, D. Marks, J. Kool, M. Sattelmayer, P. Oesch, R. Hilfiker, S. Rogan, S. Schädler, M. Verra & H. Lüthi (Eds.), *Lehrbuch Assessments in der Rehabilitation* (pp. 217 – 250). Bern: Huber.

Iwama, M. (2006). *The Kawa Model. Culturally relevant Occupational Therapy.* Edingburgh: Elsevier.

Iwama, M.K. (2005). The Kawa (river) model. In F. Kronenberg, S.S. Algado & N. Pollard (Eds.), *Occupational therapy without borders* (pp. 213–227). Edinburgh, UK: Elsevier.

Kielhofner, G., Mallinson, T., Crawford, C., Nowak, M., Rigby, M., Henry, A. & Walens, D. (2008). *OPHI-II The Occupational Performance History Interview (Version 2.1) Interview zur Betätigungsvorgeschichte.* Idstein: Schulz-Kirchner Verlag.

Kielhofner, G., Mentrup, C. & Lanlotz, A. (2012). *Checklisten des Model of Human Occupation: Interessen-Checkliste; Rollen-Checkliste; Aktivitäten-Protokoll; Fragebogen zur Betätigung.* Idstein: Schulz-Kirchner Verlag.

Körtner, U. (2010). *Leib und Leben: Bioethische Erkundungen zur Leiblichkeit des Menschen.* Göttingen: Vandenhoeck & Ruprecht. https://doi.org/10.13109/9783666624124

Kranz, F. (2021). Mindful Occupation. Auf das WIE kommt es an. *ergopraxis, 14,* 12–16. https://doi.org/10.1055/a-1420-1891

Kraxner, M., Außermaier, H., Costa, U., Jäger, M. & Kälber, S. (2019a). *Ergotherapie für und mit Menschen mit Fluchterfahrung. Eine Informationsbroschüre.* Wien: Ergotherapie Austria.

Kraxner, M., Außermaier, H., Costa, U., Jäger, M. & Kälber, S. (2019b). *Kultur und kulturelle Kompe-*

tenz. Zusatzmaterial zum Kapitel „Förderung von Gesundheit und Lebensqualität" in Ergotherapie mit und für Menschen mit Fluchterfahrung. Eine Informationsbroschüre. Wien: Ergotherapie Austria.

Law, M., Baptiste, S., Carswell, A., McColl, M.A., Pollock, N. & Polatajko, H.J. (2015). *COPM: Canadian Occupational Performance Measure* (5th ed.). Idstein: Schulz-Kirchner.

Lenthe, U. (2016). *Transkulturelle Pflege: Kulturspezifische Faktoren erkennen - verstehen - integrieren* (2nd ed.). Wien: Facultas.

Lim, K.H. & Iwama, M.K. (2005). Emerging models – an Asian perspective; the kawa (river) model. In E.A.S. Duncan (Ed.), *Foundations for Practice in Occupational Therapy.* (4th ed., pp. 161–189). Edinburgh: Elsevier.

Loder-Fink, B. (2011). *Family Visit Scale for Dementia: Deutsche Übersetzung eines Instrumentes zur Messung der Qualität von Familienbesuchen bei dementen HeimbewohnerInnen* (Unveröffentlichte Masterarbeit). FH Campus Wien, Wien.

Lysyk, M., Brown, G.T., Rodrigues, E., McNally, J. & Loo, K. (2002). Translation of the Leisure Satisfaction Scale into French: A validation study. *Occupational Therapy International, 9*, 76–89. https://doi.org/10.1002/oti.157

Mahler, C., Jank, S., Reuschenbach, B. & Szecsenyi, J. (2009). „Komm, lass uns doch schnell mal den Fragebogen übersetzen." Richtlinien zur Übersetzung und Implementierung englischsprachiger Assessment-Instrumente. *Pflegewissenschaft, 1*, 5–12.

Malkawi, S.H., Alqatarneh, N.S. & Fehringer, E.K. (2020). The Influence of Culture in Occupational Therapy Practice in Jordan. *Occupational Therapy International, Article ID 1092805, 9 pages.* https://doi.org/10.1155/2020/1092805

Maneesriwongul, W. & Dixon, J.K. (2004). Instrument translation process: A Methods Review. *Journal of Advanced Nursing, 48*, 175–186. https://doi.org/10.1111/j.1365-2648.2004.03185.x

Mareda, J. & Resch, S. (2018). Ein Erfolgsmodell stellt sich vor: THEA mobil. *Ergotherapie und Rehabilitation, 57*, 16–18.

Martín, I.Z., Martos, J.A.O., Milliares, P.M. & Björklund, A. (2015). Occupational therapy culture seen through the multifocal lens of fieldwork in diverse rural areas. *Scandinavian Journal of Occupational Therapy, 22*, 82–94. https://doi.org/10.3109/11038128.2014.965197

McClain, L. (1998). *Multicultural competence across the campus.* Beitrag präsentiert auf World Federation of Occupational Therapists 12th Congress, Montreal.

Nelson, A. (2007). Seeing white: a critical exploration of occupational therapy with Indigenous Australian people. *Occup Ther Int. 14*(4), 237–55.

Nelson, A. (2009). Learning from the past, looking to the future: Exploring our place with Indigenous Australians. *Australian Occupational Therapy Journal, 56*(2). 97–102. https://doi.org/10.1111/j.1440-1630.2009.00781.x

Ogette, T. (2020). *exit RACISM. rassismuskritisch denken lernen.* (8th ed.). Münster: Unrast-Verlag

Parkinson, S., Forsyth, K. & Kielhofner, G. (2006). *The Model of Human Occupation Screening Tool (MOHOST).* Chicago: Model of Human Occupation Clearinghouse, Department of Occupational Therapy, College of Applied Health Sciences, University of Illinois at Chicago. https://doi.org/10.1037/t52666-000

Reiser, C. (2012). *BIDOG: Bildgestützter Gesprächsleitfaden für Ergotherapeut*innen.* Verfügbar unter https://bidog.business.site/

Roschka, A. (2016). Der Alltag ist unsere universelle Gemeinsamkeit. *ergopraxis, 9*, 34–37. https://doi.org/10.1055/s-0041-110718

Schädler, S. (2009). Parkinson's Disease Questionnaire (PDQ-39) – Das Leben zu Hause im Blick. *Physiopraxis, 9*, 34–35. https://doi.org/10.1055/s-0031-1273183

Scherfer, E., Feriberger, E., Heise, K-F. & Hogan, D. (2006). Berg-Balance-Scale – deutsche Version; Übersetzung eines Instruments zur Beurteilung von Gleichgewicht und Sturzgefährdung. *Physioscience, 2*, 56–66. https://doi.org/10.1055/s-2006-926833

Sircar, A., Merklein de Freitas, C., Roosen, I. & Roth, C. (2021a). Wir müssen reden! Rassismuskritisches Denken in der Ergotherapie. *Ergotherapie & Rehabilitation, 60*, 18–21.

Sircar, A., Merklein de Freitas, C., Roosen, I. & Roth, C. (2021b). Was hat das mit mir zu tun? Antirassismus und Kritisches-weißsein in der Ergotherapie. *Ergotherapie & Rehabilitation, 60*, 18–23.

Sircar, A., Roth, C. & Hadzi Hasi, E. (2021). Rassismus? Hier doch nicht! – Rassismuskritik in der Ergotherapie. *Praxis Ergotherapie, 2*, 58–63.

Söchting, E. (1999). Österreichische Pilotstudie: Deutschsprachige Standardisierung des SIPT. *Praxis Ergotherapie, 12*, 24–30.

Stomph, M. & Poerbodipoero, S. (2019). Fragenorientiertes Arbeiten und Diversität. In M. le Granse, M. van Hartingsveldt & A. Kinébanian (Eds.),

Grundlagen der Ergotherapie. (pp. 220–238). Stuttgart: Thieme.

Su, C.-T. & Parham, L. D. (2002). Case Report-Generating a valid questionnaire translation for cross-cultural use. *American Journal of Occupational Therapy, 56*, 581–585. https://doi.org/10.5014/ajot.56.5.581

Taff, S. & Blash, D. (2017). Diversity and Inclusion in Occupational Therapy: Where We Are, Where We Must Go. *Occupational Therapy In Health Care, 31*, 72–83. https://doi.org/10.1080/07380577.2016.1270479

Taylor, C. (2007). The casson memorial lecture 2007: Diversity amongst occupational therapists – Rhetoric or Reality?. *British Journal of Occupational Therapy, 70*, 276–283. https://doi.org/10.1177/030802260707000702

Townsend, E. & Polatajko, H. (2007). *Enabling Occupation II: advancing an occupational therapy vision for health, well-being, & justice through occupation.* Ottawa: CAOT Publications.

Townsend, E. & Polatajko, H. (Eds.). (2013). *Enabling Occupation II. Advancing an occupational therapy vision for health, well-being, & justice through occupation.* Ottawa: CAOT Publications.

Vinçon, S. (2013). Bewegung objektiv testen. Assessment: BOT-2. *ergopraxis, 6*, 22–23. https://doi.org/10.1055/s-0033-1348931

Vinz, D. & Schiederig, K. (2010). Gender und Diversity – Vielfalt verstehen und gestalten. In P. Massing (Ed.), *Gender und Diversity – Eine Einführung.* (pp. 13–44). Schwalbach: Wochenschau Verlag.

Van Hartingsveldt, M. & Pellegram, S. (2019). Person-Environment-Occupation_Performance-Modell (PEOP) und PEOP Occupational Therapy Process. In M. le Granse, M. van Hartingsveldt & A. Kinébanian (Eds.), *Grundlagen der Ergotherapie.* (pp. 439–454). Stuttgart: Thieme.

Volicer, L., DeRuvo, L., Hyer, K., Piechniczek - Buczek, J. & Riordan, M. E. (2008). Development of a scale to measure quality of theri visits with relatives with dementia. *JAMDA, 9*, 327–331. https://doi.org/10.1016/j.jamda.2008.01.012

Wells, S. A. & Black, R. M. (2000). *Cultural Competency for health Professionals.* Belthesda, Maryland: The American Occupational Therapy Association, Inc.

WFOT. (2009). *Guiding principles in diversity and culture.* Verfügbar unter https://wfot.org/resources/guiding-principles-on-diversity-and-culture-archived

WFOT. (2010). *Position statement on Diversity and Culture* (Dangl, H., Feiler, M. & Jenni, C., Trans.). Verfügbar unter https://www.wfot.org/resources/diversity-and-culture

Wild, D., Grove, A., Martin, M., Eremenco, S., McElroy, S., Verjee-Lorenz, A. & Erikson, P. (2005). Principles of Good Practice for the Translation and Cultural Adaptation Process for Patient- Reported Outcomes (PRO)Measures: Report of the ISPOR Task Force for Translation and Cultural Adaption. *Value in Health, 8*, 94–104. https://doi.org/10.1111/j.1524-4733.2005.04054.x

Weiterführende Literatur

Domenig, D. (Hrsg.). (2015). *Transkulturelle Kompetenz: Lehrbuch für Pflege, Gesundheits- und Sozialberufe* (2. Aufl). Bern: Hans Huber Verlag.

Forsyth, K., Simon, S., Salamy, M. & Kielhofner, G. (2011). *The Assessment of Communication and Interaction Skills* (Version 4.0). Idstein: Schulz-Kirchner Verlag.

Körtner, U. (2010). Krankheit und Marginalisierung. In U. Körtner (Hrsg.), *Leib und Leben: Bioethische Erkundungen zur Leiblichkeit des Menschen* (S. 134–149). Göttingen: Verlag Vandenhoeck & Ruprecht.

Kühler, M. (2013). *Zwischen Toleranz und Paternalismus: zur Ethik des sozialen Nahbereichs.* Preprint and Working Papers oft he Centre for Advanced Study in Bioethics: WWU Münster. Verfügbar unter https://www.uni-muenster.de/imperia/md/content/kfg-normenbegruendung/intern/publikationen/kuehler/50_k__hler_-_zwischen_toleranz_und_paternalismus.pdf

Roschka, A. (2016). Der Alltag ist unsere universelle Gemeinsamkeit. *ergopraxis, 9*(02), 34–37. https://doi.org/10.1055/s-0041-110718

Thompson, V. E. (2020). *Racial Profiling, institutioneller Rassismus und Interventionsmöglichkeiten.* Zugriff am 08.07.2021 unter https://www.bpb.de/gesellschaft/migration/kurzdossiers/308350/racial-profiling-institutioneller-rassismus-und-interventionsmoeglichkeiten

World Health Organization. (Ed.). (2019). *WHO Guideline: Recommendations on Digital Interventions for Health System Strengthening.* Verfügbar unter https://www.who.int/publications-detail-redirect/9789241550505

2.3 Digitalisierte Assessments

Elke Kraus

Die aktuelle Ergotherapie hat den Anspruch, nicht nur klienten-, betätigungs- und teilhabezentriert zu sein, sondern auch evidenzbasiert. Vor diesem Hintergrund bietet die Digitalisierung im Gesundheitswesen neue Chancen und Herausforderungen (Taylor et al., 2017). Dabei entwickeln sich digitale Gesundheitsangebote und technische Innovationen weltweit in einem rasantem Tempo. Hinzu kommt die zunehmende globale Vernetzung und ein schier unendlicher Informations- und Kommunikationsfluss. Alle diese Aspekte haben ein nationales und internationales Bestreben ausgelöst, die Qualität der überwältigenden Angebote zu überprüfen und zu sichern. Auch Ergotherapeut*innen müssen in der Lage sein, relevante und passende digitale Tools im Bereich der therapeutischen Diagnostik und Intervention kritisch zu begutachten und effektiv zu nutzen. In diesem Kapitel wird zunächst kurz skizziert, wie Kontexte und Entwicklungen der Digitalisierung den ergotherapeutischen Prozess beeinflussen und verändern. Anschließend wird die Digitalisierung von Assessments in der Ergotherapie thematisiert. Da digitalisierte Assessments sich vorwiegend in Form von Apps entwickeln, geht die Darstellung auf Apps im Allgemeinen sowie auf Apps in der Ergotherapie ein und betrachtet dabei auch Fragen der Qualitätssicherung. Der zweite Teil befasst sich mit digitalisierten Aspekten von Assessments und führt entsprechende Beispiele auf. Anschließend werden die Chancen und Herausforderung der Digitalisierung in der Ergotherapie betrachtet und diskutiert.

2.3.1 Digitalisierung im Gesundheitswesen

Insbesondere mit Blick auf Assessments bietet die Digitalisierung im Gesundheitswesen neue Chancen und Herausforderungen. Digitalisierung, oder die digitale Transformation, ist ein Megatrend unserer globalen Gesellschaft, der fast alle Lebensbereiche durchdringt. Der Begriff **Digitalisierung im Gesundheitswesen** umfasst „sämtliche Veränderungen und Innovationen im Bereich der Gesundheitsversorgung oder von Geschäftsmodellen sowie Effizienzsteigerungen interner Prozesse und die Vernetzung von Akteuren durch den Einsatz von Informations- und Kommunikationstechnik (IKT) im Gesundheitswesen“ (pwc, 2016). Im Gesundheitswesen werden technische Hilfsmittel zur Unterstützung von Personen mit Beeinträchtigungen eingesetzt. Digitale Technologie prägt zudem Abläufe, Prozesse und die allgemeine Organisation in entsprechenden Einrichtungen, ebenso wie Kommunikationswege und Datenauswertung mit dem Potenzial von Big-Data[8]. Außerdem werden diagnostische und therapeutische Anwendungen durch digitale Technologien beeinflusst, verändert und revolutioniert (Malchus, 2019; Wittpahl, 2016). Die rasante Geschwindigkeit der technischen Entwicklungen und der zunehmende digitale Einsatz stellt Klienten*innen sowie Heilmittelerbringer*innen vor neue Herausforderungen im Alltag.

Um allen Interessengruppen im Gesundheitswesen, wie Regierungsvertreter*innen, Entwickler*innen, Heilmittelerbringer*innen, Forscher*innen, Netzbetreiber*innen oder Anwender *innen, bei der Bewältigung dieser Herausforderungen zu unterstützen, strebt die World Health Organisation (WHO) ein gemeinsames standardisiertes Vokabular und eine Klassifizierung für alle Interessengruppen im

8 Sammelbegriff für riesige Datenmengen, die durch digitale Technologien generiert, systematisiert und analysiert werden.

Bereich digitaler Gesundheit an. Zu diesem Zweck hat sie auf der Grundlage der vorhandenen Evidenz Empfehlungen dazu erarbeitet, wie sich das Gesundheitssystem durch digitale Technologien stärken lässt und welche Anforderungen hierbei erfüllt werden sollten. Das Klassifizierungsschema beinhaltet Nachweise und Evidenz zur Forschung, Führung von nationalen Inventaren und Analysen, Entwicklung von Beratungsressourcen und die Formulierung von der erforderlichen digitalen Funktionalität (World Health Organization [WHO], 2019).

Der Digitalisierungstrend boomt vor allem im Bereich der Mobilen Apps. Obgleich die stundenmäßige Internetnutzung pro Person im Durchschnitt insgesamt zunimmt, wird der Unterschied zwischen desktop-installierter Software und mobilen Anwendungen oder Apps immer deutlicher. So nutzten zum Beispiel US-Amerikaner*innen schon 2016 mehr als drei Stunden pro Tag das Internet auf Mobilgeräten im Vergleich zu zwei Stunden auf einem Laptop oder Desktop. Junge US-Amerikaner*innen zwischen 18 bis 24 Jahren verbrachten circa 66 % ihrer digitalen Zeit mit Smartphone Apps (Schliessl, 2020). Laut eines Berichts der „Zeit Online" aus dem Jahr 2018, nutzen 90 % der Deutschen das Internet seit über zehn Jahren. Dabei greifen 85 % von ihnen mobil – also außerhalb ihres Zuhauses oder Arbeitsplatzes – auf diese Möglichkeit zu (Statistisches Bundesamt, 2018). Auch die Anzahl der Downloads von mobilen Apps nimmt weiterhin zu: die geschätzte Anzahl von 178 Milliarden App Downloads im Jahr 2017 soll 2020 auf 205 Milliarden und in 2022 auf 258 Milliarden ansteigen (Schliessl, 2020). Mobile Benutzer*innen verbrachten 2019 87 % ihrer digitalen Zeit mit Apps, und nur 13 % im Internet (MindSea, 2019). Mobile App-Nutzung gilt als tatsächlich neues Betätigungsverhalten, das alle Lebensbereiche beeinflusst und verändert (Schliessl, 2020).

Apps werden auch zunehmend in die Gesundheitsversorgung eingeführt werden. Auf nationaler Ebene beschloss der Bundestag am 14.03.2019 im Rahmen des Terminservice- und Versorgungsgesetzes (TSVG) die Festlegungen zur weiteren Digitalisierung des deutschen Gesundheitswesens (Digitales Gesundheitswesen, 2020). Insbesondere für Ärzt*innen bieten „digitale Versorgungsangebote wie Gesundheits-Apps und Web-Anwendungen [...] im Rahmen des Selbstmanagements [...] eine wertvolle Unterstützung in der Behandlung, Linderung oder Überwachung chronischer Erkrankungen [...] [Es werden] verschiedene digitale Versorgungsangebote durch ausgewählte Ärzte für ein Jahr kostenfrei zur Verfügung gestellt [...] Digitale Versorgungsangebote können Präventionsmöglichkeiten aufzeigen, bieten Hilfe in der Behandlung von Gesundheitsproblemen oder können im Rahmen der Therapie eingesetzt werden." (Bundesinstitut für Arzneimittel und Medizinprodukte, 2020)

Digitalisierung in der Ergotherapie

Um den Anforderungen des 21. Jahrhunderts gerecht zu werden, sollten alle Ergotherapeut*innen über die erforderlichen Kompetenzen verfügen, die Vorteile der Digitalisierung für ihre Arbeitsplätze und Tätigkeitsbereiche nutzen zu können. Denn auch in den Therapieberufen wird der Megatrend der Digitalisierung deutlich, in der Ergotherapie allerdings wesentlich langsamer als in anderen Bereichen. Es lassen sich für die Ergotherapie vier wesentliche Digitalisierungsbereiche benennen (**Abbildung 2-11**):

- *Verwaltung und Management:* Praxen richten sich z. B. zunehmend mit Organisationssoftware zur Terminplanung und elektronischen Patientendokumentation ein;
- *Studium und Ausbildung:* Hier gibt es bspw. – seit dem Jahr 2020 auch pandemiebedingt – zunehmend Webinare und Informationen über elektronische Plattformen für Aus- und Weiterbildung;
- *Forschung:* Diese stützt sich u. a. schon seit geraumer Zeit vermehrt auf digitale Tools, etwa in der Datenerhebung durch Online-

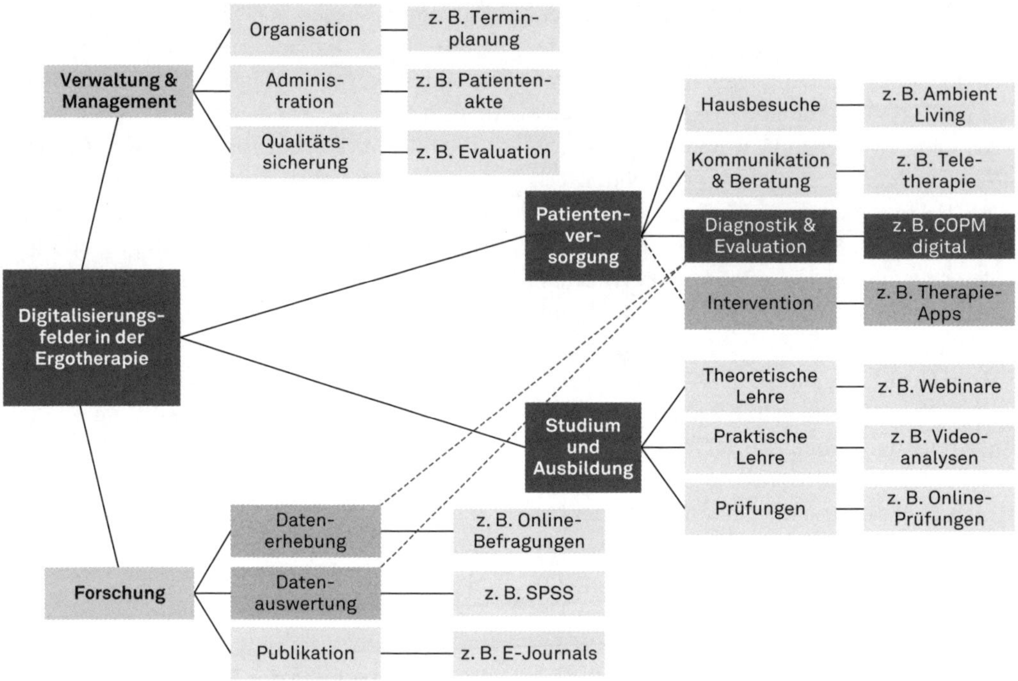

Abbildung 2-11: Digitalisierungsbereiche in der Ergotherapie (eigene Darstellung)

Befragungen sowie mit Hilfe von digitaler Datenauswertung und Analyse.

- *Patientenversorgung:* Die Kommunikation wird in allen Arbeitseinrichtungen digitalisiert, z. B. durch E-Mail-Korrespondenz oder Videokonferenzen. Zudem existieren digitalisierte Interventionen, z. B. auf der Basis von therapeutischer Software oder Apps, wie auch Möglichkeiten der digitalisierten Befunderhebung (Abbildung 2-11).

Im Bereich der ergotherapeutischen Diagnostik und Evaluation entwickelt sich die Digitalisierung zögerlich. Das bestehende Potenzial, das die Digitalisierung diesbezüglich leisten könnte, gilt jedoch als enorm. Aufgrund der hohen Beliebtheit mobiler Endgeräte besitzt auch hier das APP-Format im Gegensatz zur Computer Software ein größeres Anwendungspotenzial. Wenn der ergotherapeutische Prozess anhand des Canadian Practice Process Framework (CPPF) (Townsend & Polatajko, 2007) durch die Brille der Digitalisierung betrachtet wird, lassen sich die unterschiedlichen Stadien mit möglichen Digitalisierungsprozessen in Verbindung setzen (**Abbildung 2-12**).

Somit spielt der Einsatz von Apps im therapeutischen Prozess zunehmend eine Rolle. Allerdings beschränkt sich dies zur Zeit vorwiegend auf Interventions-Apps. Die Nutzung von Assessment-Apps im Befunderhebungsprozess und der Re-Evaluation ist noch sehr überschaubar. Um die spezifischen Assessments-Apps im Weiteren verorten zu können, gilt es zunächst, die allgemeinen Anwendung von Apps in der mobile Gesundheit (m-Health) zu betrachten.

2.3.2 m-Health **Anwendungen: Apps**

Eine „App" ist eine „Anwendung" – ein eigenständiges Programm mit einem bestimmten Zweck für mobile Endgeräte wie Tablets oder Smartphones (Higgins, 2016). Digitale Anwen-

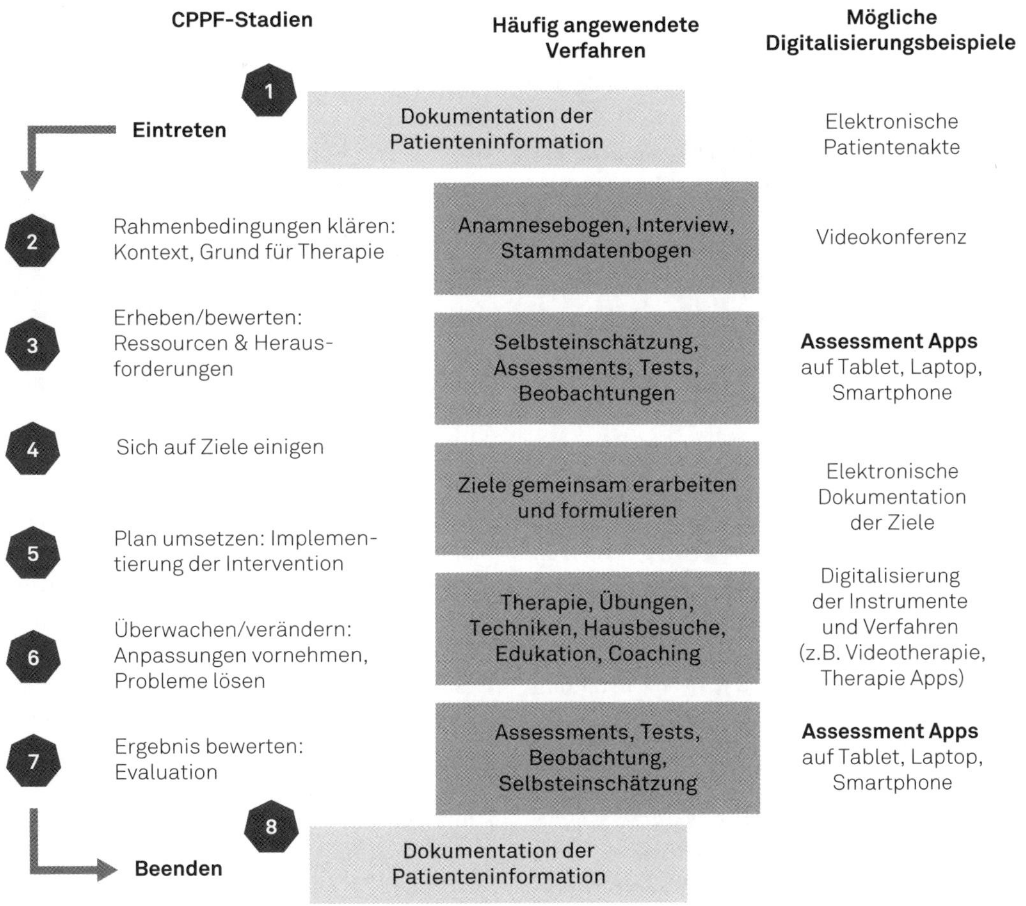

Abbildung 2-12: CPPF-Stadien und mögliche Digitalisierungsmaßnahmen im Rahmen des ergotherapeutischen Prozesses (eigene Darstellung)

dungen für mobile Endgeräte wie Laptop, Tablet, Smartphone oder Smartwatches gehören zu der „mobile" Health Technologie und werden meist als „Apps" bezeichnet. Apps können ungebunden und flexibel eingesetzt werden und erlauben einen zeitlich und räumlich entkoppelten Zugriff auf unbegrenzte Informationen und Kommunikationen. So können sie fast zu jedem Zeitpunkt und in fast jedem Kontext unterstützend wirken (Albrecht & Jan, 2018). Zudem können Apps barrierearme Angebote schaffen, zum Beispiel für Menschen mit unterschiedlichen Funktionseinschränkungen oder Behinderungen. Es können neue Möglichkeiten entstehen, diese Menschen dabei zu unterstützen, mit ihren Gesundheitsproblemen selbstständiger und effektiver umzugehen (Beerheide, 2016; Higgins, 2016).

Einen umfangreichen Überblick über die „Chancen und Risiken von Gesundheits-Apps" in Deutschland bietet die CHARISMA Studie (Albrecht, 2016). Hier werden mehrere Handlungsfelder für künftige Forschung identifiziert, da bislang noch wenig erforscht wurde, ob sich das Gesundheitsverhalten der Menschen tatsächlich durch die Nutzung von Apps verbessert und wie sich dieses offenbart. Zudem werden Verfahren und Kriterien beschrieben, die dazu beitragen sollen, die Entwicklung und Nutzung von Gesundheits-Apps sicherer zu gestalten. Dies erscheint notwendig, da es an einheitlichen Qualitätskriterien sowie an einer Verpflichtung der Hersteller für qualitätsgesicherte Produkte mangelt. So sollen Hersteller einer Informationspflicht zur Funktionalität und Inhalten der Gesundheits-Apps unterliegen, sowie vollständige Angaben zur Finanzierungsquelle und dem Datenschutz machen. Des Weiteren wird eine zentrale Meldestelle für die Speicherung von Vorkommnissen jeglicher Art gefordert (Albrecht, 2016; Bundesgesundheitsministerium, 2020; Bundesinstitut für Arzneimittel und Medizinprodukte, 2020).

Es gilt zwischen zwei Arten von Apps zu unterscheiden: *native* („einheimische") Apps und *web-basierte* Apps. Eine *native App* wird von dem Nutzer auf das mobile Endgerät heruntergeladen und die Daten werden auf dem Gerät selbst oder einer externen Datenbank (wie z. B. einem Server) gespeichert. Je nach Gestaltung erfordern gewisse Funktionalitäten eine Internetverbindung. Die native App kann auf Hardware wie Mikrofon, Kamera, GPS, Gyroskop oder anderen Sensoren des Geräts zugreifen. Sie wurde für spezifische Betriebssysteme, wie etwa Android oder iOS, entwickelt. Exemplarisch werden einige digitalisierte Assessments im App-Format in der Ergotherapie am Ende des Kapitels vorgestellt. Unter native Apps fallen bspw. die ersten drei in der Tabelle 2-3 (Activity Card Sort, AMPS, AZH). Eine *Web-App* hingegen wird über den Browser verwendet und erfordert daher normalerweise eine Internetverbindung. Allerdings können auch moderne Web-Apps installiert werden und teilweise offline funktionieren. Auch Web-Apps können in eingeschränktem Maße auf Hardware-Funktionen zugreifen, jedoch funktioniert dies meist schlechter als bei nativen Apps (z. B. COPM oder Frostig App, siehe Tabelle 2-3).

Gesundheits-Apps

Aktuell gibt es über 318.000 gesundheitsbezogene mobile Apps, einschließlich native und web-basierte Apps, wobei täglich ca. 200 weitere Gesundheits-Apps hinzukommen (Aitken et al., 2017). Dabei lassen sich einerseits Gesundheits-Apps aus den Bereichen Medizin, Prävention oder Gesundheitsförderung finden. Andererseits existieren spezifische (ergo)therapeutische Apps, die sich wiederum in *Interventions-Apps und Assessments-Apps* unterteilen lassen (Aitken et al., 2017).

Gesundheits-Apps erfreuen sich großer Beliebtheit, da sie kostengünstig, jederzeit verfügbar, bequem und unabhängig von Externen als auch personalisiert angewendet werden können (Kumar et al., 2013). Anfang 2018 wurden allein im internationalen Apple App Store über 103 000 Apps in den Kategorien Medizin, Gesundheit und Fitness vermerkt (Albrecht, 2016). Sie können den Alltag und die Lebenswelt einer Person individuell und mit quantitativen Werten erfassen, was zu einer Unterstützung in der medizinischen Versorgung führen kann (Albrecht & Jan, 2018; Lutze et al., 2016). Zudem können sie dazu beitragen, Gesundheitsergebnisse anzureichern und dadurch zu verbessern (Kumar et al., 2013).

Im Dezember 2019 trat das Digitale-Versorgung-Gesetz (DVG) in Kraft. Seitdem können „Apps auf Rezept" im Rahmen der sogenannten Digitalen-Gesundheitsanwendung-Verordnung (DiGAV) für Patient*innen verordnet und von den gesetzlichen Krankenkassen erstattet werden (§§ 33a und 139e, SGBV). So können sich etwa Menschen mit einer Diabetes-Erkrankung oder einer entsprechenden Disposition von einer medizinischen App begleiten lassen. Um zugelassen zu werden, müssen diese Apps ein Prüfverfahren beim Bundesministerium für Arbeit und Medizin (BfArM) erfolgreich durchlaufen, woraufhin sie in einem Verzeichnis gelistet werden. Allerdings gilt diese Verordnung nur für Patient*innen von Ärzt*innen und Psychotherapeut*innen (Bundesgesundheitsministerium, 2020). Es liegt nun an den Therapeut*innen, sich dafür einzusetzen, dass ein entsprechendes Gesetz auch für andere Heilmittelerbringer*innen verabschiedet wird. Es sollte jedoch im Vorfeld sichergestellt werden, dass therapeutische Apps die entsprechenden Qualitätskriterien erfüllen. Daher gilt es, im Rahmen von Forschungsprojekten Wirksamkeitsnachweise für Interventions-Apps und Validierungsstudien für Assessment-Apps zu generieren (Bundesgesundheitsministerium, 2020).

Qualitätssicherung von Apps

Um Interventions- oder Assessment-Apps in der Ergotherapie optimal nutzen zu können, benötigt man als Nutzer*in ein Verständnis davon, was eine „gute" App ausmacht. Die Qualität, die Wirksamkeit, Zuverlässigkeit, Konsistenz und Sicherheit einer App sind maßgeblich für klinische Zwecke, Evaluationen und auch den Datenschutz (Stoyanov et al., 2015). Bislang existiert kein wissenschaftlicher Nachweis dafür, dass die Bewertungen von Nutzer*innen anhand typischer 5-Sterne Bewertungsskalen in vielen App-Stores die tatsächliche Qualität einer App abzeichnen. Sie zeigen eher eine subjektive Wahrnehmung und Beliebtheit der Nutzer*innen auf, was von den Entwickler*innen zu Werbezwecken genutzt wird. Daher gilt es, empirisch gestützte Evaluationskriterien zu entwickeln und anzuwenden.

Zur Überprüfung von Qualitätskriterien einer Gesundheits-App wurde von Forscher*innen ein zuverlässiges und objektives Instrument zur Testung, Klassifikation und Bewertung entwickelt: die *Mobile App Rating Scale (MARS)* (Stoyanov et al., 2015). Die fünf Dimensionen der objektiven Qualitäts-App Indikatoren gliedern sich in *Engagement, Funktionalität, Ästhetik, Informationsqualität* sowie *Motivqualitätsindikator*. Die MARS ist einfach zu bedienen, anpassbar und in verschiedenen Gesundheitsbereichen weit verbreitet. Zudem weist MARS eine sehr gute interne Konsistenz, Interrater-Zuverlässigkeit und Validität auf (Stoyanov et al., 2015). Obgleich dies eine gute Grundlage zur App-Evaluation vorwiegend für Entwickler*innen und Forscher*innen bietet, sind diese Kriterien nicht alle praxisfreundlich. Denn für Laien sind sie oft zu technisch oder in ihrer Terminologie zu unklar. Basierend auf den wesentlichen Aspekten der Instrumente können Nutzer*innen in einem ersten Schritt einfache W-Fragen verwenden, um die grundlegenden Informationen von Apps kritisch zu reflektieren (**Abbildung 2-13**).

Apps in der Ergotherapie

Insbesondere für die Ergotherapie gibt es im deutschsprachigen Raum nur eine sehr begrenzte Anzahl von Apps. In Nordamerika ist man diesbezüglich schon etwas weiter. Hier werden Apps in der täglichen Praxis als Interventions-Instrumente, zur Edukation und zu sonstigen Unterstützungszwecken verwendet (Seifert et al., 2017). Eine Blog-Umfrage der American Occupational Therapy Association (AOTA) zeigte, dass mehr als die Hälfte der praktizierenden Ergotherapeut*innen zumindest manchmal Apps verwenden (Yamkovenko, 2018).

„Das Fachwissen der Ergotherapeut*innen im PEO-Ansatz (Person-Environment-Occupation) stellt sicher, dass wir in der Lage sind, digitale Werkzeuge in unsere tägliche Praxis zu integrieren und Projekte zur digitalen Implementierung zu leiten. Diese Projekte können sowohl Tools evaluieren, die die Produktivität am Arbeitsplatz steigern, als auch Tools, die Menschen dabei unterstützen, sich in sinnvollen Betätigungen zu engagieren. Während sich viele möglicherweise nicht als digitale Expert*innen betrachten, sind alle Ergotherapeut*innen in der Lage, die Auswirkungen verschiedener Instrumente auf die Betätigungsperformanz zu bewerten. Diese

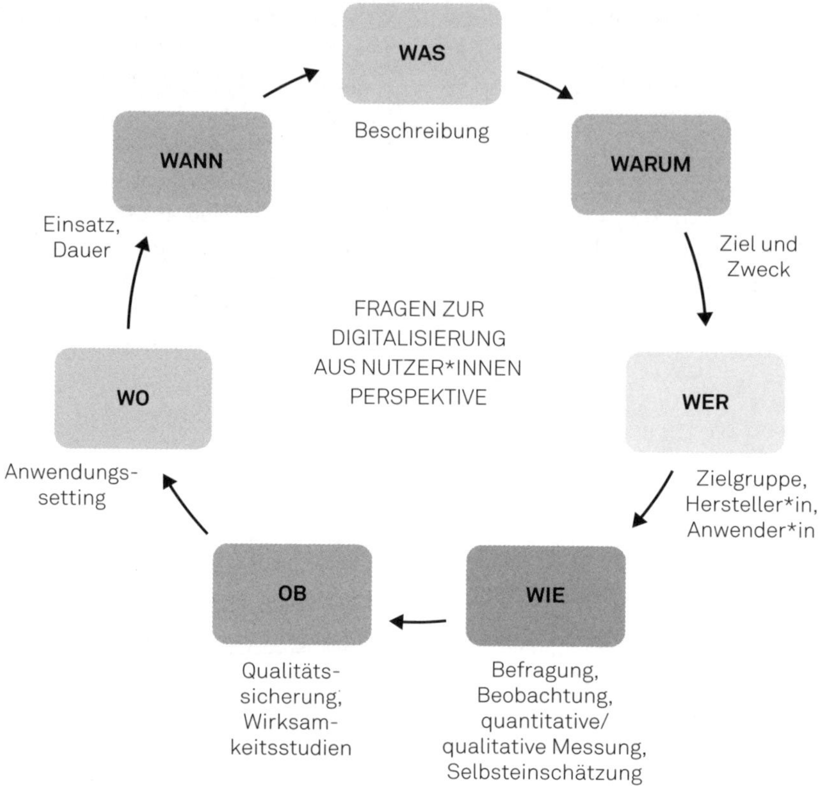

Abbildung 2-13: W-Fragen zur Erfassung grundlegender Informationen von digitalisierter Technologie (eigene Darstellung)

Fähigkeiten können verwendet werden, um die Vorteile und Herausforderungen der Implementierung digitaler Tools in der Praxis zu bewerten." (Royal College of Occupational Therapists, 2019) (eigene Übersetzung).

Viele internationale Ergotherapie-Webseiten (z. B. AOTA) führen beliebte Apps auf, die in der Ergotherapie verwendet werden. So gibt es u. a. Apps, die Klient*innen mit Schlaganfällen, traumatischen Hirnverletzungen, Entwicklungsstörungen und Rückenmarkverletzungen unterstützen können. Des Weiteren liegen digitale Angebote zur Förderung von Feinmotorik, Handschrift, Praxie, Erinnerungsvermögen, visueller Wahrnehmung und sozialer Interaktion vor (Seifert et al., 2017). Wie bereits erwähnt, beziehen sich auch diese Apps überwiegend auf den Interventions-Prozess und nicht auf die Befunderhebung oder Assessments (Seifert et al, 2017).

Erickson (2015) wertete in einer systematischen Übersichtsarbeit Studien aus, welche die Nutzung und Entscheidungsfindung bei mobilen Geräten und Apps untersuchten. Ebenso wurde der Frage nachgegangen, wie Ergotherapeut*innen diese Technologien einschätzen und anwenden (Erickson, 2015). Hier wurde deutlich, wie wichtig die Auswahl hochwertiger Apps für den Therapieerfolg ist. Ravenek und Alvarez entwickelten einen Leitfaden, der die Entscheidungsfindung von Ergotherapeut*innen zur Auswahl geeigneter Apps für die Praxis unterstützt (Ravenek & Alvarez, 2019). Allerdings liegen wenig Studien vor, welche die objektive Qualität von Apps systematisch untersuchen. Eine Forschergruppe nutzte eine Probeversion der Mobilen App Rating Scale (uMARS) um die Qualität der am häufigsten verwendeten Apps in der Ergotherapie zu untersuchen. Sie konnten zeigen, dass das uMARS nützlich und effektiv für die Bewertung der Qualität von m-Health-Apps ist (LeBeau, Huey & Hart, 2019). Die Studienergebnisse verdeutlichen zudem, dass es keinen Zusammenhang zwischen der häufigen Nutzung einer App und der qualitativen Bewertung gibt. So sind z. B. die am häufigsten genutzten Apps nicht unbedingt die qualitativ hochwertigsten (Erickson, 2015).

Schaut man sich die laut uMARS Bewertung zehn Ergotherapie-Apps mit dem höchsten Ranking an, so handelt es sich ausschließlich um Interventions-Apps, die bestenfalls eine Checkliste oder einen Fragebogen zur Informationserhebung beinhalten. Nur eine App[9] enthielt ein Screening und könnte daher als Assessment App gelten (Seifert et al., 2017).

2.3.3 Digitalisierung zur Unterstützung der Befunderhebung und ergotherapeutischen Diagnostik

Assessments beinhalten standarditisierte messbare Aspekte der Betätigungsdurchführung und der Teilhabe und sind bestenfalls wissenschaftlich überprüfte und nachweislich zuverlässige Instrumente. Standardisierte Assessments können die Betätigungsaspekte oder die Betätigungen an sich objektiv und einheitlich erfassen. Sie ermöglichen Ergotherapeut*innen, Veränderungen zu messen und zu dokumentieren. Somit unterstützen Assessments die evidenzbasierte Praxis: Sie können fundiert belegen, inwieweit Veränderungen aufgetreten sind. Normierte Assessments bieten zudem die Möglichkeit, die Ergebnisse mit einer Norm oder typisch entwickelte Menschen zu vergleichen (Kraus, 2016).

In der Ergotherapie, vor allem in Deutschland, ist die ergotherapeutische Diagnostik noch keine Selbstverständlichkeit. Dies liegt unter anderem daran, dass Ergotherapeut*innen – im Gegensatz zu ihren Berufskolleg*innen im internationalen Bereich – noch ausschließlich auf ärztliche Überweisung angewiesen sind. Dies bedeutet, dass es noch wenig formalisierte ergotherapeutische Diagnostik gibt, was eine Digitalisierung der ergotherapeutischen Befunderhebung in Deutschland vermutlich weiter hemmt.

Digitalisierte Assessments in der Forschung

Es liegen einige Studien vor, die herkömmliche Tests und Assessments mit ihrer digitalisierten Version vergleichen. Zum Beispiel wurde der Rey Auditory Verbal Learning Test (RAVLT) digitalisiert, der unter anderem auditives Kurzzeitgedächtnis, Lerngeschwindigkeit und Lernstrategien erfasst (Morrison et al., 2018). Die digitale und die herkömmliche Version zeigten eine hohe Übereinstimmung auf und wurden inhaltlich (bzw. auf der Ergebnisebene) als vergleichbar bewertet. Zu ähnlichen Ergebnissen kamen Brunetti et al. (2014), die einen Klopftest (Block-Tapping-Task) digitalisierten und auch gleichwertige Testergebnisse der beiden Versionen feststellten. Die Vorteile einer digitalisierten Version quantitativer Assessments sind nicht von der Hand zu weisen: effektivere Anwendbarkeit, Zeitkostenersparnis auf Grund der automatisierten Vorgänge und präzisere Ergebnisse, wie z. B. genaue Messung der Reaktionszeit (Claessen et al., 2015). Fellows et al. (2017) untersuchten einen digitalisierten Trail Making Test (TMT), der auf einem Tablet mit kapazitivem Touchscreen digitalisiert wurde. Auch hier zeigte sich, dass die digitalisierte Version dieselben Aspekte der kognitiven Fähigkeiten wie die papierbasierte Version misst. Des Weiteren liefert die digitali-

9 Die App *Lumosity* beinhaltet im Bereich Kognition einen Fit Test mit Altersnormen für Kinder im Alter zwischen drei und acht Jahren.

sierte TMT Version zusätzliche Informationen zu kognitiven Prozessen wie Timing, Pausen und Anheben des Stiftes, die von der papierbasierten Version quantitativ nicht erfasst werden können. Eine vollständige Gleichwertigkeit zwischen herkömmlichen papierbasierten und digitalisierten Tests steht jedoch in Frage, da die verschiedenen Testversionen vermutlich in Teilen unterschiedliche kognitive Prozesse auslösen (Noyes & Garland, 2008). So bleibt bei der Digitalisierung neuropsychologischer Tests noch offen, ob eine digitalisierte Testversion dieselben psychometrischen Eigenschaften aufweist wie der papierbasierte Test (Gualtieri & Johnson, 2006; Morrison et al., 2018).

Auch in einem ergotherapeutischen Assessment wurde in einer Vergleichsstudie die Durchführung eines Nachspurtests auf Papier mit einer digitalen Version auf einem Tablet verglichen. An der Untersuchung nahmen 20 links- sowie rechtshändige Kinder zwischen vier und zehn Jahren mit und ohne motorische Auffälligkeiten teil (Kraus et al., 2019). Die digitalisierte Version erfasste wesentlich mehr und damit potenziell genauere Daten. Jedoch schnitt die nicht-dominante Hand bei einigen jüngeren und motorisch auffälligen Kindern in manchen Aspekten unerwarteter Weise besser ab. Die Papierversion wies keine solchen Diskrepanzen auf. Die Autoren*innen vermuteten, dass die ungewohnten physischen Eigenschaften eines Tablets im Vergleich zu Stift und Papier die Ergebnisse bei manchen motorisch auffälligen und jüngeren Kindern zu verzerren scheinen. Somit gilt die Digitalisierung eines Nachspurtests auf dem Tablet für diese Zielgruppe als eher ungeeignet (Kraus, 2019; Kraus et al., 2019). „Insgesamt finden sich im Bereich Diagnostik nur wenige qualitativ hochwertige Studien. Sowohl Analysen von Studien in Form von Reviews als auch übergreifende Analyse von Apps haben eher beschreibenden Charakter – die Autor*innen kommen nicht zu abschließenden Bewertungen. Eine Aussage über den Nutzen von Diagnostik-Apps kann nicht getroffen werden." (Albrecht, 2016)

Aspekte der Digitalisierung von Assessments in der Ergotherapie

Die Digitalisierung von Assessments lässt sich in vier Kategorien unterteilen:

- **Rahmung (Vorbereitung, Nachbereitung):** In Vorbereitung für eine Testdurchführung wurde in manchen Assessments die Anweisung digitalisiert, wie zum Beispiel beim Hand Präferenztest für vier- bis sechsjährige Kinder (HAPT) in der Form einer Audio-CD (Bruckner et al., 2011). Nicht selten gibt es auch eine Anleitungssoftware für die Anwender*innen zur Durchführung und Auswertung des Assessment. Diese liegt manchmal in Form einer Begleit-DVD vor, wie beim Entwicklungstest für Kinder von sechs Monaten bis sechs Jahren (ET 6-6-R) (Macha & Petermann, 2013). Die Zusammenfassungen oder Berichte der meisten digitalisierten Testverfahren lassen sich zudem im pdf Format herunterladen. Ebenso liegen bei manchen Assessments die Anleitungen, Manuale und/oder Normtabellen im pdf Format vor.
- **Dokumentation:** Text-basierte Daten, z. B. Anamnesebögen, Fragebögen, Beobachtungen, Checklisten werden aufgrund von einer entsprechenden *Software* digital erfasst und direkt auf dem Tablet oder Laptop eingetragen. Das schließt auch Stift-Papier-Testverfahren ein, bei denen Anwender*innen Formulare oder Protokollbögen ausfüllen (Fremdeinschätzung) bzw. die Klient*innen selbst Fragen beantworten (Selbsteinschätzung).
- **Datenerhebung:** Stift-Papier-Testverfahren lassen sich auf Grund ihres Formates der Dokumentation zuordnen, hinsichtlich ihres Inhalts, aber auch der Datenerhebung. Zusätzlich oder alternativ können Daten durch den Einsatz von *Hardware* ermittelt werden, z. B. mit Endgeräten wie Tablets, Sensoren, Druckmatten und/oder Kameras. So erfasst bspw. der ErgoPen von Stabilo Druck, Geschwindigkeit und Stetigkeit der Bewegungsqualität während des Malens oder Schreibens.

- **Auswertung & Berechnung:** Daten werden automatisiert ausgewertet und berechnet. Ein Beispiel für die digitale Auswertung ist eine Auswertungssoftware mit hinterlegten Formeln, welche die Gesamtwerte errechnet. Wenn digitale Messungen generiert werden, kann die Auswertung der Daten gleich damit verbunden sein. So können zum Beispiel bei einem motorischen Test auf einem Tablet Geschwindigkeit, Druck und Stetigkeit der Bewegung zeitgleich erfasst werden.

Zusammenfassung: Relevante Werte und Gesamtwerte werden automatisiert zusammengeführt und anschaulich visuell dargestellt. Dies dient als Grundlage für die Analyse und Interpretation der Daten. Außerdem können auch Berichtbausteine mit bestimmten Ergebnissen gepaart werden, so dass ein Standardbericht automatisiert erstellt wird. Diese Aspekte überschneiden sich mit der oben genannten Rahmung des Assessments. **Abbildung 2-14** fasst diese Digitalisierungsaspekte und Digitalisierungsformen der unterschiedlichen Aspekte von Testverfahren in einem Schaubild zusammen.

Digitalisierungsformen und -bereiche

Zusätzlich zu den beschriebenen Digitalisierungsaspekten eines Assessments lassen sich auch verschiedene Formen der Digitalisierung voneinander unterscheiden. Hierzu zählen:

- **App** (Anwendung) für mobile Endgeräte wie Smartphone, Tablet, Smartwatch:
  - *Native Apps* – wird auf dem Endgerät (entweder Android oder Mac) installiert und kann auch unabhängig vom Internetzugang genutzt werden

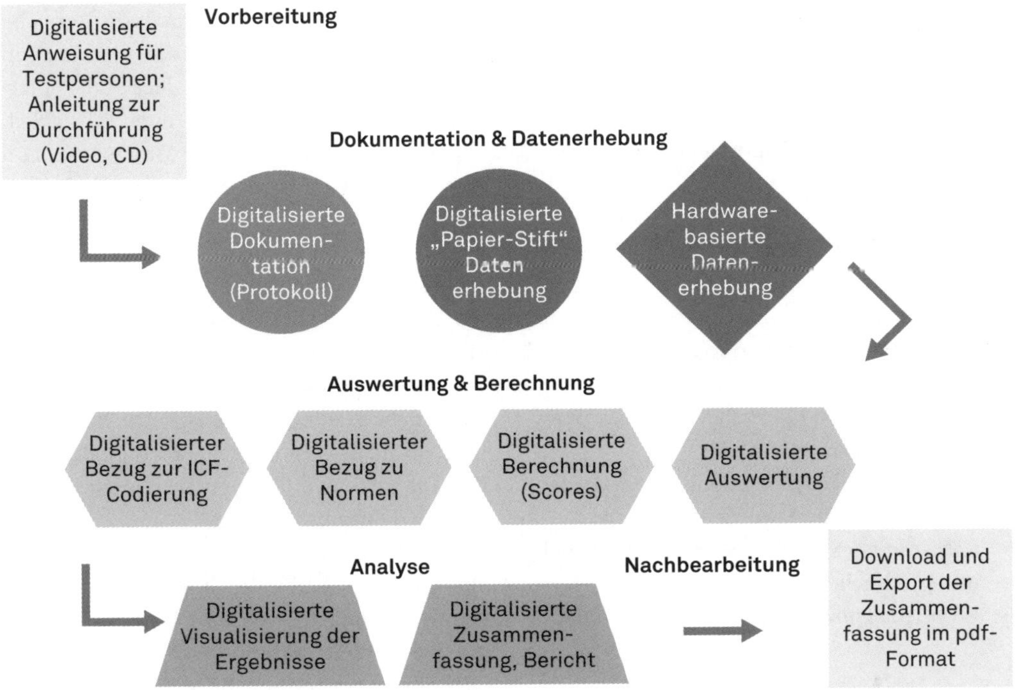

Abbildung 2-14: Digitalierungsaspekte von digitalisierten Assessments

- *Web-basierte Apps* – unabhängig von dem Endgerät, Internet ist Voraussetzung
- *Intranet-basierte Apps* – werden auf einem lokalen Server innerhalb eines geschlossenen Netzwerks einer Institution genutzt

- **Hardware und sonstige digitale Tools** zur Erhebung von messbaren/quantitativen Daten, wie z.B. Sensormatten, Digi-Pen, Tablet, etc.
- **Computer-Software** für Computer und Laptop – wird auf dem Gerät installiert und genutzt
- **Lizenz** bei externem Anbieter, die Aspekte digitalisiert haben und begrenzte Anzahl an z.B. Auswertungsmasken verkaufen. Teilweise sind diese Lizenzen auch mit Schulungen verbunden.
- **Auswertungssoftware** – sind oft Excel-basiert und beinhalten oft Formeln zur Berechnung von Ergebnissen
- **PDF-Download-Version** von Formularen und Manual für das Assessment

Hilfreich erscheint es auch, die Apps anhand der International Classification of Functioning, Disability and Health (ICF) in verschiedene Bereiche einzustufen. Dieser Bezug lässt sich im Rahmen der Digitalisierung automatisieren, so dass die Items oder Aspekte automatisch der jeweiligen ICF Kodierung zugeordnet werden. Folgende Bereiche sind für die Ergotherapie am relevantesten:

- *Teilhabe und Aktivität*: Betätigungsstatus, Teilhabestatus, Gesundheitsförderung und Prävention
- *Kontextfaktoren*: häuslicher Kontext, physisches und soziales Umfeld
- *Persönliche Faktoren:* Persönlichkeit, medizinische Diagnose, Kindesentwicklung
- *Körperfunktionsebene*: Motorik, Wahrnehmung, Sprache
- *Körperstrukturen*: Anatomie, Physiologie

Beispiele von digitalisierten Assessments zur Anwendung in der Ergotherapie

Im Folgenden werden nun eine Reihe von digitalisierten Assessments exemplarisch aufgeführt, die für die Ergotherapie von Nutzen sein können. Insbesondere geht es um die benannten Digitalisierungsbereiche Teilhabestatus im Alltag, Betätigungsstatus, Motorik, Wahrnehmung, Anatomie, Kognition und Kindesentwicklung. Assessments, bei denen sich die Digitalisierung auf ein pdf-Format des Manuals, Formulare zum Download oder eine Anleitungs-DVD beschränkt, sind hier nicht miteingeschlossen. Statt eine vollständige Aufzählung digitaler Assessments in den unterschiedlichen Bereichen anzustreben, werden in Tabelle 2-3 die unterschiedlichen Digitalisierungsaspekte und -formen sowie die Art der Durchführung und die Qualitätssicherung bzw. App-Evaluation an einzelnen Beispielen dargestellt (siehe **Tabelle 2-3**).

Es wird deutlich, dass immer nur vereinzelte Digitalisierungsebenen für Testverfahren digitalisiert sind. Dies betrifft oftmals die Bereiche Dokumentation und Zusammenfassung in Form von Auswertungen gängiger Stift-Papier-Tests bzw. Berechnung von Scores. Tatsächlich liegen die meisten dieser Assessments nicht im App-Format vor, sondern wurden als Download Software erstellt – eine eher „veraltete“ digitale Form. Fast alle dieser digitalisierten Assessments sind kostenpflichtig. Obgleich die Assessments an sich validiert sind, ist nicht ersichtlich, ob und mit welchem Ergebnis die digitalisierte Form evaluiert wurde. Somit gibt es kaum bzw. keinen wissenschaftlichen Nachweis, ob die Assessments in ihrer digitalisierten Form ebenso zuverlässig und valide sind, wie in ihrer herkömmlichen Form.

Jede Form der Digitalisierung hat potenzielle Vor- und Nachteile, je nachdem, zu welchem Ziel und in welchem Kontext sie eingesetzt werden. **Tabelle 2-4** fasst einige der Digitalisierungsformen hinsichtlich wesentlicher Vor- und Nachteile zusammen.

Tabelle 2-3: Zusammenfassung einiger digitalisierter Assessments in der Ergotherapie (Liste nach dem Alphabet)

Activity Card Sort Netherlands 2.0 *Entwickler und Vertreiber*: Hoogeschool Amsterdam Auswertungssoftware (Excel) und webbasierte Items die man online ausfüllen kann (nur auf niederländisch)	**Digitaliserungsparameter**: *Bereich*: Betätigungsstatus *Digitalisierungsaspekte*: Dokumentation, Auswertung, Zusammenfassung *Digitalisierungsform*: Software *Testform*: digitalisiertes Auswahlverfahren *Qualitätssicherung*: Wurde in der Forschung eingesetzt
Beschreibung: Die digitale niederländische Version des PACS (Pediatric Activity Card Sort) ist ein fotobasiertes Erhebungsinstrument zur Erfassung der Partizipation eines Individuums, in dem instrumentellen Aktivitäten des täglichen Lebens, Freizeit- und sozialen Aktivitäten angesprochen werden. Es wurde von Soemitro, Poerbodipoero, Sturkenboom, van Hartingsveldt, Nijhuis-van der Sanden & Graff 2008 für Kinder von sechs bis zwölf Jahren entwickelt. Die digitale Form besteht aus einer Excel Auswertungssoftware und digitalisierten Fotokarten, die man online ausfüllen kann. Es gibt seit 2015 eine herkömmliche (nicht digitalisierte) Version für Deutschland, herausgegeben von Hörnle & Trickes.	
Link: http://enothe.eu/Wordpress%20Documents/Ruse%20Info/Presentations/Presentation %2042.pdf	

Assessment of Motor and Process Skills (AMPS) *Entwickler und Vertreiber*: Centre for Innovative OT Solutions Lizenzierte Software – digitalisierte Auswertung und Berichterstellung im Rahmen eines Schulungskurses	**Digitalisierungsparameter**: *Bereich*: Schulalltag *Digitalisierungsaspekte*: Dokumentation, Auswertung, Zusammenfassung *Digitalisierungsform*: lizenzierte Desktop-Software, die regelmäßig verlängert wird *Testform*: herkömmliche Fremdeinschätzung *Qualitätssicherung*: nicht bekannt
Beschreibung: Das AMPS erfordert eine Computerauswertung aufgrund der Komplexität der vielschichtigen Rasch-Analysen, die zur Generierung der Assessment-Ergebnisse verwendet werden. Das Occupational Therapy Assessment Package (OTAP) ist eine eigene Software, die entwickelt wurde, um die Ergebnisse auszuwerten und Berichte zu erstellen. Diese Software ist nur für geschulte Anwender*innen kostenpflichtig über eine Lizenz erhältlich (zur Zeit nur auf Englisch).	
Link: https://www.innovativeotsolutions.com/online-store/amps-otap-license-renewal/	
Weitere digitalisierte Testverfahren von Centre for Innovative OT Solutions nach demselben Schema: • School AMPS (Assessment of Motor and Process Skills for School Children) • Evaluation of Social Interaction (ESI)	

AZH Befundung *Entwickler und digitaler Vertreiber*: apk combo Digitaliserte Dokumentation mit grafischer Darstellung	**Digitalisierungsparameter**: *Bereich*: Anatomie, Motorik, med. Diagnostik *Digitalisierungsaspekte*: Dokumentation, Auswertung, Zusammenfassung *Digitalisierungsform*: Software *Testform*: Dokumentation (Anamnese, Befund, Verlauf), ICF verlinkt *Qualitätssicherung*: Nicht bekannt

Beschreibung: Die AZH Befundung ist ein Teil der Praxismanagement-Software azh TiM und ermöglicht den Therapieverlauf präzise und schnell zu dokumentieren. Es beinhaltet anatomische Körperbilder, Ergebnismessung und grafische Darstellung des Therapieerfolgs, Befundsymbole und Textbausteine. Es schließt die Anamnese, ICF Kriterien und Verlaufsdokumentation der Behandlungseinheiten mit ein.

LINK: https://www.azh.de/produkte/befundung/

CogMapTM *Entwickler und digitaler Vertreiber*: Brainfit Online web-basierte Apps (nur auf Englisch)	**Digitalisierungsparameter**: *Bereich*: Kognition *Digitalisierungsaspekte*: Dokumentation, Auswertung, Zusammenfassung *Digitalisierungsform*: Native App nur für Mac *Testform*: Kind führt digitalisierte Auswahlverfahren, teilweise online möglich *App-evaluation*: Nicht bekannt

Beschreibung: CogMAP™ Brain Profiling ist eine standardisierte Bewertung, welche kognitive Fähigkeiten eines Individuums in den fünf Kernpfeilern bewertet: 1) Fokus und Gedächtnis; 2) Visuelle Verarbeitung; 3) Hörverarbeitung; 4) Sensorisch-motorische Verarbeitung; 5) Sozial-emotionale Verarbeitung. Diese fünf Systeme bilden die Grundlagen für Denken, Problemlösen und Handeln (zur Zeit nur auf Englisch).

LINK: https://brainfit.com.sg/cognitivemap/

COPM Web App *Entwickler und digitaler Vertreiber*: 14theories.com Web-basierte kostenpflichtig digitalisierte Pencil-Paper Dokumentation mit Bericht (pdf)	**Digitaliserungsparameter**: *Bereich*: Betätigungs- & Teilhabestatus (Ergotherapie) *Digitalisierungsaspekte*: Dokumentation, Auswertung, Zusammenfassung *Digitalisierungsform*: Web-based App *Testform*: Selbsteinschätzung durch Klient*in (im Interview mit Therapeut*in) *App-evaluation*: Nicht bekannt

Beschreibung: Die COPM Web-App basiert auf dem Canadian Occupational Performance Measure (COPM) und wurde von den COPM-Autoren (Law, Baptiste, Carswell, McColl, Polatajko & Pollock, 1991-2014) autorisiert. Das COPM ist ein individualisiertes, klientenzentriertes und evidenzbasiertes Instrument, welches mit der COPM Web-App elektronisch ausgefüllt werden kann. Es wird ein kurzer, informativer zweiseitiger Bericht im PDF-Format erstellt, der einer elektronischen Patienten- oder Gesundheitsakte angehängt werden kann. Die Ergebnisse können gespeichert, durch eine erneute Beurteilung ergänzt und für spätere Verwendung archiviert werden (demnächst auf Deutsch erhältlich).

Link: https://app.thecopm.ca/?u71860C77C6745379B0D44304D66B6A13=08BD9FB450881C1292EE24C6BB15C51980AA63D9A9BA6BC5FEAE73136462E993

Deutscher Motorik Test	**Digitalisierungsparameter**:
Entwickler und digitaler Vertreiber: Sport Kit Edu Download zur Auswertung, Visualisierung und Zusammenfassung (pdf)	*Bereich*: Motorik (Kinder & Jugendliche) *Digitalisierungsaspekte*: Auswertung, Zusammenfassung *Digitalisierungsform*: Download Software *Testform*: herkömmliche Durchführung *Qualitätssicherung*: Nicht bekannt

Beschreibung: Der Deutsche Motorik-Test (DMT) ermöglicht die Messung und Bewertung motorischer Fähigkeiten von Kindern und Jugendlichen im Alter von sechs bis 18 Jahren und wurde an über 25 000 Kindern normiert. Der DMT wurde von führenden Expert*innen der Deutschen Vereinigung für Sportwissenschaft (DVS) entwickelt. Testergebnisse werden mit einer webbasierten Auswertungssoftware ausgewertet und können plattformunabhängig mit jedem Betriebssystem genutzt werden. Die Auswertung bezieht sich auf alters- und geschlechtsspezifische Normwerte. Die Ergebnisrückmeldung kann unterschiedlich erfolgen: als individueller Rückmeldebogen; Urkunde; Gruppenübersicht; Gruppenauswertung oder Datenexport in Excel-Datei.

LINK: https://silo.tips/download/auswertungssoftware-des-deutschen-motorik-tests, https://www.sport.kit.edu/dmt/63.php

ERGO-ASSESS	**Digitalisierungsparameter**:
Entwickler und digitaler Vertreiber: Softwareentwicklung Mathias Digitalisierte Dokumentation mit grafischer Darstellung	*Bereich*: Alltagsaktivitäten *Digitalisierungsaspekte*: Dokumentation, Auswertung, Zusammenfassung, ICF Kodierung *Digitalisierungsform*: Desktop Software *Testform*: Fremdeinschätzung *Qualitätssicherung*: Nicht bekannt

Beschreibung: Die Software ERGO-ASSESS des Ergotherapeutischen Assessment (EA), welches von Akkad, Seume und Voigt-Radloff 2003 entwickelt wurde, digitalisiert die Dokumentation der Beurteilungen über den ergotherapeutischen Behandlungsverlauf. Dieser kann gespeichert und in einer Zusammenfassung grafisch dargestellt und mit ICF-Codierungen verbunden werden. ERGO-ASSESS besteht aus einer zentralen Datenbank und dem Anwendungsprogramm, das mehrfach installiert werden kann, so dass bis zu 20 Anwender*innen gleichzeitig arbeiten können. Das ERGO-ASSESS kann auch aus einem externen Programm (z. B. Klinikinformationssystem KIS) per Befehlszeile mit Übergabe der Stammdaten einer/s Patient*in gestartet werden. Es ist allerdings keine App und mit neuen Endgeräten nicht immer kompatibel.

Link: http://www.ergoas.de/downloads.html; http://www.ergoas.de/assets/ergo_assess_handzettel_2020.pdf

ET 6-6 R ENTWICKLER und DIGITALER VERTREIBER: Pearson Clinical Assessments Software zum kostenpflichtigen Download zur Auswertung, Visualisierung und Zusammenfassung (pdf)	Digitaliserungsparameter: Bereich: allgemeine kindliche Entwicklung Digitalisierungsaspekt: Auswertung, Zusammenfassung Digitalisierungsform: Software mit kostenpflichtigem Download (Pearson Clinical Assessments) Testform: unverändert herkömmliche Durchführung Qualitätssicherung: Nicht bekannt

Beschreibung: Der Entwicklungstest (ET) 6-6 R von Macha & Petermann, 2013, ist die Überarbeitung des entwicklungsdiagnostischen Inventars. Er orientiert sich an Altersnormen von Kindern zwischen sechs Monaten bis sechs Jahren. Es werden Aspekte wie normale Entwicklung, Entwicklungsdefizite und individuelle Stärken differenziert erfasst. Das Auswertungsprogramm unterstützt die Durchführung, Auswertung und Aufbereitung der Ergebnisse des ET 6-6-R indem man die Daten der einzelnen Items oder als Summenwerte eingibt. Die Daten werden ausgewertet, visualisiert und in Form von Protokollen und Berichten aufbereitet. Ein Zusatzmodul kann die Ergebnisse in weitere Normwertskalen transformieren und sie zusätzlich veranschaulicht darstellen (zur Zeit nur auf Englisch).

Link: https://www.pearsonclinical.de/catalog/product/view/id/5110/s/et-6-6-r/category/930/

Weitere digitalisierte Testverfahren von Pearson Clinical Assessments nach demselben Q-Global Schema:

- Pediatric Evaluation of Disability Inventory-Computer Adaptive Test (PEDI-CAT) Deutschsprachige Fassung von Haley, Coster, Dumas, Fragala-Pinkham, Moed, Schulz, Kocher-Stalder

Frostig Entwicklungstest FEW-2 *Entwickler und Vertreiber*: Hogrefe Testsystem 5 (TST5) Paper-Pencil Durchführung und Auswertung Kostenpflichtiger Download eines Auswertungsprogramms für PC	**Digitalisierungsparameter**: *Bereich*: Wahrnehmung und Motorik *Digitalisierungsaspekte*: Auswertung, Zusammenfassung *Digitalisierungsform*: Intranet, Online-Portal, oder Webservice-Schnittstelle *Testform*: Fremdeinschätzung *Qualitätssicherung*: Nicht bekannt

Beschreibung: Der von Reynolds, Pearson und Voress entwickelte Frostig Entwicklungstest (FEW-2) für visuelle Wahrnehmungsfähigkeiten und visuo-motorischer Leistung von Kindern, Jugendlichen und Erwachsenen (9-90 Jahre) bietet in seiner vorliegenden Form eine digitalisierte Dokumentation und Auswertung. Mit dem Testauswerteprogramm können Skalenwerte eingegeben und Rohwerte in Wertpunkte und Prozentränge umgerechnet werden. Ergebnisse werden grafisch dargestellt und können als Textdatei exportiert werden. Es gibt vier unterschiedliche Versionen der Digitalisierung, die preislich angepasst sind. Man kauft eine jährliche Lizenz und hat dann entsprechend Zugang zu den digitalisierten Tests.

Link: https://www.testzentrale.de/etesting/hogrefe-testsystem-hts/hogrefe-testsystem-5

Weitere digitalisierte Testverfahren (von Hogrefe nach demselben HTS-5 Schema (Neuentwicklungen und computergestützte Versionen von Papier-Bleistift Tests):

- Digitale Sprachstandfeststellung im Elementarbereich (Entwickelt von CITO Deutschland, deutsche Niederlassung des Niederländischen Centraal Instituut voor Toets Ontwikkeling (Zentrales Institut für Testentwicklung). Vertrieb durch Fazeolo Educational (NL) von CITO Centraal Instituut voor Toetsentwikkeling
- Skala zur Einschätzung des Sozial-Emotionalen Entwicklungsniveaus von Hoekman, Miedema, Otten, & Gielen
- Aachener Aphasie Test von Huber, Poeck, Weniger & Willmes
- Location Learning Test – Deutsche Version Tests für die Neuropsychologie von Kessels, Bucks, Willison & Byrne
- Neuropsychological Assessment Battery; Deutschsprachige Adaptation der Neuropsychological Assessment Battery (NAB) von Stern, White, Petermann, Jäncke & Waldmann
- Mini-Mental-Status-Test; Deutschsprachige Fassung von Kessler, Denzler, Markowitsch, Folstein, McHugh

Sensory Profile Software	**Digitalisierungsparameter**:
Entwickler und digitaler Vertreiber: Pearson Clinical Assessments Web-basierte digitalisierte Pencil-Paper Dokumentation mit Auswertung (pdf)	*Bereich*: Wahrnehmung (sensorische Verarbeitung) *Digitalisierungsaspekte*: Dokumentation, Auswertung, Zusammenfassung *Digitalisierungsform*: Software mit Lizenz (optional) mit Q-Global *Testform*: Multiperspektivische Fremdeinschätzung *Qualitätssicherung*: Nicht bekannt

Beschreibung: Eine digitalisierte Durchführung und Auswertung der sensorischen Verarbeitung von Kindern im Alter von null bis 14 Jahren wird durch das normierte Sensory Profile 2 (SP 2) auf Q-global* möglich. Eltern und Lehrer*innenfragebögen sind digitalisiert und erfassen den Einfluss des häuslichen, schulischen und sozialen Umfelds auf die sensorische Verarbeitung eines Kindes. Die Verhaltensweisen werden anhand ihrer Häufigkeit dokumentiert und mit einer Fünf-Punkt-Skala zur Einschätzung von sensorischen Verarbeitungsmustern automatisiert ausgewertet.

* Q-global ist eine webbasierte Plattform der Pearson Clinical Assessments zur Testauswertung und Berichterstellung von Testverfahren, die herkömmlich mit Papier und Stift ausgefüllt werden. Einige dieser Testverfahren können auch digital durchgeführt werden, individuell sowie auch in der Gruppe. Dafür ist eine Lizenz notwendig. Für den bezahlten Zeitraum können dann Testverfahren unbegrenzt ausgewertet werden. Siehe auch https://www.pearsonclinical.de/digitales-testen/q-global/preise

Link: https://www.pearsonclinical.de/sp-2.html

Stabilo ErgoPen	**Digitalisierungsparameter**:
Entwickler und digitaler Vertreiber: Stabilo Hardware (ErgoPen und Tablet) und Software	*Bereich*: Graphomotorik *Digitalisierungsaspekte*: Dokumentation, Durchführung mit Datenmessung, Auswertung, Zusammenfassung *Digitalisierungsform*: Hardware, Software *Testform*: digitalisierte Durchführung mit ErgoPen und Tablet *Qualitätssicherung*: Nicht bekannt

Beschreibung: Neun standardisierte Aufgaben werden mit dem ErgoPen auf Papier geschrieben und bilden die Messgrundlage für die Schreib- und Graphomotorik. Außerdem werden Körperhaltung, Stifthaltung sowie Arbeitsweise beobachtet und dokumentiert. Der ErgoPen verbindet sich via Bluetooth mit der App und analysiert die Parameter wie Schreibdruck, -winkel, -dauer, -frequenz sowie Automationsgrad, um eine qualitative Beurteilung der Schreibbewegung zu quantifizieren. Die Ergebnisse der gemessenen Parameter werden übersichtlich dargestellt und mit Normen verglichen, so dass schreibmotorische Auffälligkeiten erfasst werden. Ein Bericht wird automatisch generiert und bildet den Verlauf aller Messungen und somit auch den Therapieerfolg übersichtlich anhand der Parameter ab.

Link: https://www.stabilo.com/de/education/produkte/graphomotorik-analyse/

Tabelle 2-4: Vor- und Nachteile der unterschiedlichen Digitalisierungsformen

Digitalisierungsform	Vorteile	Nachteile
PDF-Digitalisierung	Handbücher, Formulare, Protokollbögen können auf allen Endgeräten über das Internet heruntergeladen werden.	PDFs sind im Endeffekt Papiere, die durch den Bildschirm betrachtet werden. Meist zum Ausdrucken oder online lesen nutzbar; Datenergänzung oder -veränderung sind kompliziert.
Auswertungssoftware	Excel-basiert, können kostengünstig sein, erleichtert effektiv und schnell Rechnungswege in der Auswertung von Assessments.	Excel funktioniert auf mobilen Geräten stark eingeschränkt, praktisch ist ein Computer/Laptop vorausgesetzt; Excel muss separat erworben werden. Der Schreibschutz kann aufgehoben und Formeln können aus Versehen verändert werden. Kontraintuitives design; Einbindung in andere Software (z. B. Patientenakte) sehr aufwendig. Unterschiedliche Versionen von Excel können die Formeln und Layout beeinflussen.
Desktop Software	Eigenes Programm für Desktop Endgeräte; meist sehr robuste Software	Unflexible, Computer/Laptop vorausgesetzt; Kompatibilitätsprobleme zwischen Mac/Windows; teuer; Updates kompliziert

Digitalisierungsform	Vorteile	Nachteile
Native Mobile Apps	Flexibel einsetzbar; voller Zugriff auf Hardware (z. B. Mikro, Gyroskop); Datenschutz einfacher	Begrenzung auf ein Betriebssystem (Android/iOS) schließt das andere aus; erfordert ständige Arbeit mit Updates, da sie sonst nach ein paar Jahren nicht mehr funktionieren.
Web-based (Mobile) Apps	Automatische Updates; keine Plattform-Beschränkung, Verwendung auf Desktop und Mobile zugleich	Begrenzter Hardware-Zugriff; Funktionen ohne Internet eingeschränkt; erfordert ständige Arbeit, um mit Neuerungen des Internets mitzuhalten; Datenschutz ist komplexer.
Intranet/Lokal-Server-Apps	Installation auf dem lokalen Intranet statt Internet; die Datensicherheit wird gewährleistet.	Erfordert teure Infrastruktur, die sich nur ab einer bestimmten Größe lohnt (z. B. Praxis-Server). Kein Zugriff über das Internet; keine automatischen Updates.
Hardware, Digi-Geräte	Kann quantitative Daten und Messungen schnell und genau einlesen.	Erfordert Apps als Interface zur Nutzung, und damit auch entsprechende Updates.

Entwicklung von zukunftsorientierten digitalisierten Assessments

Die Entwicklung der Digitalisierung schreitet voran. Auch wenn sie den Bereich der Assessments bislang noch nicht weit durchdrungen hat, wird sich auch hier in Zukunft einiges verändern. Vor dem Hintergrund der aufgeführten Analyse digitalisierter Assessments stellt sich also nicht die Frage, *ob* Assessments digitalisiert werden, sondern *wie* und *wann*. Die web-basierte mobile App-Form scheint gut geeignet, weil sie auf allen Betriebssystemen genutzt werden kann: Desktop Windows, MacOS, Linux; auf den Browsern der mobilen iOS, Android usw. Die größten Nachteile von web-Apps waren früher die erforderliche, nicht immer vorhandene Internetverbindung, die mit dem stetigen Ausbau der Infrastruktur jedoch immer weniger problematisch wird. Webbrowser können außerdem heutzutage auf viele der Funktionen zugreifen, für die vor einigen Jahren gesonderte *native Apps* erforderlich waren. Und nicht zuletzt sind web-Apps aus Entwickler-Perspektive eine Art Einbahnstraße zu anderen mobilen App-Arten. Aus einer web-App kann einfach eine Android und iOS App erstellt werden, während dies in die andere Richtung deutlich mehr Arbeit erfordert oder nicht möglich.

Wie könnte also ein vollständig digitalisiertes Assessment im web-App Format aussehen? Vollständig digitalisiert würde bedeuten, dass alle Ebenen der Digitalisierung, also Digitalisierungsaspekte Dokumentation, Datenmessung, Auswertung und Bewertung sowie analytische Zusammenfassung entsprechend mit der App umgesetzt werden. Dazu braucht es außerdem ein standardisiertes und validiertes Assessment, das keinen komplexen Verlags- oder Urheberrechten unterliegt. Die folgenden Beispiele beziehen sich auf zwei Assessments, die sich aktuell im Prozess einer vollständigen Digitalisierung befinden.

Beispiel 1: Händigkeitsprofil-Digital (manDAAD Projekt)

Im Rahmen des IFAF[10] geförderten Projektes manDAAD wurde das Händigkeitsprofil als standardisiertes Assessment durch eine Reihe von Apps vollständig digitalisiert. Die Abkürzung manDAAD steht dabei für *„manuelle Fertigkeiten: Digitalisiertes Assessment, Analyse und Dokumentation"*. Das Projekt zielte darauf ab, die Dokumentation durch die Digitalisierung zu vereinfachen und zeiteffizienter zu gestalten sowie eine objektive und zuverlässige Datenerhebung (Messung) und -auswertung zu gewährleisten. Außerdem galt es, die Analyse und Interpretation der gewonnenen Daten durch bildliche Zusammenfassungen auf einem Tablet zu unterstützen (Kraus et al., 2019; Kraus & Hufnagl, 2020).

Das Händigkeitsprofil ist ein standardisiertes und normiertes Assessment, welches in der ersten Instanz zur klinischen Entscheidungsfindung bei Kindern mit wechselndem Handgebrauch – unter Berücksichtigung der Handmotorik – eingesetzt werden kann. Es besteht aus sieben Subtests zur Händigkeitspräferenz und Motorik (Kraus, 2019). Das Kind führt das Assessment nach wie vor herkömmlich durch, mit dem Unterschied, dass es bei zwei motorische Subtests hierfür nicht den Fineliner, sondern den ErgoPen nutzt. Die Dokumentation wurde mit Hilfe eines Android-Tablets mit der *Doku-App* digitalisiert und beinhaltet den Elternfragebogen, die Beobachtungen der Bewegungsqualität und die Eingaben aller Subtests. Die Excel-basierte *Auswertungsmaske* beinhaltet eine grafische Zusammenfassung zur *Analyse* und wurde in die Doku-App mitintegriert. Die Datenmessung von Bewegungsaspekten wie Druck, Beschleunigung und Bewegungsfluss, die herkömmlich subjektiv von Therapeut*innen eingeschätzt wird, erfolgt in der digitalisierten Nachspur-App mit dem Stabilo ErgoPen. Ebenfalls existiert eine Hämmer-App zur Messung der Klopf- und Hämmerschläge. Eine Imaging-App erfasst und berechnet das Ausmaß der Abweichungen in der Nachspur-App mit dem ErgoPen (Kraus & Hufnagl, 2020).

Mit dem manDAAD Projekt sollte ein Best-Practice-Beispiel eines vollständig digitalisierten Assessments entwickelt werden, welches mit weiteren Ebenen der Digitalisierung kompatibel ist. Dabei galt es, die Aspekte der Durchführung bzw. Datenerhebung, Dokumentation, Auswertung und Berechnung sowie Analyse und Interpretation des Assessments zu digitalisieren, ohne dabei die Durchführung bzw. Handlung des Kindes zu verändern. Denn diese sollte alltagsnah bleiben und mit dem ursprünglichen validierten Format des Assessments übereinstimmen. Für diese Digitalisierung bot sich das Native Mobile App Format für Android an, damit Therapeut*innen die App unabhängig vom Internetzugang einsetzen können. Ein weiteres Ziel des Projektes betrifft die Mesoebene. Wenn die umfassenden Messdaten des Stabilo ErgoPens zur Bewegungsqualität in Kombination mit den vielfältigen Daten des Nachspur- und Punktiertests verrechnet werden, lässt sich eine sehr differenzierte motorische Leistungsebene ermitteln. Perspektivisch könnte dies auch modularisiert und unabhängig vom Händigkeitsprofil genutzt werden, etwa bei Klient*innen mit diversen Krankheitsbildern im Rahmen von E-Health, digitaler Diagnostik und Teletherapie. Außerdem lassen sich diese detaillierten Datensätze mit anderen Daten kombinieren und korrelieren. Daher wurden die Apps des Projekts mit den entsprechenden Schnittstellen zur digitalen Verarbeitung vielfältiger Daten (Big Data) gebaut, welche zum Beispiel im Rahmen einer zukünftige Patientenakte möglich wäre (Abbildung 2-15) (Kraus & Hufnagl, 2020).

10 Institut für Angewandte Forschung in Berlin

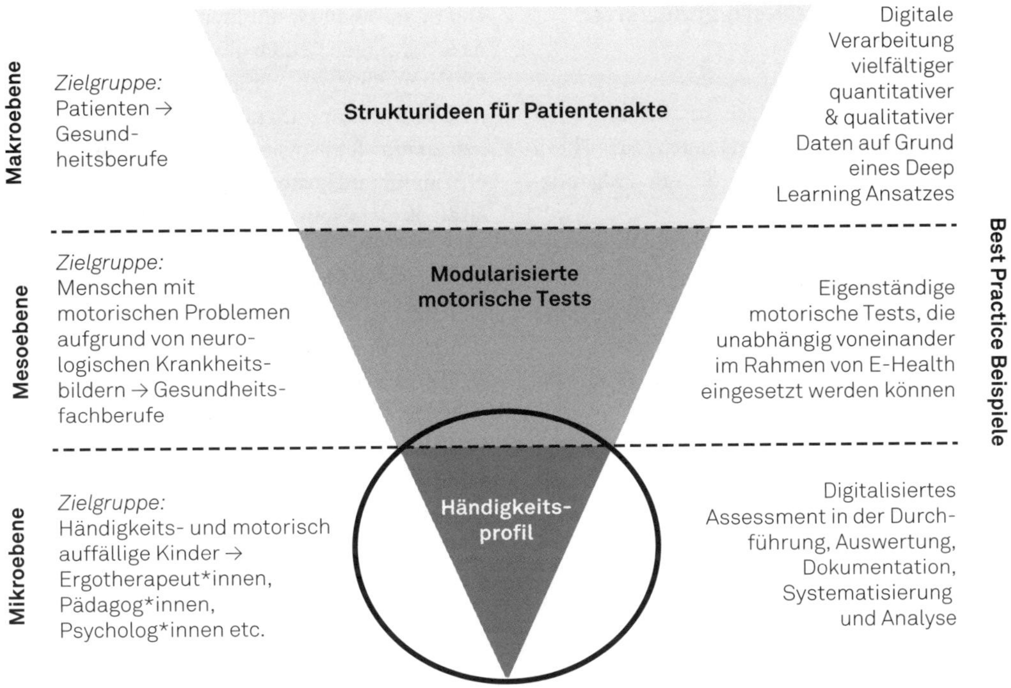

Abbildung 2-15: Best Practice Beispiel eines vollständigen digitalisierten Assessments in Bezug auf unterschiedliche Zielebenen (eigene Darstellung)

Beispiel 2: PEAP-Digital

Das Pädiatrische Ergotherapeutische Assessment und Prozessinstrument (PEAP) (Kraus & Romein, 2015) wird aktuell digitalisiert. Hierbei werden das Handbuch, die Dokumentation, Berechnung und Zusammenfassung des PEAP in Form einer web-App konzipiert. Das PEAP Assessment erfasst typische, altersgemäße Betätigungen von Kindern multiperspektivisch, also aus Sicht des Kindes, der Eltern/Erziehungsberechtigten, ggfs. der Lehrer*innen und Erzieher*innen, die alle zusammen als Klient*innengruppe bezeichnet werden. Darüber hinaus bezieht das Assessment auch die Perspektive der Therapeut*innen mit ein. In der digitalisierten Form (Dokumentation) erhalten die Klient*innen via Link einen Bewertungsbogen, wobei die erfassten Daten automatisch an die Therapeut*innen zurückgesandt werden. Die Berechnung der Daten erfolgt ebenfalls automatisch und beruht auf entsprechenden Formeln. Zur Qualitätssicherung gibt es eine Schritt-für-Schritt Übersicht der Berechnung, damit diese von den Therapeut*innen nachvollzogen werden können. Zudem bietet die web-App sofortige und individuelle grafische Zusammenfassungen der Ergebnisse, welche die Therapeut*innen an den jeweiligen Bedarf anpassen können. Außerdem werden Entwicklungen erfasst und Einblicke generiert, die als Ansatzpunkte für Gespräche mit Klient*innen dienen können. Dazu ist das Handbuch in digitaler Form voll verfügbar und Schlagwörter verlinkt und kann an den jeweils relevanten Stellen zum Nachschlagen geöffnet werden.

Potenziale und Risiken digitalisierter Assessments

Der Einsatz digitaler Assessments bietet sowohl für Klient*innen als auch für Therapeut*innen viele Vorteile, die im Folgenden aufgelistet sind:

- Bessere Erreichbarkeit von Personen, die räumlich entfernt sind
- Zeitersparnis durch geringere Wartezeiten sowie Reduzierung von Fahrtwegen
- Teilnahme und Selbstmanagement der Klient*innen wird erhöht.
- Messungen sind objektiver genauer, detaillierter und spezifischer.
- Geringere Fehleranfälligkeit
- Interdisziplinäre Zusammenarbeit wird unterstützt.
- Umweltfreundlichkeit, weniger Papier
- Neue Forschungsmöglichkeiten
- Soziale Netzwerke zur Unterstützung der Klient*innen z. B. in Präventions-Apps

Die hier genannten Vorteile sollen ermutigen, mit Ideen und innovativen Aspekten die Entwicklung digitaler Assessments anzustoßen. Noch gibt es im Bereich der digitalisierten ergotherapeutischen Assessments kaum Forschung. Jedoch zeigen Ergebnisse aus professionsnahen Disziplinen, dass z. B. der Einsatz digitalisierter kognitiver Screening-Batterien aus dem Bereich der Psychologie dazu führt, dass Bewertungen häufiger, präziser und regelmäßiger erfolgen (Gualtieri & Johnson, 2006). Die World Health Organisation (WHO) befürwortet daher ein digitalisiertes kognitives Screening, um den Gesundheitszustand von Klient*innen zu verfolgen und die Heilmittelerbringer*innen bei ihrer Entscheidungsfindung zu unterstützen (World Health Organization, 2019; Gualtieri & Johnson, 2006).

Mit der Entwicklung von elektronischen Patientenakten eröffnen sich auch Möglichkeiten, Big Data als Technologie zur Verarbeitung und Auswertung riesiger Datenmengen zu nutzen. Die resultierenden großen und komplexen Daten aus allen Gesundheitsbereichen können dazu beitragen, durch Korrelationen und Gegenüberstellungen verlässliche Evidenzen für medizinische und therapeutische Entscheidungen zu erstellen sowie die Patientenversorgung effizienter und kostengünstiger zu gestalten. Allerdings gibt es für den Wert von Big Data noch keine Beweise (Antes, 2015; Wittpahl, 2016). Es muss erst gelingen, die „großen, heterogenen und sich schnell ändernden Datenmengen im richtigen Kontext und mit der passenden Methodik zur Datenanalyse einzusetzen“ (Wittpahl, 2016). „Häufig wiegt die Aussicht auf eine Verbesserung der Lebensqualität durch den Einsatz digitaler Technologien mehr als die Skepsis gegenüber dem Einsatz. Insbesondere wenn der Leidensdruck der Betroffenen sehr groß ist.“ (Malchus, 2019)

Herausforderungen reflektieren

Grundlegend stellt sich die Frage, wie im Gesundheitsbereich verantwortungsvoll mit digitaler Technologie umgegangen werden kann. Hierfür ist es von Bedeutung, sich nicht nur der Vorteile und Chancen digitaler Technologien bewusst zu sein, sondern sich ebenso mit deren Risiken und Herausforderungen auseinanderzusetzen. Folgende Herausforderungen und Risiken lassen sich benennen:

- „Digital Immigrants“ sind Nutzer*innen, die keinen sicheren Umgang mit Technik haben und diese auch nicht akzeptieren. Dies betrifft sowohl Therapeut*innen als auch Klient*innen. Allerdings gibt es keine eindeutige Datenlage, dass ältere Menschen neuen Technologien kritischer gegenüberstehen als jüngere – eine hohe Akzeptanz scheint mehr von dem Zweck und Nutzen abzuhängen als von dem Alter (Eggert, Sulmann & Teubner, 2018; Ezer, 2008).
- Technologien mangelt es oft an einfacher Bedienbarkeit und Verfügbarkeit, sie funktionieren nicht immer robust und sind oft nicht nutzerfreundlich.

- Die Grundlage für die zuverlässige Anwendung von E-Health ist eine stabile Internetverbindung, die jedoch noch nicht in allen Einrichtungen vorhanden ist (Malchus, 2019).
- Gesundheitssystemen mangelt es oft an rechtlichen, ökonomischen, ethischen und sozialen Rahmenbedingungen zur Förderung der digitalen Technik (Malchus, 2019).
- Die Finanzierung von digitalen Technologien zur Unterstützung von Heilmittelerbringer*innen und Klient*innen ist oft nicht geregelt.
- Werden zweckgebundene Apps falsch eingesetzt, so kann das zu einem gesundheitlichen Risiko bspw. durch falsche Diagnosen und Therapieansätze für die Klient*innen führen (Albrecht & Jan, 2018).
- Es gibt wenig Forschung und wissenschaftlich fundierte Nachweise für die Vielzahl an Gesundheits-Apps (Albrecht & Jan, 2018). So ist die Qualität der Apps oft nicht gesichert, obwohl dies eigentlich im Interesse der Hersteller und Anbieter sein sollte.
- Werden die Daten nicht sicher erhoben, ausgewertet und/oder gespeichert, so kann Datenmissbrauch begünstigt werden (Kotz et al., 2016). Daher ist Transparenz von Anbieter*innen und Hersteller*innen äußerst wichtig, und auch Anwender*innen benötigen ein größeres Verantwortungsbewusstsein (Albrecht & Jan, 2018) (Kotz et al., 2016).

Leitfragen zur Qualitäts-Einschätzung von Gesundheits-Apps

Um die vielseitigen Herausforderungen rund um den Einsatz von Apps zu bewältigen, gilt es, bestimmte Aspekte zu berücksichtigen. Empfehlungen hierzu werden in der CHARISMHA-Studie (Albrecht, 2016) präsentiert, die sich mit der Einschätzung und Qualitätssicherung von Gesundheits-Apps für Anwender*innen beschäftigt. Ergänzend zu den W-Fragen (Abb. 2-13) können die folgenden Leitfragen eine gründlichere Betrachtung unterstützen. Je mehr von den aufgeführten Fragen mit JA beantwortet werden können, desto wahrscheinlicher ist es, dass es sich um eine hochwertige App handelt:

- Sind die Angaben der App-Hersteller vollständig?
- Welche Qualifikationen und Quellen der beteiligten Entwickler*innen und Autor*innen liegen vor?
- Wird die App in Hinblick auf Entwicklungen in der Technik und wissenschaftlichen Erkenntnissen regelmäßig aktualisiert, angepasst und gepflegt?
- Wird der Zweck der Anwendung sowie die Zielgruppe der App deutlich dargestellt?
- Wird die App mit ihren Funktionen und möglichen Limitationen klar beschrieben?
- Gibt es eine auf die App spezifisch angepasste Datenschutzerklärung in der relevante Aspekte, wie Art, Umfang, Ort und Zweck der Datenverarbeitung sowie Weitergabe und Löschung von Daten, verständlich beschrieben wird?
- Auf welche Ressourcen muss die App Zugriff haben und welche Rechte gehen damit einher?
- Erfüllt die App im Rahmen ihres diagnostischen oder therapeutischen Zwecks den Anforderungen, die für Gesundheits-Apps festgelegt wurden (z. B. vom BMG)?
- Liegen Qualitätsnachweise wie Qualitätssiegel oder Testberichte zu der App vor?
- Liegen Wirksamkeitsstudien oder andere Forschung, eventuell mit Publikationen in renommierten Fachzeitschriften, vor?
- Geben die Nutzerbewertungen positive Rückmeldung und Hinweise zu Inhalten und Funktionen der App?

Resüme

Im Hinblick auf die rasant fortschreitende Digitalisierung in unserer Gesellschaft sollten sich auch Ergotherapeut*innen mit Technologien wie digitalisierten Assessments auseinandersetzen. Letztendlich kann die Digitalisierung die Lebensqualität erhöhen und die Teilhabe vieler Menschen stärken (Malchus, 2019). Digitalisierte Assessments ermöglichen insbesondere eine schnellere, präzisere und effektivere Befunderhebung, was die Evaluation zur Wirksamkeit der Therapie in Praxis und Forschung erleichtert. Gerade m-Health-basierte Technologien schaffen einen niedrigschwelligen Zugang für unterschiedliche Nutzer*innengruppen. Trotz dieser Chancen und Möglichkeiten ist es wichtig, kritisch zu bleiben und die damit verbundenen Herausforderungen und Risiken zu berücksichtigen. Noch können die Potenziale, allein aufgrund des Mangels an wissenschaftlichen Nachweisen zur Qualität, nicht wirklich ausgeschöpft werden.

Was brauchen Ergotherapeut*innen letztendlich, um die sich eröffnenden Möglichkeiten der Digitalisierung für Diagnostik und Therapie nutzen zu können? Grundlegend benötigen sie die entsprechenden kontextuellen Voraussetzungen für die Digitalisierung wie z. B. stabiles Internet, moderne mobile und app-kompatible Geräte (Tablets und Laptops) sowie Zugriff auf die entsprechenden Apps. Therapeut*innen sollten auch basale technischen Fertigkeiten besitzen, um zum Beispiel eine App herunterladen und bedienen zu können. Ebenso sollten sie die grundsätzlichen Aspekte der Digitalisierung und der technischen Entwicklung kennen. Zudem benötigen sie Motivation, sich auf etwas Neues und Unbekanntes einzulassen. Wenn möglichst viele dieser Aspekte zusammenkommen, sind Ergotherapeut*innen mit ihren kreativen und lösungsorientierten Ansätzen in einer hervorragenden Position, nicht nur die Digitalisierung für den therapeutischen Prozess zu nutzen, sondern auch innovative Impulse für die digitale Entwicklung zu erzeugen!

Literatur

Aitken, M., Clancy, B., & Nass, D. (2017). *The growing value of digital health: evidence and impact on human health and the healthcare system.* Retrieved from https://www.iqvia.com/insights/the-iqvia-institute/reports/the-growing-value-of-digital-health

Albrecht, U.V. (2016). *Chancen und Risiken von Gesundheits-Apps (CHARISMHA)* [Chances and Risks of Mobile Health Apps (CHARISMHA)]. Available from http://www.digibib.tu-bs.de/?docid=00060000

Albrecht, U.-V., & von Jan, U. (2018). Apps in der digitalen Prävention und Gesundheitsförderung. In R. Haring (Ed.) *Gesundheitswissenschaften.* Heidelberg: Springer. https://doi.org/10.1007/978-3-662-58314-2_40

Antes, G. (2015). *Ist das Zeitalter der Kausalität vorbei?* Verfügbar unter https://www.iqwig.de/veranstaltungen/hs15_antes_ist_das_zeitalter_der_kausalitaet_vorbei.pdf https://doi.org/10.1016/j.zefq.2016.04.007

Beerheide, R. (2016). Gesundheits-Apps: Viele Chancen, wenig Evidenz. *Deutsches Ärzteblatt, 113*(26), A1242–A1243.

Bruckner, J., Deimann, P., & Kastner-Koller, U. (2011). *HAPT 4-6: Handpräferenztest für 4-6-jährige Kinder; Manual.* Bern: Hogrefe.

Brunetti, R., Del Gatto, C., & Delogu, F. (2014). Ecorsi: Implementation and testing of the Corsi block-tapping task for digital tablets. *Frontiers in Psychology,* 5, 939. https://doi.org/10.3389/fpsyg.2014.00939

Bundesgesundheitsministerium. (2020). *Zukunftsregion Digitale Gesundheit.* Verfügbar unter https://www.bundesgesundheitsministerium.de/zukunftsregion-digitale-gesundheit/patientinnen-und-patienten.html

Bundesinstitut für Arzneimittel und Medizinprodukte. (2020). *Orientierungshilfe Medical Apps: Digitale Gesundheits-Apps.* Verfügbar unter https://www.bfarm.de/DE/Medizinprodukte/Aufgaben/Abgrenzung-und-Klassifizierung/_artikel.html

Claessen, M. H. G., van der Ham, I. J. M., & van Zandvoort, M. J. E. (2015). Computerization of the standard corsi block-tapping task affects its underlying cognitive concepts: A pilot study. Applied Neuropsychology. *Adult, 22*(3), 180–188. https://doi.org/10.1080/23279095.2014.892488

Digitales Gesundheitswesen. (2020). *Digitalisierung im Gesundheitswesen.* Verfügbar unter https://digi

tales-gesundheitswesen.de/beschlossen-gematik-wird-umgebaut-und-patientenakte-soll-schon-2021-aufs-smartphone/

Eggert, S., Sulmann, D., & Teubner, C. (2018). *Analyse. Einstellung der Bevölkerung zu digitaler Unterstützung in der Pflege.* Verfügbar unter https://www.zqp.de/wp-content/uploads/ZQP_Analyse_PflegeDigitalisierung.pdf

Erickson, K. (2015). Evidence Considerations for Mobile Devices in the Occupational Therapy Process. *The Open Journal of Occupational Therapy, 3*(2). https://doi.org/10.15453/2168-6408.1132

Ezer, N. (2008). *Is a robot an appliance, teammate, or friend?: Age-related differences in expectations of an d attitudes towards personal home-based robots.* Available from https://smartech.gatech.edu/bitstream/handle/1853/26567/ezer_neta_200812_phd.pdf?sequence=1&isAllowed=y

Fellows, R.P., Dahmen, J., Cook, D., & Schmitter-Edgecombe, M. (2017). Multicomponent analysis of a digital Trail Making Test. *The Clinical Neuropsychologist, 31*(1), 154–167. https://doi.org/10.1080/13854046.2016.1238510

Gualtieri, C.T., & Johnson, L.G. (2006). Reliability and validity of a computerized neurocognitive test battery, CNS Vital Signs. *Archives of Clinical Neuropsychology: The Official Journal of the National Academy of Neuropsychologists, 21*(7), 623–643. https://doi.org/10.1016/j.acn.2006.05.007

Higgins, J.P. (2016). Smartphone Applications for Patients' Health and Fitness. *The American Journal of Medicine, 129*(1), 11–19. https://doi.org/10.1016/j.amjmed.2015.05.038

Kotz, D., Gunter, C.A., Kumar, S., & Weiner, J.P. (2016). Privacy and Security in Mobile Health: A Research Agenda. *Computer, 49*(6), 22–30. https://doi.org/10.1109/MC.2016.185

Kraus, E. (2016). Diagnostische Verfahren in der Pädiatrie. In A. Baumgarten & H. Strebel (Eds.), *Spektrum Ergotherapie. Ergotherapie in der Pädiatrie: Klientenzentriert - betätigungsorientiert - evidenzbasiert* (1st ed., pp. 133–140). Idstein: Schulz-Kirchner Verlag (Original work published 2016).

Kraus, E. (Ed.) (2019). *Zwischen Links- und Rechtshändigkeit: Theorie, Diagnostik und Therapie bei wechselndem Handgebrauch.* Berlin: Springer. https://doi.org/10.1007/978-3-662-57723-3

Kraus, E., & Hufnagl, P. (2020). *Abschlussbericht 2020 für das IFAF Projekt manDAAD: Manuelle Fertigkeiten: Digitalisiertes Assessment, Analyse und Dokumentation.* Berlin.

Kraus, E., Hufnagl, P., & Allweiss, T. (2019). Ist das Nachspuren auf einem Tablet vergleichbar mit dem Nachspuren auf Papier? Eine explorative Pilotstudie. *Ergoscience, 14*(4), 134–146.

Kraus, E., & Romein, E. (2015). *PEAP Pädiatrisches Ergotherapeutisches Assessment & Prozessinstrument.* Idstein: Schulz-Kirchner Verlag.

Kumar, S., Nilsen, W.J., Abernethy, A., Atienza, A., Patrick, K., Pavel, M., ... Swendeman, D. (2013). Mobile health technology evaluation // Mobile health technology evaluation: The mHealth evidence workshop: The mHealth evidence workshop. *American Journal of Preventive Medicine, 45*(2), 45. https://doi.org/10.1016/j.amepre.2013.03.017

LeBeau, K., Huey, L.G., & Hart, M. (2019). Assessing the quality of mobile apps used by occupational therapists: evaluation using the user version of the mobile application rating scale. *JMIR MHealth and UHealth, 7*(5), e13019. https://doi.org/10.2196/13019

Lutze, M., Weiß, C., & Wittpahl, V. (2016). Versorgung und Pflege im digitalen Sozialraum. In V. Wittpahl (Ed.), *ITT Themenband. Digitalisierung (Vol. 1).* Berlin, Heidelberg: Springer Verlag.

Macha, T., & Petermann, F. (2013). *Entwicklungstest für Kinder im Alter von 6 Monaten bis 6 Jahren-Revision (ET 6-6-R).* Frankfurt am Main: Pearson Assessment.

Malchus, K. (2019). Digitalisierung im Gesundheitswesen: Herausforderungen und Chancen für (ältere) NutzerInnen. *Medienproduktion: Online Zeitschrift Für Wissenschaft Und Praxis,* (12).

MindSea. (2019). *25 Mobile App Usage Statistics To Know in 2019.* Available from https://mindsea.com/app-stats/

Morrison, R.L., Pei, H., Novak, G., Kaufer, D.I., Welsh-Bohmer, K.A., Ruhmel, S., & Narayan, V.A. (2018). A computerized, self-administered test of verbal episodic memory in elderly patients with mild cognitive impairment and healthy participants: A randomized, crossover, validation study. *Alzheimer's & Dementia (Amsterdam, Netherlands), 10,* 647–656. https://doi.org/10.1016/j.dadm.2018.08.010

Noyes, J.M., & Garland, K.J. (2008). Computer- vs. Paper-based tasks: Are they equivalent? *Ergonomics, 51*(9), 1352–1375. https://doi.org/10.1080/00140130802170387

Pwc. (2016). *Weiterentwicklung der e-Health Strategie Gesundheit: Studie im Auftrag des Bundesministeriums für Gesundheit. Abschlussfassung.* Verfügbar unter https://www.bundesgesundheitsministerium.de/fileadmin/Dateien/3_Downloads/E/eHealth/BMG-Weiterentwicklung_der_eHealth-Strategie-Abschlussfassung.pdf

Taylor, R.R., Kielhofner, G., Baker, N.A. (Eds.).(2017). *Research in Occupational Therapy: Methods of Inquiry for Enahnding Practice*. Philadelphia: F.A. Davis.

Ravenek, M., & Alvarez, L. (2019). Use of mobile ‚apps' in occupational therapy: Therapist, client and app considerations to guide decision-making. *World Federation of Occupational Therapists Bulletin, 75*(1), 43–49. https://doi.org/10.1080/14473828.2016.1162430

Royal College of Occupational Therapists. (2019). *Digital occupational therapy*. Available from https://www.rcot.co.uk/practice-resources/occupational-therapy-topics/digital-first-occupational-therapy

Schliessl, T. (2020). *Wann machen mobile Apps für Unternehmen Sinn?* Zugriff am 03.10.2021 unter https://mission-mobile.de/apps-im-unternehmen/wann-machen-mobile-apps-fuer-unternehmen-sinn/

Seifert, A.M., Stotz, N., & Metz, A.E. (2017). Apps in therapy: Occupational therapists' use and opinions. Disability and Rehabilitation. *Assistive Technology, 12*(8), 772–779. https://doi.org/10.1080/17483107.2016.1262912

Statistisches Bundesamt. (2018). *90 Prozent der Deutschen sind online: Pressemitteilung Nr. 330 vom 5. September 2018.* Verfügbar unter https://www.destatis.de/DE/Presse/Pressemitteilungen/2018/09/PD18_330_634.html

Stoyanov, S.R., Hides, L., Kavanagh, D.J., Zelenko, O., Tjondronegoro, D., & Mani, M. (2015). Mobile app rating scale: A new tool for assessing the quality of health mobile apps. *JMIR MHealth and UHealth, 3*(1), e27. https://doi.org/10.2196/mhealth.3422

Townsend, E.A., & Polatajko, H.J. (2007). *Enabling occupation: advancing an occupational therapy vision for health, well-being, and justice through occupation*. Ottawa, Ontario: CAOT Publications ACE.

Wittpahl, V. (Ed.) (2016). *ITT Themenband. Digitalisierung*. Berlin, Heidelberg: Springer. Verfügbar unter https://library.oapen.org/bitstream/handle/20.500.12657/28063/1001931.pdf?sequence=1

Yamkovenko, S. (2018). *Apps for Occupational Therapy: Find Apps for Your Practice area*. Available from https://www.aota.org/Practitioners/Resources/Apps.aspx

World Health Organization (Ed.). (2019). *WHO Guideline: Recommendations on Digital Interventions for Health System Strengthening*. Available from https://www.who.int/publications-detail-redirect/9789241550505

Weiterführende Literatur

Albrecht, U.-V., van Jan, U., & Pramann, O. (2013) Standard reporting for medical apps. *Studies in Health Technology and Informatics, 190*, 201–203.

Albrecht, U.V. (2016). *Chancen und Risiken von Gesundheits-Apps (CHARISMHA)*. Verfügbar unter http://www.digibib.tu-bs.de/?docid=00060000

Erickson, K. (2015). Evidence Considerations for Mobile Devices in the Occupational Therapy Process. *The Open Journal of Occupational Therapy, 3*. https://doi.org/10.15453/2168-6408.1132

Haring, R. (2019). *Gesundheitswissenschaften*. Berlin, Heidelberg: Springer. https://doi.org/10.1007/978-3-662-58314-2

LeBeau, K., Huey, L.G. & Hart, M. (2019). Assessing the quality of mobile apps used by occupational therapists: evaluation using the user version of the mobile application rating scale. *JMIR MHealth and UHealth, 7*, e13019. https://doi.org/10.2196/13019

Ravenek, M. & Alvarez, L. (2019). Use of mobile ‚apps' in occupational therapy: Therapist, client and app considerations to guide decision-making. *World Federation of Occupational Therapists Bulletin, 75*, 43–49. https://doi.org/10.1080/14473828.2016.1162430

World Health Organization (Ed.) (2019). *WHO Guideline: Recommendations on Digital Interventions for Health System Strengthening*. Available from https://www.who.int/publications-detail-redirect/9789241550505

2.4 Gesprächsführung in qualitativen Assessments

Nicole Kaldewei & Christina Moises

Die Gesprächsführung nimmt in der (ergotherapeutischen) Arbeit eine Schlüsselrolle ein. Denn die Kommunikation mit Klient*innen beeinflusst den Behandlungserfolg und die berufliche Akzeptanz (Taylor, 2020; Elzer & Sciborski, 2007). Dies trifft auch in besonderem Maße auf die Durchführung qualitativer Assessments zu. Um hier aussagekräftige Informationen ermitteln zu können, müssen Ergotherapeut*innen ihre Klient*innen dazu gewinnen, sich vertrauensvoll auf das Gespräch einzulassen und Einblicke in die eigenen Sichtweisen oder *Narrative* zu gewähren. Ob das gelingt, hängt wesentlich von der genutzten Gesprächsführung ab. Daher brauchen Ergotherapeut*innen entsprechende Kompetenzen, um ihre Klient*innen wertschätzend, empathisch und authentisch durch das Gespräch zu begleiten. Das vorliegende Kapitel bietet eine kurze Einführung in die Gesprächsführung und konzentriert sich dabei auf deren Bedeutung bei der Durchführung qualitativer Assessments.

2.4.1 Unterstützung klienten- und betätigungszentrierter (Re-)Evaluation

Das methodische Vorgehen von Ergotherapeut*innen wird durch ihre persönlichen Qualitäten und Kompetenzen geprägt, die sie im ergotherapeutischen Prozess flexibel einsetzen müssen. Auf Grundlage der von Le Granse et al. (2019) beschriebenen sechs Säulen der Ergotherapie gilt es u. a., die Wünsche von Klient*innen und deren Umwelt wahrzunehmen. Diese als Klientenzentrierung bezeichnete Säule erfordert Empathie, Flexibilität, Problemlösungsstrategien und ein jeweils angepasstes Vorgehen, wie z. B. direktiv, relativierend und/oder humorvoll. Bereits 1986 beschreibt Mosey die Wichtigkeit des bewussten Einsatzes der eigenen Person im therapeutischen Prozess (therapeutic use of self). Zu den Kernfähigkeiten von Ergotherapeut*innen zählt Hagedorn (2000) z. B. kommunikative Fähigkeiten. Hierunter fallen verbale Fähigkeiten, Gebrauch moderner Informationstechnik, sowie formelle und informelle Kommunikationsmethoden auf professioneller Ebene. Des Weiteren benötigen Ergotherapeut*innen Fähigkeiten zur Patient*innenführung, wie z. B. die Rechte und Würde von Klient*innen beachten und individuelle Bedürfnisse wahrnehmen. Widulle (2012) versteht Gespräche als „sozialkommunikative Form methodischen Handelns", als „Mittel der direkten Klientenarbeit" und „*der* Schlüssel für konstruktive Hilfeprozesse". Unsicherheiten in der Gesprächsführung wirken sich auf die Beziehung zwischen Therapeut*in und Klient*in sowie den weiteren Therapieprozess aus (Lammers, 2017). Daneben stellt eine sichere Gesprächsführung ein bedeutsames Instrument dar, um die Betätigungszentrierung der Ergotherapie in der Evaluation zu fokussieren. Dies macht Fisher (2014) deutlich, indem sie betont, dass das Canadian Occupation Performance Measure (COPM) (Law et al., 2017) mehr durch die Interviewfertigkeiten der Therapeut*innen eingeschränkt wird als durch das Instrument an sich. Den Fokus auf Betätigung zu legen, stellt nach aktuellem Berufsverständnis eine ethische Verpflichtung dar. Eine sichere Gesprächsführung unterstützt Ergotherapeut*innen darin, dieses Selbstverständnis zu erreichen – innerhalb der eigenen Profession ebenso wie als Positionierung in Institutionen und Gesellschaft.

Therapeutische Beziehung als Grundlage für die Assessmentdurchführung

Auch laut Polatajko et al. (2015) und Kielhofner (2008) ist das Verhältnis zwischen Klient*in und Therapeut*in essenziell, um Betätigung zu ermöglichen. Ergotherapeut*innen führen Assessments in der Regel zu Beginn der Therapie durch, wenn eine stabile Beziehung häufig noch nicht besteht. Die Kontakte zu Behandlungsbeginn besitzen in den meisten Fällen eine besondere Bedeutung, da der erste Eindruck (bezeichnet als Primary-Effect) als nachhaltig und schwer korrigierbar gilt (Widulle, 2012). Die Kommunikation über das Assessment und die vertrauensvolle Begleitung des*der Klient*in im Assessmentprozess dient also auch dem Beziehungsaufbau. Gleichzeitig sind die Informationen, die ein*e Klient*in während der Durchführung des Assessment mit dem*der Therapeut*in teilt, maßgeblich davon abhängig, ob er*sie die Beziehung als vertrauenswürdig und kompetent erlebt (Lammers, 2017).

Der Einsatz seiner Selbst – als *Therapeutic use of self* (UoS) bezeichnet – stellt neben dem Wissen um Betätigung und den damit einhergehenden therapeutischen Möglichkeiten einen wesentlichen Baustein des therapeutischen Prozesses dar. Das Intentional Relationship Model (Taylor et al., 2013, 2020) bietet eine hilfreiche Grundlage für den zielführenden, professionellen Einsatz der verschiedenen Elemente einer professionellen Therapeut*innen-Klient*innen-Beziehung. Es bildet das erste theoretische, ergotherapeutische Modell, welches sich auf diese Inhalte fokussiert. Mit dem Einsatz der eigenen Person sind Grundfähigkeiten des Zuhörens, der Beachtung von non-verbalen Zeichen und des angemessenen Reagierens erforderlich (Hagedorn, 2000). Der Einsatz eigener Möglichkeiten und Merkmale kann bewusst, selektiv oder auch intuitiv erfolgen und geschieht immer im Interesse einer effektiven Intervention. Ein perfektes Verhalten ist dabei nicht von Nöten. Es geht vielmehr darum, dass Ergotherapeut*innen ein Bewusstsein über Möglichkeiten und Grenzen entwickeln sowie sensibel, ehrlich und authentisch auftreten. Polatajko et al. (2015) bezeichnen den UoS als bewussten und geplanten Einsatz des eigenen Verhaltens, eigener Überzeugungen und Werturteile, sowie Empfindungen, Fertigkeiten und Wissen. Taylor und Puymbroek (2013) führen folgende fünf Elemente als bedeutsam für das narrative Reasoning und die klientenzentrierte Beziehung zwischen Therapeut*in und Klient*in auf: Empathie, Authentizität, Reflexivität, Zusammenarbeit und Unterstützen des Betätigens.

Für eine entwicklungsfördernde Beziehung schreibt Rogers den Aspekten Empathie, Wertschätzung und Kongruenz eine zentrale Bedeutung zu (Rogers, 2012; Weinberger, 2013; Plate, 2015). Er konstatiert eine erfolgreiche Kommunikation als existentielle Begegnung von Mensch zu Mensch, die eine entsprechende innere Einstellung voraussetzt und sich durch die o.g. drei Grundhaltungen charakterisieren lässt. Als technisches Mittel für den Beziehungsaufbau bezeichnet Rogers das Aktive Zuhören (siehe Kap. 2.4.2). Hierbei können Ergotherapeut*innen ihre Empathie durch das Paraphrasieren des Gesagten (Wiederholen in eigenen Worten), Konkretisieren (genaueres Nachfragen) und Verbalisieren (Ausdrücken wahrgenommener Emotionen) zum Ausdruck bringen (Weinberger, 2013).

Auch wenn die Relevanz der Gesprächsführung und eine vertrauensvolle therapeutische Beziehung im Interventions-Prozess außer Frage steht, sollten Ergotherapeut*innen deren Stellenwert ebenso bei der Durchführung qualitativer Assessments berücksichtigen. So können sie die Weichen für den weiteren Therapieprozess und letztlich den Therapieerfolg stellen.

Herausforderungen/Barrieren in der Gesprächsführung bei Assessments

Klient*innen sollen beim Einsatz eines Assessments verstehen, was genau das Ziel ist, wie die Durchführung geschieht und welcher Schritt als nächstes ansteht (Lammers, 2017). Um eine strukturelle und vertrauensvolle Rahmung im Therapieprozess zu schaffen, vermitteln Ergotherapeut*innen ihren Klient*innen ganz konkret, welchen Nutzen das Assessment besitzt und mit welcher Zielstellung sie es durchführen wollen. Dabei legen sie Wert darauf, eine angenehme Atmosphäre zu schaffen. Manche Klient*innen haben Sorge vor Prüfungssituationen und lassen sich durch Worte wie „Assessment", „prüfen" oder „Test" verunsichern. Daher bedarf es häufig einer sprachlichen Anpassung in der Gesprächsführung (siehe Kap. 2.4.2). Gleichzeitig besteht die Gefahr, dass Klient*innen das Fragenstellen nicht nur als Interessenbekundung deuten, sondern als aufdringlich empfinden oder als eine Art Verhör verstehen (Plate, 2015). Daher sollten sich Ergotherapeut*innen vorab Gedanken darüber zu machen, welche Fragen wirklich wichtig für die Klient*innen und deren Belange sind, um unnötige Fragen zu vermeiden. Eine weitere Herausforderung liegt in der Gefahr, Ergebnisse der Assessments zu verfälschen, indem Therapeut*innen suggestive Fragen stellen. Dies geschieht mitunter, wenn Klient*innen die ursprüngliche Aufforderung oder Frage nicht verstanden haben. Auch Voreingenommenheit, Vorwissen oder Vorurteile können die Ergebnisse beeinflussen, wenn sie in die Erhebung einfließen. Einige Assessments stellen bereits formulierte Hilfestellungen und Hilfsfragen in ihren Manualen zur Verfügung. Hierauf können Ergotherapeut*innen zurückgreifen, wenn Klient*innen Schwierigkeiten in der Durchführung des Assessments zeigen (z. B. Baron et al., 2006; Law et al., 2017). Für eine betätigungszentrierte Behandlung ist in der Evaluation besonders wichtig, dass Klient*innen ihre Probleme auf Betätigungsebene formulieren. Dazu brauchen sie aufgrund der noch vorherrschenden Funktionsorientierung und eigenen Erwartungen an die Ergotherapie häufig Hilfestellung (Fisher, 2014). So nennt z. B. eine Klientin beim COPM (Law et al., 2017) als Einschränkung ihre Konzentration. Verschiedene Techniken der Gesprächsführung (z. B. zirkuläre und offene Fragen, siehe **Abb. 2-16**) bieten bei qualitativen Assessments eine wichtige Grundlage, um durch gezieltes Nachfragen Probleme auf Ebene der Betätigungsperformanz sichtbar zu machen. Außerdem kann es vorkommen, dass Klient*innen aufgrund vielfältiger Ursachen zunächst Schwierigkeiten haben, Betätigungsprobleme in Assessments zu benennen oder zu priorisieren, so dass sie Hilfestellun-

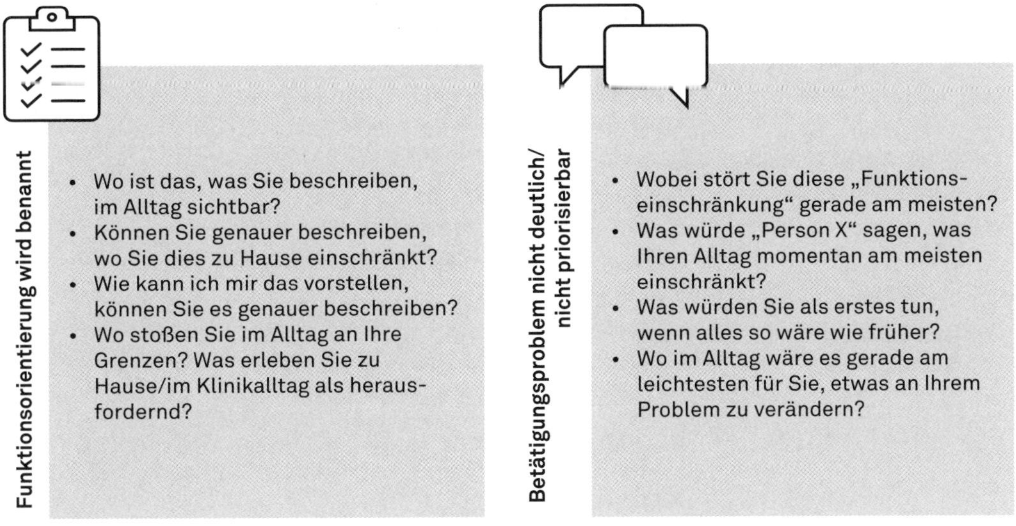

Abbildung 2-16: Beispiele für Hilfsfragen beim Identifizieren des Betätigungsproblems.

gen bei der Problemdefinition benötigen. Abbildung 2-16 führt beispielhaft Fragen auf, die bei solchen Schwierigkeiten weiterhelfen können.

2.4.2 Gesprächsführungstechniken

Während des Gesprächsverlaufes sind unterschiedliche Aspekte in der Gesprächsdurchführung zu beachten und von Bedeutung. Unten stehende **Tabelle 2-5** überträgt die bestimmenden Faktoren (Pawlowski, 2005) auf die Durchführung qualitativer Assessments:

Verschiedene psychologische Schulen bieten unterschiedliche Gesprächsführungsansätze, wie die klientenzentrierte, motivierende, systemisch (-lösungsorientierte) oder personenzentriert-integrative Gesprächsführung (Lammers, 2017). Diese eignen sich für den Einsatz von Assessments, wobei es in der Praxis sinnvoll sein kann, die Gesprächsführungstechniken unterschiedlicher Ansätze miteinander zu kombinieren und diese auf Klient*innen individuell anzupassen. Im Folgenden sollen nützliche Gesprächsführungstechniken aus verschiedenen Richtungen in Bezug auf die Durchführung von ergotherapeutischen Assessments dargestellt werden.

Aktives Zuhören

Das Aktive Zuhören vermittelt dem*der Klient*in Interesse und Verständnis. Es erweist sich als hilfreich, um dessen/deren Sichtweisen und Lebensrealitäten besser zu verstehen (Lammers, 2017). Beim Aktiven Zuhören lassen sich drei Stufen unterscheiden: Nonverbale und paraverbale Elemente, Paraphrasieren und das Verbalisieren emotionaler Inhalte (Plate, 2015). Die non- und paraverbale Ebene signalisiert durch Laute (wie z.B. ja, aha, hm), Gestik und Mimik (z.B. Anschauen, Nicken) die ungeteilte Aufmerksamkeit. Paraphrasen signalisieren durch die Zusammenfassung des Gesagten in eigenen Worten, dass die Inhalte aufgenommen und verstanden wurden. Sie bieten aber auch die Möglichkeit, dass Gesprächspartner*innen diese ggf. korrigiert und so seine Sichtweise verdeutlicht. Bei dieser – auch als reflektierendes Zuhören bezeichneten – Methode

Tabelle 2-5: Bestimmende Faktoren für den Gesprächsverlauf

Gesprächsverlauf	Bedeutung für die qualitative Assessmentdurchführung
Treffen von Äußerungen, gegenseitiges Verständnis	Befindlichkeit und Gefühlslage des*der Therapeut*in sind ausgeglichen, dem*der Klient*in zugewandt, aktives Zuhören, Raum für die Narration des*der Klient*in
Eröffnung des Gespräches sowie Entwicklung im Verlauf	Therapeut*in beginnt mit einer Erklärung zur Ergotherapie und des Assessments Behält Bedürfnisse der Klient*in im Blick Therapeut*in verfolgt Betätigungszentrierung
Einführung neuer Themen, Wechsel Sprecher*in-Zuhörer*innen-Rolle	Therapeut*in leitet das Gespräch, hört aktiv zu, stellt vertiefende Fragen Wechsel zwischen Führung und Leitung des Gespräches und Zuhören, Mitgehen mit dem*der Klient*in (pacing und leading)
Ergebnis Gespräch	Beenden des Gespräches: Zusammenfassen, Weiteres Vorgehen erläutern, Raum für Fragen, für die Bereitschaft der Teilnahme bedanken (Page, 2008) Es entsteht ein Betätigungsprofil und Betätigungsanliegen

geht es allerdings nicht darum, das Gesagte exakt zu wiederholen. Ergotherapeut*innen können auf diese Weise das Gesagte mit Blick auf das Gesprächsziel filtern und fokussieren, was dem Gesprächsverlauf dient (Kremer & Schulz, 2016; Lammers, 2017). Hilfreiche Formulierungen nutzen häufig Ich-Botschaften und können z. B. folgendermaßen lauten: „Ich habe verstanden, dass ...“ oder: „Um sicherzustellen, dass ich alles richtig verstanden habe, möchte ich das von Ihnen Gesagte kurz zusammenfassen. Falls ich etwas falsch verstanden habe, korrigieren Sie mich bitte.“

Registriert die* der Ergotherapeut*in, dass der* die Klient*in emotionale Aspekte nicht offen anspricht, lassen sich diese verbalisieren. Dies erscheint jedoch nicht in jedem Arbeitskontext und nicht in jeder Beziehung angebracht oder sinnvoll. „Ich kann mir gut vorstellen, dass du sehr enttäuscht warst in der Situation, die du gerade beschrieben hast“, oder: „Wenn du das erzählst, wirkst du richtig stolz.“

Eine weitere Methode des Aktiven Zuhörens stellt das Nachfragen, Präzisieren und Spezifizieren dar. Hier geht es darum, die Problematik und das Anliegens zu konkretisieren und somit greifbarer zu machen. Es regt die Narration des*der Klient*in an und kann Vermeidungsverhalten entgegensteuern (Lammers, 2017). Hierbei erweist es sich jedoch als wichtig, Klient*innen im Gespräch nicht zu überfordern. Denn die Verbalisierung von Emotionen, die sie während herausfordernden Betätigungen erleben, kann mit einer hohen Belastung verbunden sein kann. „Sie sagen, dass Sie sich im Bus oft unwohl fühlen und dadurch Treffen manchmal absagen. Wäre es für Sie in Ordnung, wenn wir über die Situation im Bus nochmal etwas genauer sprechen? Sagen Sie mir bitte, wenn Ihnen das zu viel wird oder sie ein andermal darüber weitersprechen möchten.“

Fuller & Taylor (2012) empfehlen als grobe Orientierung nicht mehr als drei Fragen hintereinander zu stellen, da sich die Klient*innen sonst ausgefragt oder verhört fühlen.

Hilfreiche Fragen

Das Formulieren angemessener Fragen ist für die Fokussierung von (Problemlöse-) Prozessen von hoher Bedeutung. Ungünstige Frageformen wirken sich hingegen als Kommunikationsbarrieren aus (Widulle, 2012). So ermöglichen offene Fragen im Gespräch eine Atmosphäre von Akzeptanz und Vertrauen (Kremer & Schulz, 2016). Dadurch fällt es dem*der Klient*in leichter, über unangenehme oder negativ besetzte Betätigungsprobleme zu sprechen. Offene Fragen sollen dazu anregen, dass Klient*innen Therapeut*innen an ihrem Denken und Fühlen teilhaben lassen. Indem sie die entsprechenden Situationen schildern, eröffnen sie ihm*ihr einen besseren Einblick in die subjektive Lebensrealität (Cohn & Blesedell Crepeau, 2020). Die Offenheit der Fragen bietet den Klient*innen mehr Spielraum in ihrem Narrativ und lädt sie dazu ein, nachzudenken, bevor sie antworten (Miller & Rollnick, 2015). Geschlossene Fragen sind mit „ja“ oder „nein“ beantwortbar. Daher müssen Ergotherapeut*innen hier in der Regel weiter fragen, da sie sonst nur wenig Informationen erhalten, die hauptsächlich der Sicherung des eigenen Informationsstandes dienen. Das führt wiederum dazu, dass kein richtiger Gesprächsfluss entsteht. Je nach Voraussetzungen der Klient*innen bieten sich halboffene W-Fragen (Wo? Warum? Wer? Was? Wann? Wie?) an. Diese können durch eine gezieltere Steuerung der Gesprächsführung z. B. eine Überforderung vermeiden. „Können Sie mir erzählen, wie sie das erlebt haben? Was ist passiert, nachdem Sie xy ...? Wie fühlen Sie sich? Was hat bewirkt, dass ...?“

Warum-Fragen (z. B.: *Warum haben Sie das getan?)* sind zwar offen, sollten aufgrund ihres kritischen Untertons allerdings vorsichtig eingesetzt werden (Fuller & Taylor, 2012). Hierbei gilt es zu verhindern, dass Klient*innen sich für ihre Betätigungsprobleme schämen oder das Gefühl verspüren, sich rechtfertigen zu müssen.

Sprache anpassen

Auch die Sprache hat einen Einfluss auf die erfolgreiche Durchführung von Assessments. Fachsprache (Assessments, Test, Diagnostik etc.) wirkt auf Klient*innen häufig befremdlich und irritierend. Dies kann sie verunsichern oder sogar hemmen, bestimmte Themen anzusprechen. Stattdessen unterstützt eine angemessene und anschauliche Sprache die Kommunikation (Lammers, 2017; Page, 2008). Das Aufgreifen von Begriffen aus dem Vokabular der Klient*innen kann zusätzlich Vertrauen und Verständnis fördern. So finden Klient*innen leichter Anschluss an das Gesagte, während Therapeut*innen dadurch eine bessere Sicht auf die Wirklichkeitskonstruktionen der Klient*innen erhalten (Döringer, 2020; Lammers, 2017).

„Wir führen heute ein Gespräch über Ihre nervende Arbeitssituation [Vokabular der Klient*in]", „Ich habe dazu einige Fragen an Sie, die für die Therapie hilfreich sein können."

Ebenso unterscheiden sich Menschen individuell und kulturell in ihrer Sprechgeschwindigkeit. Sieht man Kommunikation als Wechselspiel, kommt es zu bestimmten Wechselpunkten, die sich identifizieren lassen: Ein zu früher Einstieg kann zur Unterbrechung des*der Redenden führen, ein verspäteter Start kann als mangelnde Aufmerksamkeit gedeutet werden. Ebenso besteht die Gefahr, dass ein*eine langsame Sprecher*in in den kurzen Redepausen eines*einer schnellen Sprecher*in nicht dazwischen kommt oder umgekehrt diese*r in einer kurzen Pause sofort übernimmt (Plate, 2015).

Zum Thema zurückholen/zum nächsten Thema lenken

Bei der Durchführung von Assessments kann es im Gesprächsverlauf notwendig sein, Klient*innen zum nächsten Gesprächspunkt zu leiten oder wieder zum ursprünglichen Thema zurückzuholen. Dabei erweist es sich als hilfreich, dem*der Klient*in für das Teilen der bisherigen Informationen zu danken und dann eine andere Frage anzuschließen oder das Thema auf einen späteren Zeitpunkt zu verschieben (Page, 2008). „Vielen Dank, dass Sie das mit mir geteilt haben. Mich würde noch interessieren ...", „Was ich mich noch frage ist ...", „Ich merke, dass Sie dieser Aspekt sehr beschäftigt, wir können später/zu einem späteren Zeitpunkt noch einmal darauf zurückkommen." Ebenso helfen orientierende Fragen, welche auf das eigentliche Thema zurückführen und dieses fokussieren (*„Wo waren wir gerade stehengeblieben?"*) (Widulle, 2012). Hierbei gilt es, ein adäquates Maß zu finden, damit der*die Klient*in ausreichend Raum für die individuelle Perspektiven erhält und die Durchführung des Assessments dennoch gewährleistet ist.

Zirkuläre Fragen

Diese bieten die Möglichkeit, die Sichtweise des*der Klient*in auf die Probleme zu verändern, sodass diese*r für einen Moment eine andere Perspektive einnimmt (Schwing & Fryszer, 2017). Eine hilfreiche Technik der zirkulären Fragen für die Assessmentdurchführung ist die Triangulation. Denn sie ermöglicht es, sich in die Gedankenwelt einer anderen Person hineinzuversetzen, um den Möglichkeitsraum und die Wirklichkeitsbeschreibung[11] zu erweitern (Döringer, 2020; Schwing & Fryszer, 2017). „Wie würde Ihr Kollege mir Ihre Situation schildern?", „Was denken Sie, warum Ihr Arzt glaubt, Ergotherapie könnte für Sie hilfreich sein?", „Wenn Deine Lehrerin jetzt hier sitzen würde, wie würde sie Dein Verhalten beschreiben?"

Neben der Triangulation gibt es eine Vielzahl weiterer zirkulärer Fragen, welche diesen Perspektivwechsel ermöglichen (z. B. Was wäre wenn- oder Vergleichs-Fragen). „Wie würde Ihr Arbeitstag aussehen, wenn bereits eine Verbes-

---

11 Der Begriff Wirklichkeitskonstruktion beruht auf der Erkenntnistheorie des Konstruktivismus. Damit ist gemeint, dass unsere Sicht auf die Welt von unserer individuellen Wahrnehmung geprägt ist und dadurch unsere Bewertung sowie Verhaltensweisen beeinflusst (Schwing & Fryszer, 2017; Döringer, 2020).

serung eingetreten wäre“ „Wann ist der Gedanke, sich nicht konzentrieren zu können, besonders stark?“

Stille aushalten

Gesprächspausen und Schweigen ist für Therapeut*innen mit wenig Erfahrung in der Gesprächsführung, aber auch für Klient*innen unangenehm. Der Druck wächst, dass jemand etwas sagen muss (Elzer & Sciborski, 2007). Die Gefahr besteht darin, die Situation aus Unsicherheit zu verlassen und einfach irgendetwas zu sagen. Dies kann dazu führen, dass Einschätzungen von Klient*innen in der Durchführung von Assessments verfälscht dargestellt werden. Die Auseinandersetzung mit möglichen Gründen des Schweigens und Gesprächspausen ermöglicht einen konstruktiven Umgang damit (Widulle, 2012). Es gibt die im Folgenden erläuterten unterschiedlichen Gründe für Gesprächspausen.

Das Schweigen ist natürlich, die*der Gesprächspartner*in denkt z.B. nach oder versucht sich zu erinnern. So benötigt z.B. eine ältere Dame im Rahmen des OPHI-II einige Min., um die Frage: „Wenn Sie Ihr Leben überdenken, welche Zeit sehen Sie als Ihre beste an?“, zu beantworten. Reaktion des*der Ergotherapeut*in: Man wartet ab, bis die Gesprächspartner*in wieder zu reden beginnt. Von **peinlichem Schweigen** spricht man, wenn die Person Gesprächsinhalte als unangenehm empfindet. Während der Durchführung des COPM verfällt ein 40-jähriger Mann plötzlich ins Schweigen, nachdem er zuvor redselig und motiviert wirkte. Die Ergotherapeutin thematisiert das wahrgenommene Gefühl und betont, dass sie zur Verschwiegenheit verpflichtet ist. Jeder Mensch habe zudem individuelle Betätigungsanliegen und -probleme, dies mache uns Menschen aus. Daraufhin berichtet Herr X von einem unbefriedigenden Sexualleben, seitdem er die Antidepressiva nehmen müsse. Er habe Angst, dass dies zu einem Konflikt mit seiner Partnerin kommen könne. Schweigen kann ebenso aus **Hilflosigkeit** resultieren, weil der*die Klient*in keine Worte für die zugrundeliegende Schwierigkeit oder das Gefühl findet, evtl. liegt auch ein innerer Widerstand vor. Während des AMPS hält eine 36-jährige Mutter zweier Kinder plötzlich inne und schweigt. Der Ergotherapeut bittet sie, ihm mitzuteilen, was gerade in ihr vorgehe. Daraufhin beginnt sie zu weinen und äußert ihre große Angst, dass sie aufgrund der Erkrankung ihre Kinder nicht mehr selbstständig versorgen könne. Ein weiterer Grund für eine Gesprächspause stellt das **lähmende Schweigen** dar: Die Ergotherapeutin führt in der morgendlichen Frühstücksrunde in einer Tagesstätte das MOHOST mit einem Klienten durch. Eigentlich geht es immer mit Gesprächen und Humor zu, an diesem Tag schweigen jedoch alle Teilnehmer*innen und die Vorbereitungen laufen nur schleppend. Anstatt die Durchführung des Assessments zu unterbrechen, thematisiert die Ergotherapeutin das Schweigen. Sie bittet um eine Erläuterung, um das Schweigen aufzulösen und ggf. unterstützend aktiv werden zu können. Eine Klientin berichtet daraufhin von einem ungelösten Konflikt am letzten Tag, woraufhin es nun komisch sei, sich wieder morgens zu treffen.

Insgesamt wird empfohlen, sich in Phasen des Schweigens metakommunikativ abzusichern: Durch eine Aussage wie “Ich habe das Gefühl, es beschäftigt dich etwas“ oder “Ich habe den Eindruck, es geht Ihnen etwas durch den Kopf“ können Gesprächspausen zumeist aufgeklärt und Gespräche fortgeführt werden. Dies ermöglicht gleichzeitig, entsprechend Raum für die Geschichte der Klient*innen als auch mögliche Sorgen zu geben.

Abschließende Gedanken

Gesprächsführung ist nicht immer einfach, auch bezogen auf die Gesprächsführung im Rahmen eines Assessments. Aber: Es geht nicht ohne. Dabei erscheint unerheblich, wo wir tätig sind, Kommunikation findet in allen

Arbeitskontexten statt. Als hilfreich erweist sich eine entsprechende Vorbereitung, die Aufklärung der Klient*innen als auch das Bewusstmachen um das partizipative Modell des **„Shared Decision Making“**: Wir möchten unsere Klient*innen befähigen, Expert*innen ihrer Selbst zu werden, sodass sie sich aktiv an den Entscheidungen ihrer vorliegenden Gesundheitsprobleme beteiligen. Dies funktioniert nur, wenn wir sowohl in der Evaluations- als auch Outcomephase Ziel und Zweck der Situation erläutern, das Assessmentgespräch auf Augenhöhe führen, eigene Gedanken zurückstellen und die notwendige Zeit geben. Auf Meso- und Makroebene ermöglicht dieses Vorgehen eine professionelle Darstellung in der eigenen als auch bei weiteren beteiligten Berufsgruppen ebenso wie in der Gesellschaft (Beurskens et al., 2012).

Literatur

Baron, K., Kielhofner, G., Iyenger, A., Goldhammer, V. & Wolenski, J. (2006). *The Occupational Self-Assessment (OSA)*. Chicago: Model of Human Occupation Clearinghouse, Department of Occupational Therapy, College of Applied Health Sciences, University of Illinois at Chicago.

Beurskens, S., Swinkels, R., Stutterheim, E. & van Peppen, E. (2012). Meten met behulp van het stappenplan. In S. Beurskens, R. van Peppen, E. Stutterheim, R. Swinkels & H. Witting (Eds.), *Meten in de praktijk* (pp. 11–20). Houten: Bohn, Stafleu & van Loghum. https://doi.org/10.1007/978-90-313-9223-0_1

Cohn, E.S. & Blesedell Crepeau, E. (2020). Narrative as a Key to Understandling. In B.A. Boyt Schell, G. Gillen & M.E. Scaffa (Eds.), *Willard & Spackman's Occupational Therapy* (13th ed., pp. 142–149). Philadelphia: Lippincott Williams & Wilkins.

Döringer, G. (2020) *Systemisch-lösungsorientierte Therapie. Ein Handbuch für den ziel- und ressourcenorientierten Einsatz in der Ergotherapie*. Idstein: Schulz-Kirchner Verlag.

Elzer, M. & Sciborski, C. (2007). *Kommunikative Kompetenzen in der Pflege. Theorie und Praxis der verbalen und nonverbalen Kommunikation*. Bern: Huber.

Fisher, A.G. (2014). *OTIPM: Occupational Therapy Intervention Process Model; Prozessmodell ergotherapeutischer Intervention; ein Modell zum Planen und Umsetzen von klientenzentrierter, betätigungsbasierter Top-down-Intervention (B. Dehnhardt, Trans.)*. Idstein: Schulz-Kirchner.

Fuller, C. & Taylor, P. (2012). *Therapie-Tools Motivierende Gesprächsführung*. Weinheim: Beltz.

Hagedorn, R. (2000). *Ergotherapie – Theorien und Modelle. Die Praxis begründen*. Stuttgart: Thieme.

Kielhofner, G. (2008). *Model of Human Occupation: Theory and Application (4. Ausg.)*. Baltimore: Wolters Kluwer.

Krämer, G. & Schulz, M. (2016). *Motivierende Gesprächsführung in der Psychiatrie. Basiswissen 23* (3rd ed.). Köln: Psychiatrie Verlag.

Lammers, C.-L. (2017). *Therapeutische Beziehung und Gesprächsführung. Techniken der Verhaltenstherapie*. Weinheim: Beltz.

Law, M., Baptiste, S., Carswell, A., McColl, M., Polatajko, H. & Pollok, N. (2017). *COPM Canadian Occupational Performance Measure*. Idstein: Schulz-Kirchner Verlag.

Le Granse, M., van Hartingsveldt, M. & Kinébanian, A. (2019). *Grundlagen der Ergotherapie*. Stuttgart: Thieme.

Miller, W.R. & Rollnick, S. (2015). *Motivierende Gesprächsführung* (3. Aufl.). Freiburg: Lambertus Verlag.

Taylor, R. & Puymbroeck, L. van (2013). Therapeutic Use of Self: Applying the intentional relationship model in group therapy. In J.C. O'Brien & J.W. Solomon (Eds.), *Occupational analysis and group process* (pp. 36–52). St. Louis, MO: Elsevier.

Taylor, R. (2020). Therapeutic Relationships and Client Collaboration. Applying the Intentional Relationship Model. In B.A. Boyt Schell, G. Gillen & M.E. Scaffa (Eds.), *Willard & Spackman's Occupational Therapy* (13th ed., pp. 527–538). Philadelphia: Lippincott Williams & Wilkins.

Page, M.S. (2008). Interviewing in Occupational Therapy. In B.J. Hemphill-Pearson (Ed.), *Assessments in Occupational Therapy Mental Health: An Integrative Approach* (2nd ed., pp. 15–33). New Jersey: Slack.

Pawlowski, K. (2005). *Konstruktiv Gespräche führen*. München: Reinhardt.

Plate, M. (2015). *Grundlagen der Kommunikation. Gespräche effektiv gestalten* (2nd ed.). Göttingen: Vandenhoeck & Ruprecht.

Polatajko, H.J., Davis, J.A., McEwen, S.E. (2015). Therapeutic Use of Self – a catalysator in the client-therapist alliance for change. In C. Christiansen, C. Baum & J. Bass (Eds.), *Occupational Therapy: Performance, participation and well-being* (pp. 81–92). Thorofare, NJ: Slack.

Rogers, C. R. (2012). *Die klientenzentrierte Gesprächspsychotherapie. Client-Centered Therapy.* (20th ed.). Frankfurt am Main: Fischer. https://doi.org/10.1007/978-3-642-28650-6_6

Schwing, R. & Fryszer, A. (2017). *Systemisches Handwerk. Werkzeug für die Praxis.* Göttingen: Vandenhoeck & Ruprecht GmbH & Co.KG https://doi.org/10.13109/9783666453724

Weinberger, S. (2013). *Klientenzentrierte Gesprächsführung. Lern- und Praxisanleitung für psychosoziale Berufe.* Weinheim: Beltz.

Widulle, W. (2012). *Gesprächsführung in der sozialen Arbeit. Grundlagen und Gestaltungshilfen.* Wiesbaden: Springer. https://doi.org/10.1007/978-3-531-19118-8

Weiterführende Literatur

Döringer, G. (2020). *Systemisch-lösungsorientierte Therapie. Ein Handbuch für den ziel- und ressourcenorientierten Einsatz in der Ergotherapie.* Idstein: Schulz-Kirchner Verlag.

Hammer, M. & Plößl, M. (2020). *Irre verständlich: Methodenschätze. Wirksame Ansätze für die Arbeit mit psychisch erkrankten Menschen.* Köln: Psychiatrie Verlag.

Hemphill-Pearson, B. J. (2008). *Assessments in Occupational Therapy Mental Health: An Integrative Approach* (2nd ed.). New Jersey: Slack.

Kähler, H. D. (2009). *Erstgespräche in der sozialen Einzelhilfe.* Freiburg im Breisgau: Lambertus.

Lammers, C.-L. (2017). *Therapeutische Beziehung und Gesprächsführung. Techniken der Verhaltenstherapie.* Weinheim & Basel: Beltz Verlag.

Mosey, A. C. (1986). *Psychosocial components of occupational therapy.* New York: Raven Press.

Plate, M. (2015). *Grundlagen der Kommunikation. Gespräche effektiv gestalten. 2. Aufl.* Göttingen: Vandenhoeck & Ruprecht.

Polatajko, H. J., Freeman, A., Liu, C. L., Quach, J., Rappolt, S., Rivard, A. (2013). Accountability for enabling occupation. Discovering opportunities. In E. A. Townsend & H. J. Polatajko (Eds.), *Enabling occupation II, advancing an occupational therapy vision for health, well-being, & justice through occupation* (2nd ed., pp. 305–322). Ottawa: CAOT Publications ACE.

Prior, M. (2006). *MiniMax- Interventionen. 15 minimale Interventionen mit maximaler Wirkung. 6. Auflage.* Heidelberg: Carl Auer Verlag.

Shotwell, M. P. (2014). Evaluating Clients. In B. A. Boyt Schell, G. Gillen & M. E. Scaffa (Eds.), *Willard & Spackman's Occupational Therapy* (pp. 281–301). Philadelphia: Lippincott Williams & Wolters Kluwer.

Weinberger, S. (2013). *Klientenzentrierte Gesprächsführung. Lern- und Praxisanleitung für psychosoziale Berufe.* Weinheim, Basel: Beltz Juventa.

3 Assessments in verschiedenen Arbeitsfeldern anwenden

3.1 Evaluation aus der Perspektive der pädiatrischen Ergotherapie

Christina Schulze & Myrthe Mali

Der Blick in den Testkatalog oder die Assessment-Datenbank des Deutschen Verbandes der Ergotherapeuten (DVE) lässt keinen Zweifel: Die Auswahl eines Assessments in der Pädiatrie gleicht der Suche nach der Nadel im Heuhaufen. Manch eine*r mag sich von der Fülle überfordert fühlen. Je nachdem, für welchen Zweck, für welche Zielgruppe und mit welcher Fragestellung Ergotherapeut*innen ein Assessment suchen, kann der Auswahlprozess zusätzlich erschwert werden. Jedoch bietet das große Spektrum an Assessments für den pädiatrischen Bereich auch die Chance, ein passgenaues Erhebungsinstrument für das Kind und die institutionellen Rahmenbedingungen zu finden. Zudem verlangt die steigende Nachfrage nach evidenzbasierter Praxis – etwa von Seiten der Gesundheitspolitik –, dass Ergotherapeut*innen vermehrt standardisierte Assessments mit guten Testgütekriterien verwenden. Um klinische Veränderungen wie einen Therapiefortschritt abbilden zu können, ist die Verwendung von reliablen, validen und praktikablen Outcome-Assessments unabdingbar (vgl. Kap. 2.1) So kann beispielsweise das Assessment of Motor and Process Skills (AMPS) (Fisher & Jones, 2012) zur Analyse der Betätigungsperformanz eingesetzt werden oder auch als Outcome-Assessment dienen, um auf dieser Basis bisherige Interventionen zu evaluieren bzw. zukünftige Interventionen zu planen. Bei der Entscheidungsfindung spielen allerdings auch weitere Faktoren eine grundlegende Rolle, wie das Alter des Kindes, der Entwicklungsstand und die Kontextfaktoren, etwa die Möglichkeit eines Schulbesuches.

Dieses Kapitel soll Ergotherapeut*innen bei dem spannenden und herausfordernden Prozess unterstützen, in der Arbeit mit Kindern geeignete Assessments auszuwählen und durchzuführen. Zur besseren Übersicht orientiert es sich an ausgewählten Gegenstandsbereichen des Occupational Therapy Practice Framework (OTPF) (AOTA, 2018), die jeweils mit einer kurzen Beschreibung bzw. Definition eingeleitet werden. Zudem wird erläutert, was die Assessments in dem jeweiligen Bereich ermitteln, weshalb diese Faktoren relevant sind und welche Herausforderungen die Anwendung der Instrumente mit sich bringen kann. Bei den näher vorgestellten Assessments handelt es sich vorrangig um betätigungszentrierte Instrumente, wobei die Übersicht weder vollständig noch abschließend ist. Weitere relevante Assessments für den pädiatrischen Bereich finden die Leser*innen auch im Kapitel der Kinder- und Jugendpsychiatrie (vgl. Kap. 3.2).

Einige der vorgestellten Assessments sind noch nicht in einer adaptierten deutschen Version erhältlich. Die Autor*innen möchten diese Instrumente hier dennoch präsentieren, da sie im englischsprachigen Raum größere Beachtung gefunden haben und vermutlich auch wertvolle Assessments für die deutsche Praxis darstellen. Die weiteren Informationen der hier aufgeführten Assessments sind in einer Tabelle in der Medienbibliothek zu finden. Da im pädiatrischen Bereich häufig noch die Messung der Klientenfaktoren mit einer schwerpunktmäßigen Erhebung der Körperfunktionen im Vordergrund steht, setzt sich das vorliegende Kapitel gleich zu Beginn mit dem Nutzen und den Grenzen von Assessments aus diesem Spektrum auseinander.

3.1.1 Funktionsorientierung oder Betätigungszentrierung?

Im OTPF (AOTA, 2018) fallen Körperfunktionen und -strukturen unter die sogenannten Klientenfaktoren, die ebenso Werte, Überzeugungen und Spiritualität umfassen. Viele Assessments, die aktuell in der deutschsprachigen Ergotherapie Anwendung finden, konzentrieren sich auf die Messung einer Körperfunktion. Die OTPF-Definition (AOTA, 2018) der Körperfunktionen entspricht jener aus der ICF (DIMDI, 2005). Konkret werden im OTPF z.B. die Bewegungsfunktionen aufgeführt, die sich u.a. auf Auge-Hand Koordination, bilaterale Koordination sowie das Kreuzen der Mittellinie beziehen. Häufig genutzte Assessments für diese Funktionen sind beispielsweise der BOT-2 (Bruininks & Bruininks, 2005) und der M-ABC-2 (Henderson et al., 2007). Assessments, die auf Ebene der Körperfunktion Daten erheben, werden zum Beispiel in der interdisziplinären Arbeit im Sozialpädiatrischen Zentrum (SPZ) oder in der Kinder- und Jugendpsychiatrie eingesetzt, um eine Diagnose zu verifizieren bzw. falsifizieren oder das Ausmaß eines Störungsbildes zu beschreiben und gleichzeitig einen Therapiebedarf aufzuzeigen (vgl. Kap. 3.2). So empfiehlt etwa die S3 Leitlinie der Arbeitsgemeinschaft der Wissenschaftlichen Medizinischen Fachgesellschaften (AWMF) für Kinder mit umschriebener Entwicklungsstörung motorischer Funktion (UEMF), den BOT-2 (Bruininks & Bruininks, 2005) und den M-ABC-2 (Henderson et al., 2007) zur Diagnostik bzw. Beurteilung der motorischen Funktionen einzusetzen. Wird von einem Kind ein bestimmter Wert unterschritten, gilt das Störungsbild als therapiebedürftig. Dies sind wichtige Angaben für Ärzt*innen und Versicherungen. Zudem erhalten Therapeut*innen in ambulanten Einrichtungen häufig Ergebnisse aus vorangegangenen Erhebungen, die sich auf Körperfunktionen beziehen. Etwa, wenn Kinder bereits im SPZ oder bei*beim Kinder- und Jugendpsychiater*innen vorgestellt worden sind. Eine korrekte Interpretation der Ergebnisse auf Grundlage von Basiskenntnissen über die verschiedenen Aspekte der Testgütekriterien ist somit unabdingbar (vgl. Kap. 2.1).

Evaluation von Klientenfaktoren unzureichend

Einige kritische Stimmen (Fisher & Martarella, 2019) stellen jedoch in Frage, inwieweit sich funktionelle Assessments mit dem aktuellen Paradigma der Ergotherapie vereinbaren lassen. Sie wünschen sich einen vermehrten Einsatz von Assessments, die Informationen zur Aktivität und Partizipation entsprechend der ICF ermitteln. Novak und Honan (2019) kritisieren beispielsweise, dass die Verbesserung einer isolierten Funktion nicht gleichzeitig auch zu einer verbesserten Aktivität und Partizipation im Alltag führt. Die Zeitspanne, bis ein Kind eine einmal gezeigte Fertigkeit regelmäßig ausführt, automatisch abruft und flexibel im Alltag einsetzt, kann Jahre umfassen.

Grundsätzlich ist es deshalb sinnvoll, primär Assessments auszuwählen, die Partizipation oder Betätigungen erheben (vgl. Abb. 3-1). Sollten konkrete Hinweise darauf hindeuten, dass bestimmte Funktionen – wie beispielsweise die visuelle Wahrnehmung – Ursache für eine eingeschränkte Betätigung sind, können Assessments auf Ebene der Körperfunktion weitere Informationen liefern und sich als nützlich und indiziert erweisen. Da den Klientenfaktoren nicht nur Körperfunktionen zugeordnet werden, kann es sich bei manchen Klient*innen anbieten, weitere ergotherapeutische Assessments aus diesem Spektrum einzusetzen. Hierzu gehört etwa auch der Pediatric Volitional Questionnaire (PVQ) (Basu et al., 2006), der Informationen über die Betätigungsmotivation eines Kindes ermittelt. Dieses beobachtungsbasierte Assessment bietet sich besonders bei Kindern an, die selbst keine Auskunft über ihre Betätigungsvorlieben geben können. Das Beispiel vom PVQ verdeutlicht, dass auch Assessments, die Aspekte der Klientenfaktoren ermitteln, betätigungsbasiert sein können. Denn mit dem PVQ beobachten Ergotherapeut*innen Kinder in verschiedenen Betätigungssettings, um Informationen über deren Volition zu erheben (vgl. Kap. 1.1).

Der Top-down-Ansatz unterstützt Teilhabe- und Betätigungsorientierung

Die moderne Ergotherapie rückt mit dem Top-down-Ansatz die betätigungszentrierten Assessments in den Fokus, die sich auf die Partizipation, die kindrelevanten Betätigungsbereiche und die Performanzfertigkeiten beziehen (vgl. **Abbildung 3-1**).

Damit einhergehend nutzen immer mehr Einrichtungen ergotherapeutische Inhalts- und Prozessmodelle und leiten ihr therapeutisches Handeln und den ergotherapeutischen Prozess hieraus ab. Fast alle ergotherapeutischen Prozessmodelle beschreiben den Einsatz von Assessments. Konsequenterweise wurden auf Grundlage der meisten Inhaltsmodelle spezifische Assessments entwickelt, um Klient*innen hiermit abzubilden. So können Ergotherapeut*innen entscheiden, mit welchem Modell sie sich verbunden fühlen und welches Modell am besten zu den jeweiligen Klient*innen passt, um damit den Assessmentprozess zu strukturieren (vgl. Kap. 1.2). Ergotherapeutische Inhaltsmodelle tragen dazu bei, das Betätigungsverhalten von Klient*innen holistisch zu betrachten. Die alleinige Durchführung funktionsorientierter Assessments im pädiatrischen Bereich gilt vor diesem Hintergrund als unzureichend, da diese sich reduktionistisch auf einzelne Körperfunktionen bzw. Komponenten beschränkt, wie zum Beispiel die Konzentrationsfähigkeit. Beim Top-down-Vorgehen (Fisher & Matarella, 2019) stehen hingegen das Erfassen von Teilhabe- bzw. Betätigungsanliegen im Fokus, bevor ggf. weitere Assessments zum Einsatz kommen.

Das vorliegende Kapitel konzentriert sich auf Assessments, mit deren Hilfe sich Informationen zu Partizipation, wesentlichen Betätigungsbereichen und -fertigkeiten sowie -settings sammeln lassen. Ein konkretes Fallbeispiel verdeutlicht dabei, mit welcher Fragestellung

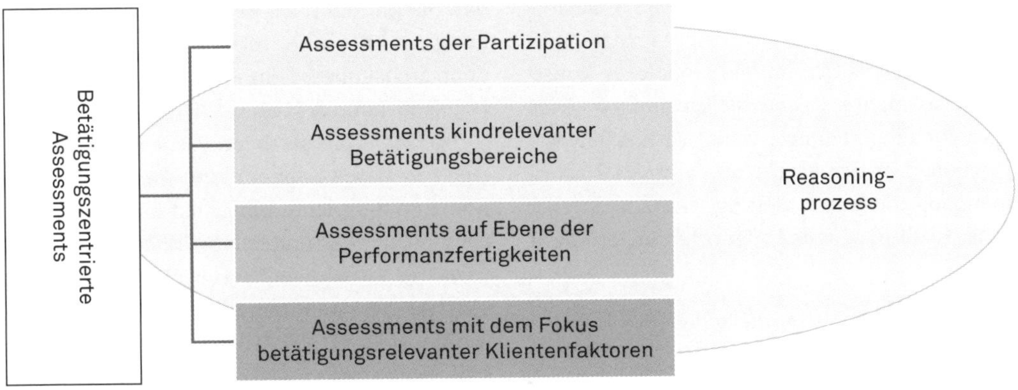

Abbildung 3-1: Verschiedene Assessmentformen im Reasoning Prozess (eigene Darstellung: Strebel, Merklein de Freitas & Kranz)

sich die Assessments anwenden lassen und welche Antworten sie liefern. Die beschriebenen Assessments werden bewusst nur auf diesen einen Fall übertragen, um die jeweils ermittelten Elemente zu verdeutlichen. In der therapeutischen Praxis würden Ergotherapeut*innen allerdings davon absehen, diese Vielzahl an Assessments bei einer*m Klient*in einzusetzen. Die Autorinnen konzentrieren sich bei diesem Fallbeispiel bewusst auf die Ergebnisse der Assessments und überlassen es den Leser*innen, mit Hilfe ihrer Reasoning-Prozesse mögliche Ansatzpunkte für Interventionen zu entwickeln.[12]

Fallbeispiel
Der achtjährige Mike lebt mit seinen Eltern und zwei jüngeren Geschwistern in einem kleinen Vorort von Hamburg. Er geht in die zweite Klasse einer Regelschule und besucht seit etwa einem halben Jahr einmal wöchentlich die Ergotherapie. Die Eltern sind besorgt über die schulische Entwicklung ihres Sohnes, da sie sehen, dass er ständig hinterherhinkt und viele Aufgaben zuhause nachgearbeitet werden müssen. Dies schränkt die familiären Aktivitäten am Wochenende stark ein.

3.1.2 Teilhabe im Fokus: Assessments zur Partizipation

Möchten Ergotherapeut*innen Partizipation messen, stehen sie vor besonderen Herausforderungen. Denn bei der Partizipation bzw. Teilhabe handelt es sich um ein komplexes Konstrukt, das mehrere *Dimensionen* umfasst. Dies wird vor allem deutlich, wenn wir uns bewusst machen, dass sich Partizipation nur im Zusammenhang mit einem Setting, wie z.B. Schule, Kindergarten, zuhause oder öffentlicher Raum beschreiben lässt. Zudem existiert bislang keine einheitliche Definition von diesem Begriff, was auch eine klare Abgrenzung zu anderen ergotherapierelevanten Konzepten wie Quality of Life erschwert (vgl. Kap. 3.7.1). Dabei gilt Partizipation (Teilhabe) als Indikator für Gesundheit und Lebensqualität von Kindern und deren Familien. Für die Ergotherapie stellt Partizipation entweder das Mittel oder Ziel dar und bekommt dadurch im ergotherapeutischen Prozess einen großen Stellenwert für die Assessmentphase/Evaluation und Intervention (Imms et al., 2017). Somit prägt die Teilhabeorientierung auch den oben beschriebenen Top-down-Ansatz in der Ergotherapie. Dennoch variiert auch in der ergotherapeutischen Fachliteratur das Begriffsverständnis von Partizipation bzw. Teilhabe (vgl. Kap. 1.1). Dies verdeutlicht eine Übersichtsarbeit von Larsson-Lund und Nyman (2017), welche die Nutzung des Konzepts in der ICF und gängigen ergotherapeutischen Modellen analysiert und miteinander vergleicht. Demnach zeigt das Begriffsverständnis aus dem Model of Human Occupation (MOHO) die größte Nähe zur Definition der ICF, wonach Partizipation das „Einbezogensein in eine Lebenssituation“ bezeichnet (DIMDI, 2005, S. 16). Denn MOHO bezieht die „Occupational Participation“ ebenso auf verschiedene Betätigungsbereiche, wie Arbeit, Spiel und ADLs. Im CMOP-E stellt Partizipation hingegen „nur“ einen Modus der menschlichen Betätigung dar. Sie gilt dann als Bestandteil einer Betätigung, wenn die Performance persönlich bedeutsam ist und zu einer sozialen Rolle gehört (Larsson-Lund & Nyman, 2017).

Im OTPF, das als theoretische Bezugsgrundlage für dieses Kapitel dient, findet Partizipation zum Beispiel mit Blick auf die Teilhabe an persönlicher Bildung, am Spiel, an der Freizeit sowie als soziale Teilhabe explizit Erwähnung (AOTA, 2018). Orientiert an der Begriffsverwendung im OTPF, MOHO und der ICF lässt sich Partizipation bei jungen Kindern somit auf Lebensbereiche wie Bildung/Schule/Kindergarten, Spiel, Freizeit, häusliches Leben,

12 Wir danken an dieser Stelle Roswitha Hoerder, Thomas Morgenthaler und Beate Krieger. Sie haben mit ihren Erfahrungen und ihrem Fachwissen zu den verwendeten Assessments einen großen Beitrag zur Erstellung des Fallbeispiels geleistet.

Selbstversorgung und soziale Teilhabe (Familie/Freunde, Gemeinde) beziehen. Damit in Verbindung stehen etwa familiäre Alltagsroutinen wie Essen, Spielen oder Zubettgehen, die familienexterne Betreuung, der Besuch von Spielplätzen, öffentlichen Einrichtungen und Veranstaltungen. Schon im frühen Alter ermöglicht eine unterstützende Umwelt Partizipationserfahrungen, durch die Kinder lernen, weitere Fähigkeiten und Fertigkeiten zu entwickeln. Kinder mit Beeinträchtigungen sind nachweislich in ihrer Partizipation eingeschränkt (Anaby et al., 2013; Bedell et al., 2013; Law et al., 2013). Mittlerweile existieren verschiedene Assessments, welche die Partizipation in Verbindung mit vorhandenen Umweltbedingungen ermitteln. Hierzu zählen etwa das Paediatric Achivity Card Sort (PACS) (Coster et al., 2011) und das Young Children's Participation and Environment Measure (YC-PEM) (Khetani et al., 2015). Beide Assessments sind bereits auf Deutsch erhältlich (Krieger et al., 2020), wobei die kulturelle Adaptation des YC-PEM für den deutschsprachigen Raum derzeit noch in Bearbeitung ist. Die folgende Darstellung erläutert das PEM-CY näher und setzt dieses Assessment auch in Bezug zu Mike.

Darüber hinaus decken auch die Child and Adolescent Scale of Participation (CASP) (Bedell, 2011), von der ebenfalls eine adaptierte und validierte deutsche Version erhältlich ist (De Bock et al., 2019), und die PACS (Baum & Edwards, 2001) ein breites Spektrum der Aspekte der Partizipation ab.

Participation and Environmental Measure für Kinder und Jugendliche (PEM-CY)

Mit dem PEM-CY lässt sich die Partizipation von Kindern und Jugendlichen zu Hause, in der Schule und in der Gesellschaft ermitteln (Bedell et al., 2013; Coster et al., 2011, 2012). Zusätzlich berücksichtigt das Assessment Umweltfaktoren, die für die Partizipation wichtig sind. Gemessen wird die Häufigkeit der Partizipation, das Ausmaß der Beteiligung und ob der Wunsch nach Veränderungen der ausgeführten Aktivitäten besteht. Das PEM-CY bietet Eltern und Fachpersonen die Möglichkeit, die aktuelle Partizipation eines Kindes oder eines Jugendlichen zu erfassen. Es kann genutzt werden, um auf das größtmögliche Maß an Partizipation der Kinder oder der Jugendlichen hinzuarbeiten. Ergotherapeut*innen können das PEM-CY mit Kindern und Jugendlichen zwischen fünf und 17 Jahren mit oder ohne Behinderung einsetzen. Seit 2020 ist eine kulturell adaptierte Version für den deutschsprachigen Raum für Forschung, Praxis und weitere Validation erhältlich (Krieger et al., 2020). Diese lässt sich elektronisch als pdf über den CanChild Shop (https://canchild.ca/en) beziehen.

Fallbeispiel

Zur Vorbereitung eines Elterngesprächs bittet die Ergotherapeutin die Eltern von Mike, den ausgedruckten PEM-CY (German) auszufüllen und zum Gespräch mitzubringen. Dieses Assessment ermittelt die Sichtweise der Eltern in Bezug auf Mikes Partizipation zuhause, in der Schule und in der Gesellschaft. Die Therapeutin erfährt, dass Mike an 80 % aller Tätigkeiten zuhause teilnimmt, sich jedoch kaum sozial einbringt oder an Haushaltsaktivitäten beteiligt. Er habe Mühe mit den täglichen Routinen, dusche beispielsweise ungern und weigere sich, sein Spielzeug nach dem Spielen aufzuräumen. Schulisch haben die Eltern die größten Veränderungswünsche und beklagen z. B. die Durchführung vom Wochenplan, die Mike überfordere. Zudem schätzen sie die Umwelt als wenig unterstützend ein. Die physischen und sozialen Anforderungen an Mike seien zu hoch und die Einstellungen der Lehrpersonen ebenfalls wenig unterstützend, weil diese wenig Verständnis für Mikes Schwierigkeiten hätten und seine Stärken und Interessen nicht gefördert würden. Im gesellschaftlichen Teil des PEM-CYs zeigt sich, dass Mike nur in 60 % aller möglichen Aktivitätsgruppen partizipiert.

Er nimmt weder an organisierten Sportaktivitäten teil, besucht nur widerwillig das Fußballtraining, welches sein Vater leitet, noch hat er Freude an Familienausflügen mit dem Fahrrad. Er treffe sich zwar mit anderen Kindern aus der Nachbarschaft und ginge mit ihnen zusammen auf den Spielplatz, scheine daran aber wenig Freude zu empfinden. Die Therapeutin erfährt, welche Strategien die Eltern bisher angewendet haben und dass sie sich wünschen, Mike würde sich auch hier sozial mehr einbringen.

Die ermittelten Informationen zeigen also verschiedene Teilhabeanliegen aus Sicht der Eltern auf, die sich etwa auf die Bereiche Schule/Bildung, Selbstversorgung, häusliches Leben und Freizeit beziehen. Außerdem werden erste Anpassungsmöglichkeiten mit Blick auf das schulische Setting deutlich. Um diese Aspekte differenzierter zu beleuchten, kann die Ergotherapeutin im Folgenden auf weitere Assessments zurückgreifen.

Oftmals wird Partizipation anhand von Fragen nach der Häufigkeit oder Intensität ermittelt (King, 2013). Neben diesen quantitativen Kriterien sind allerdings noch weitere Faktoren zu berücksichtigen, um Partizipation messbar zu machen. Daher haben Imms et al. (2017) unter anderem die Begriffe „Attendance“ und „Involvement“ geprägt. *Attendance* bezeichnet das Ausmaß, in dem ein Kind z. B. in einer Situation oder bei einer Aktivität anwesend ist. Und *Involvement* beschreibt die persönliche Erfahrung während dieser Situation/Aktivität. Außerdem beinhaltet Partizipation drei weitere Elemente, die auch im PEM-CY berücksichtigt werden. Diese umfassen:

- Präferenzen (Möglichkeit, Aktivitäten auszuwählen und durchzuführen)
- Aktivitätskompetenz (die Fähigkeit, die Aktivität nach einem Standard auszuführen) und
- Selbstbewusstsein (Partizipation in Bezug auf Vertrauen, Zufriedenheit und Selbstwertgefühl)

3.1.3 Betätigung im Fokus: Betätigungszentrierte Evaluation

Der Begriff Betätigung bezieht sich im OTPF (AOTA, 2018, S. 35) „[...] auf die alltäglichen Aktivitäten, an denen Menschen sich beteiligen. Betätigungen finden im Kontext statt [...] sie haben für den Klienten einen Zweck, Bedeutung und einen empfundenen Nutzen; sie können von anderen beobachtet werden oder nur der betreffenden Person bekannt sein“. Nachfolgend werden Assessments beschrieben, welche primär Ressourcen und Schwierigkeiten aus Sicht der Klient*innen und der Bezugspersonen im Hinblick auf die Ausführung von Betätigung im Allgemeinen, erfassen. Die objektive Einschätzung und Zuordnung der Betätigung in eine definierte Kategorie stehen dabei im Hintergrund. Die klientenzentrierte Erfassung geschieht meist in Form eines offenen oder (teil-)strukturierten Interviews, wie beispielsweise dem Canadian Occupational Performance Measure (COPM) (Law et al., 2019) mit Handlungsempfehlungen für den Einsatz mit Grundschulkindern (Gede et al., 2014), Selbsteinschätzungsbögen wie dem Child Occupational Self-Assessment (COSA) (Kramer et al., 2014) oder Bildkarten, die sich in der Arbeit mit Kindern bewährt haben, wie die Kids Activity Cards (Büscher et al., 2007) oder das aus den Niederlanden stammende Foto-Interview (Onderwijscentrum Leijpark, 2019). Sie alle sind in einer deutschsprachigen Version erhältlich.

Besonders in der Pädiatrie besteht das Klientel meist aus mehreren Personen, die am Leben des Kindes beteiligt sind, wie z. B. aus dem Kind selbst, dessen Familie und anderen Bezugspersonen. Es ist wichtig, diese verschiedenen Personen in den Erhebungsprozess einzubeziehen, da jedes Familienmitglied unterschiedliche Prioritäten und Werte mitbringt. Die Familie spielt nicht nur bei der Festlegung von Zielen, sondern auch bei der partizipativen Planung von Interventionen eine entscheidende Rolle. Die daraus resultierende familienzentrierte Praxis wird auch als Best Practice empfohlen (King & Chiarello, 2014).

Selbsteinschätzung und familienzentrierte Praxis

Grundsätzlich ist es von Bedeutung, die Assessments zur Selbsteinschätzung so anzupassen, dass die Kinder sie verstehen und beantworten können. Die Alternative, ausschließlich die Eltern anstelle der Kinder zu befragen erscheint problematisch. So zeigen Studien, dass die Perspektiven und Wünsche von Eltern und Kindern sehr unterschiedlich sein können (Kramer et al., 2012). Assessments werden in der Regel zu Beginn des therapeutischen Prozesses durchgeführt. Dies stellt gerade in der Pädiatrie eine besondere Herausforderung dar, da das Kind kaum die Möglichkeit hat, eine vertrauensvolle Beziehung aufzubauen und das Machtgefälle zwischen Therapeut*in und Kind besonders groß ist. Die Fähigkeit zur Beziehungsgestaltung, das interaktive Reasoning (Feiler, 2019) trägt dazu bei, vor und während der Durchführung des Assessments einen für alle beteiligten Personen angenehmen Kontakt zu gestalten.

Für die Befragung von jüngeren Kindern oder solchen mit Schwierigkeiten, sich verbal auszudrücken, erweist sich der Einsatz von Bild- oder Fotokarten oftmals als hilfreich. Mit deren Unterstützung können die Kinder ihre Betätigungsbedürfnisse ausdrücken. Das heißt, sie sollen einerseits Betätigungen benennen, die sie selbstständig und zufriedenstellend ausführen können. Andererseits gilt es, solche Betätigungen zu identifizieren, bei denen Handlungsschwierigkeiten auftreten. Um Erinnerungs- und Erzählkompetenz zu verbinden, ist es besonders bei jüngeren Kindern (Vorschulalter, frühes Grundschulalter) sinnvoll, verschiedene Methoden miteinander zu verknüpfen (Andresen & Hurrelmann, 2007). Diese Verknüpfung kann in Interviews durch die Integration von Alltagsgegenständen oder die Kombination von Erzählungen mit Zeichnungen realisiert werden. Die eingesetzten Materialien und deren Menge müssen mit Bedacht ausgewählt werden, da z. B. der zu spielerische Einsatz von Materialien dazu beitragen kann, die Grenze zwischen (Spiel-) Realität und Fantasie zu verwischen (Mey, 2005). Das Foto-Interview (Onderwijscentrum Leijpark, 2019; Peter, 2018) inkludiert neben verschiedenen Karten mit Alltagsbetätigungen weitere visuelle Unterstützungen wie z. B. eine Werkzeug- oder Stolzkarte zur Identifikation von Stärken und Unterstützung.

Neben der Strukturierung des Gesprächs mit Kindern ist die Gestaltung der Rahmenbedingungen nicht zu unterschätzen. Für das Gespräch sollte ein vertrauter, möglichst störungsfreier Ort gewählt werden. Kind und Ergotherapeut*in sollten auf einer Ebene sitzen, z. B. gemeinsam auf dem Boden oder auf Kinderstühlen. Eine klientenzentrierte Gesprächsposition unterstützt Ergotherapeut*innen grundsätzlich, mit dem Kind auf eine konstruktive Gesprächsebene zu kommen (vgl. Kap. 2.5). Zudem beschreibt Delfos (2013), dass Kinder allgemein wenig darauf aus sind, Gefühle und Meinungen über Dinge, die sie beschäftigten, von sich aus mitzuteilen. Bis zum Alter von acht Jahren ist ihnen oftmals nicht bewusst, dass Erwachsene nicht immer darüber informiert sind, was in ihnen vorgeht. Die am Ende des Kapitels gelistete weiterführenden Literatur gibt Anregungen, um sich mit dem Thema der Gesprächsführung vertiefend auseinanderzusetzen (vgl. Kap. 2.4).

Eine familienzentrierte Praxis lässt sich realisieren, indem Ergotherapeut*innen verschiedene Erhebungsformen miteinander kombinieren. Das heißt, neben der Selbsteinschätzung der Kinder ermitteln sie auch die Perspektive ihrer Bezugspersonen. Zu diesem Zweck lassen sich beispielsweise das für deutschsprachige Regionen kulturell angepasste und übersetzte Perceived Efficacy and God Setting (PEGS) (Missiuna & Pollock, 2000; Costa, 2014) oder das in Deutschland entwickelte Pädiatrisches Ergotherapeutisches Assessment und Prozessinstrument (PEAP) (Kraus & Romein, 2015), nutzen. Da das PEAP eines der wenigen in

Deutschland entwickelten Assessments ist, wird es hier kurz näher beschrieben.

Das Pädiatrische Ergotherapeutische Assessment und Prozessinstrument (PEAP)

Das PEAP besteht aus zwei Elementen: dem standardisierten Assessment und dem PEAP-Prozess. Im Rahmen des standardisierten Assessments werden relevante und altersspezifische Betätigungsfelder eines Kindes aus unterschiedlichen Perspektiven erfasst und gemessen. Zurzeit bezieht sich das Assessment auf 15 alterstypische Betätigungsfelder für Kinder zwischen 5 und 8–11 Jahren. Eine Erweiterung auf jüngere und ältere Kindergruppen wird angestrebt. Systematisch erfasst werden verschiedene Aspekte von Betätigungen im Bezug zur Umwelt aus Perspektive des Kindes, der Erziehungsberechtigten sowie der Lehrer*in/Erzieher*in (Kraus & Romein, 2015).

Der PEAP-Prozess stellt ein Angebot zur Strukturierung des Vorgehens während des gesamten therapeutischen Prozesses dar und kann nach Bedarf variabel eingesetzt werden (Kraus & Romein, 2015). Sowohl Assessment als auch Prozess unterstützen den klientenzentrierten und betätigungsorientierten Ansatz in der Ergotherapie. Für den praktischen Einsatz wird eine Fortbildung empfohlen.

Das PEAP-Betätigungsprofil erfasst Informationen darüber, wann das Kind welche Betätigung an einem normalen Wochentag ausführt. Zudem wird nach der subjektiv erlebten Ausführung und der entsprechenden Relevanz/Wichtigkeit der jeweiligen Betätigung gefragt. Dies lässt sich je nach Situation in Einzelgesprächen mit Eltern und Kind oder in einem gemeinsamen Gespräch realisieren.

Fallbeispiel

In einem offenen Interview mit den Eltern, das dem PEAP Assessment vorgeschaltet wird, ermittelt die Ergotherapeutin weitere Informationen dazu, wo für Mikes Eltern im Familienleben die Ressourcen und Schwierigkeiten liegen. Zu dem Gespräch haben die Eltern das im Vorfeld ausgefüllte Betätigungsprofil aus dem PEAP mitgebracht und dieses dann kurz erläutert.

Die Eltern berichten von Schwierigkeiten beim morgendlichen Anziehen, da Mike hier ohne die Unterstützung seiner Eltern eine halbe Stunde für diese Aufgabe benötigt. Eine Veränderung in diesem Bereich wäre den Eltern sehr wichtig. Mike kann sich in diesem Gespräch noch nicht so gut einbringen. Daher überlegt die Therapeutin, welches Assessment sich eignet, um Mikes Perspektive zu ermitteln. So bietet zum Beispiel das PEAP-Assessment die Möglichkeit, die Betätigungsschwierigkeiten anhand von Betätigungsfeldern kindgerecht zu erheben. Allerdings hat die Ergotherapeutin noch keine

Tabelle 3-1: Auszug Betätigungsprofil PEAP Teil 1 (Mikes Mutter am 07.02.2021)

Uhrzeit	Was macht das Kind?	Was geht gut, was ist schwierig	Wie wichtig wäre eine Veränderung? 0 1 2 3 4
6:30 Uhr	Wecken/Aufstehen	Wird von Eltern geweckt; steht erst nach mehrmaligem Ermahnen auf	1
6:45 Uhr	Anziehen	Braucht sehr lange, wenn er keine Unterstützung durch Eltern hat, träumt	3

Fortbildung zu diesem Erhebungsinstrument absolviert, weshalb sie sich für die Durchführung eines anderen Assessments entscheidet (pragmatisches Reasoning) (Feiler, 2019).

Canadian Occupational Performance Measure

Für das COPM (Law et al., 2019) liegt ein Handbuch zur Anwendung mit Grundschulkindern vor (Gede et al., 2014). In Form eines semistrukturierten Interviews misst dieses Assessment Probleme der Betätigungsperformanz auf den Ebenen Aktivität und Teilhabe nach der ICF (DIMDI, 2005). Es ist ein klientenzentriertes und betätigungsfokussiertes Assessment, welches über eine hohe Validität und Reliabilität verfügt und hauptsächlich der Befunderhebung dient. Für jüngere Kinder kann es aufgrund des offenen Interviewformats schwierig sein, die Fragen zu verstehen. Um auch diese in den therapeutischen Prozess und bei der Erhebung von Alltagsschwierigkeiten miteinzubeziehen, konnten Ergotherapeut*innen bislang die Kids Activity Cards als Ergänzung und Hilfestellung nutzen. Sie wurden dafür konzipiert, jüngere sowie etwa sechs- bis zehnjährige Kinder mit expressiven Sprachstörungen dabei zu unterstützen, ihre Betätigungsbedürfnisse mitzuteilen. Da das Kartenset inzwischen vergriffen ist, bietet sich alternativ die Nutzung des Foto Interviews (Onderwijscentrum Leijpark, 2019) an. Mit Hilfe der neueren Bildkarten erkennen Kinder Aktivitäten, die sie bereits ausführen können und solche, die sie noch erlernen möchten. Das Assessment basiert u.a. auf den Ideen eines lösungsfokussierten Programms des Psychiaters Ben Furman. Es beinhaltet in der Ausführung – ähnlich wie im COPM – die Beurteilung der Betätigungsdurchführung durch das Kind, jedoch nicht explizit die Frage nach der Zufriedenheit mit der Durchführung. Die Karten umfassen ca. 100 fotografische Abbildungen, die ein breites Spektrum an Aktivitäten aus dem Alltag von Kindern in Schule, zuhause und in der Freizeit darstellen.

Fallbeispiel

Um im Therapieprozess klientenzentriert arbeiten zu können, möchte die Ergotherapeutin mehr über die Sichtweise von Mike erfahren. Deshalb entscheidet sie sich dazu, gemeinsam mit ihm das COPM mit den für Kinder angepassten Handlungsempfehlungen durchzuführen. So können sie herausarbeiten, welche Betätigungsschwierigkeiten Mike wahrnimmt und welche wie relevant für ihn sind.

Da es für Mike schwierig ist, die offen gestellten Fragen zu beantworten und sich einzuschätzen, zieht die Ergotherapeutin die Karten des Foto-Interviews zur visuellen Unterstützung hinzu. Somit kann Mike die dargestellten Betätigungen nach deren Relevanz sortieren. Solche Betätigungen, die für seinen Alltag keine Bedeutung haben (z.B. Reiten) ordnet er dem Stapel „Nein, das kann ich schon, das brauche ich nicht lernen oder zu verbessern" zu. Mike ist sehr stolz, als er am Ende einen dicken Stapel mit den Karten „Nein, das kann ich schon ...", in den Händen hält. Im nächsten Schritt werden die Karten, die er nicht sofort zuordnen konnte, noch einmal überprüft. Danach begutachtet er gemeinsam mit seiner Ergotherapeutin den Stapel „Ja, das möchte ich gerne verbessern oder lernen". Die Ergotherapeutin fragt Mike explizit danach, ob noch etwas fehlt oder getauscht werden soll. Dann darf Mike die für ihn drei wichtigsten Karten aussuchen. Die Ergotherapeutin trägt die entsprechenden Betätigungen in der von ihm genannten Reihenfolge ein.

Als Ergebnis wird deutlich, dass Mike sich wünscht, weniger Zeit mit den Hausaufgaben zu verbringen. Er scheint unter der Situation mit seinen beiden Geschwistern zu leiden, die immer unangemeldet in sein Zimmer kommen und seine Spielsachen durcheinanderbringen. Zudem nerven ihn besonders die gemeinsamen Tischsituationen. Außerdem wünscht er sich, mehr Zeit mit seinen Eltern allein zu verbringen.

Insgesamt ähneln sich die Assessments aus diesem Bereich. Sie zielen alle darauf ab, die Kinder ihrem Entwicklungsstand entsprechend in den Therapieprozess miteinzubeziehen. Mittels Bildkarten bzw. visueller Unterstützung, wie z.B. Kids Activity Cards, dem Foto-Interview, dem PEGS oder den Smileys beim COSA, können Ergotherapeut*innen die Kinder kindgerecht zu deren Einschätzung und Zufriedenheit (mit) ihrer Betätigungsperformanz befragen.

Die Durchführung von klientenzentrierten Assessments bringt allerdings auch Herausforderungen mit sich. Um allen involvierten Personen gerecht zu werden, ist es wichtig, die verschiedenen Einschätzungen transparent zu machen und eine offene Haltung zu entwickeln, in der alle voneinander lernen können. Das stellt oft schon eine bedeutende Grundlage der klientenzentrierten Praxis dar. Hilfreich für die Ermittlung der unterschiedlichen Ansichten und Erfahrungswerte, zum Beispiel von Eltern und Geschwistern, stellen die genannten Selbsteinschätzungsbögen dar. Diese können dazu beitragen, Missverständnisse aufzudecken und eine gemeinsame Perspektive zu entwickeln, so dass alle Beteiligten „an einem Strang ziehen".

3.1.4 Betätigungsbereiche im Fokus: ADL, Schule, Spiel

Mit Blick auf spezielle Betätigungsbereiche wie ADL, Schule und Spiel können Assessments aus unterschiedlichen Kategorien des OTPF zum Einsatz kommen. Neben Instrumenten auf der bereits näher beschriebenen Ebene der Betätigung spielen Assessments zu den Performanzfertigkeiten und zum Betätigungssetting bzw. -kontext eine hervorgehobene Rolle. Daher gilt es, die entsprechenden OTPF-Kategorien kurz zu definieren bzw. zu beschreiben, bevor die Betätigungsbereiche ADL, Schule und Spiel im Einzelnen näher betrachtet werden.

Performanzfertigkeiten sind laut OTPF (AOTA, 2018, S. 43) „zielgerichtete Aktionen, die man als kleine Einheiten der Beteiligung an alltäglichen Betätigungen beobachten kann. Sie werden im Laufe der Zeit gelernt und weiterentwickelt und gehören in bestimmte Kontexte und Umwelten". Dabei lassen sich motorische, prozesshafte sowie soziale Interaktionsfertigkeiten voneinander unterscheiden. Motorische Performanzfertigkeiten umfassen zum Beispiel das Heben oder Manipulieren von Gegenständen, prozesshafte Fertigkeiten das Organisieren oder Reagieren und soziale Interaktionsfertigkeiten das Begrüßen oder Fragen stellen. Die drei Arten von Performanzfertigkeiten sind „eng miteinander verbunden und werden in Kombination miteinander eingesetzt, wenn sich ein Klient an einer Betätigung beteiligt". Manche Assessments, die auf der Basis ergotherapeutischer Modelle entstanden sind (z.B. AMPS, Evaluation of Social Interaction (ESI), Fisher & Griswold, 2010), verwenden die genannten Begrifflichkeiten. Andere Assessments nutzen abweichende Bezeichnungen. So wird im Pediatric Evaluation of Disability Inventory (PEDI) etwa von funktionellen Fertigkeiten gesprochen.

Um ein umfassendes Bild von den Betätigungsbereichen zu erhalten, kann es sich als hilfreich erweisen, Informationen über die Umwelt bzw. den jeweiligen Kontext zu ermitteln. Denn wie auch das OTPF betont, finden Betätigung und Teilhabe „in der sozialen und physischen Umwelt innerhalb eines Kontextes" statt (AOTA, 2018, S. 49). Assessments wie das School Setting Interview (SSI) oder Test of Environmental Supportiveness (TOES) ermitteln zum Beispiel umwelt- und kontextbezogene Informationen im Betätigungsbereich Schule oder Spiel. Mit Hilfe ihrer Ergebnisse können Ergotherapeut*innen Adaptionsmöglichkeiten identifizieren, um Kinder in ihren Betätigungs- und Teilhabeanliegen zu unterstützen.

Laut OTPF bezieht sich die physische Umwelt auf „die natürliche [...] und hergestellte [...] Umgebung", während die soziale Umwelt „aus dem Vorhandensein, den Beziehungen zu und Erwartungen von Personen, Gruppen und

Populationen, mit denen Klienten in Kontakt stehen“ besteht. Der Terminus Kontext bezeichnet „Elemente innerhalb oder in der Umgebung eines Klienten“, welche die Performanz beeinflussen und sich in kulturell, personenbezogen, zeitlich und virtuell unterteilen lassen (AOTA, 2018, S. 49).

Aktivitäten des täglichen Lebens erfassen

Als „Aktivitäten des täglichen Lebens“ werden Aktivitäten verstanden, die darauf gerichtet sind, für den eigenen Körper zu sorgen. Dies umfasst Aktivitäten wie z. B. sich waschen, anziehen, zur Toilette gehen und essen (AOTA, 2018). Sie sind unerlässlich für das Leben in einer sozialen Welt, denn sie ermöglichen elementares Überleben und Wohlbefinden. ADLs werden üblicherweise entweder als persönliche ADL (PADL) klassifiziert, oder als instrumentelle ADL (IADL), die auf die Erhaltung der Unabhängigkeit ausgerichtet sind. Für die meisten Kinder werden diese ADL während ihres täglichen Lebens erlernt und zu einem Teil ihrer täglichen Routine (Dunn, 2005; Lollar & Simeonsson, 2005). In der Literatur wird betont, dass ADLs nicht von den Umweltkontexten, in denen sie auftreten, isoliert werden können (Bonder et al, 2004; Bronfenbrenner, 1979; Dunn, 1993; Dunn et al., 1994; Summers et al., 2008). In der Tat haben sowohl die physische Umgebung als auch soziale, kulturelle und zeitliche Faktoren erheblichen Einfluss auf die Fähigkeit von Kindern ADL auszuführen. ADL-Leistung wird als abhängig von vielfältigen Beziehungen beschrieben, wie den einzigartigen Eigenschaften des Individuums, dem Kontext der physischen und soziokulturellen Umgebung und den Besonderheiten der Aktivität selbst (Gannotti & Handwerker, 2002; Holsbeeke et al., 2009; Law et al., 1996). Obwohl das Ausmaß, in dem die kontextabhängigen Faktoren die ADL-Leistung beeinflussen, von Kind zu Kind und von Familie zu Familie unterschiedlich ist, sollten sie bei der Beurteilung der Fähigkeit von Kindern, die ADL-Leistung zu steigern, immer berücksichtigt werden.

Im Allgemeinen nutzen Ergotherapeut*innen Assessments im Bereich der ADL, um zu beschreiben, wie Klienten*innen die ADL aktuell ausführen, um Ziele zu setzen oder um Veränderungen sichtbar zu machen. Dabei können sie auf eine große Auswahl an verschiedenen Assessments zurückgreifen, um die ADLs zu erfassen. Diese unterscheiden sich in der Methode (meist Beobachtung und/oder Selbsteinschätzung), richten sich an verschiedene Alters- und Klient*innengruppen, erfordern einen bestimmten Kontext oder fokussieren sich auf spezifische Diagnosen, usw. Bei der Auswahl eines Assessments für diesen Bereich ist es besonders wichtig zu überlegen, wie die Informationen ermittelt werden sollen. Geht es darum, die Performanzfertigkeiten anhand von Beobachtungen zu erheben oder sollen Eltern bzw. Betreuungspersonen in Rahmen von Fragebögen oder Interviews die ADL-Fertigkeiten ihrer Kinder einschätzen? Beides hat Vor- und Nachteile und muss von den jeweiligen Ergotherapeut*innen abgewogen und begründet werden.

Im deutschsprachigen Raum werden im pädiatrischen Bereich häufig die deutschen Versionen des AMPS (Fisher, 1993) und der Functional Independence Measure für Kinder (WeeFIM) (Msall et al., 1994) eingesetzt. Mit dem beobachtungsbasierten AMPS (Fisher 1993; Fisher & Jones, 2012, 2014) können Ergotherapeut*innen die motorischen und prozesshaften Performanzfertigkeiten der Kinder während einer konkreten Betätigungsperformance beurteilen. Vorab müssen sie sich aber als Rater*innen für die Durchführung des Assessments in Kursen zertifizieren und ihre Ratings kalibrieren, was eine wirtschaftliche und strukturelle Herausforderung darstellen kann.

Außerdem können Ergotherapeut*innen in diesem Bereich auf das PEDI-D (Haley et al., 2014) zurückgreifen, von dem es auch eine digitale Version gibt: das PEDI-CAT (computer adapted-test). Da es sich beim PEDI-D um ein sehr umfassendes und bewährtes Assessment handelt, welches gute Testgütekriterien aufweist, soll es hier ausführlicher vorgestellt werden.

Fallbeispiel

Die Eltern berichten, dass Mike zuhause nur wenig mithilft und eine eher passive Rolle im Familiengeschehen einnimmt. Er müsse jeweils mehrmals aufgefordert werden, eine Aufgabe, wie beispielsweise sich anziehen oder die Zähne putzen, zu erledigen. Ebenso brauche er viel Unterstützung z. B. beim Streichen eines Brots und frage oft nach, ob er alles richtig mache.

Deutsche Version des Pediatric Evaluation of Disability Inventory (PEDI-D)

Das PEDI-D liefert wichtige Erkenntnisse über Mikes Performanz und seine Leistungsfähigkeit in den Bereichen des täglichen Lebens. Es erfasst die Leistungsfähigkeit sowie die Leistung von Kindern bei der Ausführung von Aktivitäten in drei Bereichen des täglichen Lebens: Selbstversorgung, Mobilität und soziale Kompetenzen (Haley et al., 1992). Die tatsächliche Leistung bei der Ausführung von Aktivitäten des täglichen Lebens wird indirekt am Grad der erforderlichen Unterstützung durch Betreuungspersonen bewertet. Zudem erfasst das PEDI-D ergänzend die Umweltanpassungen sowie die vom Kind bei den Alltagsaktivitäten eingesetzten Hilfsmittel. Es ist standardisiert für Kinder im Alter zwischen 6 Monaten und 7,5 Jahren (Haley et al., 1992). Die standardisierten Werte gelten zwar nur bis zum Alter von 7,6 Jahren, jedoch können Ergotherapeut*innen das PEDI auch bei älteren Kindern einsetzen, deren Leistungsfähigkeit und Leistung ihnen nicht altersentsprechend (< 7,6 Jahre) erscheinen. Das PEDI-D wurde auf Testgütekriterien hin untersucht und für den deutschsprachigen Raum standardisiert sowie kulturell adaptiert (Haley et al., 2014). Auch wenn aktuell nicht alle festgelegten statistischen und klinischen Kriterien erfüllt werden, lässt sich das PEDI-D vorläufig als gültiges Instrument zur Messung der Aktivitäten des täglichen Lebens von Kindern mit und ohne Behinderung in den deutschsprachigen Ländern verwenden. Weitere Studien sind erforderlich, um die psychometrischen Item-Eigenschaften des PEDI-D in Bezug auf den Kontext zu untersuchen (Schulze et al., 2017). Das Assessment kann unter anderem zur Beurteilung der aktuellen Leistungsfähigkeit, Feststellung eines Rückstandes in der Ausführung alltäglicher Aktivitäten, als Dokumentation und Kontrolle von Therapiefortschritten, als Outcome-Assessment oder auch in der Forschung eingesetzt werden.

Fallbeispiel

Die Ergotherapeutin hat sich in ihrem Reasoning-Prozess Gedanken gemacht, ob sie tatsächlich das PEDI-D mit Mike durchführen soll. Aufgrund der Verfügbarkeit sowie der Nähe von Mikes Alter (8,0) zu den zu berechnenden T-Werten (7,6) hat sie sich für das Assessment entschieden, obwohl Mike etwas älter ist. Sie ist sich dessen bewusst, dass die normativen Standardwerte des PEDI-D nicht für sein aktuelles Alter berechnet werden können. Die T-Werte, die ihn im Vergleich zu 7,5-jährigen Kindern beurteilen, verwendet sie jedoch, um zu erfahren, ob die Ausführung und Leistungsfähigkeit von Mike in den Bereichen Selbstversorgung; Mobilität und soziale Kompetenzen, unter denen der Gruppe 7,5-jähriger Kinder liegt. Außerdem verspricht sich die Ergotherapeutin mit Hilfe der PEDI-D *Scores* Anhaltspunkte für die Therapieziele zu erhalten und die Eltern besser beraten zu können. Wie in **Abbildung 3-2** deutlich wird, erreicht Mike knapp unterdurchschnittliche T-Werte in den Bereichen Selbstversorgung und Mobilität der Skala der funktionellen Fertigkeiten und einen deutlicheren unterdurchschnittlichen Wert in dem Bereich der sozialen Kompetenzen.

Die Angaben der Eltern in der Skala „Unterstützung durch Betreuungsperson" zeigen, dass Mike vor allem Unterstützung und Beaufsichtigung im Sinne von verbaler Anleitung und Kontrolle benötigt, um die Aktivitäten des täglichen Lebens in den drei Bereichen ausführen zu können. Er versichert sich häufig rück und hat Angst, etwas falsch zu machen.

Schulalltag erfassen

Im OTPF (AOTA, 2018) wird die Schule als Teil der Kontext- und der Umweltfaktoren definiert, in dem das Kind besondere Performanzfertigkeiten benötigt, damit es am Schulalltag partizipieren kann. Neben den individuellen Fertigkeiten des Kindes rücken auch die Beurteilung der physischen und sozialen Umwelt in den Fokus von Ergotherapeut*innen. Zum Schulalltag gehören beispielsweise die individuelle schulische Leistung der Schüler*innen, das sozial-emotionale Engagement mit Gleichaltrigen und Erwachsenen, die Orientierung in den verschiedenen schulischen Kontexten und der Umgang mit sich selbst während des Tages. Die schulische Befunderhebung erfordert eine interprofessionelle Beurteilung. Dies verlangt, dass Ergotherapeut*innen nicht nur den eigenen professionellen Kontext verstehen, sondern auch erkennen, wie eine Schnittstelle zu den Beurteilungen anderer Disziplinen geschaffen wird, damit gemeinsam ein Plan umgesetzt werden kann. Um Aspekte der Partizipation, das Verhalten oder auch prozesshafte und motorische Performanzfertigkeiten in der Schule zu messen, gibt es eine Vielzahl mehrheitlich beobachtender Erfassungsinstrumente. Folgende entstammen aus einem ergotherapeutischen Hintergrund:

- Schulversion des AMPS (School AMPS) (Fisher et al., 2007)
- Child Sensory Profile 2 (CSP2) (Dunn, 2017)
- School Companion Sensory Profile 2 (SCSP2) (Dunn, 2014)
- School Function Assessment (SFA) (Schulze & Krieger, 2011)

Andere wurden hingegen im pädagogischen Bereich entwickelt, wie beispielsweise die Vineland Adaptive Behavior Scales (Vineland-II) (Sparrow, 2011). Bei all diesen handelt es sich um Beobachtungsinstrumente, die von Be-

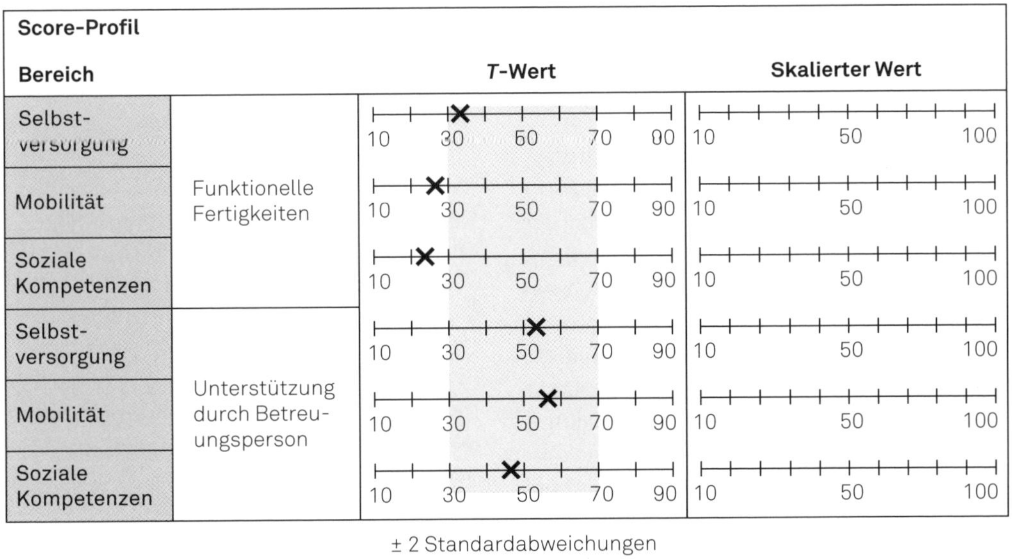

Abbildung 3-2: Auszug Ergebnisbogen PEDI

zugspersonen (CSP2) oder von Lehrpersonen (SCSP2 und Vineland-II) ausgefüllt werden. Von diesen Assessments stellen wir das School AMPS (Kaelin et al., 2019a) näher vor. Daneben kann es sich – wie im Fall von Mike – als sinnvoll erweisen, Adaptionsmöglichkeiten im Schulsetting zu identifizieren, wofür sich das School Setting Interview (SSI) (Hemmingsson et al., 2012) anbietet. Das School AMPS und das SSI werden im Folgenden genauer vorgestellt, da beide Assessments bereits für den deutschsprachigen Raum adaptiert und übersetzt worden sind und häufig Verwendung finden.

Fallbeispiel

In der Schule arbeitet Mike motiviert mit, ist jedoch mit den Aufgaben stets im Verzug. Die Lehrerin berichtet von Schwierigkeiten bei der Bearbeitung und der Fertigstellung von Arbeitsblättern. Sie beklagt die schlechte Leserlichkeit und dass Mike immer ein Durcheinander im Umgang mit Material hätte. Sie beschreibt ihn als angenehmen Schüler, er sei eher zurückhaltend und angepasst und komme mit den meisten Mitschüler*innen gut zurecht. Auseinandersetzungen gäbe es selten. Die Ergotherapeutin macht einen Schulbesuch und wendet dort das School AMPS und das SSI an.

School AMPS

Das School AMPS ist ein Erfassungsinstrument, das die motorischen und prozessbezogenen Performanzfertigkeiten des Kindes bei der Durchführung typischer Schulaktivitäten innerhalb des Klassenraums evaluiert (Atchison et al., 1998; Fingerhut et al., 2002; Fisher et al., 2007; Kaelin et al., 2019a; Munkholm et al., 2012). Dabei erfassen hierfür geschulte Ergotherapeut*innen die Qualität der Betätigungsperformanz und individuellen Performanzfertigkeiten mittels gezielter Beobachtungen und unter Berücksichtigung der typischen Schulroutinen. Sie können das School AMPS bei Kindern ab drei Jahren, unabhängig von dem kulturellen Hintergrund oder den vorliegenden Beeinträchtigungen anwenden und benötigen hierzu keine spezielle Ausrüstung. In einem Gespräch mit der*dem Klient*in (Kind, Lehrperson oder Eltern) ermitteln sie diejenigen Aufgaben in Bezug auf die Schule, welche dem Kind am meisten Schwierigkeiten bereiten. Anschließend beobachten sie die Durchführung eben dieser Aufgaben. Hierzu ist es wichtig, sich vorab mit den Lehrpersonen abzusprechen, welche Aufgaben im Unterricht gestellt werden, um entsprechend zwei der derzeit 25 unterschiedlich schwierigen Schulaktivitäten mittels Beobachtung evaluieren zu können. Die Ergebnisse lassen sich mithilfe einer Software errechnen. Setzen Ergotherapeut*innen das School AMPS wiederholt ein, können sie dieses auch zur Interventionsüberprüfung oder zur Anvisierung des Outcomes nutzen. Um dieses Assessment nutzen zu dürfen, müssen sie allerdings eine entsprechende Fortbildung und Kalibrierung absolvieren. Das School AMPS ist standardisiert und valide für den deutschsprachigen Raum (Kaelin et al., 2019a). Eine Literaturempfehlung zur kurzen praktischen Beschreibung dieses Instrumentes findet sich in der weiterführenden Literatur.

Fallbeispiel

Bei der Durchführung des School AMPS beobachtet die Ergotherapeutin Mike dabei, wie er Wörter aus einem Arbeitsbuch in ein Schreibheft abschreibt und kurze Antworten (Zahlen) auf eine vorgegebene Linie oder in ein Kästchen schreibt. Die Ergebnisse des School AMPS zeigen einen Wert von 1.5 (*standardized z-score*) unterhalb des normativen Mittels für die motorischen Fertigkeiten. Dies bedeutet, dass sich Mikes Ergebnisse auf einem Niveau befinden, auf dem wir häufig eine leichte Ungeschicklichkeit und/oder erhöhte körperliche Anstrengung bei der Ausführung von Schulaufgaben beobachten.

Bei den Prozessfertigkeiten liegt der Ergebniswert 0.3 unterhalb des normativen Mittels.

Mikes Ergebnisse befinden sich hier auf einem Niveau, auf dem wir am häufigsten bedenkliche bis leichte Ineffizienz/Zeit-Raum-Desorganisation bei der Durchführung von Schularbeiten beobachten. Im Vergleich zu gleichaltrigen Mitschüler*innen mit typischer Entwicklung ist die motorische Entwicklung unterhalb des durchschnittlichen Bereichs, da nur 6,6 % der Kinder seiner Vergleichsgruppe einen niedrigeren Wert erreicht haben. Die Prozessfertigkeiten liegen ebenfalls leicht unterhalb der Alterserwartung. Hier haben 38,1 % der Kinder seiner Vergleichsgruppe einen niedrigeren Wert erreicht.

School Setting Interview (SSI)

Das SSI ist ein semistrukturiertes, klientenzentriertes Interview, das die Planung von ergotherapeutischen Interventionen in Schulen erleichtert (Fisher, 2018; Townsend & Polatajko, 2007). Es basiert auf dem Model of Human Occupation (MOHO) (Kielhofner, 2008; Taylor, 2017).

Das SSI fokussiert die physischen und sozialen Barrieren im Umfeld der Schule und die Förderfaktoren in Bezug auf die Inklusion und Partizipation des Kindes im schulischen Setting (Hoffmann et al., 2000; Hemmingsson et al., 2005). Das Interview beinhaltet 16 Aspekte mit jeweiligen Folgefragen, wobei die subjektiven Erfahrungen des Schulkindes im Vordergrund stehen. Dabei fragt die Ergotherapeutin „nicht nach dem Leistungsvermögen oder wie gut etwas gelingt, sondern „was es dazu braucht“, damit es gelingt [Hervorhebung im Original]“ (Kocher Stalder, 2017, S. 28).

Die Aspekte lassen sich mit einer vierstufigen Skala einschätzen, wodurch sichtbar wird, in welchen Bereichen Anpassungen notwendig sind. Somit ermittelt das SSI gleichzeitig qualitative und quantitative Daten. Gemeinsam mit dem Kind kann die*der Ergotherapeut*in daraufhin erarbeiten, welche Adaptionen wann, wo und allenfalls mit wem vorgenommen werden sollen. Ebenso kann sie*er das SSI nutzen, um den Erfolg der vorgenommenen Anpassungen zu überprüfen (Kocher Stalder, 2017). Das SSI richtet sich primär an Schulkinder von der Grundschule bis zur Oberstufe mit verschiedenen körperlichen und psychosozialen Behinderungen. Obwohl die 3. Version des SSI (Hemmingsson et al., 2005) erfolgreich bei Schüler*innen mit unterschiedlichen Schwierigkeiten eingesetzt wurde und eine akzeptable Reliabilität aufweist, ist die Konstruktvalidität für Schüler*innen mit besonderen pädagogischen Bedürfnissen noch nicht evaluiert worden (Yngve et al., 2018). Das Benutzerhandbuch und die Bewertungsbögen wurden vom Englischen ins Deutsche übersetzt (Hemmingsson & Egilson, 2012) und Studien zur Anwendung und Validierung veröffentlicht (Borg & Nålsén 2003; Hemmingsson et al., 2004; Kocher Stalder et al., 2018). Eine Literaturempfehlung zur kurzen praktischen Beschreibung dieses Instrumentes findet sich in der weiterführenden Literatur.

Fallbeispiel

Im Rahmen des SSI fragt die Ergotherapeutin Mike danach, wie er mit wichtigen Aktivitäten in der Schule zurechtkommt, wie z. B. Sport treiben oder sich etwas merken. Zudem möchte sie erfahren, ob irgendwelche Anpassungen vorgenommen worden sind, um Aktivitäten zu erleichtern und wenn ja, wie zufrieden er damit ist. Aktivitäten, die Mike selbst als schwierig beschreibt, betreffen vor allem sozial-emotionale Aktivitäten wie z. B. Sport treiben, am gesellschaftlichen Leben, an praktischen Aktivitäten in den Pausen sowie an Klassenausflügen teilnehmen und mit dem Schulpersonal interagieren. Er beschreibt, dass er sich häufig nicht orientieren kann, nicht weiß, wie er jemanden ansprechen soll und sich sehr allein fühlt. Er wünscht sich klarere Absprachen und einen Sitzplatz in der Klasse. Hilfreich wären zudem visuelle Hilfen und Angaben dazu, wie lange eine Aktivität durchgeführt wird und wer in welchen Gruppenarbeiten zusammenarbeitet. Den Sportunterricht und das „Durcheinanderrennen“ der vielen Kinder auf dem Pausenhof mag er nicht. Mike selbst findet, dass er immer zu wenig Zeit für die Aufgaben in der Schule hat. Er ist frustriert, dass er nie fertig wird und viele Aufgaben zusätzlich zu den Hausaufgaben zuhause fertigmachen muss. Die Schule macht ihm eigentlich Spaß. Er sagt von sich, dass er gut in Mathe ist. Der Ergebnisbogen sieht wie folgt aus (**Tabelle 3-2**):

Hier wird deutlich, dass Mike in nur wenigen Bereichen eine „perfekte Passung“ erlebt. Also eine ideale Schule-Umwelt Passung, die keine Adaptionen erfordert. Einige Items befinden sich im Bereich der „guten Passung“, was bedeutet, dass das schulische Umfeld angepasst wurde, sodass Mike damit überwiegend zufrieden ist. Jedoch erlebt er die Situation als instabil, da er merkt, dass er manche Aktivitäten, wie eine „Prüfung ablegen“, nicht so sicher ausführen kann wie seine Mitschüler*innen. Weitere Aktivitäten liegen im Bereich der „teilweisen Anpassung“. Dies impliziert, dass Anpassungen vorgenommen wurden, aber Mike weiteren Adaptionsbedarf sieht. Bei anderen Aktivitäten gibt es noch keine Anpassungen, Mike ist jedoch der Meinung, dass sich das Umfeld der Schule verändern sollte. Dies betrifft besonders jene Items, bei denen „keine Passung“ vorliegt. Durch die kombinierte Nutzung von School AMPS und SSI zeigt sich deutlich, welche Schwierigkeiten Mike auf Ebene der Performanzfertigkeiten mitbringt und welche Einschränkungen in der Schul-Umwelt-Passung bestehen. Mit dieser Erkenntnis setzt die Ergotherapeutin den Schwerpunkt der Intervention auf die Anpassung der Umwelt.

Tabelle 3-2: Ergebnisbogen SSI (Mit freundlicher Genehmigung des Schulz-Kirchner Verlags)

Bewertung **Item**	**Perfekte Passung 4**	**Gute Passung 3**	**Teilweise Passung 2**	**Keine Passung 1**
Schreiben		x		
Lesen		x		
Sprechen	x			
Sich etwas merken		x		
Rechnen	x			
Hausaufgaben machen			x	
Prüfungen ablegen		x		
Sport treiben				x
Am praktischen Unterricht teilnehmen			x	
Am Geschehen im Klassenraum teilhaben			x	
Am sozialen Geschehen in den Pausen teilnehmen				x
An praktischen Aktivitäten in den Pausen teilnehmen				x

Spiel erfassen

Spiel wird im OTPF (AOTA, 2018) als „jegliche spontane oder organisierte Aktivität definiert, die Spaß, Unterhaltung, Vergnügen oder Ablenkung bietet“ (Parham & Fazio, 1997, zitiert in AOTA, 2018, S. 38). Spiel ist für jedes Kind grundlegend und füllt den Alltag eines Kindes in verschiedensten Facetten (Graham et al., 2015). Nach Artikel 31, Absatz 1 der United Nations (UN) Kinderrechtskonvention (UNICEF, 1989) hat jedes Kind das Recht auf Spiel, und Spiel wird als bedeutungsvolle Aktivität für jedes Kind betrachtet (Parham & Fazio, 2008). Das Spiel sollte im ergotherapeutischen Prozess sowohl zur Evaluation als auch im Interventions-Prozess sowie beim Anvisieren des Outcomes eingesetzt werden. Das Engagement und die Haltung der Eltern haben einen großen Einfluss auf die Freizeit der Kinder. Dies gilt es zu berücksichtigen, wenn Assessments zur Erhebung des Spielverhaltens von Kindern durchgeführt werden. Unterschiedliche Normen und Werte oder auch kulturelle Unterschiede können die Zusammenarbeit mit den Eltern und dadurch auch die klientenzentrierte Arbeit mit den Familien erschweren (vgl. Kap. 2.2). Durch das breite Spektrum an möglichen spiel- und freizeitbezogenen Assessments können Ergotherapeut*innen aus einer großen Palette an potenziell wertvollen Instrumenten mit verschiedenen Schwerpunkten auswählen. Diese unterscheiden sich beispielsweise in Bezug auf die Zielgruppe, Spielintensität und Spielentwicklung. Sie untersuchen die Art des Spiels, welches Spielmaterial verwendet wird oder sie fokussieren die sozialen Aspekte des Spiels. Aus aktueller Perspektive erscheint es aufgrund der vorliegenden deutschen Versionen lohnend, folgende Assessments für die Erhebung in Betracht zu ziehen:

- Test of Playfulness (ToP) (Bundy et al., 2001; Skard et al., 2011) in Kombination mit dem Test of Environmental Supportiveness (TOES) (Skard et al., 2011)
- Children’s Assessment of Participation and Enjoyment (CAPE) (Fink et al., 2016; King et al., 2004) mit der Erweiterung Preferences for Acitivities of Children (PAC)

Folgende englischsprachigen Assessments können das Spektrum erweitern:

- Child-initiated Pretend Play Assessment (ChIPPA) (Stagnitti et al., 2000)
- Revised Knox Preschool Play Scale (RKPPS) (Knox, 2008)

Fallbeispiel
Da das Spielen in der Schule und der Freizeit, allein oder auch mit Freunden, einen großen Stellenwert für Mike besitzt, zieht die Ergotherapeutin als Ergänzung zu den Assessments in den Bereichen ADL und Schule den ToP in Kombination mit dem TOES hinzu, um mehr über das Spielverhalten von Mike sowie den Einfluss der Umwelt auf die Spielfähigkeit zu erfahren.

Test of Playfulness (ToP)

Mit dem ToP, welcher auch auf Deutsch erhältlich ist (Skard et al., 2011), können Ergotherapeut*innen die Spielfähigkeit von Kindern einschätzen (Bronson & Bundy, 2001; Skard et al., 2011). Beobachtet werden die intrinsische Motivation, die interne Steuerung, das Ausblenden der Realität und die Rahmenumgebung, wie beispielsweise das Aufrechterhalten eines Spielthemas oder das Geben und Lesen von Hinweisen. Die Beobachtung lenkt den Blick auf die Motivation, Kreativität, das Geschick, den Spaß, die Ausdauer und soziales Verhalten. Der Test ist standardisiert für Kinder zwischen sechs Monaten und 18 Jahren. Die Beobachtung sollte möglichst in einer realen Spielsituation stattfinden, kann jedoch alternativ auch mit Hilfe einer Videosequenz erfolgen. Das freispielende Kind wird in einer natürlichen und vertrauten Umgebung mit einem oder mehreren Spielkameraden, unauffällig beobachtet. Vorzugsweise finden diese Spielsituationen in verschiedenen Umgebungen (drinnen und draußen) statt. Die Dauer der Beobachtungssequenz sollte in jeder Umgebung 15 Min. betragen. Der Test gilt als valide und reliabel (Parham & Fazio, 2008).

Test of Environmental Supportiveness (TOES)

Der TOES misst, inwieweit die räumliche, sachliche und personelle Umgebung die Spielfähigkeit beeinflusst (Bronson & Bundy, 2001; Bundy et al., 2009). Der TOES baut auf dem ToP auf und sollte in Kombination mit diesem verwendet werden. Er beleuchtet die gleiche Situation wie der ToP, hat dabei allerdings die Umweltfaktoren im Fokus. Diese Umweltfaktoren werden bei der Beobachtung in die vier Kategorien Bezugspersonen, Spielkameraden, Spielraum und Objekte unterteilt. Die Ergebnisse dienen vor allem dem Austausch mit den Bezugspersonen der Kinder und können als Basis dienen, um gegebenenfalls Kontextfaktoren anzupassen. Der Test wurde standardisiert für Kinder von 15 Monaten bis zu sechs Jahren. Der TOES ist auch in deutscher Sprache erhältlich (Skard et al., 2011). Eine Kombination beider Assessments erlaubt es, ein Spielfähigkeitsprofil zu erstellen, das sowohl personenbezogene Faktoren als auch umweltrelevante Aspekte offenlegt. Mithilfe der Assessments ist es ebenfalls möglich, einen Gesamtwert als Maß für die Spielfertigkeit zu erhalten.

Fallbeispiel

Die Ergebnisse vom ToP zeigen gewisse Auffälligkeiten. Die Ergotherapeutin beobachtet Mike bei einer Sequenz auf einem Spielplatz und bei einer Spielsituation in der Schule auf dem Pausenhof mit Hilfe folgender Items: engagiert sich aktiv; entscheidet was getan werden soll; überwindet Hindernisse, um mit einer Aktivität fortzufahren; macht eine Aktivität aus reiner Lust und weniger wegen des Endprodukts; verhandelt mit anderen, um seine Wünsche oder Bedürfnisse zu befriedigen; Beteiligung am sozialen Spiel anderer sowie unterstützt das Spiel anderer und kommt in eine Gruppe hinein, die bereits bei einer Aktivität ist. Die Beobachtungen zeigen, dass Mike selbst wenig Motivation aufbringt und sich bei Schwierigkeiten schnell abwendet. Insgesamt lässt er sich auf Spielsituationen über eine angemessene Zeitspanne ein (vgl. **Abbildung 3-3**).

Die Ergebnisse des TOES zeigen, dass es für die Mitspieler von Mike schwierig zu sein scheint, seine Signale richtig zu deuten und ihn so ins Spiel miteinzubeziehen. Ebenso scheint Mike die Signale seiner Mitspieler – gerade, wenn es sich um ein schnelleres Spiel handelt – nicht richtig interpretieren zu können (vgl. **Abbildung 3-4**).

Zudem scheint er nur wenig Spaß an den Spielgeräten zu haben. Zwar verweilt er ausdauernd an den Geräten, aber nur mit wenig Intensität. Insgesamt wirkt Mike sehr unbeteiligt und eher zurückhaltend.

Das von Dehnhardt und Dehnhardt übersetzte Manual erschien 2011 im Schulz Kirchner Verlag. Gemäß unserer Literaturrecherche und den Erfahrungen aus der Praxis gab es seitdem kein anderes Assessment zum Thema Spiel, welches in der Ergotherapie eingesetzt wird (Lynch et al., 2018; Schlager-Jaschky, 2019). Es ist fraglich, wie groß der Bekanntheitsgrad des ToP und TOES ist. Ergotherapeut*innen sind an dieser Stelle eingeladen, ihre therapeutische Haltung und Methoden zu reflektieren. Beispielsweise können sie sich fragen, ob das Spiel als eine der Hauptbetätigungen der Kinder wirklich systematisch von uns erfasst und sowohl als Mittel wie auch als Zweck eingesetzt wird (Fisher, 2013).

Die Wahl eines oder mehrerer passender Assessments bleibt aufgrund der vielen zu berücksichtigen Faktoren und einer nicht immer klaren Abgrenzung zwischen den Assessments herausfordernd und am Ende den Ergotherapeut*innen überlassen. Diese treffen die Ent-

Kind: Mike Alter: 8 Jahre Bewerter: Drinnen Draußen Video Live (Zutreffendes bitte einkreisen)	Zeitspanne **(Zsp)** 3: fast immer 2: meistens 1: manchmal 0: selten oder nie NZ: nicht zutreffend	Intensität **(Int)** 3: hoch 2: mittel 1: etwas 0: nicht NZ: nicht zutreffend	Fertigkeit **(Ftk)** 3: große Fertigkeit 2: mittlere Fertigkeit 1: geringe Fertigkeit 0: keine Fertigkeit NZ: nicht zutreffend

Item	Zsp	Int	Ftk	Kommentar
Engagiert sich aktiv	2	2	1	Lässt sich vom Beobachter ablenken
Entscheidet, was getan werden soll und wie	2			beginnt aktiv, wendet sich jedoch zwischendurch ab
Fühlt sich **sicher** genug, um zu spielen	3			
Überwindet Hindernisse, um mit einer Aktivität fortzufahren		1		gibt schnell auf, wenn Schwierigkeiten auftreten

Abbildung 3-3: Auszug aus dem Protokollbogen des ToP

Einstufung der Items 2: entspricht stark der Beschreibung rechts 1: entspricht etwas der Beschreibung rechts −1: entspricht etwas der Beschreibung links −2: entspricht stark der Beschreibung links NZ: nicht zutreffend			Kommentar
Betreuer stört die Aktivitäten und Möglichkeiten des Kindes	−2 −1 1 2 **NZ**	Betreuer fördert die Aktivitäten und Möglichkeiten des Kindes	Beobachtungssituation ohne erwachsene Person
Betreuer verändert die vereinbarten Regeln	−2 −1 1 2 **NZ**	Betreuer hält sich an vereinbarten Regeln/Grenzen.	
Betreuer setzt unverhältnismäßig strenge oder keine Grenzen durch.	−2 −1 1 2 **NZ**	Betreuer hält sich an sinnvolle Regeln/Grenzen.	
Reaktion gleichaltriger Spielkameraden auf Signale des Spielers stört Interaktion.	−2 **−1** 1 2 NZ	Reaktion gleichaltriger Spielkameraden auf Signale des Spielers fördert Interaktion.	verhalten sich zuerst unterstützend, warten sehr kurz auf Reaktion, wenn das nicht kommt, grenzen sie aus
Gleichaltrige Spielkameraden senden keine klaren Signale oder sie senden solche, die die Interaktion stören	−2 −1 **1** 2 NZ	Gleichaltrige Spielkameraden senden klare Signale, die die Interaktion unterstützen.	senden Botschaften, die jedoch sehr schnell kommen und deshalb von Mike nicht „gelesen“ werden können

Abbildung 3-4: Auszug aus dem TOES-Protokollbogen

scheidung auf Grundlage ihrer Reasoning-Prozesse (Feiler, 2019). Zudem sollten Ergotherapeut*innen – im Sinne des Top-down-Vorgehens (Fisher, 2014; Fisher & Marterella, 2019) – die Wahl des Assessments primär daran orientieren, wie sie mit dem Kind und/oder den Bezugspersonen kinderspezifische Betätigungsbereiche klientenzentriert ermitteln können. Die Erhebung von Körperfunktionen erscheint nur dann notwendig, wenn gezielt im weiteren Verlauf entsprechende Informationen benötigt werden, um das Betätigungsverhalten des Kindes interpretieren zu können.

Die gegebene Übersicht ist weder vollständig noch abschließend. Sie soll Ergotherapeut*innen als Hilfestellung für die Auswahl dienen und ermutigen, sich mit den verschiedenen Assessments auseinanderzusetzen, sie im Praxisalltag auszuprobieren und dadurch persönliche Präferenzen zu entwickeln. Weitere relevante Assessments für diesen Fachbereich finden interessierte Leser*innen – wie bereits beschrieben – im Kapitel 3.2, dass sich mit Möglichkeiten der (Re-)Evaluation in der Kinder- und Jugendpsychiatrie beschäftigt.

Literatur

American Occupational Therapy Association (AOTA). (2018). *Das Framework der AOTA: Gegenstandsbereich, Prozesse und Kontexte in der ergotherapeutischen Praxis*. Bern: Hogrefe.

Anaby, D., Law, M., Teplicky, R., Khetani, M.A., Coster, W. & Bedell, G. (2013). Participation in the home environment among children and youth with and without disabilities. *British Journal of Occupational Therapy, 76*, 58–66. https://doi.org/10.4276/030802213X13603244419112

Andresen, S. & Hurrelmann, K. (2007). Was bedeutet es, heute ein Kind zu sein? Die World Vision Kinderstudie als Beitrag zur Kinder- und Kindheitsforschung. In World Vision Deutschland e.V. (Hrsg.), *Kinder in Deutschland 2007. 1. World Vision Kinderstudie*. Frankfurt am Main: Fischer.

Atchison, B.T., Fisher, A.G. & Bryze, K. (1998). Rater reliability and internal scale and person response validity of the School Assessment of Motor and Process Skills. *American Journal of Occupational Therapy, 52*, 843–850. https://doi.org/10.5014/ajot.52.10.843

Basu, S., Kafkes, A., Geist, R. & Kielhofner, G. (2006). *PVQ Pediatric Volitional Questionnaire. Eine Methode zur Beobachtung der Handlungsmotivation von Kindern*. Dortmund: Verlag modernes Lernen.

Baum, C. & Edwards, D. (2001). *Activity Card Sort (ACS). Test manual*. Washington University School of Medicine: Washington.

Bedell, G. (2011). *The Child and Adolescent Scale of Participation (CASP): Administration and scoring guidelines*. Boston, MA: Boston University.

Bedell, G., Coster, W., Law, M., Liljenquist, K., Kao, Y.C., Teplicky, R., Anaby, D. & Khetani, M.A. (2013). Community participation, supports and barriers of school-age children with and without disabilities. *Archives of Physical Medicine and Rehabilitation, 94*, 315–323. https://doi.org/10.1016/j.apmr.2012.09.024

Bonder, B.R., Martin, L. & Miracle, A.W. (2004). Culture emergent in occupation. *American Journal of Occupational Therapy, 58*, 159–168. https://doi.org/10.5014/ajot.58.2.159

Borg, G. & Nålsén, H. (2003). *Validitetsprövning av instrumentet Bedömning av anpassningar i skolmiljön (BAS). Mäter BAS behovet av anpassningar i skolmiljön? (Validation of the School Setting Interview. Does the SSI measure the need for adjustments in the school setting?)*. Stockholm: Neurotec, Div. of Occupational Therapy, Karolinska Institutet.

Bronfenbrenner, U. (1979). Contexts of child rearing: Problems and prospects. *American Psychologist, 34*, 844–850. https://doi.org/10.1037/0003-066X.34.10.844

Bronson, M.R. & Bundy, A.C. (2001). A correlational study of a Test of Playfulness and a Test of Environmental Supportiveness for Play. *The Occupational Therapy Journal of Research, 21*, 241–259. https://doi.org/10.1177/153944920102100403

Bruininks, B. & Bruininks, D. (2005). *Bruininks-Oseretsky Test of Motor Proficiency, Second Edition (BOT-2)*. London: Pearson Clinical. https://doi.org/10.1037/t14991-000

Bundy, A.C., Nelson, L., Metzger, M. & Bingaman, K. (2001). Validity and reliability of a Test of Playfulness. *The Occupational Therapy Journal of Research, 21*, 276–292. https://doi.org/10.1177/153944920102100405

Bundy, A.C., Waugh, K. & Brentnall, J. (2009). Developing assessments that account for the role of the environment: An example using the Test of Playfulness and Test of Environmental Supportiveness. *OTJR: Occupation, Participation and Health, 29*, 135–143. https://doi.org/10.3928/15394492-20090611-06

Büscher, S., Mester, D. & Wilbers, S. (2007). *Kids Activity Cards* (1st ed.). Idstein: Schulz-Kirchner.

Costa, M. (2014). Translation and Cross-Cultural Adaptation of the Perceived Efficacy and Goal Setting System (PEGS): Results from the First Austrian-German PEGS Version Exploring Meaningful Activities for Children. *OTJR: Occupation, Participation and Health, 34*,119–30. https://doi.org/10.3928/15394492-20140325-02

Coster, W., Bedell, G., Law, M., Khetani, M.A., Teplicky, R., Liljenquist, K., Gleason, K. & Kao, Y.C. (2011). Psychometric evaluation of the Participation and Environment Measure for Children and Youth: Participation and Environment Measure. *Developmental Medicine & Child Neurology, 53*, 1030–1037. https://doi.org/10.1037/t34829-000

Coster, W., Law, M., Bedell, G., Khetani, M.A., Cousins, M. & Teplicky, R. (2012). Development of the Participation and Environment Measure for Children and Youth: Conceptual basis. *Disability and Rehabilitation, 34*, 238–246. https://doi.org/10.3109/09638288.2011.603017

De Bock, F., Bosle, C., Graef, C., Oepen, J., Philippi, H. & Urschitz, M.S. (2019). Measuring social participation in children with chronic health conditions: Validation and reference values of the child and adolescent scale of participation (CASP) in the German context. *BMC Pediatrics, 19*, 125. https://doi.org/10.1186/s12887-019-1495-6

Delfos, M. (2013). *„Sag mir mal ...“ Gesprächsführung mit Kindern (4–12 Jahre)*. Weinheim: Beltz.

DIMDI - Deutsches Institut für Medizinische Dokumentation und Information. (Hrsg.). (2005). *ICF - Internationale Klassifikation der Funktionsfähigkeit, Behinderung und Gesundheit*. Genf: WHO. https://www.dimdi.de/dynamic/de/klassifikationen/downloads/?dir=icd-10-gm/version2020

Dunn, W. (1993). Measurement of function: Actions for the future. *The American Journal of Occupational Therapy, 47*, 357–359. https://doi.org/10.5014/ajot.47.4.357

Dunn, W. (2005). Measurement issues and practices. In C. Baum, W. Dunn & M. Law (Eds.), *Measuring occupational performance: Supporting best practice in occupational therapy* (2nd ed., pp. 65–78). Thorofare: Slack Incorporated.

Dunn, W. (2014). *Sensory Profile 2 manual*. San Antonio, TX: Pearson.

Dunn, W. (2017). *The Sensory Profile 2. Manual. Deutsche Fassung*. Bern: Hogrefe.

Dunn, W., Brown, C. & McGuigan, A. (1994). The ecology of human performance: A framework for considering the effect of context. *American Journal of Occupational Therapy, 48*, 595–607. https://doi.org/10.5014/ajot.48.7.595

Feiler, M. (2019). *Professionelles und Klinisches Reasoning in der Ergotherapie. Ein Leitfaden für reflektiertes Denken und Handeln*. Stuttgart: Georg Thieme Verlag.

Fingerhut, P., Madill, H., Darrah, J., Hodge, M. & Warren, S. (2002). Classroom-based assessment: Validation for the School AMPS. *American Journal of Occupational Therapy, 56*, 210–213. https://doi.org/10.5014/ajot.56.2.210

Fink, A., Gebhard, B., Erdwiens, S., Haddenhorst, L. & Nowak, S. (2016). „Reliability of the German Version of the Children's Assessment of Participation and Enjoyment (CAPE) and Preferences for Activities of Children (PAC): German Version of the CAPE/PAC“. *Child: Care, Health and Development, 42*, 683–91. https://doi.org/10.1037/t55819-000

Fisher, A.G. (1993). The Assessment of IADL Motor Skills: An application of many-faceted Rasch Analysis. *American Journal of Occupational Therapy, 47*, 319–329. https://doi.org/10.5014/ajot.47.4.319

Fisher, A.G. (2013). Occupation-centred, occupation-based, occupation-focused: Same, same or different? *Scandinavian Journal of Occupational Therapy, 20*, 162–173. https://doi.org/10.3109/11038128.2012.754492

Fisher, A.G. (2014). *OTIPM: Occupational Therapy Intervention Process Model; Prozessmodell ergotherapeutischer Intervention; ein Modell zum Planen und Umsetzen von klientenzentrierter, betätigungsbasierter Top-down-Intervention* (B. Dehnhardt, Trans.). Idstein: Schulz-Kirchner.

Fisher, A.G. (2018). *OTIPM: Occupational Therapy Intervention Process Model* (B. Dehnhardt, Trans., 2nd ed.). Idstein: Schulz-Kirchner.

Fisher, A.G., Bryze, K., Griswold, L.A. & Hume, V. (2007). *School AMPS: School version of the Assessment of Motor and Process Skills* (2nd ed.). Fort Collins, CO.: Three Star Press.

Fisher, A.G. & Griswold, L.A. (2010). *Evaluation of Social Interaction (ESI)*. Fort Collins, CO: Three Rivers Press.

Fisher, A.G. & Jones, K. (2012). *Assessment of motor and process skills: Vol 1: Development*. Fort Collins, CO.: Three Star Press.

Fisher, A.G. & Jones, K. (2014). *Assessment of Motor and Process Skills. Vol. 2: User manual* (8th ed.). Fort Collins, CO.: Three Star Press.

Fisher, A.G. & Marterella, A. (2019). *Powerful Practice. A Model for Authentic Occupational Therapy*. Fort Collins: Center for Innovative OT Solutions, Inc.

Gannotti, M.E. & Handwerker, W.P. (2002). Puerto Rican understandings of child disability: Methods for the cultural validation of standardized measures of child health. *Social Science & Medicine, 55*, 2093–2105. https://doi.org/10.1016/S0277-9536(01)00354-9

Gede, H., Kriege, S., Strebel, H. & Sulzmann-Dauer, I. (2014). *Kinder zu Wort kommen lassen: Die adaptierte Version des Canadian Occupational Performance Measure für Grundschulkinder (COPM a-kids); Handbuch und Materialien zur praktischen Anwendung* (3rd ed.). Idstein: Schulz-Kirchner.

Graham, N.E., Truman, J. & Holgate, H. (2015). Parents' understanding of play for children with Cerebral Palsy. *American Journal of Occupational Therapy, 69*, 6903220050p1. https://doi.org/10.5014/ajot.2015.015263

Haley, S.M., Coster, W., Ludlow, L.H., Haltiwanger, J. & Andrellos, P. (2014). *PEDI-D Pediatric Evaluation of Disability Inventory: Assessment zur Erfassung von Aktivitäten des täglichen Lebens bei Kindern mit und ohne Beeinträchtigung*. Idstein: Schulz-Kirchner.

Haley, S.M., Coster, W., Ludlow, L.H., Haltiwanger, J.T. & Andrellos, P.J. (1992). *Pediatric Evaluation of Disability Inventory (PEDI) Version 1.0: Development, standardization and administration manual*. Trustees of Boston University, Center for Rehabilitation Effectiveness. https://doi.org/10.1037/t08316-000

Hemmingsson, H. & Egilson, S. (2012). *Das School Setting Interview: SSI Version 3.0*. Idstein: Schulz-Kirchner.

Hemmingsson, H., Egilson, S., Hoffmann, O. & Kielhofner, G. (2005). *The School Setting Interview (SSI)* (3rd ed.). Swedish Association of Occupational Therapists.

Hemmingsson, H., Kottorp, A. & Bernspång, B. (2004). Validity of the school setting interview: An assessment of the student-environment fit. *Scandinavian Journal of Occupational Therapy, 11*, 171–178. https://doi.org/10.1080/11038120410020683

Henderson, S., Sugden, D., Barnett, A.L. & Harcourt Assessment. (2007). *Movement Assessment Battery for Children-2*. London: Harcourt Assessment. https://doi.org/10.1037/t55281-000

Hoffmann, O., Hemmingsson, H. & Kielhofner, G. (2000). *The School Setting Interview (SSI)* (3rd ed.). Swedish Association of Occupational Therapists.

Holsbeeke, L., Ketelaar, M., Schoemaker, M.M. & Gorter, J.W. (2009). Capacity, capability, and performance: Different constructs or three of a kind? *Archives of Physical Medicine and Rehabilitation, 90*, 849–855. https://doi.org/10.1016/j.apmr.2008.11.015

Imms, C., Granlund, M., Wilson, P.H., Steenbergen, B., Rosenbaum, P.L. & Gordon, A.M. (2017). Participation, both a means and an end: A conceptual analysis of processes and outcomes in childhood disability. *Developmental Medicine & Child Neurology, 59*, 16–25. https://doi.org/10.1111/dmcn.13237

Kaelin, V.C., Ray-Kaeser, S., Moioli, S., Kocher Stalder, C., Santinelli, L., Echsel, A. & Schulze, C. (2019a). Occupational therapy practice in mainstream schools: Results from an online survey in Switzerland. *Occupational Therapy International, 2019*, 1–9. https://doi.org/10.1155/2019/3647397

Khetani, M.A., Graham, J.E., Davies, P.L., Law, M. & Simeonsson, R.J. (2015). Psychometric properties of the Young Children's Participation and Environment Measure. *Archives of Physical Medicine and Rehabilitation, 96*, 307–316. https://doi.org/10.1016/j.apmr.2014.09.031

Kielhofner, G. (2008). *Model of human occupation: Theory and application* (4th ed.). Baltimore, MD: Lippincott Williams & Wilkins.

King, G. (2013). Perspectives on measuring participation: Going forward: Invited Commentary. *Child: Care, Health and Development, 39*, 466–469. https://doi.org/10.1111/cch.12083

King, G., Law, M., King, S., Hurley, P., Hana, S., Kertoy, M., Rosenbaum, P. & Young, N. (2004). *Children's Assessment of Participation and Enjoyment (CAPE) and Preferences for Activities of Children (PAC)*. San Antonio, TX: Harcourt Assessment, Inc.

King, G. & Chiarello, L. (2014). Family-Centered Care for Children with Cerebral Palsy Conceptual and Practical Considerations to Advance Care and Practice. *Journal of Child Neurology, 29*, 1046–1054. https://doi.org/10.1177/0883073814533009

Knox, S. (2008). Development and current use of the Revised Knox Preschool Play Scale. In L.D. Parham & L. Fazio (Eds.), *Play in Occupational Therapy for Children* (pp. 55–70). St Louis, MO: Elsevier. https://doi.org/10.1016/B978-032302954-4.10003-0

Kocher Stalder, C. (2017). School Setting Interview (SSI) – Teilhabe in der Schule unterstützen. *ergopraxis, 10*, 28–29. https://doi.org/10.1055/s-0042-123366

Kocher Stalder, C., Kottorp, A., Steinlin, M. & Hemmingsson, H. (2018). Children's and teachers' perspectives on adjustments needed in school settings after acquired brain injury. *Scandinavian Journal of Occupational Therapy, 25*, 233–242. https://doi.org/10.1080/11038128.2017.1325932

Kramer, J., ten Velden, M., Kafkes, A., Basu, S., Federico, J. & Kielhofner, G. (2014). *COSA - Child Occupational Self Assessment (Version 2.2)*. Chicago: MOHO Clearinghouse.

Kramer, J., Walker, R., Cohn, E.S., Mermelstein, M., Olsen, S., O'Brien, J. & Bowyer, P. (2012). Striving for Shared Understandings: Therapists' Perspectives of the Benefits and Dilemmas of Using a Child Self-Assessment. *OTJR: Occupation, Participation and Health, 32*, 548–558. https://doi.org/10.3928/15394492-20110906-02

Kraus, E. & Romein, E. (2015). *PEAP Pädiatrisches Ergotherapeutisches Assessment & Prozessinstrument*. Idstein: Schulz-Kirchner.

Krieger, B., Schulze, C., Boyd, J., Amann, R., Piškur, B., Beurskens, A., Teplicky, R. & Moser, A. (2020). Cross-cultural adaptation of the Participation and Environment Measure for Children and Youth (PEM-CY) into German: A qualitative study in three countries [Preprint]. *In Review*. https://doi.org/10.21203/rs.3.rs-21052/v4

Larsson-Lund, M. & Nyman, A. (2017). Participation and occupation in occupational therapy models of practice: A discussion of possibilities and challenges. *Scandinavian Journal of Occupational Therapy, 24*, 393–397. https://doi.org/10.1080/11038128.2016.1267257

Law, M., Anaby, D., Teplicky, R., Khetani, M.A., Coster, W. & Bedell, G. (2013). Participation in the home environment among children and youth with and without disabilities. *British Journal of Occupational Therapy, 76*, 58–66. https://doi.org/10.4276/030802213X13603244419112

Law, M., Baptiste, S., Carswell, A., McColl, M.A., Polatajko, H.J. & Pollock, N. (2019). *Canadian occupational performance measure*. Ottawa: CAOT Publications ACE.

Law, M., Cooper, B., Strong, S., Stewart, D., Rigby, P. & Letts, L. (1996). *The Person-Environment- Occupation Model: A transactive approach to occupational performance, 63*, 15. https://doi.org/10.1177/000841749606300103

Lollar, D.J. & Simeonsson, R.J. (2005). Diagnosis to function: Classification for children and youths. *Journal of Developmental & Behavioral Pediatrics, 26*, 323–330. https://doi.org/10.1097/00004703-200508000-00012

Lynch, H., Prellwitz, M., Schulze, C. & Moore, A.H. (2018). The state of play in children's occupational therapy: A comparison between Ireland, Sweden and Switzerland. *British Journal of Occupational Therapy, 81*, 42–50. https://doi.org/10.1177/0308022617733256

Mey, M. (2005). Forschung mit Kindern – Zur Relativität von kindangemessenen Methoden. In M. Mey (Hrsg.), *Handbuch qualitative Entwicklungspsychologie* (S. 151–183). Köln: Kölner Studien Verlag.

Missiuna, C. & Pollock, N. (2000). Perceived efficacy and goal setting in young children. *Canadian Journal of Occupational Therapy, 67*, 101–109. https://doi.org/10.1177/000841740006700303

Msall, M.E., DiGaudio, K., Rogers, B.T., LaForest, S., Catanzaro, N.L., Campbell, J., Wilczenski, F. & Duffy, L.C. (1994). The Functional Independence Measure for Children (WeeFIM): Conceptual basis and pilot use in children with developmental disabilities. *Clinical Pediatrics, 33*, 421–430. https://doi.org/10.1177/000992289403300708

Munkholm, M., Löfgren, B. & Fisher, A.G. (2012). Reliability of the School AMPS measures. *Scandinavian Journal of Occupational Therapy, 19*, 2–8. https://doi.org/10.3109/11038128.2010.525721

Novak, I. & Honan, I. (2019). Effectiveness of paediatric occupational therapy for children with disabilities: A systematic review. *Australian Occupational Therapy Journal, 66*, 258–273. https://doi.org/10.1111/1440-1630.12573

Onderwijscentrum Leijpark. (2019). *Handbuch Foto-Interview - Kinder bestimmen ihre Ziele selbst.* Verfügbar unter www.datkanx11.nl

Parham, L.D. & Fazio, L.S. (2008). *Play in occupational therapy for children*. St. Louis, MO: Mosby Elsevier. https://doi.org/10.1016/B978-032302954-4.10001-7

Peter, V. (2018). Foto-Interview – „Das möchte ich verbessern". *ergopraxis, 11,* 26–28. https://doi.org/10.1055/s-0043-120126

Schlager-Jaschky, D. (2019). Lasset das Spielen beginnen! Die Rolle von Spiel in der pädiatrischen Ergotherapie—Eine Befragung in Österreich und Deutschland. *ergoscience, 14,* 101–107.

Schulze, C., Page, J., Lilja, M. & Kottorp, A. (2017). Cross-Cultural Validity of the German Version of the Pediatric Evaluation of Disability Inventory (PEDI-G)-a Rasch Model Application: A Rasch Model Application. *Child: Care, Health and Development, 43,* 48–58. https://doi.org/10.1111/cch.12401

Schulze, C. & Krieger, B. (2011). Die transkulturelle Adaptation und Anwendung des School Function Assessments bei deutschen Schulkindern. *ergoscience, 5,* 258–169.

Skard, G., Bundy, A.C. & Dehnhardt, B. (2011). *Test zur Spielfähigkeit.* Idstein: Schulz-Kirchner.

Sparrow, S.S. (2011). Vineland Adaptive Behavior Scales. In J. Kreutzer, J. DeLuca & B. Caplan (Eds.), *Encyclopedia of Clinical Neuropsychology* (pp. 2618–2621). New York, NY: Springer. https://doi.org/10.1007/978-0-387-79948-3_1602

Stagnitti, K., Unsworth, C. & Rodger, S. (2000). Development of an assessment to identify play behaviours that discriminate between the play of typical preschoolers and preschoolers with pre-academic problems. *Canadian Journal of Occupational Therapy, 67,* 291–303. https://doi.org/10.1177/000841740006700507

Summers, J., Larkin, D. & Dewey, D. (2008). Activities of daily living in children with developmental coordination disorder: Dressing, personal hygiene, and eating skills. *Human Movement Science, 27,* 215–229. https://doi.org/10.1016/j.humov.2008.02.002

Taylor, R. (Ed.). (2017). *Kielhofner's model of human occupation: Theory and application* (5th ed.). Philadelphia, PA: Wolters Kluwer.

Townsend, E.A. & Polatajko, H.J. (Eds.). (2007). *Enabling occupation II: Advancing an occupational therapy vision for health, well-being & justice through occupation.* Canadian Association of Occupational Therapists.

UNICEF. (1989). *Konvention über die Rechte des Kindes.* Verfügbar unter https://www.unicef.de/blob/194402/3828b8c72fa8129171290d21f3de9c37/d0006-kinderkonvention-neu-data.pdf

Yngve, M., Munkholm, M., Lidström, H., Hemmingsson, H. & Ekbladh, E. (2018). Validity of the school setting interview for students with special educational needs in regular high school – a Rasch analysis. *Health and Quality of Life Outcomes, 16,* 12. https://doi.org/10.1186/s12955-017-0830-6

Weiterführende Literatur

Delfos, M. (2013). *„Sag mir mal ..." Gesprächsführung mit Kindern (4–12 Jahre).* Weinheim: Beltz.

Kaelin, V. (2021). Schulaktivitäten analysieren – Assessment: School AMPS. *ergopraxis, 14,* 26–28. https://doi.org/10.1055/a-1300-5004

Kocher Stalder, C. (2017). School Setting Interview (SSI) – Teilhabe in der Schule unterstützen. *ergopraxis, 10,* 28–29. https://doi.org/10.1055/s-0042-123366

Peter, V. (2018). Foto-Interview – „Das möchte ich verbessern". *ergopraxis, 11,* 26–28. https://doi.org/10.1055/s-0043-120126

Rodger, S. & Kennedy-Behr, A. (2017). *Occupation-Centred Practice with Children: A Practical Guide for Occupatonal Therapists.* Oxford: Blackwell Publishing Ltd.

Wolf, M. (2020). Zum Schreibenlernen motivieren. *ergopraxis, 13,* 21–24. https://doi.org/10.1055/a-1236-9625

3.2 Assessmenteinsatz in der Kinder- und Jugendpsychiatrie

David Wild

Erleben Kinder und Jugendliche psychische Erkrankungen, wirkt sich dies häufig erheblich auf ihre Alltagsgestaltung, ihr Rollenverständnis, die Gestaltung ihrer sozialen Beziehungen und ihre gesellschaftliche Teilhabe aus. Manchmal sind die Einschränkungen so gravierend, dass die Betroffenen Unterstützung in der Kinder- und Jugendpsychiatrie suchen bzw. erhalten, die als spezieller Arbeitsbereich der Pädiatrie betrachtet werden kann. Dabei beschäftigt sich dieser Fachbereich mit der Diagnostik und Behandlung von „psychische[n] bzw. seelische[n] Störungen und deren Auswirkungen auf das Verhalten und Erleben von psychisch kranken Kindern und Jugendlichen“ (Höwler, 2016, S. 3).

Wie auch in anderen Fachbereichen zielt die moderne Ergotherapie in der Kinder- und Jugendpsychiatrie vornehmlich darauf ab, Klient*innen ressourcenorientiert in ihren individuellen Betätigungs- und Teilhabeanliegen zu unterstützen und dabei die vorhandenen Kontextbedingungen zu berücksichtigen. Zudem spielt die Evidenzbasierung eine zunehmende Rolle, also die Verknüpfung von externer Evidenz mit der vorhandenen Expertise der Therapeut*innen sowie den Werten und Sichtweisen der Klient*innen (Weiler, 2019). Um diesen, zugegebenermaßen hohen Anspruch der modernen Ergotherapie erfüllen zu können, ist eine differenzierte Evaluation unentbehrlich.

Einzelne Elemente der ergotherapeutischen Diagnostik in der Kinder- und Jugendpsychiatrie gleichen – wie bei der Behandlung – jenen des klassischen pädiatrischen Arbeitsbereichs (vgl. Kap. 3.1). Es gibt aber auch Unterschiede und Besonderheiten, auf die das folgende Kapitel besonders eingeht. Aufgrund der vorhandenen Krankheits- und Störungsbilder spielt der Beziehungsaufbau zu den Kindern und Jugendlichen zum Beispiel eine hervorgehobene Rolle. Außerdem lassen sich zwei Arten der Befunderhebung voneinander unterscheiden: die diagnosebestätigende und die behandlungsgerichtete. Das Kapitel geht zudem der Frage nach, wie Ergotherapeut*innen den Evaluations-Prozess in der Kinder- und Jugendpsychiatrie gestalten können, was sie dabei beachten sollten und welche Assessments hier beispielweise zum Einsatz kommen.

3.2.1 Herausforderungen der (Re-) Evaluation

Im Fachbereich der Kinder- und Jugendpsychiatrie gestaltet sich der Aufbau der therapeutischen Beziehung aufgrund der Störungsbilder häufig langwieriger als in anderen Kontexten (Höwler, 2016). Besonders Klient*innen mit Angstproblemen benötigen in der Regel viel Zeit, um sich zu öffnen und von ihren Problemen zu erzählen. Teilweise ist im Gespräch deutlich zu merken, dass ihre Unsicherheit im Umgang mit bestimmten Themen noch zu groß ist oder sie hierüber nicht reden wollen. Nach dem Aufbau einer guten Beziehung, der teilweise mehrere Wochen in Anspruch nehmen kann, öffnen sich viele Kinder und Jugendliche. Sie können dann besser verstehen, dass bestimmte Informationen – auch wenn sie sensible Themen berühren – nötig sind, um den Behandlungsprozess passend gestalten zu können.

Es empfiehlt sich daher, extra Zeit für den Aufbau der Beziehung einzuplanen und den Assessmentprozess in kleine Stücke zu unterteilen. Hierbei ist es ratsam, einfache Assessments zu Beginn und komplexere bzw. tiefergehende Assessments erst im Laufe der Zeit auszuführen. Die Diagnostik sollte – ebenso wie die Behandlung – auf die jeweilige Belastungs- und Leistungskurve der Klient*innen angepasst werden (Höwler, 2016). Zudem ist es notwendig, bei jedem Assessment deutlich zu erläutern, wozu es dient und warum es Bestandteil der Therapie ist. Ebenso sollten die Ergebnisse verständlich und klient*innenbezogen besprochen werden. Hierdurch erhält die diagnostische Phase eine persönliche Bedeutung für die Klient*innen und wird somit relevanter (Höwler, 2016).

Gleichzeitig gilt auch, dass der Assessmentprozess bei den meisten Klient*innen nicht den Hauptbestandteil der Therapie ausmacht. Eine Ausnahme besteht, wenn Kinder und Jugendliche ausschließlich zu diagnostischen Zwecken aufgenommen werden. Ansonsten sollten Ergotherapeut*innen auf ein angemessenes Verhältnis zwischen Beziehungsaufbau, Assessments und Behandlungsinterventionen achten. Letztere können – ebenso wie die Assessments – in kleinere Einheiten unterteilt und auch schon während der Evaluationsphase eingesetzt werden. Dies kann die Therapiemotivation der Klient*innen fördern, indem diese schon nach kurzer Zeit kleine Fortschritte erkennen.

Mögliche Verzerrung von Ergebnissen

In der Kinder- und Jugendpsychiatrie kommen häufig Depressionen, (soziale) Ängste und Unsicherheiten sowie Schwierigkeiten im sozialen Kontakt vor (Höwler, 2016). Dies führt oftmals dazu, dass die betroffenen Kinder und Jugendlichen bei Behandlungsbeginn – also dann, wenn der Assessmentprozess eigentlich seinen Schwerpunkt hat – eine geringe Motivation und/oder eine schlechte Selbsteinschätzung sowie Schwierigkeiten im Kontaktverhalten zeigen. Hierdurch können Ergebnisse verfälscht werden, insbesondere bei Fragebogenverfahren: neben fehlenden Antworten kann die Meinung deutlich von der externen Beobachtung abweichen, so dass ein verzerrtes Ergebnis herauskommt. Manchmal besteht die Möglichkeit, die Klient*innen bei der Bearbeitung des Fragebogens zu unterstützen. Diese ist aber nicht immer gegeben. So können Kinder und Jugendliche unter anderem mit Hilfe des Fragebogens zu Ressourcen im Kindes- und Jugendalter (FRKJ 8-18) (Lohaus & Nussbeck, 2016) oder des Selbstinventars für Kinder und Jugendliche (SEKJ) (Schöne & Stiensmeier-Pelster, 2016) Einschätzungen zu ihrer Befindlichkeit und den persönlichen Umständen machen.

Vermutet der*die Therapeut*in eine Verfälschung der Einschätzung durch die oben genannten Faktoren, empfiehlt es sich, Fragebögen einzusetzen, die zusätzlich auch die Perspektive der Eltern und Lehrkräfte einbeziehen. Ein solch kombiniertes Verfahren nutzen zum Beispiel die Deutschen Schulalter-Formen der Child Behavior Checklist von Achenbach. Dabei lassen sich die gewonnen Informationen aus dem Elternfragebogen (CBCL/6-18R) und dem Lehrer*innenfragebogen (TRF/6-18R) ab einem Alter von elf Jahren durch die Befragung der Klient*innen (YSR/11-18R) ergänzen (Döpfner et al., 2014). Zu diesen Erhebungsbögen existiert auch eine Kurzfassung: die Kurzfragebögen zum Problem-Monitoring bei Kindern und Jugendlichen (BPM) (Döpfner et al., 2011). Somit ergibt sich die Möglichkeit, die Einschätzung der Kinder und Jugendlichen mit Hilfe weiterer Perspektiven zu überprüfen und zu objektivieren. Bei störungsspezifischen Fragebögen sind Antwortschlüssel bzw. Normen entsprechend abgestimmt, sodass die beschriebene Verzerrung weitestgehend kompensiert wird.

Behandlungsgerichtet oder diagnosebestätigend

Eine große Besonderheit in der Kinder- und Jugendpsychiatrie besteht in der Unterscheidung zwischen diagnosebestätigender und behandlungsgerichteter Befunderhebung (Verheij & Berden, 2014). Im Rahmen der diagnosebestätigenden Befunderhebung unterstützen Ergotherapeut*innen das multidisziplinäre Behandlungsteam dabei, eine geeignete Diagnose zu stellen. In der behandlungsgerichteten Diagnostik – die in der Regel den größeren Raum einnimmt – legen sie den Fokus darauf, die Probleme der Klient*innen zu verstehen, um Ansatzpunkte für die anschließenden Behandlungsphase ableiten zu können (van Hartingsveldt & Piskur, 2017). Ziel dieser behandlungsgerichteten Diagnostik ist es also, Informationen im Hinblick auf die Teilhabe- und Betätigungsanliegen und hiermit verbundenen Faktoren zu sammeln (Le Granse, 2019). Die so gewonnen Informationen helfen den Ergotherapeut*innen dabei, die Behandlungsplanung auf die individuellen Möglichkeiten ihrer Klient*innen abzustimmen und in diesem Prozess gemeinsam fundierte Entscheidungen zu treffen. Dabei geht es weniger um den Vergleich der jeweiligen Klienten*innen mit einer bestimmten Normgruppe. Vielmehr versuchen die Ergotherapeut*innen, ihr Bild von der Person und deren Kontext zu vervollständigen, um die anschließenden Interventionen hieran anzupassen.

Sowohl im Rahmen der diagnosebestätigenden Befunderhebung als auch bei der behandlungsgerichteten Diagnostik erscheint es erforderlich, die Auswahl und Ausführung von Assessments im interdisziplinären Team abzustimmen. Denn neben der Ergotherapie finden sich in der Kinder- und Jugendpsychiatrie weitere Disziplinen, die regelmäßig Assessments einsetzen, darunter die Psychologie und Soziale Arbeit. Dabei beeinflussen verschiedene Faktoren, welche der vorhandenen Berufsgruppen mit der Ausführung der Assessments beauftragt wird. Hierzu zählen etwa die Erfahrung in der Durchführung und Interpretation der Assessments, das zeitliche Budget oder die jeweilige Beziehung zu den Klient*innen. Daher kann es vorkommen, dass Ergotherapeut*innen kaum eigene Assessments durchführen oder aber eine wichtige Rolle in der Diagnostik übernehmen und so die anderen Mitglieder des Teams unterstützen.

3.2.2 Diagnosebestätigende Befunderhebung

Mit Hilfe von Assessments können Eindrücke und Vermutungen von Ärzt*innen, Psycholog*innen und Psychotherapeut*innen unterstützt oder auch abgeschwächt werden. So lassen sich ergotherapeutische Erkenntnisse unter anderem bei Verdacht auf ADHS, Teilleistungsstörungen oder Entwicklungsverzögerungen in die Diagnostik einbeziehen. Sollen die Ergebnisse ergotherapeutischer Assessments zur Unterstützung der diagnosebestätigenden Diagnostik eingesetzt werden, ist es wichtig, dass die*der Therapeut*in gute Kenntnis von der methodologischen Qualität der angewendeten Assessments hat (vgl. Kap. 2.1). So sollten zur diagnosebestätigenden Befunderhebung hauptsächlich Assessments mit einer guten Reliabilität sowie einer hinreichenden Sensitivität eingesetzt werden. Hierdurch sind die Ergebnisse verlässlich und es ist eine deutliche Trennung zwischen positiven und negativen Ergebnissen gegeben (Kos, 2014). Des Weiteren sollte die jeweilig geltende Normierung bekannt sein. Erst hierdurch lassen sich Rückschlüsse darauf ziehen, ob das von den Klient*innen gezeigte Verhalten klinisch signifikant vom Altersdurchschnitt abweicht (Maas et al., 2020).

Verdacht auf ADHS oder Teilleistungsstörungen

Haben Kinder und Jugendliche in ihrem Alltag auffallende Schwierigkeiten, sich zu konzentrieren oder ihre Aufmerksamkeit auszurichten, können Ergotherapeut*innen zur genaueren Befundung auf verschiedenen Assessments zurückgreifen. Hierzu zählen das ADHS-Diagnostikum für Kinder und Jugendliche (ADHS-KJ) (Petermann & Petermann, 2019), spezifische Konzentrationstests wie die Testreihe zur Prüfung der Konzentration (TPK) (Kurth & Büttner, 1999), der TEA-Ch (Manly et al., 2013) oder der Konzentrations-Leistungs-Test (KLT-R) (Düker & Lienert, 2001). Dabei werden die Schwierigkeiten in der Konzentration und Aufmerksamkeit einerseits vor dem Hintergrund möglicher Symptome betrachtet. Andererseits lässt sich beschreiben, ob Beeinträchtigungen in den zusätzlichen Kriterien nach ICD-10 bzw. den Kriterien C und D nach DSM-V vorliegen

(Banaschweski et al., 2017). Das heißt, ob Symptome in zwei oder mehr Lebensbereichen auftreten und ob die sozialen, schulischen oder beruflichen Fertigkeiten eingeschränkt sind (Banaschewski & Döpfner, 2014). Ergotherapeut*innen können hier besonders die Auswirkungen auf die alltäglichen Aktivitäten genauer untersuchen und somit das Bild der medizinischen Diagnostik unterstützen.

Der Begriff Teilleistungsstörungen beschreibt eine Gruppe von Entwicklungsstörungen, die Auswirkungen auf die schulische Leistungsfähigkeit haben. Innerhalb der Ergotherapie können daher im Bereich der Diagnostik relevante schulische Aktivitäten bzw. Fertigkeiten anhand von Rechtschreib-, Lese- und Rechentests genauer untersucht werden. Die **Tabelle 3-3** führt mögliche Tests auf:

Außerdem besteht die Möglichkeit, die zur schulischen Leistung benötigten Körperfunktionen, wie Feinmotorik oder visuelle Integration, einer genaueren Diagnostik zu unterziehen (Rosenkötter, 2004).

Entwicklungsverzögerungen und Fetales Alkoholsyndrom (FAS)

Eine spezielle Zielgruppe gerade innerhalb der Kinderpsychiatrie sind Klient*innen mit Entwicklungsverzögerungen. Auch hier können Ergotherapeut*innen aufgrund ihrer Alltagsorientierung, die Diagnostik im Hinblick auf Abweichungen in der Ausführung alltäglicher Aktivitäten unterstützen. Mögliche Assessments, die sie in Abhängigkeit von der Altersgruppe und dem zu betrachtenden Entwicklungsbereich nutzen können, sind beispielsweise:

- Entwicklungstest für Kinder von 6 Monaten bis 6 Jahren – Revision (ET 6-6-R) (Petermann & Macha, 2013)
- BIKO-Screening zur Entwicklung von Basiskompetenzen für drei- bis sechsjährige Kinder (BIKO 3-6) (Seeger et al., 2014)
- Movement Assessment Battery for Children 2 (M-ABC-2) (Petermann et al., 2015)
- Bruininks-Oseretzky Test der motorischen Fähigkeiten – 2. Ausgabe (BOT-2) (Blank et al., 2014)
- Basisdiagnostik Umschriebener Entwicklungsstörungen im Grundschulalter – Version 2 (BUEGA-II) (Esser et al., 2021)

Beim Fetalen Alkoholsyndrom (FAS) sollten neben der medizinisch-körperlichen Diagnostik auch die Auswirkungen der Schädigung des zentralen Nervensystems auf Leistungs-/Funktionsfähigkeit untersucht werden (Landgraf & Heinen, 2021). Unter anderem beinhal-

Tabelle 3-3: Mögliche Tests für die schulischen Fertigkeiten Lesen, Rechtschreiben und Rechnen

Lese- und Rechtschreibtests	Rechentests
Diagnostischer Rechtschreibtest (DRT) (Müller, 2003)	Heidelberger Rechentest (HRT 1-4) (Haffner, Baro, Parzer, & Resch, 2005
Weingartener Grundwortschatz Rechtschreib-Test (WRT) (Birkel, 2007	Basisdiagnostik Mathematik für die Klassen 4–8 (BASIS MATH 4-8) (Moser Opitz, et al., 2010)
Hamburger Schreibprobe (HSP) (May, Malitzky, & Vieluf, 2018)	Neuropsychologische Testbatterie für Zahlenverarbeitung und Rechnen bei Kindern – Revidierte Fassung (ZAREKI-R) (von Aster, Weinhold-Zulauf, & Horn, 2013)
Salzburger Lese- und Rechtschreibtest II (SLRT-II) (Moll & Landert, 2010)	

tet dies die Fein- und Graphomotorik, die Aufmerksamkeit sowie Lern- und Merkfähigkeit. Innerhalb der Ergotherapie lassen sich neben den oben genannten Beispielen zur Überprüfung der Konzentrations- sowie schulischen und motorischen Leistungsfähigkeit unter anderem folgende Assessments einsetzen:

- Ravensburger Erhebungsbogen fein- und grafomotorische Kompetenzen (RAVEK) (Pauli & Kirsch, 2019)
- Screening und Differentialdiagnostik der Grafomotorik im schulischen Kontext (GRAFOS) (Sägesser Wyss & Eckhart, 2016)
- Frostigs Entwicklungstest der visuellen Wahrnehmung - 3 (FEW-3) (Büttner et al., 2021)
- Verbaler Lern- und Merkfähigkeitstest (VLMT) (Helmstaedter, Lendt, & Lux, 2001)

3.2.3 Behandlungsgerichtete Diagnostik im ergotherapeutischen Evaluations-Prozess

Wie die bisherigen Ausführungen zeigen, konzentrieren sich Ergotherapeut*innen in der diagnosebestätigenden Befunderhebung oftmals auf die Ermittlung spezifischer Funktionen oder Fertigkeiten, während die Teilhabe- und Betätigungsanliegen der Klient*innen in den Hintergrund treten. Anders sieht es bei der behandlungsgerichteten Diagnostik aus. Diese nutzt einen Top-down-Ansatz, bei dem die Ermittlung des Betätigungsprofils und der vorhandene Betätigungs- und Teilhabeanliegen am Anfang stehen. Wie Ergotherapeut*innen hier konkret vorgehen können, wird an verschiedenen thematischen Aspekten des Evaluations-Prozesses beschrieben und mit Hilfe ausgewählter Assessments verdeutlicht. Dabei folgt die Darstellung grundsätzlich einer Top-down-Perspektive und orientiert sich grob an der Struktur des Occupational Therapy Practice Framework (OTPF), wie sie auch in Tabelle 3-5 am Ende dieses Kapitels aufgegriffen wird.

Betätigungsprofil erstellen

Ähnlich wie in anderen Bereichen beginnt auch in der Kinder- und Jugendpsychiatrie der ergotherapeutische Evaluations-Prozess mit der Erstellung eines Betätigungsprofils und der Sammlung wichtiger Informationen im Hinblick auf den Kontext und den Alltag der Klient*innen (vgl. Kap. 1.1). Im interdisziplinären Team können bereits im Voraus Informationen von Ärzt*innen, Psycholog*innen, dem pädagogisch-erzieherischen Dienst und/oder anderen therapeutischen Disziplinen erste Hinweise auf mögliche Betätigungsprobleme geben. Im ergotherapeutischen Erstgespräch können die Ergotherapeut*innen diese mit ihren Klient*innen nochmals aus deren Perspektive heraus thematisieren. Es empfiehlt sich, auch ein eigenes Aufnahmegespräch durchzuführen, um mögliche Inhalte und Ziele der Ergotherapie zu verdeutlichen. Hierdurch kann den Klient*innen ein neuer Blickwinkel vermittelt werden, etwa durch den Fokus auf alltägliche Betätigungen, eigene Handlungsroutinen und Gewohnheiten (van Hartingsveldt & Piskur, 2017). Diese Vorgehensweise erleichtert es zudem, einen klientenzentrierten Ansatz zu verfolgen (Cup & van Hartingsveldt, 2019). Um umfassende Informationen zum Betätigungsprofil aus Sicht der Klient*innen zu ermitteln, können Ergotherapeut*innen auch auf Interviewverfahren wie Occupational Performance History Interview (OPHI-II) (Kielhofner et al., 2008) oder Occupational Circumstances Assessment and Interview Rating Scale (OCAIRS) (Marotzki et al., 2010) zurückgreifen, die ab zwölf Jahren bzw. dem Jugendalter einsetzbar sind. Allerdings setzen diese Verfahren voraus, dass die Klient*innen das Interview in ihrer aktuellen Lebensphase kognitiv und emotional bewältigen können. Einige Ergotherapeut*innen in der Kinder- und Jugendpsychiatrie nutzen zu diesem Zweck auch das KAWA-Model (Iwama, 2002). Es bietet Klient*innen die Möglichkeit, die eigene Lebenssituation im Bild eines Flusses (japanisch: Kawa) zu visualisieren und zu reflektieren, wobei sie sowohl den kompletten Lebenslauf als auch eine Momentaufnahme darstellen können (de Vries & Le Granse, 2019).

Betätigungsanliegen ermitteln

Um alltagsbezogene Handlungsanliegen zu ermitteln, bietet es sich an, mit generischen Assessments wie (semi-)strukturierten Interviews oder Fragebögen zu arbeiten, in deren Rahmen Klient*innen ihre Probleme und Ziele mit Blick auf ihren Alltag benennen können. Beispiele hierfür sind unter anderem eine angepasste Version des COPM für Kinder (Gede et al., 2014), das Child Occupational Self Assessment (COSA) (Pätzold et al., 2008; Reis et al., 2022), die Interessencheckliste des MOHO (Marotzki et al., 2012) oder das Foto-Interview (Onderwijscentrum Leijpark, 2019). Diese vier generischen Assessments liefern ein ähnliches Ergebnis: eine Liste von Betätigungsanliegen bzw. Aktivitäten oder Teilschritten von Handlungen, die aus Sicht des Kindes und/oder der Eltern noch nicht passend entwickelt sind und daher Ansatzpunkte für ergotherapeutische Interventionen bieten.

Bei der Auswahl eines Assessments sollte man das Alter der Klient*innen sowie ihre kognitiven, insbesondere reflexiven Fähigkeiten berücksichtigen. Hierbei gilt: je selbstständiger und reflektierter, desto offener kann das jeweilige Assessment gewählt werden. Bei jüngeren Kindern sind mehr Vorgaben bzw. konkretere Fragen nötig. Bilder und Beispiele können hierbei als Unterstützung hilfreich sein (de Hoop, 2015). Des Weiteren gilt zu beachten, dass der Alltagskontext der Klinik (stationär oder teilstationär) deutlich vom normalen Alltag der Klient*innen abweicht. Da der Klinikalltag für die Dauer der Aufnahme und der häusliche Alltag für die Zeit nach der Aufnahme relevant ist, empfiehlt es sich, beide Kontexte in die Frage nach Betätigungsanliegen einzubeziehen (Höwler, 2016).

Fallbeispiel

Hannah ist 15 Jahre alt und hat sich zusammen mit ihren Eltern aufgrund einer Angstproblematik für die Behandlung in der Kinder- und Jugendpsychiatrie entschieden. Nach dem Aufnahmegespräch durch die behandelnde Ärztin und den pädagogisch-erzieherischen Dienst hat Hannah auch einen ersten Einzeltermin in der Ergotherapie. Im zunächst freien Kennenlerngespräch erzählt sie von ihren Ängsten, welche hauptsächlich im Kontakt mit anderen Menschen bestehen. Da sie selbst schon verschiedene Alltagssituationen benennt, welche sie durch ihre Ängste nicht mehr ausführen kann, entscheidet sich der Ergotherapeut, direkt im Gespräch auch das COPM auszuführen. Er leitet Hannah anhand der Betätigungsbereiche gedanklich durch eine Beschreibung ihres Alltags und ermittelt mit ihr gemeinsam diejenigen Aktivitäten, die sie derzeit schlechter oder nicht mehr ausführen kann. Auf Hannahs Liste finden sich u.a.:

- Mit dem Schulbus fahren
- Shoppen gehen mit oder ohne ihre Freundinnen/Familie
- Teilnahme im Volleyballverein, insbesondere bei Auswärtsspielen
- Aktive Teilnahme am Unterricht

Anhand der Top-5 wird deutlich, dass Hannah sich Verbesserungen in allen Lebensbereichen wünscht und sie ihre derzeitige Ausführung im Durchschnitt als schlecht (2,5) bewertet. Sie vereinbart mit dem Therapeuten, dass einzelne Aktivitäten im Rahmen der Klinik noch genauer beobachtet werden (Teilnahme am Schulunterricht). Hierzu möchte ihr Therapeut zunächst in der Klinikschule eine Unterrichtsstunde beobachten. Im Rahmen einer späteren Rückbeschulung soll aber auch ein Besuch der Heimatschule stattfinden. Für andere Aktivitäten (Volleyball und Shoppen) möchte Hannah ein Tagebuch führen, um diese genauer zu untersuchen.

Betätigungen beobachten und analysieren

Nach der Ermittlung aller Betätigungsanliegen folgt im ergotherapeutischen Prozess die Beobachtung der konkreten Ausführung einer oder mehrerer Aktivitäten sowie das Erstellen einer Betätigungsanalyse (Logister-Proost, 2019). Aufgrund unterschiedlicher Alltagssituationen und Krankheitsbilder, wie Angststörungen, Depression, Störungen des Sozialverhaltens, Aufmerksamkeits- oder Hyperaktivitätsstörungen (Höwler, 2016), sind hierbei verschiedene Methoden und Teilbereiche denkbar. Meist kommt es dazu, dass Ergotherapeut*innen zunehmend spezifische Assessments einsetzen (vgl. Kap. 1.1).

Ein häufig vorkommendes Thema in der Kinder- und Jugendpsychiatrie ist der Bereich Schule. Aufgrund von Ängsten, Depressionen oder Teilleistungsstörungen erleben die betroffenen Kinder und Jugendliche oft Schwierigkeiten, am Schulalltag teilzunehmen (Bazyk & Arbesman, 2019). Im Assessmentprozess werden hierbei folgende Betätigungsanliegen besonders häufig benannt:

- Ausführung von schulischen Aktivitäten wie Lernen, Hausaufgaben, Teilnahme am Unterricht und das Schreiben von Arbeiten
- Interaktion im Klassen-/Pausenkontext
- Ausführung weiterer Aktivitäten, die im Schulkontext vorkommen, wie Selbstversorgung, Schulwege oder Essen

Ein strukturiertes Gespräch mit der Lehrkraft sowie die freie Beobachtung können Ergotherapeut*innen helfen, individuelle Aspekte, Schwierigkeiten und Herausforderungen genauer zu untersuchen. Auch mit Hilfe der folgenden Assessments lässt sich mehr über das Verhalten sowie die schulbezogenen Fertigkeiten und Ressourcen der Klient*innen erfahren.

- Verhaltensanalyse nach dem A-B-C-Schema (Borg-Laufs, 2011)
- School Assessment of Motor and Process Skills (School AMPS) (Fisher et al., 2007)
- Sag mir was dir wichtig ist! (Böhme, 2020)

Fallbeispiel

Max ist acht Jahre alt und seit zwei Wochen in der Kinder- und Jugendpsychiatrie. Er hat große Schwierigkeiten, adäquat am schulischen Alltag teilzunehmen. Er verschließt sich gegenüber Mitschüler*innen und Lehrer*innen und verweigert die Mitarbeit im Unterricht.

In der Klinikschule findet eine Beobachtung im Rahmen einer Unterrichtsstunde statt. Die Klasse besteht im Gegensatz zur Heimatschule nur aus zehn Schülern. Aber auch hier zeigt Max sein verweigerndes Verhalten. Er scheint den Erklärungen nicht zu zuhören und zeichnet in der Arbeitsphase in sein Schulheft, anstatt die geforderten Aufgaben zu erledigen. Mit Hilfe eines A-B-C-Schemas (Auslösende Situation – Verhalten – Konsequenz) untersucht die Ergotherapeutin, in welchen Situationen Max am Klassengeschehen teilnehmen kann und in welchen Situationen er sich verweigert. Es wird deutlich, dass folgende auslösende Reize zu einer Verweigerung führen: Matheaufgaben, ablenkende Geräusche im Klassenraum, die letzten Min. vor einer Pause. Außerdem scheinen das Lachen und Tuscheln der Mitschüler*innen Max noch weiter in die Verweigerung zu treiben (Konsequenz). Auf Basis dieser verhaltenstherapeutischen Diagnostik bietet sich auch in der Therapieplanung ein verhaltenstherapeutischer Ansatz an.

Um zudem seine Wünsche im Hinblick auf eine Veränderung der Schulsituation zu untersuchen, bietet sich das School-Setting-Interview (SSI) (Kielhofner et al., 2012) an. Mit Hilfe dieses Assessments kann Max bei 16 vorgegebenen Aktivitäten beurteilen, wie er in der Ausführung unterstützt werden möchte. Dies könnte bei Max beispielsweise das Bearbeiten von Hausaufgaben betreffen oder die Teilnahme am sozialen Geschehen innerhalb der Klasse. Zusammen mit Max und seinen

Lehrer*innen würde die Ergotherapeutin in diesem Fall über mögliche Anpassungen im Umfeld nachdenken, die Max die Teilhabe am Schulalltag erleichtern. Der Einsatz des SSI erweitert den Fokus, sodass nicht nur Veränderungen bei Max selbst, sondern auch in seinem Umfeld Bestandteil der Behandlung werden.

Neben der Bildung im dargestellten Setting Schule spielen im Leben der Kinder und Jugendliche natürlich auch weitere Betätigungsbereiche eine Rolle, wie etwa die ADLs, IADLs und das Spiel. Ausgewählte ergotherapeutische Assessments, die sich hierauf beziehen oder übergreifend Informationen zur Partizipation der jungen Klient*innen ermitteln, stellt Kapitel 3.1 näher vor.

Schulische Aktivitäten und Fertigkeiten analysieren

Je nach Betätigungsanliegen der Klient*innen kann es sich anbieten, konkrete Aktivitäten und Fertigkeiten im Betätigungsbereich Bildung wie Lesen, Schreiben und Rechnen genauer zu analysieren. Neben den oben genannten Lese-, Rechtschreib- und Rechentests stehen Ergotherapeut*innen hierfür zum Beispiel zukünftig auch in deutscher Sprache das Selbsteinschätzungsinstrument Here's How I Write (HHIW) (Goldstand et al., 2013) sowie das Writing Readiness Inventory Tool In Context (WRITIC) (van Hartingsveldt & de Vries, 2021) zur Verfügung. Weitere Assessments sind der Leseverständnistest für Erst- bis Siebtklässler in der Version II (ELFE II) (Lenhard et al., 2020) sowie eine Textanalyse nach Sommer-Stumpenhorst (Rechtschreibwerkstatt GmbH & Co. KG, 2020). Solche Assessments geben in der Regel Auskunft darüber, welche schulischen Fertigkeiten das Kind im Vergleich mit seiner Altersstufe bereits erworben hat und in welchen Bereichen eventuell Förderbedarf besteht. Bei der Überprüfung der schulischen Leistungen wird häufig anstelle des Alters die jeweilige Klassenstufe des Kindes als Referenznorm herangezogen. Daher sollten sich Ergotherapeut*innen vorab über eventuelle Wiederholungen in der schulischen Laufbahn informieren. Außerdem gibt es mit der Testreihe zur Prüfung der Konzentrationsfähigkeit (TPK) (Kurth & Büttner, 1999) ein Assessment, das Konzentrationsleistungen gezielt bei Aufgaben aus dem schulischen Spektrum untersucht und sowohl im Einzel- als auch im Klassensetting eingesetzt werden kann. Gleiches gilt für den Konzentrations-Leistungs-Test – Revidierte Fassung (KLT-R) (Düker & Lienert, 2001), welcher sich jedoch ausschließlich auf mathematische Aufgaben richtet und im Einzelsetting ausgeführt wird.

Bei der TPK gilt es zu beachten, dass die Aufgabenstellung und Normierung sehr alt ist und daher kritisch betrachtet werden muss. Jedoch gibt es (Stand Mitte 2021) keinen vergleichbaren Konzentrationstest, der gezielt mit variierten Aufgaben aus dem schulischen Spektrum arbeitet. Bei der Durchführung der TPK sollte das Ergebnis jedoch immer in Relation zu Ergebnissen anderer Assessments (Konzentration sowie schulische Leistungen) betrachtet werden.

Daneben existieren verschiedene weitere Konzentrationstests, die nicht an schulische Aufgaben gebunden sind und unter Klientenfaktoren genauer beschrieben werden. Die genannten Assessments unterscheiden sich mit Blick auf ihre Durchführung und die ermittelten Ergebnisse. Daher sollten Ergotherapeut*innen diese gezielt anhand des gewünschten Outcomes und Settings auswählen.

Krankheitsbezogene Auswirkungen auf Aktivitäten und Fertigkeiten berücksichtigen

Auch bei einer behandlungsgerichteten Diagnostik kann es hilfreich sein, genauer zu verstehen, wie sich eine Erkrankung auf die Betätigungen, Aktivitäten und Fertigkeiten der Klient*innen auswirkt. Zum Beispiel kann eine Angststörung Kinder und Jugendliche an der Ausführung einer Vielzahl von Aktivitäten hindern. Somit erscheint es sinnvoll, Art und Umfang der Angst sowie die Auswirkungen auf den Alltag zu ermitteln (Bazyk & Arbesman, 2019). Mit Hilfe des Bereichsspezifischen Angstfragebogens für Kinder und Jugendliche (BAK) (Mack & Petermann, 2016) oder des Angstfragebogens für Schüler (AFS) (Wieczerkowski et al., 2016) lässt sich der Bereich der Angst sowie die individuelle Stärke des Angsterlebens besser einschätzen.

Danach können mit Hilfe eines Aktivitätenprofils (Floothuis, van der Woestijne, & Tigchelaar, 2012) die Einflüsse auf das Handeln im Alltag genauer beleuchtet werden. Eine Verhaltensanalyse (Prins et al., 2018) ermöglicht es darüber hinaus, die Wirkungsmechanismen der Angst besser zu verstehen. Diese Informationen vereinfachen es, die Ziele zu konkretisieren und die passende Behandlungsmethode auszuwählen. Auch bei Kindern und Jugendlichen mit einer Depression bietet sich der Einsatz eines Aktivitätenprofils an. Hierdurch erhalten die Therapeut*innen einen Überblick darüber, welche Aktivitäten ihre Klient*innen aktuell ausführen und wie es sich mit deren Motivation und Energieeinsatz verhält. Dies unterstützt den weiteren ergotherapeutischen Prozess, wie im folgenden Beispiel exemplarisch veranschaulicht wird. Im Bereich der Essstörungen sind eventuell Ernährungs- sowie Bewegungstagebücher in Kombination mit einem Aktivitätenprofil denkbar, um so dass Ess- und Bewegungsverhalten genauer beschreiben zu können (Herpertz et al., 2010).

Fallbeispiel

Sarah ist ein 17-jähriges Mädchen, welches sich aufgrund einer Depression in Kombination mit einer Angststörung aus dem schulischen und sozialen Alltag zurückzieht. Sie möchte während ihres Aufenthaltes in der Kinder- und Jugendpsychiatrie lernen, wieder aktiver und offener zu sein und ihren normalen Alltag wieder aufzunehmen.

Nach der Durchführung des COPM sowie der Definition der wichtigsten Aktivitäten wählt die Ergotherapeutin ein Aktivitätenprofil, um ein genaueres Bild von Sarahs Alltag und der dafür eingesetzten Energie zu bekommen. Für die Dauer einer Woche soll Sarah alle Aktivitäten aufschreiben, die sie unternimmt, sowie eine Einschätzung für ihr Energielevel geben (Skala 1–10). Da sich der Alltag in der Klinik sehr von dem Alltag zu Hause unterscheidet, soll sie auch einen typischen Tag der letzten Wochen so gut wie möglich rekonstruieren (**Tabelle 3-4**).

Bei der Auswertung des Profils in der nächsten Einheit fällt auf, dass Sarah nur an der Hälfte der geplanten Aktivitäten der Station teilnimmt. Besonders nach ihren Therapieeinheiten ist ihr Energielevel so gering, dass sie nach eigener Aussage nur noch schlafen möchte. Sie verbringt daher viel Zeit in ihrem Zimmer auf dem Bett. Aktivitäten außerhalb der Station finden nicht statt. Im Vergleich zu ihrer Zeit vor der Aufnahme hat die Anzahl der täglichen Aktivitäten zwar zugenommen, was

Tabelle 3-4: Auszug Aktivitätenprotokoll (in Anlehnung an Floothuis et al., 2012)

Zeit	Montag	Energie	Dienstag	Energie	Mittwoch	Energie
13:00	Hausaufgaben	7	Einzeltherapie	7	Musikgruppe	6
13:30	Jugendraum	5	Einzeltherapie	5	Musikgruppe	6
14:00	SoKo-Gruppe	6	Jugendraum	3	Draußen	5
14:30	SoKo-Gruppe	6	Jugendraum	3	Draußen	5
15:00	Jugendraum	4	Jugendraum	3	Zimmer	6
15:30	Zimmer	3	Zimmer	3	Zimmer	5

jedoch an der deutlichen Struktur und den verpflichtenden Aktivitäten der Station liegt. In ihrer Freizeit unternimmt Sarah genauso wenig wie bisher.
Zusammen mit der Therapeutin werden „Energiefresser" und „Energielieferanten" im Aktivitätenprofil gesucht. Ziel ist es, eine gleichmäßigere Verteilung anzustreben, so dass Sarahs Energiekurve geringere Ausschläge zeigt und sie weniger Regeneration benötigt. Danach entwickelt die Therapeutin zusammen mit ihr einen Plan, um schrittweise neue Aktivitäten bzw. Aktivitäten, die Sarah früher einmal ausgeführt hat, wieder mit in den Alltag zu integrieren.

Einen weiteren großen Themenbereich stellen Kinder und Jugendliche mit Einschränkungen im Sozialverhalten dar. Hierunter fallen unter anderem Diagnosen aus dem Autismusspektrum, aber auch Bindungsstörungen, Störungen des Sozialverhaltens sowie emotionale Störungen (Verhulst et al., 2014). Bei einem Verdacht auf Schwierigkeiten im Bereich der Kommunikation und Interaktion bietet sich zum Beispiel das Assessment of Communication and Interaction Skills (ACIS) (Forsyth et al., 2011) an. Dieses ermittelt Informationen darüber, wie die Kommunikations- und Interaktionsfertigkeiten ausgeprägt sind.

Soziale Teilhabe ermitteln

Ein mögliches Ziel des Evaluations-Prozesses ist es zudem, die soziale Teilhabe der Klient*innen genauer zu beschreiben. Eine Beziehungssonne/-netzwerk wird in vielen Behandlungsprogrammen zur Förderung der sozialen Interaktion aufgegriffen (z.B. Groen & Petermann, 2015) und kann als mögliches Assessment dienen. Hierbei tragen die Kient*innen in einer Sonne/Netzwerk diejenigen Menschen ein, mit denen sie derzeit Kontakt haben. Ausgehend von dieser Sammlung können sie mit den Ergotherapeut*innen ihre Verhaltensweisen und/oder bestimmte Gruppierungen besprechen. Eine Möglichkeit ist das Erhebungsinstrument Familie in Tieren (FiT) (Bram-Gräser, 2020). Hier stellt das Kind seine Familie zeichnerisch in Form von Tieren dar. Diese Zeichnung kann sowohl nach der Therapieeinheit interpretiert als auch zum weiteren Gespräch mit den Klient*innen genutzt werden. Wichtig ist zu beachten, dass beide Verfahren zum Bereich der projektiven Diagnostik gehören. Ziel hierbei ist es, Rückschlüsse auf „Haltungen, Motive, Konflikte und Verarbeitungsmuster" (Wienand, 2018, S. 23) der Klient*innen zu ziehen und diese zu besprechen. Ein weiteres Beispiel für die projektive Diagnostik stellt der Satz-Ergänzungs-Test dar (Stier et al., 2018). Dabei vervollständigen die Kinder und Jugendlichen Satzanfänge, die sich auf Erfahrungen und Gefühle in ihrem sozialen Umfeld richten. Auch hier lassen sich die Antworten im anschließenden Gespräch als Ausgangspunkt für vertiefende Fragen nutzen.

Klienten- und Kontextfaktoren genauer betrachten

Als letzten Schritt im Evaluations-Prozess vor Beginn der Behandlung können Ergotherapeut*innen relevante Klientenfaktoren wie auch Kontextfaktoren näher betrachten. Auch hierbei ist die Auswahl der Assessments wieder abhängig vom gewünschten Schwerpunkt. Bei vielen Kindern und Jugendlichen äußern sich psychische Krankheiten in einer verminderten Konzentrationsleistung (Verhulst et al., 2014). Dabei stehen Ergotherapeut*innen diverse Verfahren zur Verfügung, welche jeweils verschiedene Aspekte/Teilbereiche untersuchen. Viele Konzentrationstests arbeiten mit Selektions- und Durchstreichaufgaben, die sich schnell und mit einfachen Instruktionen durchführen lassen. Ein Beispiel hierfür ist der Aufmerksamkeits- und Konzentrationstest d2-R (von Brickenkamp et al., 2010), der sich sowohl im Einzel- als auch im Gruppenkontext durchführen lässt. Ebenso zählt hierzu die

Kaseler-Konzentrations-Aufgabe für drei- bis achtjährige Kinder (KKA) (Krampen, 2007) sowie das Frankfurter Aufmerksamkeits-Inventar 2 (FAIR-2) (Moosbrugger, Oehlschlägel, & Steinwascher, 2011). Auch wenn die methodologische Qualität der einzelnen Tests gut ist, ist durch die Art der Aufgabenstellung (ausschließlich selektive Aufmerksamkeit bei einer einfachen Aufgabe) eine Übertragung der Ergebnisse auf alltägliche Betätigungen nur bedingt gegeben.

Anders verhält es sich beim TPK (Kurth & Büttner, 1999) und der KLT-R (Düker & Lienert, 2001), die oben bereits näher beschrieben werden und die Konzentrationsleistungen im Rahmen von konkreten Aufgaben aus dem schulischen Spektrum ermitteln. Der TEA-Ch (Manly et al., 2013) arbeitet mit außerschulischen Aufgaben, bietet jedoch eine deutlich größere Differenzierung im Hinblick auf die einzelnen Unterteile der Konzentrationsfähigkeit als herkömmliche Konzentrationstests. Zudem benötigen Kinder für die Durchführung nur Basiswissen in den Kulturtechniken, was gerade bei Kindern mit Teilleistungsschwächen die Durchführung ermöglicht.

Auffälligkeiten in der motorischen Entwicklung lassen sich mit Hilfe des M-ABC-2 (Petermann et al., 2015) oder des BOT-2 (Blank et al., 2014) genauer untersuchen. Da ein multidisziplinäres Behandlungsteam zur Verfügung steht, sollte vorab jedoch besprochen werden, ob dies Aufgabe der Ergotherapie oder der Physiotherapie/Motopädie ist. Ergänzend können Tests zur Überprüfung der visuellen und visuomotorischen Fähigkeiten ausgeführt werden, zu denen beispielsweise der FEW-3 zählt (Büttner et al., 2021).

Möchten Ergotherapeut*innen mehr über die personalen und sozialen Ressourcen der Kinder und Jugendlichen erfahren, bietet sich zum Beispiel der bereits erwähnte Fragebogen zu Ressourcen im Kindes- und Jugendalter (FRKJ 8-18) (Lohaus & Nussbeck, 2016) an. Mit Blick auf die soziale Umwelt fragt dieser beispielsweise auch ab, welche elterliche Unterstützung die Kinder erhalten oder wie sie ihre schulische Integration einschätzen. Erscheint es bei den jeweiligen Klient*innen sinnvoll, mögliche physische und soziale Umweltanpassungen im Schulkontext zu ermitteln, können Ergotherapeut*innen auf das SSI (Kielhofner et al., 2012) zurückgreifen.

Fallbeispiel

Levin ist ein neunjähriger Junge, der in der Schule deutliche Verhaltensschwierigkeiten zeigt. Er scheint sich im Unterricht nicht konzentrieren zu können und fällt durch ablenkendes, teils provozierendes Verhalten auf. Seine Eltern berichten, dass diese Auffälligkeiten im häuslichen Kontext nicht vorkommen. Kevin selbst benennt im Foto-Interview mehrere schulische Aktivitäten, welche er verbessern möchte. Auch eine Beobachtung im Rahmen der Klinikschule zeigt, dass er im Klassenverband deutlich abgelenkter und unruhiger wirkt als in der Einzeltherapie.

In Absprache mit dem Behandlungsteam wird beschlossen, die schulische Leistungsfähigkeit von Levin genauer zu untersuchen. Neben einem Intelligenztest sollen auch ein Lese- und Rechtschreibtest sowie ein Konzentrationstest ausgeführt werden, um mögliche Ursachen der Ablenkung zu erklären.

Der Lese- und Rechtschreibtest ergab, dass Levins Lese- und Rechenfertigkeiten im Altersdurchschnitt liegen. Auch die Durchführung des TEA-Ch blieb größtenteils unauffällig. Lediglich im Bereich der „geteilten Aufmerksamkeit“ zeigte Levin ein deutlich niedrigeres Ergebnis als in den anderen Bereichen, welches jedoch gerade noch im Normbereich lag. Da alle bisherigen Testungen im Einzelsetting stattfanden, entschied sich der Ergotherapeut den TPK im Klassenkontext durchzuführen, da dieser auch als Gruppentest ausgelegt ist. Bei der Durchführung wurde schnell deutlich, dass Levins Konzentration und Aufmerksamkeit stark von der jeweiligen Situation abhängten. Im Klassenkontext lag sein Ergebnis deutlich unter dem Altersdurchschnitt und es konnten

ähnliche Ablenkungen und Unruhen beobachtet werden wie im Unterricht. Levin schaute häufig in Richtung seiner Mitschüler*innen und wurde auch durch deren Schreibgeräusche abgelenkt.
Ausgehend von diesen Ergebnissen wird im Team beschlossen, dass auch die Therapie von Levin in einem Gruppenkontext stattfinden soll. Mit anderen Kindern seiner Station nimmt er zusammen an einem Konzentrationstraining teil. Außerdem wird der Ergotherapeut in einigen Wochen noch einmal an einer Unterrichtsstunde teilnehmen und mit Levin zusammen Strategien entwickeln, wie dieser die ablenkenden Reize im Unterricht besser ausblenden kann.

Zusammenfassung

Die Kinder- und Jugendpsychiatrie stellt aufgrund der hohen Prävalenz einer psychiatrischen Störung im Kindes- und Jugendalter (Fuchs & Karwautz, 2017) einen essenziellen Bereich der Gesundheitsversorgung dar. Durch eine Verschlechterung des subjektiven und objektiven Wohlbefindens aufgrund einer psychischen Störung steigt das Risiko für weitere psychische und generelle Gesundheitsprobleme (Otto et al., 2020). Innerhalb der kinder- und jugendpsychiatrischen Behandlung stellt die Ergotherapie eine Disziplin dar, die mit Hilfe verschiedener Assessments sowohl die psychiatrische Diagnostik unterstützt als auch die Betätigungsanliegen der Klient*innen im Alltag genauer ermittelt. Der Evaluations-Prozess sollte hierbei – wie in anderen Fachbereichen – top-down ausgeführt werden. Das heißt: Nach dem Einsatz generischer Assessments zur Ermittlung von Betätigungsprofil und -anliegen geht es darum, die Betätigungsperformance zu analysieren bzw. zu testen. Im Anschluss daran können – falls erwünscht – noch weitere Assessments zur genaueren Beschreibung zugrundeliegender Körperfunktionen und anderer Faktoren ausgeführt werden.

Die ergotherapeutische Diagnostik im Bereich der Kinder- und Jugendpsychiatrie weist einige Besonderheiten auf. Hierzu gehören die enge Zusammenarbeit mit anderen Disziplinen, die gegebenenfalls diagnoseunterstützende Befunderhebung sowie die besonderen Bedürfnissen der Klient*innen. Bei der Auswahl der Assessments sollten Ergotherapeut*innen daher besonders auf die Klient*innenfaktoren achten und bei Bedarf notwendige Maßnahmen ergreifen, um die Durchführbarkeit und Aussagekraft der einzelnen Erhebungsinstrumente sicherzustellen bzw. so angenehm wie möglich zu gestalten.

Die im vorliegenden Kapitel besprochenen Assessments stellen eine mögliche Auswahl an Befundinstrumenten dar, die Ergotherapeut*innen im Fachbereich der Kinder- und Jugendpsychiatrie einsetzen können. Diese Aufzählung hat keinen Anspruch auf Vollständigkeit und lässt sich daher im individuellen Setting erweitern bzw. anpassen. Weitere relevante Assessments finden interessierte Leser*innen im Kapitel 3.1. Die folgende **Tabelle 3-5** stellt ausgewählte Assessments anhand der Klassifikation nach dem OTPF (AOTA, 2018) noch einmal zusammenfassend vor. Wohl wissend, dass Assessments häufig verschiedene Teilaspekte erheben und Trennungen mitunter künstlich erscheinen, werden den Befundinstrumenten zur besseren Orientierung wesentliche Schwerpunkte zugeordnet.

Tabelle 3-5: Zusammenfassung ausgewählter Assessments aus dem Bereich der Kinder- und Jugendpsychiatrie mit entsprechendem Bezug zum OTPF

Messfokus (AOTA, 2018)	Ausgewählte Assessments	Schwerpunkte
Übergreifend	OCAIRS (Jugendliche) OPHI-II (ab 12) KAWA	Umfassende Informationen zum **Betätigungsprofil**, abgeleitet aus dem jeweiligen Modell (MOHO oder KAWA)
Betätigung	COPM/COPM Handbuch zur Anwendung mit Grundschulkindern Aktivitätenprofil OSA/COSA Foto-Interview Interessencheckliste	Aktivitäten des täglichen Lebens (ADLs) Instrumentelle Aktivitäten des täglichen Lebens (IADLs) Ruhe und Schlaf Bildung Spiel Freizeit Soziale Teilhabe
	Here's How I Write (HHIW) Writing Readiness Inventory Tool In Context (WRITIC) BASIS MATH 4.8 Diagnostischer Rechtschreibtest (DRT) Leseverständnistest für Erst- bis Siebtklässler II (ELFE-II) BUEGA-II Hamburger Schreibprobe (HSP) Weingartener Grundwortschatz Rechtschreib-Test (WRT) Salzburger Lese- und Rechtschreibtest II (SLRT-II) Heidelberger Rechentest (HRT) ZAREKI-R Rechtschreibanalyse	Bildung: Schulische Aktivitäten bzw. Fertigkeiten wie Lesen, Rechnen und Schreiben
	Angstfragebogen für Schüler (AFS) Teacher Report Form (TRF/6-18R) Verhaltensanalyse nach ABC-Schema	Bildung bzw. schulbezogenes Verhalten Soziale Teilhabe
	Bewegungstagebuch Ernährungstagebuch	ADLs IADLs
	Beziehungssonne Familie in Tieren Satz-Ergänzung-Test Child Behavior Checklist (CBCL/6-18R)	Soziale Teilhabe

Messfokus (AOTA, 2018)	Ausgewählte Assessments	Schwerpunkte
Performanz-fertigkeiten	School AMPS	Motorische Fertigkeiten Prozessbezogene Fertigkeiten
	Assessment of Communication and Interaction Skills (ACIS) Evaluation of Social Interaction (ESI)	Soziale Interaktionsfertigkeiten
Klienten- und Kontext-faktoren	ADHS-Diagnostikum für Kinder und Jugendliche (ADHS-KJ) Frostigs Entwicklungstest der visuellen Wahrnehmung (FEW-3 oder FEW-JE) Selbstwertinventar für Kinder und Jugendliche (SEKJ) Verbaler Lern- und Merk-fähigkeitstest (VLMT) Bereichsspezifischer Angstfrage-bogen für Kinder und Jugendliche (BAK) d2-R Testreihe zur Prüfung der Konzentrationsfähigkeit (TPK)* Konzentrations-Leistungs-Test (KLT-R)* Test of Everyday Attention for Children (TEA-Ch) Frankfurter Aufmerksamkeits-Inventar (FAIR-2) Kasseler-Konzentrations-Aufgabe (KKA) M-ABC-2 BOT-2	Körperfunktionen wie Selbstwert, Aufmerksamkeit, Lern- und Merk-fähigkeit, Wahrnehmung, Motorik, Konzentration
	Fragebogen zu Ressourcen im Kindes- und Jugendalter (FRKJ 8-16)	Personale und soziale Ressourcen
	Sag mir was dir wichtig ist!	Schulbezogene Ressourcen
	School-Setting Interview (SSI)	Adaptionsmöglichkeiten der sozialen und physischen Umweltbedingungen im Schulkontext

*ermittelt Konzentrationsfähigkeit im Rahmen schulischer Aktivitäten

Literatur

AOTA – American Occupational Therapy Association. (Hrsg.) (2018). *Das Framework der AOTA. Gegenstandsbereich, Prozesse und Kontexte.* Bern: Hogrefe Verlag.

Banaschweski, T., Hohman, S. & Millenet, S. (2017). *AWMF online. Von Langfassung der interdisziplnären evidenz- und konsensbasierten (S3) Leitlinie „Aufmerksamkeitsdefizit-/Hyperaktivitätsstörung (ADHS) im Kindes-, Jugend- und Erwachsenalter.* Verfügbar unter https://www.awmf.org/uploads/tx_szleitlinien/028-045l_S3_ADHS_2018-06.pdf

Banaschewski, T. & Döpfner, M. (2014). DSM-5 – Aufmerksamkeitsdefizit-/Hyperaktivitätsstörungen - DSM-5 Kommentar. *Zeitschrift für Kinder- und Jugendpsychiatrie und Psychotherapie, 42,* 271–277. https://doi.org/10.1024/1422-4917/a000299

Bazyk, S. & Arbesman, M. (2019). *Psychische Gesundheit von Kindern und Jugendlichen.* Bern: Hogrefe. https://doi.org/10.1024/85790-000

Birkel, P. (2007). *Weingartener Grundwortschatz Rechtschreib-Test.* Bern: Hogrefe.

Blank, R., Jenetzky, E. & Vincon, S. (2014). *BOT-2 - Bruininks-Oseretzky Test der motorischen Fähigkeiten* (2nd ed.). München: Pearson.

Böhme, A. (2020). *Sag mir, was dir wichtig ist! Ressourcenerfassung für Kinder und Jugendliche im Rahmen von Inklusion.* Pennigsehl: Therapädia.

Borg-Laufs, M. (2011). *Störungsübergreifendes Diagnostik-System für die Kinder- und Jugendlichen-psychotherapie (SDS-KJ).* Tübingen: dgvt-Verlag.

Bram-Gräser, L. (2020). *Familie in Tieren – Die Familiensituation im Spiegel der Kinderzeichnung.* München: Ernst Reinhardt Verlag.

Büttner, G., Dacheneder, W., Müller, C., Schneider, W. & Hasselhorn, M. (2021). *Frostigs Entwicklungstest der visuellen Wahrnehmung – 3 - Deutsche Bearbeitung des Developmental Test of Visual Perception (DTVP-3)* (3rd ed.). Bern: Hogrefe.

Cup, E. & van Haritingsveldt, M. (2019). Ausgangspunkte in der Ergotherapie. In M. le Granse, M. van Hartingsveldt & A. Kinébanian (Hrsg.), *Grundlagen der Ergotherapie* (S. 197–200). Stuttgart: Thieme.

de Hoop, A. (2015). *Moetivatie of motivatie, een onderzoek naar de effecten van het Foto- interview op de motivatie van leerlingen* (Masterarbeit). Fontys Opleiding scentrum Speciale Onderwijszorg, Fontys University of Applied Sciences, Tilburg.

de Vries, L. & le Granse, M. (2019). KAWA-Modell. In M. le Granse, M. van Hartingsveldt, & A. Kinébanian (Hrsg.), *Grundlagen der Ergotherapie* (S. 412–421). Stuttgart: Thieme. https://doi.org/10.1055/b-006-163235

Döpfner, M., Breuer, D., Plück, J. & Rodenacker, K. (2011). *BPM – Kurzfragebogen zum Problem-Monitoring bei Kindern und Jugendlichen - Deutschsprachige Fassungen des Brief Problem Monitor™ for Ages 6–18 von Thomas M. Achenbach.* Göttingen: Hogrefe.

Döpfner, M., Plück, J. & Kinnen, C. (2014). *CBCL/6-18R, TRF/6-18R, YSR/11-18R - Deutsche Schulalter-Formen der Child Behavior Checklist von Thomas M. Achenbach.* Göttingen: Hogrefe.

Düker, H. & Lienert, G.A. (2001). *Konzentrations-Leistungs-Test - Revidierte Fassung.* Hogrefe: Bern.

Esser, G., Wyschkon, A. & Ballaschk, K. (2021). *BUEGA – Basisdiagnostik Umschriebener Entwicklungsstörungen im Grundschulalter – Version II.* Bern: Hogrefe.

Fisher, A.G., Bryze, K., Hume, V. & Griswold, L.A. (2007). *School AMPS. School Version of the Assessment of Motor and Process Skills.* Colorado: Three Star Press.

Floothuis, M., van der Woestijne, E. & Tigchelaar, E. (2012). Werken met het activiteitenprofiel. In A. Zalmstra & M. Stomph (Eds.), *Ergovaardig deel 1* (pp. 105–117). Den Haag: Boom Lemma.

Forsyth, K., Simon, S., Salamy, M. & Kielhofner, G. (2011). *The Assessment of Communication and Interaction Skills (ACIS): Das Assessment der Kommunikations- und Interaktionsfertigkeiten Version 4.0.* Idstein: Schulz-Kirchner Verlag.

Fuchs, M. & Karwautz, A. (2017). Epidemiologie psychischer Störungen bei Kindern und Jugendlichen. *neuropsychiatrie, 31,* 96–102. https://doi.org/10.1007/s40211-017-0238-x

Gede, H., Kriege, S., Strebel, H. & Sulzmann-Dauer, I. (2014). *Kinder zu Wort kommen lassen: Die adaptierte Version des Canadian Occupational Performance Measure für Grundschulkinder (COPM a-kids). Handbuch und Materialien zur praktischen Anwendung.* Idstein: Schulz-Kirchner Verlag.

Goldstand, S., Gavir, D., Cermak, S.A. & Bisell, J. (2013). *Here's How I Write: A Child's Self-Assessment and Goal Setting Tool: Improving Handwriting Abilities in School-Aged Children.* Verfügbar unter www.therapro.com

Groen, G. & Petermann, F. (2015). *Therapie-Tools - Depression im Kindes- und Jugendalter.* Weinheim: Beltz.

Haffner, J., Baro, K., Parzer, P. & Resch, F. (2005). *HRT 1-4 - Heidelberger Rechentest - Erfassung ma-*

thematischer Basiskompetenzen im Grundschulalter. Bern: Hogrefe.

Helmstaedter, C., Lendt, M. & Lux, S. (2001). *VLMT - Verbaler Lern und Merkfähigkeitstest*. Göttingen: Beltz Test.

Herpertz, S., Fichter, M., Herpertz-Dahlmann, B., Hilbert, A., Tuschen-Caffier, B., Vocks, S. & Zeeck, A. (2010). *S3-Leitlinie Diagnostik und Behandlung der Essstörungen*. https://www.awmf.org/uploads/tx_szleitlinien/051-026l_S3_Essstoerung-Diagnostik-Therapie_2020-03.pdf

Höwler, E. (2016). *Kinder- und Jugendpsychiatrie für Gesundheitsberufe, Erzieher und Pädagogen*. Berlin: Springer. https://doi.org/10.1007/978-3-662-48613-9

Iwama, M.K. (2002). *The Kawa Model: Culturally Relevant Occupational Therapy*. London: Churchill Livingstone.

Kielhofner, G., Mallinson, T., Crawford, C., Nowak, M., Rigby, M., Henry, A. & Walens, D. (2008). *OPHI-II The Occupational Performance History Interview (Version 2.1) Interview zur Betätigungsvorgeschichte*. Idstein: Schulz-Kirchner Verlag.

Kielhofner, G., Berger, B. & Dehnhardt, B. (2012). *Das School Setting Interview SSI*. Idstein: Schulz-Kirchner Verlag.

Kos, D. (2014). Psychometrische kenmerken van assessmentinstrumenten: kritische beoordeling van assessment. In W. Van Handenhoven (Ed.), *Jaarboek Ergotherapie 2014* (pp. 17–27). Leuven: Acco.

Krampen, G. (2007). *KKA - Kaseler-Konzentrations-Aufgabe für 3- bis 8-Jährige*. Göttingen: Hogrefe.

Kurth, E. & Büttner, G. (1999). *TPK - Testreihe zur Prüfung der Konzentrationsfähigkeit*. Bern: Hogrefe.

Landgraf, M.N. & Heinen, F. (2021). *S3-Leitlinie: Diagnose der Fetalen Alkoholspektrumstörungen FASD*. AWMF, Leitlinien-Suche. https://www.awmf.org/uploads/tx_szleitlinien/022-025l_S3_Fetale_Alkoholspektrumstoerung_Diagnostik_FASD_2016-06-abgelaufen.pdf

Le Granse, M., van Hartingsveldt, M. & Kinébanian, A. (2019). *Grundlagen der Ergotherapie*. Stuttgart: Thieme. https://doi.org/10.1055/b-006-163235

Lenhard, W., Lenhard, A. & Schneider, W. (2020). *ELFE II - Ein Leseverständnistest für Erst- bis Siebtklässler - Version II*. Bern: Hogrefe.

Logister-Proost, I. (2019). Occupational Therapy Practice Framework. In M. le Granse, M. van Hartingsveldt & A. Kinébanian (Hrsg.), *Grundlagen der Ergotherapie* (S. 422–438). Stuttgart: Thieme.

Lohaus, A. & Nussbeck, F.W. (2016). *FRKJ 8-16 - Fragebogen zu Ressourcen im Kindes- und Jugendalter*. Göttingen: Hogrefe.

Maas, M., Haverman, L., Beurskens, S. & van Peppen, R. (2020). Stap 9: hoe ga je de meetresultaten gebruiken? In S. Beurskens, R. van Peppen, R. Swinkels, H. Vermeulen & H. Wittink (Eds.), *Meten in de praktik - Stappenplan voor het gebruik van meetinstrumenten in de gezondheidzorg* (pp. 129–148). Houten: Bohn Stafleu van Loghum. https://doi.org/10.1007/978-90-368-2459-0_9

Mack, B.W. & Petermann, F. (2016). *BAK- Bereichsspezifischer Angstfragebogen für Kinder und Jugendliche*. Bern: Hogrefe.

Manly, T., Robertson, I.H., Anderson, V. & Nimmo-Smith, I. (2013). *TEA-CH - Test of Everyday Attention for Children - Deutsche Adaption*. München: Pearson.

Marotzki, U., Mentrup, C., Weber, P., Kielhofner, G. & Langlotz, A. (2012). *Checklisten des Model of Human Occupation: Interessen-Checkliste/Rollen-Checkliste/Aktivitäten-Protokoll/Fragebogen zur Betätigung*. Idstein: Schulz-Kirchner Verlag.

Marotzki, U., Mentrup, C. & Weber, P. (Eds.). (2010). *OCAIRS Interview zu Betätigungsbedingungen. Handbuch mit Bewertungsskala. Version 4.0*. Idstein: Schulz-Kirchner Verlag

May, P., Malitzky, V. & Vieluf, U. (2018). *Hamburger Schreib-Probe 1-10*. Stuttgart: verlag für pädagogische medien.

Moll, K. & Landert, K. (2010). *SLRT-II - Lese- und Rechtschreibtest - Weiterentwicklung des Salzburger Lese- und Rechtschreibtests (SLRT)*. Bern: Hogrefe.

Moosbrugger, H., Oehlschlägel, J. & Steinwascher, M. (2011). *FAIR-2 - Frankfurter Aufmerksamkeits-Inventar 2*. Göttingen: Hogrefe.

Moser Opitz, E., Reusser, L., Moeri Müller, M., Anliker, B., Wittich, C. & Freesemann, O. (2010). *Basisdiagnostik Mathematik für die Klassen 4–8*. Bern: Hogrefe.

Müller, R. (2003). *Diagnostischer Rechtschreibtest für 1. Klassen/2. Klassen/3. Klassen/4. Klassen*. Göttingen: Beltz Test.

Onderwijscentrum Leijpark. (2019). *Handbuch Fotointerview - Kinder bestimmen ihre Ziele selbst*.Verfügbar unter www.datkanx11.nl

Otto, C., Reiss, F., Voss, C., Wüstner, A., Meyrose, A.-K., Hölliing, H. & Ravens-Sieberer, U. (2020). Mental health and well-being from childhood to adulthood: design, methods and results of the 11-year follow-up of the BELLA study. *European*

Child & Adolescent Psychiatry, 30, 1559–1577. https://doi.org/10.1007/s00787-020-01630-4

Pätzold, I., Wolf, M., Hörning, A. & Hoven, J. (2008). *Weißt du eigentlich, was mir wichtig ist?.#.: COSA – Child Occupational Self Assessment - Ein Selbsteinschätzungsbogen für Kinder von 8–13 Jahren.* Dortmund: verlag modernes lernen.

Pauli, S. & Kirsch, A. (2019). *RAVEK: Ravensburger Erhebungsbogen fein- und graphomotorische Kompetenzen.* Dortmund: Verlag Modernes Lernen.

Petermann, F. & Macha, T. (2013). *ET 6-6-R – Entwicklungstest für Kinder von 6 Monaten bis 6 Jahren – Revision.* Pearson: München.

Petermann, F., Bös, K. & Kastner, J. (2015). *M-ABC-2 – Movement Assessment Battery for Children* (2nd ed.). München: Pearson.

Petermann, U. & Petermann, F. (2019). *ADHS-KJ – ADHS-Diagnostikum für Kinder und Jugendliche.* Bern: Hogrefe.

Prins, P., Bosch, J. & Braet, C. (2018). *Methoden en technieken van gedragstherapie bij kinderen en jeugdigen.* Houten: Bohn Stafleu van Loghum. https://doi.org/10.1007/978-90-368-1972-5

Rechtschreibwerkstatt GmbH & Co.KG. (2020). *Qualitative Textanalyse.* Verfügbar unter https://www.rechtschreibwerkstatt-konzept.de/konzept/lernstandsanalyse/qualitative-textanalyse/

Reis, M., Schuster, M. & Wiesner, I. (2022). *COSA – Child Occupational Self Assessment (Version 2.2), Manual.* Idstein: Schulz-Kirchner Verlag.

Rosenkötter, H. (2004). *Umschriebene Entwicklunsgstörungen schulischer Fertigkeiten.* Verfügbar unter https://www.dgspj.de/wp-content/uploads/service-archiv-leitlinie-ues-2004.pdf

Sägesser Wyss, J. & Eckhart, M. (2016). *GRAFOS - Screening und Differentialdiagnostik der Grafomotorik im schulischen Kontex - Instrument zur Erfassung des grafomotorischen Entwicklungsstandes bei Kindern zwischen 4 und 8 Jahren.* Bern: Hogrefe.

Schöne, C. & Stiensmeier-Pelster, J. (2016). *SEKJ - Selbstwertinventar für Kinder und Jugendliche.* Göttingen: Hogrefe.

Seeger, D., Holodynski, M. & Souvignier, E. (2014). *BIKO 3-6 - BIKO-Screening zur Entwicklung von Basiskompetenzen für 3- bis 6-Jährige.* Bern: Hogrefe.

Stier, B., Weissenrieder, N. & Schwab, K.O. (2018). *Jugendmedizin.* Heidelberg: Springer. https://doi.org/10.1007/978-3-662-52783-2

van Hartingsveldt, M. & de Vries, L. & Hogeschool van Amsterdam. (2021). *Ready for handwriting?: Writing Readiness Inventory Tool In Context (WRITIC): theory - assessment - recommendations.* Amsterdam: Amsterdam University of Applied Sciences.

van Hartingsveldt, M. & Piskur, B. (2017). Het Canadian Model of Occupational Performance and Engagement (CMOP-E) en het Canadian Practice Process Framework (CPPF). In M. le Granse, M. van Hartingsveldt & A. Kinébanian (Eds.), *Grondslagen van de Ergotherapie* (pp. 341–356). Houten: Bohn Stafleu van Loghum. https://doi.org/10.1007/978-90-368-1704-2_18

Verheij, F. & Berden, G.F. (2014). Diagnotisch proces. In F.C. Verhulst, F. Verheij & M. Danckaerts (Eds.), *Kinder- en Jeugdpsychiatrie* (pp. 54–72). Assen: Koninklijke Van Gorcum.

Verhulst, F., Verheij, F. & Danckaerts, M. (2014). *Kinder- en Jeugdpsychiatrie.* Assen: Koninklijke Van Gorcum.

von Aster, M.G., Weinhold-Zulauf, M. & Horn, R. (2013). *ZAREKI-R - Neuropsychologische Testbatterie für Zahlenverarbeitung und Rechnen bei Kindern – Revidierte Fassung.* München: Pearson.

von Brickenkamp, R., Schmidt-Atzert, L. & Liepmann, D. (2010). *Test d2 - Revision - Aufmerksamkeits- und Konzentrationstest.* Bern: Hogrefe.

Weiler, V. (2019). Vom Kompetenzprofil zum Berufsprofil. In M. Kohlhuber, C. Aichhorn, & B. Dehnhardt (Eds.), *Ergotherapie betätigungszentriert in Ausbildung und Praxis* (pp. 178–202). Stuttgart: Thieme.

Wieczerkowski, W., Nickel, H., Janowski, A., Fittkau, B., Rauer, W. & Petermann, F. (2016). *AFS - Angstfragebogen für Schüler.* Bern: Hogrefe.

Wienand, F. (2018). *Projektive Diagnostik bei Kindern, Jugendlichen und Familien - Grundlagen und Praxis ein Handbuch.* Stuttgart: Kohlhammer.

Weiterführende Literatur

Bazyk, S., & Arbesman, M. (2019). *Psychische Gesundheit von Kindern und Jugendlichen.* Bern: Hogrefe. https://doi.org/10.1024/85790-000

Höwler, E. (2016). *Kinder- und Jugendpsychiatrie für Gesundheitsberufe, Erzieher und Pädagogen.* Berlin/Heidelberg: Springer-Verlag. https://doi.org/10.1007/978-3-662-48613-9

Verhulst, F., Verheij, F., & Danckaerts, M. (2014). *Kinder- en Jeugdpsychiatrie.* Assen: Koninklijke Van Gorcum.

3.3 Den Einsatz von Assessments in der psychiatrischen Ergotherapie klientenzentriert gestalten

Nicole Kaldewei & Christina Moises

Psychische Gesundheit gilt als wesentliche Voraussetzung für Lebensqualität, Leistungsfähigkeit und soziale Teilhabe. Denn sie ermöglicht es Menschen, das eigene Potenzial zu realisieren und so eine Rolle in der Gesellschaft zu finden und erfüllen zu können (Robert Koch Institut, 2014; Beddington et al., 2008). Jedoch nehmen psychische Erkrankungen zu und stellen sich als besonders beeinträchtigend heraus, sowohl individuell als auch gesellschaftlich (DGPPN, 2019; DGPPN, 2018; Jacobi et al., 2014.; WHO, 2001). Krankheitsbilder, Ausprägung und Verlauf der Erkrankungen bedingen unterschiedlichste psychiatrische Behandlungs- und Unterstützungsangebote. Dabei geht die ambulante Versorgung insbesondere bei schwer und chronisch psychisch erkrankten Menschen mit einem Zuwachs an Lebensqualität einher (Bühring, 2016). Das Inkrafttreten des Bundesteilhabegesetzes fördert eine weitere Ambulantisierung und stärkt Menschen mit Behinderung in ihrem Recht auf ein selbstbestimmtes Leben und Partizipation (Rosemann & Konrad, 2017; Bundesministerium für Arbeit & Soziales, 2018). Insbesondere psychosoziale Interventionen haben das Ziel, die individuellen Möglichkeiten der Betroffenen in ihrem sozialen Umfeld zu verbessern und Partizipation zu ermöglichen. Dabei steht sowohl die Gestaltung der Umgebungsbedingungen als auch die Vermittlung notwendiger Kompetenzen im Vordergrund, um eine Reintegration in allen Lebensbereichen zu ermöglichen (DGPPN, 2019).

In den Fokus der therapeutischen Prozessgestaltung rückt in den letzten Jahren der Recovery Ansatz. Diesem liegt ein Verständnis zu Grunde, das Gesundheit nicht als Zustand vollständiger Symptomfreiheit ansieht. Vielmehr wird Genesung als ein Prozess der Auseinandersetzung betrachtet, der ein zufriedenstellendes, aktives und hoffnungsvolles Leben ohne Symptomfreiheit ermöglicht. Lebensqualität und Zufriedenheit sind demnach zentrale Bestandteile und Ziele des Recovery-Prozesses psychisch erkrankter Menschen. Empowerment gilt als Kernprinzip dieses Prozesses und meint die Selbstbefähigung, das Zurückgewinnen von Selbstbestimmung und Einfluss auf das eigene Leben (Knuf, 2016; Pitts & McIntyre, 2016). Um empowerment- und recovery-orientiert zu arbeiten, bedarf es gerade zu Beginn der ergotherapeutischen Arbeit einer Fokussierung auf die bedeutungsvollen Betätigungen der Klient*innen. Dabei bieten ergotherapeutische Assessments eine hilfreiche Struktur, um direkt zu Beginn des Interventions-Prozesses herauszufinden, was sich für die Klient*innen im Alltag verändern sollte, damit sie diesen als zufriedenstellend(er) erleben. Das vorliegende Kapitel verdeutlicht Möglichkeiten, Grenzen und Herausforderungen des Assessmenteinsatz im psychiatrischen Fachbereich. Anschließend zeigen mehrere Fallbeispiele, wie Ergotherapeut*innen die Auswahl und Anwendung von Assessments auf der Grundlage ihrer Reasoning-Prozesse individuell auf ihre Klient*innen abstimmen können.

3.3.1 Potenziale, Grenzen und Herausforderungen

Betätigungen in den Fokus der Betrachtung zu rücken, gestaltet sich in dem noch überwiegend funktionsorientierten (stationären) Psychiatriealltag als Herausforderung. Besonders für Klient*innen mit chronischen Erkrankungen, im akuten Krankheitsverlauf und/oder langjähriger Psychiatrieerfahrung ist diese Perspektive in der Ergotherapie oft ungewohnt (Baptiste, 2008). Daher sind Ergotherapeut*innen gefordert, besondere Einfühlsamkeit und Wertschätzung im Umgang mit funktionsorientierten Ansätzen zu zeigen, die von langjährig erkrankten Klient*innen geschätzt und zum Teil auch verlangt werden. Gleichzeitig bedarf es Motivation zum Perspektivwechsel sowie einer klaren Kommunikation und Transparenz sowohl gegenüber Klient*innen als auch Kolleg*innen, um die aktuellen Ansätze der Ergotherapie zu implementieren. Dabei gilt es, ihnen positive Aspekte der betätigungszentrierten Therapie aufzuzeigen. Hierzu gehört auch der verbesserte Alltagstransfer, der mit einer gesteigerten Effektivität und Nachhaltigkeit der Therapie einhergeht und die Zufriedenheit und das Wohlbefinden der Klient*innen steigern kann. Dieser Fokus wird erleichtert, wenn Ergotherapeut*innen bereits zu Beginn des therapeutischen Prozesses die Betätigungsanliegen ihrer Klient*innen durch ein ergotherapeutisches Assessment erheben. Ziel ist es, Klient*innen im Sinne des Empowerments zum Eingebundensein in bedeutungsvolle Betätigungen zu verhelfen und klientenzentriert auch unkonventionelle Lebensentwürfe und/oder Verhaltensmuster zu respektieren (Page, 2008).

Die Vielzahl ergotherapeutischer Assessments erlaubt es, die psychopathologische Symptomatik z. B. durch akute Krankheitssymptome, fehlende Krankheitseinsicht sowie eine veränderte Wahrnehmung oder Selbsteinschätzung in der Assessmentwahl zu berücksichtigen. Da Ergotherapie im psychosozialen stationären Setting oder Zwangskontext (z. B. Forensik) häufig mit Notsituationen und Lebenskrisen zu tun hat, stellt der Umgang mit Unfreiwilligkeit und dem Dilemma Hilfe und Kontrolle eine Herausforderung an die Gesprächsarbeit und Assessmentwahl dar (Widulle, 2012). Um Betätigungsprobleme zu erheben, sollte das Assessment **zunächst** allgemein nach Betätigungen im Alltag fragen und sich dann auf spezifische Bereiche (wie Interaktion mit anderen, Rollen, Interessen etc.) ausrichten. Kielhofner (2008) und Taylor (2017) bieten dafür die übergeordnete Einteilung in Interviews, Selbsteinschätzungs-Assessments und Beobachtungsassessments. Bei schwer betroffenen Klient*innen können beobachtungsbasierte Assessments wie das Model of Human Occupation Screaming (MOHOST) (Parkinson, Forsyth & Kielhofner, 2006) gewählt werden, um so einen Überblick über die Betätigungen, Rollen und Funktionen einer Person zu erhalten. Je nach Voraussetzungen der Klient*innen sowie den Rahmenbedingungen stehen weitere generische Assessments zur Verfügung. Hierzu zählen das Occupational Performance History Interviews (OPHI II) (Kielhofner et al., 2008), Occupational Self Assessment (OSA) (Baron et al., 2006), Canadian Occupational Performance Measure (COPM) (Law et al., 2017) oder die Gestaltung des Lebensflusses in Anlehnung an das KAWA-Modell (Iwama, 2006). Spezifischere Assessments, wie das Assessment of Communication and Interaction Skills (ACIS) oder die Rollencheckliste (RC) werden erst später im ergotherapeutischen Prozess relevant, wenn sich bereits benannte Betätigungsprobleme konkreter betrachten lassen (Kielhofner, 2008). Die folgende **Tabelle 3-6** hilft bei der Entscheidung, zu welchem Zeitpunkt oder unter welchen Voraussetzungen welches Assessment eingesetzt werden kann.

Rahmenbedingungen beeinflussen Assessmentwahl- und einsatz

Der Grund für die Indikation von Ergotherapie bei Erwachsenen mit psychischen Erkrankungen hängt von diversen Variablen ab und gestaltet sich entsprechend vielschichtig im stationären, teilstationären oder ambulanten Setting, in ergotherapeutischen Praxen oder gemeindepsychiatrischen Diensten. Damit einhergehende Rahmenbedingungen beeinflussen den Einsatz von Assessments, wenngleich dieser ein zentraler Bestandteil jedes ergotherapeutischen Prozesses sein sollte (Brown, 2018; Bullock in Creek, 2014). Betrachtet man die primär grup-

Tabelle 3-6: Entscheidungshilfe bei der Assessmentwahl (eigene Darstellung)

Assessmentwahl	
Voraussetzungen des*der Klient*in	**Rahmenbedingungen**
• Akute Symptomatik? • Wahrnehmung? (z. B. Halluzinationen, Krankheitseinsicht) • Denken? (z. B. Grübeln, negativistische Tendenzen, Wahn) • Kommunikations- und Interaktionsfähigkeit? • Stimmung? • Selbsteinschätzung? • Erfahrung mit ET Assessments	• Möglichkeiten zur Einzeltherapie? • Vorgegebene Erhebungsinstrumente? • Zeitlich verfügbarer Rahmen? • Zwangskontext? **Voraussetzungen des*der Therapeut*in** • Eigene Kenntnis und Erfahrungen im Umgang mit dem jeweiligen Assessment? • Fortbildungen zur Durchführung nötig? (z. B. AMPS) • Eigene Gesprächsführungskompetenzen?

↓

Wahl eines generischen Assessments, um Performanzprobleme zu erheben		
Interview z. B. OPHI II	**Beobachtungsassessment** z. B. MOHOST	**Selbsteinschätzungs-assessment** z. B. OSA
↓ **PERFORMANZPROBLEM** ↓		
Ggf. Wahl eines spezifischen Assessments, um Performanzprobleme zu analysieren		
Interview z. B. Worker Role Interview	**Beobachtungsassessment** z. B. ACIS	**Selbsteinschätzungs-assessment** z. B. Aktivitätenprotokoll

pentherapeutischen Angebote im stationären Setting, so scheinen diese die Durchführung von Assessments zu hemmen. Vor allem, wenn sie das einzige ergotherapeutische Angebot bilden (Brown, 2018). Auch die Koordination der Therapie im interdisziplinären Team beeinflusst die ergotherapeutischen Möglichkeiten, betätigungszentriert zu handeln. Je nachdem, wie die Therapieangebote mit Blick auf unterschiedliche Alltags- und Lebensbereiche der Klient*innen in den jeweiligen Institutionen gewachsen sind, kann es zu Konflikten bezüglich der Kompetenzen, Professionen und Zuständigkeiten kommen. So bietet in stationären Einrichtungen häufig der Sozialdienst bzw. das Entlassungsmanagement wohnraum- oder berufsbezogene Beratungsangebote an, während die Bewältigung der AdLs der Gesundheits- und Krankenpflege zugeordnet wird. Daher erscheint es notwendig, die bestehenden Rahmenbedingungen bei der Auswahl der Assessments zu berücksichtigen. Parallel zur Anwendung von betätigungszentrierten Assessments gilt es aber ebenso, das Verständnis von Ergotherapie und Betätigungszentrierung im interdisziplinären Team sowie die Veränderung von ergotherapeutischen Handlungsspielräumen im Blick zu haben.

3.3.2 Kommunikation und Gesprächsführung

Prestin (2019) konstatiert, dass ein ganzheitlicher Blick auf den Menschen und dessen Umfeld von zentraler Bedeutung für die psychiatrische Versorgung ist. Des Weiteren spielt die Beziehungskontinuität eine wichtige Rolle. Ergotherapeut*innen sollten die individuellen Biografien und Bedürfnisse ihrer Klient*innen kennen, um sie bei der Entwicklung von Lebensperspektiven unterstützen zu können. Fachwissen, Analyse- und Problemlösefähigkeiten reichen hierfür nicht auch. Denn wenn Ergotherapeut*innen die Gesprächsführung laienhaft gestalten, kann dies ihr fachliches und fallbezogenes Können durchaus wirkungslos oder gar zunichtemachen (Widulle, 2012). Widulle (2012, S. 141) versteht „Gespräche als sozialkommunikative Form methodischen Handelns" und stellt Gesprächsformen als Schritte eines Problemlöseprozesses dar. Besonders in der psychiatrischen Ergotherapie sind ausgeprägte Fähigkeiten in der Gesprächsführung notwendig (Brown, 2018). Sie bilden eine Grundlage für den Beziehungsaufbau zu den Klient*innen, der ausschlaggebend ist für deren Compliance und einen erfolgreichen therapeutischen Prozess (vgl. Kap. 2.4).

Herausforderungen für die Gesprächsführung ergeben sich auch durch die Problematik der Klient*innen. Psychisch erkrankte Menschen zeigen häufig Schwierigkeiten in der Kommunikation, Interaktion und im Selbstbild. Beispielsweise kann es ihnen schwerfallen, Entscheidungen zu treffen, sich selbst realistisch einzuschätzen oder offen mit anderen Personen zu kommunizieren (Brown, 2018). In Bezug auf die Bewältigung von Lebensereignissen, der Identifikation von Problemen und der Entwicklung von Lösungen und Zielen erleben psychisch erkrankte Klient*innen ebenfalls oftmals Beeinträchtigungen. Entsprechend schwer fällt es ihnen, Betätigungsprobleme zu äußern oder diese konkret zu benennen. In der Arbeit mit ruhigen und wortkargen Klient*innen sollten Assessments gefunden werden, bei denen die verbale Kommunikation nicht im Vordergrund steht (Hemphill-Pearson, 2008). Zudem erscheint in solchen Fällen von großer Bedeutung, dass Ergotherapeut*innen die Stille in Gesprächen aushalten und verminderte Kommunikation akzeptieren. Zusatzfragen können sie dabei unterstützen, die gewünschten Informationen zu erhalten. Diese Faktoren nehmen Einfluss auf die Auswahl und Anwendung von Assessments im psychosozialen Bereich. Ergotherapeut*innen müssen dabei die individuellen, symptombedingten Voraussetzungen ihrer Klient*innen bedenken, um diese nicht zu überfordern und dabei gleichzeitig das höchstmögliche Maß an Klientenzentrierung beizubehalten.

Kommunikation auf die Klient*innen abstimmen

Die oben genannten Faktoren erfordern im Anwendungsprozess des Assessments eine klare Gesprächsleitung und gute Balance zwischen *Pacing* und *Leading*. *Pacing* bezeichnet das Anpassen an bzw. Folgen von Sprache, Tempo und Inhalten der*des Klient*in. Beim *Leading* bestimmt die*der Therapeut*in die Richtung und das Tempo, bzw. nimmt darauf durch Fragen Einfluss (von Schlippe & Schweitzer, 2016). Klient*innen müssen teilweise auch ermutigt werden, gelingende Betätigungsbereiche als Ressourcen zu benennen oder aus der Masse an negativ erlebtem Alltag eine bedeutungsvolle Betätigung und ein Ziel zu wählen. Psychotische Symptome können dazu führen, dass Ziele von Klient*innen für das Gegenüber nicht mehr nachvollziehbar sind und Therapeut*innen erweiterte Klient*innen hinzuziehen sollten. Zudem können Hospitalisierung und Chronifizierung dazu führen, dass Klient*innen ihre Hoffnung verlieren und überhaupt nicht mehr an eine Veränderung glauben. Verschiedene Ansätze der Gesprächsführung können eben diese Problematik adressieren.

Ergotherapeut*innen sollten sich weiterhin darüber bewusst sein, dass psychisch erkrankte Klient*innen teils schwer belastende und traumatische Geschichten mitbringen. Diese immer wieder neu erzählen zu müssen, kann emotional überfordern und sogar re-traumatisieren (Hemphill-Pearson, 2008). Eine enge Absprache im interdisziplinären Team ist dabei unabdingbar. Zudem sollten Ergotherapeut*innen überlegen, welche Informationen für den ergotherapeutischen Prozess wirklich erforderlich sind. Kontinuierliche Reasoning-Prozesse im weiteren Verlauf stellen daher die Grundlage für eine zielführende Zusammenarbeit dar (Beurskens et al., 2020). Ein dynamischer und klientenzentrierter Assessmentprozess, wie in Tabelle 3-6 beschrieben, ermöglicht die Umsetzung der im Folgenden genannten grundlegenden Aspekte zur Durchführung von Assessments im psychosozialen Bereich (Laver-Fawcett, 2014):

- Transparent Ziele und Mehrwert der Betätigungszentrierung vermitteln
- Klare Gesprächsführung und Hilfestellung beim Benennen des Performanzproblems durch Fragetechniken
- Flexibles Anpassen der Assessmentdurchführung an die Symptomatik der Klient*innen in Bezug auf die Zeitdauer der Durchführung, der verwendeten Sprache/Fragetechniken und Unterstützungsmöglichkeiten (z. B. Unterstützung bei der Durchführung eines Selbsteinschätzungsbogens)

Anhand von Fallbeispielen aus unterschiedlichen therapeutischen Kontexten werden folgend verschiedene Assessments in ihrer Anwendung exemplarisch skizziert, um die Reasoning-Prozesse der Evaluation in ihrer Komplexität aufzuzeigen. Die gewählten Reasoning-Formen beziehen sich dabei auf Feiler (2019).

3.3.3 Die hoffnungslose Frau Kara

Seit über 15 Jahren leidet Frau Kara unter einer Depression und Ängsten. Durch die Chronifizierung ihrer psychischen Erkrankungen ist sie nun in eine Tagesstätte für psychisch erkrankte Menschen eingebunden. Ihr Alltag wird maßgeblich durch die Besuche in der Tagesstätte strukturiert. Frau Kara ist 39 Jahre alt und lebt allein in einer Zwei-Zimmer-Wohnung. Sie zeigt sich grundsätzlich motiviert zur Therapie, verfügt über eine Krankheitseinsicht und benennt klar, dass sie momentan ohne Unterstützung nicht allein zuhause zu Recht käme. In der Tagesstätte spricht sie nur selten mit Therapeut*innen und Klient*innen über ihren Alltag außerhalb der Einrichtung. Der Aufbau von Gesprächen gestaltet sich schwierig und scheint Frau Kara sehr unangenehm zu sein. Die Klientin zeigt eine gedrückte Stimmung sowie Einschränkungen in der Kommunikation. Sie kommuniziert kaum intrinsisch, antwortet auf Fragen in knappen Ein-Wort-Sätzen und spricht leise, sodass andere in Gesprächen stetig nachfragen müssen. Um die Betätigungsanliegen von Frau Kara klientenzentriert zu erfassen, plant die zuständige Ergotherapeutin die Durchführung eines Assessments. Um die Klientin nicht zu überfordern, entscheidet sie sich gegen den Einsatz eines Assessments in Interviewform, da Frau Kara bereits sehr unsicher in der Kommunikation scheint und längere Gespräche für sie offenbar unangenehm sind (interaktives Reasoning). Für die Evaluation berücksichtigt die Ergotherapeutin, dass bei ruhigen und sehr wortkargen Klient*innen Assessments mit geringerem verbalem Anteil als vorteilhaft gelten (scientific Reasoning) (Hemphill-Pearson, 2008).

Mit dem OSA Betätigungsanliegen ermitteln

Die Ergotherapeutin entscheidet sich für das OSA (Baron et al., 2006). Dieses Selbsteinschätzungsinstrument ermöglicht es Klient*innen, Kompetenzen und Wichtigkeit mit Blick auf bestimmte Tätigkeiten selbst zu bewerten (Teil 1). Die Fragen in Teil 2 beziehen sich auf die Umwelt. Klient*innen können das OSA sowohl selbstständig ausfüllen oder gemeinsam im Gespräch. Eine anschließende Zielfestlegung und Bestimmung nachfolgender Behandlungsschritte beenden diesen Prozessschritt (Baron et al., 2006). Das OSA scheint passend, da Frau Kara eine angemessene Krankheitseinsicht zeigt, motiviert an Therapiezielen arbeiten möchte, lesen kann und über die notwendigen kognitiven Fähigkeiten verfügt (scientific Reasoning) (Baron et al., 2006). Außerdem möchte die Ergotherapeutin Frau Kara durch die Anwendung des OSA im Sinne des Recovery Ansatzes (Knuf, 2016) zeigen, dass die Beziehung zwischen ihnen auf Augenhöhe stattfindet und sie im therapeutischen Prozess eine Kooperation eingehen (Baron et al, 2011). Die Ergotherapeutin vermittelt eine hoffnungsvolle Haltung und den Glauben an das Veränderungspotenzial der Klientin. Diese Faktoren können die Entwicklung einer stabilen therapeutischen Beziehung begünstigen und schaffen einen guten Rahmen für die Durchführung von Assessments (interaktives Reasoning) (Hemphill-Pearson, 2008). Die Ergotherapeutin vermittelt der Klientin transparent, dass es nicht um eine richtige oder falsche Bewertung der Items geht, sondern dass Beschreibungen individuelle Bedeutungen haben können. Das nimmt Frau Kara den Druck und hilft ihr darüber nachzudenken, was die Fragen für ihren Alltag bedeuten (interaktives Reasoning, scientific Reasoning). Frau Kara füllt das OSA anschließend in Anwesenheit der Ergotherapeutin aus, die für Erläuterungen der Items zur Verfügung steht. Nach der Besprechung der Items gilt es, konkrete Veränderungswünsche zu formulieren. Das begleitende Gespräch gestaltet die Ergotherapeutin mit unterstützenden, offenen Fragen (vgl. **Tabelle 3-7**), welche Frau Kara dazu anregen, ihr Betätigungsprob-

Tabelle 3-7: Auszug zu möglichen Hilfsfragen (in Anlehnung an Baron et al., 2006)

Hilfreiche Fragen in der Assessmentdurchführung mit Frau Kara
Welche Antwort spiegelt am ehesten Ihr Gefühl wider?
Bei welchem Punkt möchten Sie mit der Veränderung anfangen?

	sehr schwer	schwer	gut	sehr gut	nicht so wichtig	wichtig	wichtiger	sehr wichtig
Ich habe einen Tagesablauf, der mir zusagt.	×							×
Ich erledige die Dinge, für die ich verantwortlich bin.		×					×	
Ich bin eingebunden, z.B. als Student, Arbeitnehmer, arbeite ehrenamtlich und/oder als Familienmitglied.			×					×
Ich führe Tätigkeiten aus, die ich mag.		×					×	
Ich arbeite auf meine Ziele hin.		×					×	

Abbildung 3-5: Auszug aus dem OSA. Frau Kara (Baron et al., 2006)

lem und ihre Veränderungswünsche genauer zu beschreiben (vgl. **Abbildung 3-5**). Im Folgenden wird dies beispielhaft dargestellt:

Frau Kara und ihre Ergotherapeutin entscheiden sich dafür, die leichter veränderbaren Betätigungsanliegen zuerst anzugehen (interaktives und scientific Reasoning) (Baron et al., 2006). So können erste, einfach umsetzbare und sichtbare Alltagsveränderungen die Motivation der Klientin steigern (pragmatic und scientific Reasoning). Frau Karas Betätigungsanliegen aus dem OSA beziehen sich vor allem auf das Item: „Ich habe einen Tagesablauf, der mir zusagt.“ Dieses Item wurde mit der Kompetenz: „Das fällt mir sehr schwer“, und der Wichtigkeit: „Das ist mir sehr wichtig“, bewertet (vgl. Abbildung 3-5).

In der Besprechung des Items wird deutlich, dass Frau Kara außerhalb der Tagesstätte in den Tag hineinlebt. Am Ende des Tages habe sie häufig das Gefühl, nichts erledigt und den Tag nicht genossen zu haben. Sie schaffe es oft nicht, sich etwas zu Essen zu kochen, ernähre sich von Fertigprodukten und sitze den ganzen Tag auf dem Sofa. Ihre alltäglichen Aufgaben, die sie tun möchte oder muss, könne sie an solchen Tagen nicht bewältigen.

Intervention ableiten

Frau Kara beschreibt damit eine oft benannte Alltagseinschränkung depressiver Menschen. Diese berichten häufig von einer Vernachlässigung der Aktivitäten des täglichen Lebens (Brown, 2018). Eine Möglichkeit, um wieder zu einem ausgeglichenen und zufriedenstellenden Aktivitätsmuster zu gelangen sowie einer geregelten Tagesstruktur nachzugehen, bildet das ergotherapeutische Konzept Action over Inertia – im deutschsprachigen Raum unter Handeln gegen Trägheit (Krupa et al, 2018) erschienen. Das Konzept unterstützt psychisch erkrankte Menschen darin, „Sinn und Freude an der Fülle von Aktivitäten zu finden, die das tägliche Leben ausmachen.“ (Krupa et. al., 2017, S. 20)

Im Rahmen der Durchführung eines Arbeitsblattes aus dem Therapieprogramm Action over Inertia zeigt sich, dass Frau Kara kaum soziale Freizeit hat und wenig Zeit mit an-

Sind Sie mit den sozialen Interaktionen zufrieden, die Sie aktuell haben? Ja ☐ Nein ☒ *unzufrieden, weil ich kaum* *Freundschaften habe*
Gibt es eine bestimmte Art der sozialen Interaktion, die Sie gerne öfters erleben würden? Ja ☒ Nein ☐ *in der Tagesstätte zusammensitzen,* *Kaffee trinken und unterhalten, Gespräche führen,* *Freunde finden*
Gibt es bestimmte Personen, die Sie gerne öfter sehen würden? Wer sind diese Menschen? *z. B. aus der Tagesstätte*

Abbildung 3-6: Auszug Arbeitsblatt „Soziale Interaktion durch Aktivität“ von Frau Kara

deren verbringt. Sie hat zwar familiäre Kontakte, aber keine Freund*innen (interaktives Reasoning). Anhand des Action over Inertia wird für Frau Kara durch die Analyse ihrer Aktivitätsmuster als weiteres Betätigungsanliegen der Wunsch nach Kontakt zu den anderen Besucher*innen der Tagesstätte deutlich. Durch gezielte Fragen der Therapeutin kann Frau Kara den Wunsch formulieren, bei der Kaffeerunde in der Tagesstätte mit anderen Besucher*innen Smalltalk zu führen und diese besser kennenzulernen. Exemplarisch zeigt dies der Auszug aus dem Arbeitsblatt „Soziale Interaktion durch Aktivität“ (Krupa et. al., 2017) (**Abbildung 3-6**).

Einsatz spezifischer Assessments bei Frau Kara

Um die Kommunikations- und Interaktionsfertigkeiten, die Frau Kara für die Ausführung ihres Betätigungsanliegens benötigt, konkreter beurteilen und daraus einen Interventionsplan ableiten zu können, zieht die Ergotherapeutin mit Frau Kara das Assessment of Communication and Interaction Skills (ACIS) (Forsyth et al., 2011) oder das Evaluation of Social Interaction (ESI) (Fisher & Griswold, 2010) in Betracht. Mit Hilfe des Evaluation of Social Interaction (ESI) lassen sich unterschiedliche Interaktionen zu Beginn und zum Abschluss einer Intervention beobachten und mittels einer Auswertungssoftware valide und reliable Ergebnisse erzielen. Dazu bedarf es jedoch einer Fortbildung inklusive Kalibrierung, weshalb sich die Therapeutin für das ACIS entscheidet (konditionales, interaktives und pragmatisches Reasoning). Das ACIS misst die Betätigungsfertigkeiten durch Beobachtung von Stärken und Schwächen in der Kommunikation und Interaktion im Alltag einer Person (Brown, 2018; Forsyth et al., 2011). Dabei werden die Bereiche Körper, Informationsaustausch und Beziehungen in einem alltäglichen sozialen Kontext erhoben. Die Ergotherapeutin führt das ACIS während der Kaffeerunde in der Tagesstätte durch. Frau Kara wird darüber aufgeklärt, dass sie in der Beobachtungssituation Kommunikations- und Interaktionsteilnahme zeigen soll (Forsyth et al. 2011). In der Beobachtungssituation schätzt die Therapeutin Frau Karas Verhalten anhand einer Skala von 1–4 (unzureichend bis kompetent) ein, welche im Manual zu jedem Item beschrieben sind) (**Tabelle 3-8**).

Die Bewertung verdeutlicht, dass Frau Kara nur sporadisch mit den anderen Besucher*in-

Tabelle 3-8: Auszug aus dem ACIS: Bewertungsskala (Forsyth et al., 2011)

Kompetent (4)	Kompetente Performanz, die die Kommunikation und Interaktion unterstutzt und zu guten interpersonellen Ergebnissen/Gruppenergebnissen führt; der Untersucher beobachtet keine Anzeichen von Beeinträchtigungen.
Fraglich (3)	Eingeschränkte Performanz, die die Kommunikation und Interaktion beeinflussen und zu unklaren interpersonellen Ergebnissen/Gruppenergebnissen führen könnte; der Untersucher hält Beeinträchtigungen für möglich.
Ineffizient (2)	Schwache Performanz, die die Kommunikation und Interaktion beeinträchtigt und zu unerwünschten interpersonellen Ergebnissen/Gruppenergebnissen führt; der Untersucher beobachtet leichte bis mittlere Anzeichen von Beeinträchtigungen.
Unzureichend (1)	Unzureichende Performanz, die die Kommunikation und Interaktion beeinträchtigt und zu unannehmbaren Gruppenergebnissen führt; der Untersucher beobachtet massive Beeinträchtigungen (Gefährdung der Sicherheit, Provokation, Zusammenbruch der Gruppenbeziehung)

nen Blickkontakt hält, was zum Zusammenbruch der sozialen Handlung führt. Sie spricht sehr leise, sodass einige Worte nur mit erhöhter Anstrengung von anderen verstanden werden. Frau Kara verhält sich anderen gegenüber unklar, indem sie beispielsweise Aussagen als Frage formuliert oder ihre Aussagen mit: „... oder ich weiß auch nicht“, beendet. Bitten oder Wünsche spricht sie im Kontakt nur unsicher aus. Sie hat Schwierigkeiten, sich zu äußern, weshalb ein Wechselgespräch oder Gesprächsfluss kaum zustande kommen kann. Der Klientin fällt es schwer, den richtigen Zeitpunkt zu finden, um in ein Gespräch einzusteigen. Die Ergotherapeutin bewertet Frau Karas Kommunikations- und Interaktionsfertigkeiten im Bereich des Informationsaustausches wie folgt (**Abbildung 3-7**):

Informationsaustausch					
Artikuliert	4	3	(2)	1	nb
Äußert sich bestimmt	4	3	(2)	1	nb
Fragt	4	(3)	2	1	nb
Ergreift Initiative	4	3	(2)	1	nb
Drückt Affekte aus	4	3	(2)	1	nb
Moduliert	4	3	(2)	1	nb
Teilt sich mit	4	3	2	(1)	nb
Spricht	(4)	3	2	1	nb
Bleibt dabei	4	3	(2)	1	nb

Abbildung 3-7: Auszug aus dem ACIS: Frau Kara (Forsyth et al., 2011)

Betätigungsprobleme ergründen und Lösungen entwickeln

Im Anschluss daran bespricht die Ergotherapeutin die Ergebnisse mit Frau Kara und gemeinsam ergründen beide die Ursachen der festgestellten Schwierigkeiten. Es wird deutlich, dass Frau Kara negative Glaubenssätze verinnerlicht hat, welche dazu führen, dass sie große Angst hat, etwas Falsches zu sagen (narratives Reasoning). Deshalb sei sie innerlich in Gesprächssituationen sehr unruhig und halte sich lieber zurück. Außerdem beschreibt Frau Kara, dass sie in den Situationen keine Ideen habe, worüber sie mit den anderen sprechen könne. In der Besprechung des ACIS achtet die Ergotherapeutin darauf, die entstehenden Sprechpausen und die Stille auszuhalten (scientific & interaktives Reasoning) (Hemphill-Pearson, 2008). So entsteht für Frau Kara der Raum, eigene Ideen zu den Ursachen und möglichen Lösungen des Betätigungsproblems zu entwickeln. Sie setzt sich zum Ziel, Kontakt zu einer Mitklientin aufzubauen und während des Kaffeetrinkens am Nachmittag Gespräche mit Frau Argaz zu führen, einer anderen Tagesstätten-Besucherin. Innerhalb der Therapie sammelt Frau Kara gemeinsam mit ihrer Ergotherapeutin Themen, die sie im Gespräch erfahren oder teilen möchte. Im Anschluss daran erprobt die Therapeutin in einem Rollenspiel – also im geschützten Rahmen – mögliche Gesprächssituationen und erarbeitet mit der Klientin Strategien, wie diese sich in unsicheren Momenten wieder beruhigen kann (kognitiv-verhaltensbasierter Bezugsrahmen) (Kirsh, 2016). Nach sechs Wochen beobachtet die Ergotherapeutin nochmals dieselbe Situation mit Hilfe des ACIS, um das Outcome der Interventionen zu messen.

3.3.4 Der misstrauische Herr Lau

Herr Lau befindet sich seit einigen Wochen zum wiederholten Male im akut psychiatrischen und geschützt stationären Setting in therapeutischer Behandlung. Der Klient ist an einer paranoiden Schizophrenie erkrankt, die sein Denken, Erleben und Verhalten deutlich beeinflusst. Für Außenstehende sind sein Verhalten und seine Kommunikation nur eingeschränkt nachvollziehbar.

Bereits zu Beginn der Behandlung wird deutlich, dass sowohl Interview-Assessments als auch Assessments zur Selbsteinschätzung für die Evaluation zunächst aufgrund seines akut psychotischen Zustandes ausgeschlossen sind (konditionales & scientific Reasoning). Die Ergotherapeutin entscheidet sich für die Durchführung eines Beobachtungsassessments. Diese Instrumente eignen sich besonders, wenn längere Interviews beispielsweise aufgrund eingeschränkter Kommunikations- oder Konzentrationsfähigkeiten nicht möglich sind oder wenn Gespräche durch eine eingeschränkte Krankheitseinsicht erschwert werden (scientific Reasoning). Die Ergotherapeutin wählt das Model of Human Occupation Screening Tool (MOHOST), da es einen grundlegenden Überblick über die Teilhabe an Betätigung ermöglicht (Parkinson, Forsyth & Kielhofner, 2006). Durch längere Zeiträume von Institutionalisierung kann die Ausführung von IAdLs bei chronisch psychisch erkrankten Menschen grundlegend eingeschränkt sein. Das Ausmaß an Betätigungseinschränkungen kann sich deshalb sehr breit gefächert zeigen (Brown, 2018; Parkinson et. al, 2006). Das MOHOST bietet hier als Einstiegstool die Möglichkeit, einen Blick auf alle Ebenen von Betätigungsverhalten zu werfen, um dann in einem nächsten Schritt einzelne Betätigungsprobleme näher zu betrachten. Die Ergotherapeutin schätzt im Rahmen des MOHOST Items zur Volition, zu Gewohnheiten, Kommunikations- und Interaktionsfertigkeiten, motorischen und prozesshaften Fertigkeiten sowie zur Umwelt ein. Dabei kann sie verschiedene Zugänge nutzen, die Beobachtung oder die Befragung im Team und/oder von Angehörigen. Die gute Anwendbarkeit des Assessments im interdisziplinären Team stützt die Entscheidung der Ergotherapeutin, denn das MOHOST gibt anderen Berufsgruppen einen Überblick, wo Betätigungsteilhabe stattfindet und wie die Betätigungsfähigkeiten einer Person sind (pragmatisches Reasoning) (Parkinson et. al, 2006).

In der ersten Woche geht die Ergotherapeutin immer wieder auf den Klienten zu. Sie tritt mit ihm in Kontakt und führt kurze Gespräche, um eine klare und vertrauensvolle Beziehung aufzubauen (interaktives Reasoning). Dabei fokussieren die Kurzkontakte mit Herrn Lau gezielt den Klinikalltag und seine aktuellen Wünsche und Bedürfnisse. Die Ergotherapeutin hört Herrn Lau aufmerksam zu und benennt klar und eindeutig, wenn sie inhaltlich nicht mehr an seine Aussagen anknüpfen kann. Die Metakommunikation gestaltet sich dabei als hilfreiche Methode (Schlippe & Schweitzer, 2015). Wenn einfache Kommunikation mit Klient*innen möglich ist, empfiehlt das MOHOST ergänzende Fragen aus dem Assessment Occupational Circumstances Assessment and Interview Rating Scale (OCAIRS) (Forsyth et al., 2005; Kranz, 2017) zu nutzen. Da sich komplexe, freie Gespräche mit Herrn Lau noch schwierig gestalten, entscheidet sich die Ergotherapeutin dafür, pro Kontakt nicht mehr als eine Frage zu stellen. Außerdem wählt sie die in **Tabelle 3-9** stehenden Fragen aus, die sie durch ihren bisherigen Eindruck von Herrn Lau als passend einschätzt (narratives und interaktives Reasoning) (Parkinson et al., 2006, S. 40f).

Tabelle 3-9: Ergänzende Fragen in Anlehnung an das MOHOST & OCAIRS (Parkionson et al., 2006; Forsyth et al., 2005)

Hilfreiche Fragen in der Assessmentdurchführung mit Herrn Lau
Können Sie mir erzählen, was Sie den ganzen Tag hier machen?
Ist es hier/zu Hause leicht klar zu kommen und Dinge zu erledigen?
Was ist für Sie schwierig?
Was können Sie gut und worauf sind Sie stolz?
Haben Sie ein Ziel?

Das MOHOST bezieht vielfältige Informationsquellen ein

Die Ergotherapeutin versucht, für die Beobachtung des Klienten ausreichend viele und regelmäßige Betätigungssituationen zu schaffen, damit sie Herrn Lau in bedeutungsvollen Betätigungen erleben kann (scientific Reasoning) (Parkinson et. al, 2006). Eine ausgewählte Beobachtungssituation betrifft das morgendliche Aufstehen, Anziehen und Waschen. Außerdem beobachtet sie eine Gruppensituation beim Mittagessen, sowie eine Situation, in welcher Herr Lau sich im Freizeitraum aufhält.

Zusätzlich zu den Gesprächen und Beobachtungen befragt die Ergotherapeutin die Mitglieder des multiprofessionellen Teams zu ihren Einschätzungen und ergänzt Informationen aus den Akten. Abschließend findet die Bewertung der MOHOST Items anhand der vorgegebenen Skalen von 1 bis 4 statt (**Tabelle 3-10a** und **Tabelle 3-10b**).

Durch die Auswertung des MOHOST wird deutlich, dass die Einschränkungen im Bereich der Tagesstruktur und Routinen am deutlichsten sind. Herrn Laus Betätigungsmuster hindern ihn daran, Handlungen gezielt zu initiieren und abzuschließen. Entscheidungen zur Ausführung von Betätigungen scheinen zufällig. Herr Lau befindet sich in stetiger Aktivität und zeigt keine ausgeglichene Balance zwischen Erholung und Aktivität. Ruhe und Schlafstörungen sind häufig ein Problem bei schizophrenen Klient*innen (Brown, 2018).

Beginn der Intervention und Einsatz des COPM im weiteren Verlauf

Trotz der noch akuten Erkrankungsphase kann mit Hilfe der Ergebnisse aus dem MOHOST ein Interventions-Prozess begonnen werden. Die Zuhilfenahme eines weiteren Assessments wird zu einem späteren Zeitpunkt erneut forciert. Die Ergotherapeutin richtet den ergothe-

Tabelle 3-10a: Auszüge aus dem MOHOST: Herr Lau (Zusammenfassung)

Motivation für Betätigung				Betätigungsmuster				Kommunikations- und Interaktionsfähigkeiten				Prozessfähigkeiten				Motorische Fähigkeiten				Umwelt			
Beurteilung der Fähigkeiten	Erfolgserwartungen	Interessen	Engagement/Einsatz	Routine	Anpassungsfähigkeit	Verantwortungsübernahme	Rollen	Nonverbale Fähigkeiten	Konversation	Mündlicher Ausdruck	Beziehungen	Wissen/Kenntnisse	Planung	Organisation	Problem lösen	Haltung und Mobilität	Koordination	Kraft und Anstrengung	Energie	Räumliche Umwelt	Räumliche Ressourcen	Soziale Gruppen	Anforderung an Betätigung
4	4	4	4	4	4	4	4	4	4	4	4	4	4	4	4	~~4~~	4	~~4~~	4	4	4	4	4
3	3	3	3	3	3	3	3	3	3	~~3~~	3	3	3	3	3	3	~~3~~	3	~~3~~	3	3	~~3~~	3
2	2	~~2~~	~~2~~	~~2~~	~~2~~	2	2	~~2~~	2	2	~~2~~	2	~~2~~	2	2	2	2	2	2	2	~~2~~	2	~~2~~
~~1~~	~~1~~	1	1	1	1	~~1~~	~~1~~	1	~~1~~	1	1	~~1~~	1	~~1~~	~~1~~	1	1	1	1	~~1~~	1	1	1

Tabelle 3-10b: Auszüge aus dem MOHOST: Herr Lau

Betätigungsmuster		
Routine/Tagesstruktur	Punkte	
Balance Struktur Produktivität Aktivität	4	Fähig, eine ausgewogene Routine zu arrangieren, die Verpflichtungen und Zielen entspricht
	3	Grundsätzlich fähig, einen organisierten und produktiven täglichen Ablauf aufrecht zu erhalten
	2	Schwierigkeit, ohne Unterstützung Routine zu organisieren, die den Betätigungsverpflichtungen gerecht wird
	X	Chaotische oder leere Routine, welche Verpflichtungen und Ziele nicht unterstützt (schwankend/ unausgeglichen)
	Kommentar: Handlungen zufällig, variieren täglich	

rapeutischen Prozess danach aus, Herrn Lau zunächst Phasen der Erholung/Ruhephasen zu ermöglichen. In diesen Phasen wird er von der Therapeutin begleitet, denn häufig ist das Handeln und „Mitgehen“ in der Therapie schizophrener Klient*innen wichtiger als Reden (scientific Reasoning) (Schlippe & Schweitzer, 2015). Sie bietet ihm immer wieder Erholungsphasen an, klärt ihn verbal über deren Nutzen auf und vermittelt ihn in eine Entspannungsgruppe der Psychotherapie, damit Herr Lau verschiedene Strategien zur Entspannung kennenlernt (interaktives & scientific Reasoning). Gleichzeitig erhebt sie weiter Daten zur Performanz und integriert neue Erkenntnisse kontinuierlich in das MOHOST.

Im therapeutischen Verlauf und mit zunehmender Verbesserung der psychotischen Symptome wendet die Ergotherapeutin das COPM (Law et al., 2017) an, um den Fokus der ergotherapeutischen Behandlung auf den Alltag außerhalb des klinischen Settings zu lenken und die Perspektive des Klienten alltagsfokussiert in den therapeutischen Prozess einzubeziehen. Herr Lau benennt bei der Durchführung des Assessments ebenfalls die fehlenden Phasen der Erholung im Tagesablauf. Er käme nicht genügend zur Ruhe. Daher habe er für Freizeitaktivitäten im Klinikalltag, aber auch im Alltag zu Hause keine ausreichende Energie zur Verfügung, sodass er diese dann häufig nicht mehr ausführe.

Im Laufe des Therapieprozesses übernimmt Herr Lau eigenmächtig Verantwortung dafür, Phasen der Erholung in seinen Alltag einzubauen. Er entwickelt mit Hilfe seiner Ergotherapeutin die Gewohnheit, nach dem Mittagessen für eine Stunde ein Hörbuch zu hören. Außerdem gewöhnt er sich an, abends immer um dieselbe Zeit schlafen zu gehen, damit er einen erholsamen Rhythmus entwickelt (Tester & Jackson Foss, 2018; Faulkner & Mairs, 2015). Das MOHOST sowie das COPM eignen sich beide zur Outcome-Messung bei Herrn Lau und werden nach Abschluss der therapeutischen Intervention daher erneut durchgeführt.

3.3.5 Die impulsive Frau Art

Die 34-jährige Frau Art lebt allein in einer Einzimmerwohnung in einer Großstadt in NRW. Ihre gesetzliche Betreuerin möchte zur Unterstützung einen Fachdienst für Ambulant Betreutes Wohnen installieren. Sie telefoniert daher mit einem dort angestellten Ergotherapeuten und vermittelt ihm folgende Informationen: Nach Beendigung der Realschule hat die Klientin keine weitere schulische oder berufliche Ausbildung begonnen. Zwischenzeitlich hat sie aufgrund ihrer psychischen Erkrankung eine Tagesstätte besucht, deren Teilnahme sie jedoch nach ca. eineinhalb Jahren ablehnte, weil sie sich von den dortigen Betreuer*innen missverstanden fühlte und es mit den anderen Besucher*innen häufig zu Konflikten kam. Jegliche weiteren Versuche der Eingliederung schlugen fehl, da ihr Verhalten in den psychosozialen Bereichen Affektivität, Antrieb, Impulskontrolle, Wahrnehmung, Denken und Beziehungen zu anderen auffällig ist. Aufgrund steigender Schulden, mangelnder Gesundheitsfürsorge und Kriminalität (Randalieren auf öffentlichen Plätzen, Diebstähle) wurde noch im Setting der Tagesstätte der Antrag auf eine gesetzliche Betreuung gestellt. Es liegt das Krankheitsbild emotional instabile Persönlichkeitsstörung, Borderline (F60.31 nach ICD 10) vor.

Die vorliegenden Daten ermöglichen bereits zu diesem Zeitpunkt das Sammeln weiterer Hintergrundinformationen (Mulligan, 2013), so z. B. interne und externe Evidenz zur Behandlung und Begleitung bei o. g. Krankheitsbild (scientific, diagnostisches, prozedurales Reasoning). Die Evaluationsplanung als vorbereitende Aufgabe (AOTA, 2018) erfordert in diesem Kontext, dass der Ergotherapeut ein Hilfeplangespräch mit allen Beteiligten initiiert, ärztliche Stellungnahmen anfordert (Ebene der Körperfunktionen nach ICF (Deutsches Institut für Medizinische Dokumentation und Information (DIMDI, 2020) und die gesetzliche Betreuerin um weitere informelle Dokumente bittet.

Bedarfsermittlung

Der Antragstellung und der entsprechenden Kostenübernahme durch den Träger der Sozialhilfe im Rahmen der Eingliederungshilfe von betreuten Wohnformen liegt das Verfahren der individuellen Hilfeplanung mit dem Bedarfserhebungsinstrument NRW (BEI_NRW) (Direktorin des Landschaftsverbands Rheinland und Direktor des Landschaftsverbands Westfalen-Lippe, 2019) verpflichtend zugrunde. Dieses Instrument entspricht den Anforderungen des Bundesteilhabegesetzes (BTHG) und stellt Partizipation sowie Personenzentrierung, Ziel- und Wirkungsorientierung zentral. Aus ergotherapeutischer Perspektive ermöglicht das BEI_NRW bereits eine klienten- und betätigungszentrierte Sichtweise (diagnostisches & konditionales Reasoning). Teilnehmende des Hilfeplangespräches zur Bedarfsermittlung sind die Klientin, die gesetzliche Betreuerin, der Hilfeplaner des Kostenträgers sowie der zuständige Ergotherapeut des Fachdienstes (interaktives, pragmatisches Reasoning). Diese Multiperspektivität ermöglicht einen dynamischen und personenzentrierten Dialog, Informationen können mehrdimensional als auch professionsübergreifend gesammelt werden und bilden die Grundlage, um Leistungen zur sozialen Teilhabe zu planen.

Der Aufbau und die Gliederung der Bedarfsermittlung mit dem BEI_NRW orientiert sich an den folgenden Aspekten: den Basisdaten (Stammdaten und Übersicht der Leistungen), dem Gesprächsleitfaden (Persönliche und Ergänzende Sicht), der Ziel- und Leistungsplanung pro Lebensbereich sowie einer Gesamtübersicht (Direktorin des Landschaftsverbands Rheinland & Direktor des Landschaftsverbands Westfalen-Lippe , 2019). **Abbildung 3-8** zeigt die verschiedenen Perspektiven auf.

Um die Lebenssituation ganzheitlich zu erfassen, wird sowohl die persönliche (durch den*die Klient*in) als auch die ergänzende Sicht (externe Personen) formuliert und innerhalb des Gespräches im Instrument dokumentiert, wobei sich die ergänzende Sicht den neun Lebensbereichen der Komponenten Aktivität und Teilhabe der ICF (DIMDI, 2020) zuordnen lässt (**Tabelle 3-11**).

Die zugrundeliegende ICF-Struktur (DIMDI, 2020) dient dazu, die individuelle Situation des Menschen und seines Lebenshintergrundes zu erfassen (Witzmann et al, 2015). Die Ziel- und Leistungsplanung als Produkt der Bedarfsermittlung ermöglicht eine klienten- und betätigungszentrierte Vorgehensweise im weiteren Prozess und eine entsprechende Zielüberprüfung und Wirkungskontrolle am Ende des Bewilligungszeitraumes.

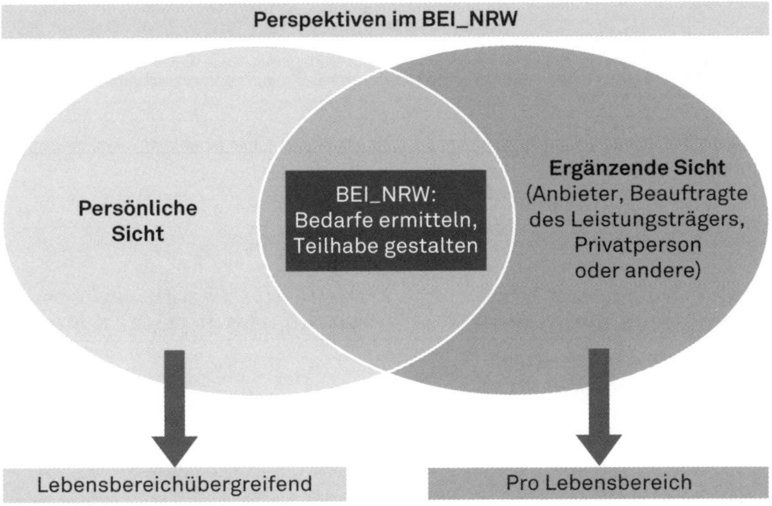

Abbildung 3-8: Perspektiven im BEI_NRW (Direktorin des Landschaftsverbands Rheinland und Direktor des Landschaftsverbands Westfalen-Lippe, 2019, S. 25)

Tabelle 3-11: ICF-Struktur der Lebensbereiche (DIMDI, 2020)

Kapitel	Lebensbereiche Aktivitäten und Teilhabe
1	Lernen und Wissensanwendung
2	Allgemeine Aufgaben und Anforderungen
3	Kommunikation
4	Mobilität
5	Selbstversorgung
6	Häusliches Leben
7	Interpersonelle Interaktionen und Beziehungen
8	Bedeutende Lebensbereiche
9	Gemeinschafts-, soziales und staatsbürgerliches Leben

Das Dokument „Persönliche Sicht“ (vgl. **Abbildung 3-9**) ermittelt die subjektive Betrachtung von Klient*innen auf ihre aktuelle Lebenssituation und persönliche Ziele. Fr. Art bringt dieses Dokument bereits ausgefüllt zum nächsten Termin mit. Wie darin vorgesehen, hat sie jeweils aufgeschrieben, was ihr als hilfreich oder hinderlich erscheint, ihr Leben so zu leben, wie sie es möchte. Das Ausfüllen des Dokuments soll Klient*innen wie Frau Art dazu ermutigen, über die eigene Lebensplanung nachzudenken (Konrad, 2019). Die Abbildung 3-9 zeigt den Ausschnitt dieses Dokumentes von Frau Art.

Ergebnisse des Hilfegesprächs

In dem gemeinsamen Hilfeplangespräch äußert Frau Art, dass sie sich in vielen Bereichen durch „das verfickte System“ eingeschränkt fühle. Aus Geldmangel könne sie ihren Interes-

Ihre einleitenden Worte

Ich wohne aktuell

▣ In der eigenen Wohnung
  ▣ Allein
  ☐ Mit anderen und zwar: ______
☐ In einer Wohngemeinschaft
☐ Im Haushalt der Eltern/Pflege-/Gastfamilie
☐ In einem Wohnheim
☐ Sonstiges: ______

Keine richtigen Möbel, nur Schrott, bin kreativ, alle Wände sind bemalt. Dekoriere regelmäßig um, meine Mutter ist im Nachbarhaus gestorben, muss da weg.

Ich arbeite/gestalte meinen Tag aktuell

☐ Ich arbeite/gestalte meinen Tag aktuell
☐ In einer Tagesförderstätte
☐ In einer Werkstatt für behinderte Menschen
☐ Auf dem Arbeitsmarkt
▣ Sonstiges: ______

Habe nicht viel, höre Musik, schreibe selber Texte, tätowiere mich auch selbst, aber die Maschine ist aktuell kaputt, manchmal komme ich auch drei Tage nicht raus, wenn es mir schlecht geht

Wenn ich Beziehungen mit anderen Menschen gestalten will

Die sollen mich alle in Ruhe lassen, das Leben fickt mich jeden Tag, ich komme schon alleine klar, mich haben schon so viele verarscht, habe ich keinen Bock drauf

Was ich in meiner Freizeit machen will

Worauf ich Lust habe, Musik machen. Habe eh kein Geld, um was zu machen

Abbildung 3-9: Auszug Dokument Persönliche Sicht (Direktorin des Landschaftsverbands Rheinland und Direktor des Landschaftsverbands Westfalen-Lippe, 2019): Frau Art

sen Tätowieren und Konzertbesuche nicht nachkommen, aber auch sonst gar nichts machen. Sie hungere auch manchmal zwei bis drei Tage, weil das Geld für den Einkauf fehle. Sie male gerne und schreibe Texte, sei zudem musikalisch, singe und spiele mehrere Musikinstrumente. Wenn es ihr schlecht gehe, mache sie allerdings gar nichts, um ihr „Scheißleben" irgendwie zu ertragen. Dann gehe sie tagelang nicht aus dem Haus und verkrieche sich in ihrem verdunkelten Zimmer. Sie springt im Gespräch zwischen weit zurückliegenden Ereignissen und aktuell Erlebtem hin und her. Soziale Kontakt habe sie nur wenige. Diese brauche sie aber auch nicht, da sie schon genug mit sich selbst zu tun habe. Zusammengefasst lässt sich feststellen, dass die Klientin Unterstützung in den Lebensbereichen: Allgemeine Aufgaben und Anforderungen, Kommunikation, Selbstversorgung, Häusliches Leben, Interpersonelle Interaktionen und Beziehungen sowie Gemeinschafts- soziales und staatsbürgerliches Leben benötigt.

Während des Gespräches wird zudem deutlich, dass Frau Art trotz ihres noch recht jungen Alters eine komplexe Lebensgeschichte hinter sich hat. Daher plant der Ergotherapeut, in den folgenden persönlichen Treffen im Rahmen der ambulanten Betreuung im häuslichen Umfeld das halbstrukturierte OPHI-II (Taylor, 2017; Kielhofner et al., 2008) mit ihr durchzuführen (konditionales, narratives Reasoning).

Mit dem OPHI-II Informationen zur Betätigungsvorgeschichte ermitteln

Das OPHI-II ermöglicht Therapeut*innen ein tiefergehendes Verständnis davon, wie Klient*innen ihre vergangenen, aktuellen und auch zukünftigen Lebenssituationen wahrnehmen und wie sie ihr Leben interpretieren. Die Identifikation positiver als auch negativer Lebensereignisse und deren Auswirkungen auf das Betätigungsverhalten hilft dabei, den derzeitigen Lebensstatus nachzuvollziehen und die Therapie entsprechend gestalten zu können. Konrad (2019) konstatiert die Bedeutung um das Wissen der Lebens- und Familiengeschichte für eine erfolgreiche Lebens- und Teilhabeplanung. Des Weiteren ebnet das OPHI-II den Weg zu einer guten therapeutischen Beziehung (Bullack, 2015), die bei einem Krankheitsbild, welches von Emotionalität und Impulsivität gekennzeichnet ist, von großer Bedeutung ist.

Das ambulante Setting sowie die bewilligte Kostenzusage über 18 Monate ermöglichen die Anwendung dieses Assessments über mehrere Einheiten hinweg. Auch die individuelle Terminplanung mit der Klientin unterstützt den Ergotherapeuten dabei, den Einsatz des Assessments flexibel an deren emotionalen Zustand anzupassen (Bullack, 2015; Kielhofner et al., 2008). Leitfragen zur Durchführung des Interviews (Fragenlisten), Bögen zum Eintragen als auch Flussdiagramme bieten Ergotherapeut*innen hilfreiche Unterstützung in der Vorbereitung, der Durchführung und auch der Nachbereitung des Assessments und lassen sich in der Anlage des Manuals finden (Kielhofner et al., 2008). Gleichbleibend sind die Struktur der Inhalte, die folgende Punkte umfassen: Betätigungsrollen, Normaler Alltag (tägliche Routine), Betätigungssettings (Umwelt), Auswahl von Aktivitäten und Betätigungen sowie entscheidende Ereignisse im Leben. Nichtsdestotrotz erweist es sich in der Interviewdurchführung nicht immer als förderlich, die Abfolge der vorgegebenen Struktur einzuhalten. Stattdessen sollten Ergotherapeut*innen ihre Klient*innen dazu ermutigen, den Verlauf des Interviews zu bestimmen. So zeigen sie Interesse und erhöhen die Wahrscheinlichkeit, dass die Klient*innen ihr persönliches Erleben darstellen. Manchmal kommt es vor, dass Klient*innen bestimmte Aspekte erwähnen, aber nicht näher ausführen. Dann können Hilfsfragen dazu dienen, die Gesprächsinhalte zu vertiefen und/oder zu konkretisieren, wie in **Tabelle 3-12** beispielhaft verdeutlicht.

Die Ergebnisskalen des OPHI-II zur Betätigungsidentität, Betätigungskompetenz und Betätigungssetting nehmen dabei wertvolle Messparameter ein. Sie dienen in der Intervention

Tabelle 3-12: Hilfsfragen OPHII-II (in Anlehnung an Kielhofner, 2008)

Hilfreiche Fragen in der Assessmentdurchführung mit Frau Art
Was meinen Sie, warum Ihre Mutter fand, dass Sie es schlecht gemacht haben?
Wie haben Sie auf diese Aussage reagiert?
Es hört sich so an, dass diese Rückmeldung Sie sehr getroffen hat, ist das richtig?

Benennt einen erwünschten Lebensstil der Betätigung	3	☐	Benennt einen erwünschten Lebensstil für die Zukunft mit einigen bedenken/Unzufriedenheiten	
		☐	Hat angemessene Vorstellung von Prioritäten beim Strukturieren/Ausfüllen der Zeit	
		☐	Benennt eine oder mehrere Betätigungen, die zumindest teilweise wichtig oder von Bedeutung sind	
		☐	Ist im Prinzip zufrieden mit derzeitigem Lebensstil der Betätigung	
	2	☐	Hat Schwierigkeiten, für die Zukunft erwünschten Lebensstil der Betätigung zu benennen	
		☐	Größere Befürchtungen/Unzufriedenheiten mit derzeitigem Lebensstil	
		☐	Hat Schwierigkeiten zu erkennen, wie Zeit strukturiert/ausgefüllt werden soll	
		☐	Schwierigkeiten beim Benennen/verlorene Begeisterung für derzeitig bedeutungsvolle Betätigungen	
	X	☐	Ist sehr unglücklich mit derzeitigem Lebensstil/Alltag	Klientin hält an einem Lebensstil mit illegalen Aktivitäten fest.
		☐	Kann keinen bedeutungsvollen Lebensstil für die Zukunft benennen	
		☐	Kann keine Betätigungen benennen, die begeistern/Bedürfnisse erfüllen	
		☐	Kann sich nicht vorstellen, wie Zeit strukturiert/ausgefüllt werden kann	

3: angemessene, zufrieden stellende Betätigungsfunktionen, 2: teilweise Funktionsprobleme bei Betätigung, 1: extreme Funktionsprobleme bei Betätigung

Abbildung 3-10: Ausschnitt Ergebnisskala OPHII-II (Kielhofner, 2008, S. 48)

regelmäßig als Grundlage zum Austausch mit dem/der Klient*in und unterstützen die Dokumentation (**Abbildung 3-10**).

Auf das Betätigungsprofil folgt die Performanzanalyse

Die vielfältigen Informationen und Kenntnisse lassen ein Betätigungsprofil von Frau Art entstehen, welches für weitere Prozessschritte in der Evaluation hilfreich ist. Dabei berichtete sie von langjährigen traumatischen Erfahrungen mit ihrer Mutter und Freunden der Mutter, die sie in der Entwicklung ihrer Betätigungskompetenz und -identität behindert haben. Regelmäßige Flashbacks und Defizite in der Emotionsregulation sowie fehlende Bewältigungsstrategien und Gefühle von Leere oder Hoffnungslosigkeit bis hin zu Suizidgedanken beeinflussen ihr Betätigungsverhalten, welches durch Impulsivität und selbstschädigendes Verhalten (Geld ausgeben, Sex mit ihr unbekannten Personen, Substanzmissbrauch) sowie affektive Instabilität (Reizbarkeit, tiefe Niedergeschlagenheit und überschwängliches Glück wechseln sich in kürzester Zeit ab) bestimmt wird. Zwischenmenschliche Beziehungen sind instabil und von Idealisierung und Abwertung gekennzeichnet.

Performanz- und Aufgabenanalysen dienen im weiteren Verlauf dazu, die Qualität der Betätigungsperformanz zu beurteilen als auch die Ursachen für Performanzprobleme konkreter zu eruieren (Fisher, 2009; Brown, 2018). Der Kontext des ambulanten Settings ermöglicht es dem Ergotherapeuten, die Klientin in ihrer natürlichen Umgebung/Umwelt zu beobachten, etwa in der Wohnung oder beim Einkaufen. So wird z. B. deutlich, dass Frau Art ihr Geld nach dem Lustprinzip ausgibt, ohne an ihre kontinuierliche Versorgung zu denken. Hat sie beim Einkaufen Appetit auf Sandwiches, kauft sie sich mehrere davon. Hat sie Lust zu malen, kauft sie sich zehn Leinwände anstatt benötigter Lebensmittel.

Intervention und Outcome-Messung

Indem der Ergotherapeut die Ergebnisse der Evaluation analysiert, erhält er ein Gesamtbild der vorhandenen Stärken und Ressourcen aber auch der Barrieren, welche die Betätigungsperformanz von Frau Art beeinflussen und somit leitend sind für die Intervention. Vorbereitende Maßnahmen (AOTA, 2018) aus dem kognitiv-verhaltensbasierten Bezugsrahmen (Krupa et al., 2016; Lee & West, 2014 in Bryant et al., 2014) helfen dabei, Denkmuster zu erkennen, zu hinterfragen und zu verändern. Zudem bietet der Ergotherapeut Frau Art die Intervention „Handeln gegen Trägheit" mit dem Ergänzungsmaterial Posttraumatische Belastungsstörung (Rogers & Preston, 2019) an. Diese ermöglicht es der Klientin, ihr aktuelles Aktivitätsmuster zu betrachten und gemeinsam zu reflektieren. Im Rahmen von zielgerichteten Aktivitäten (AOTA, 2018) lassen sich mangelnde Routinen, wie das Erstellen einer Einkaufsliste, einüben. Betätigungsbasierte Interventionen (AOTA, 2018), verhelfen Fr. Art zu einem zielgerichteten Einkauf. Dabei regt der Ergotherapeut sie dazu an, das verfügbare wöchentliche Budget zu berücksichtigen und zwischen notwendigen und interessengeleiteten Ausgaben zu unterscheiden.

Das BTHG sieht vor, die in der Evaluationsphase ermittelten Bedarfe und Leistungen regelhaft zu überprüfen. Dabei gibt der Kostenträger im Falle von Frau Art die Outcome-Messung am Ende des Bewilligungszeitraumes mittels des Instrumentes BEI_NRW vor. Der Ergotherapeut ist also angehalten, gemeinsam mit seiner Klientin den zurückliegenden Betreuungszeitraum zu reflektieren. Er dokumentiert, welche Ereignisse, Faktoren, Maßnahmen und/oder Entwicklungen dazu beigetragen haben, dass die S.M.A.R.T formulierten Ziele „erreicht", „teilweise erreicht", „nicht erreicht" worden oder „noch in Bearbeitung" sind (Direktorin des Landschaftsverbands Rheinland & Direktor des Landschaftsverbands Westfalen-Lippe, 2019). Auch hier finden sich die Ergebnisse des OPHI-II wieder und liefern Argumente für z.B. eine Empfehlung zur Fortführung der Begleitung.

Die Fallbeispiele zeigen, wie individuell der Einsatz von Assessments auf Grundlage des professionellen Reasonings gestaltet werden kann und muss. Die Vielfalt an MOHO-Assessments ermöglicht ein individuelles Eingehen auf die verschiedenen Bedürfnisse der Klient*innen. Ebenso finden weitere Assessments, wie z.B. das COPM (Law et al., 2017), im psychiatrischen Setting Anwendung (Creek & Lougher, 2008). Hierunter fällt auch das MINI-ICF-APP (Muschalla, 2019), das im Kapitel 3.4 näher beschrieben wird.

Für die Wahl eines geeigneten Assessments benötigen Ergotherapeut*innen die Kompetenz, ihr Wissen über Psychopathologie, Beziehungsgestaltung und Gesprächsführung in den ergotherapeutischen Entscheidungsprozess miteinzubeziehen. Während der Assessmentdurchführung sollten sie eine wertschätzende, hoffnungsvolle und positive Beziehungsgestaltung zu den Klient*innen in den Mittelpunkt rücken. Eine gute Gesprächsführung und möglicherweise notwendige Adaptionen in der Durchführung schaffen eine angemessene Basis für die therapeutische Beziehung und damit Vertrauen für den folgenden Therapieprozess (vgl. Kap. 2.4)

Die Rahmenbedingungen psychiatrischer Institutionen scheinen sich oftmals begrenzend auf die Möglichkeiten auszuwirken, ergotherapeutische Assessments auszuwählen und durchzuführen. Zum Beispiel, weil das Verständnis von Ergotherapie noch sehr funktional ausgerichtet ist. Trotzdem sind Bedeutung und Mehrgewinn einer professionellen, betätigungszentrierten und klientenzentrierten Arbeitsweise offensichtlich. Um eben diesen Mehrgewinn im multidisziplinären Team zu verdeutlichen, sind Ergotherapeut*innen gefordert, ihre Herangehensweise auf der Grundlage von (teil-)standardisierten (ergotherapeutischen) Assessments transparent zu machen und zu erläutern. Des Weiteren sollten sie sich trauen, ihre Kompetenzen auf weitere Handlungsfelder auszuweiten und dort ihre Expertise mit Blick auf die Klientenzentrierung, Betätigungszentrierung und Gemeinwesenorientierung einzubringen. Eine solche Ausweitung bietet immense Chancen, die Ergotherapie nachhaltig in gesellschaftlichen und gemeindenahen Angebotsstrukturen zu etablieren, die sich an die wachsende Anzahl von Menschen mit psychischen Erkrankungen richten. Dies betrifft im Sinne der Betätigungsgerechtigkeit und Entstigmatisierung besonders auch Klient*innen mit niedrigem sozioökonomischen Status.

Literatur

AOTA – American Occupational Therapy Association. (2018). *Das Framework der AOTA. Gegenstandsbereich, Prozesse und Kontexte*. Bern: Hogrefe Verlag.

Baron, K., Kielhofner, G., Iyenger, A., Goldhammer, V. & Wolenski, J. (2006). *The Occupational Self-Assessment (OSA)*. Chicago: Model of Human Occupation Clearinghouse, Department of Occupational Therapy, College of Applied Health Sciences, University of Illinois at Chicago.

Baron, K., Kielhofner, G., Goldhammer, V. & Wolenski, J. (2011). *Benutzerhandbuch für das Occupational Self Assessment (OSA). Ein Selbsteinschätzungsbogen. Version 2.2*. Idstein: Schulz Kirchner Verlag.

Beddington, J., Cooper, C. L., Field, J., Goswami, U., Huppert, F. A., Jenkins, R., Jones, H. S., Kirkwood, T. B. L., Sahakian, B. J. & Thomas, S. M. (2008). The mental wealth of nations. *Nature, 455,* 1057–1060. https://doi.org/10.1038/4551057a

Baptist, S. (2008). Client- Centered Asessment: The Canadian Occupational Performance Measure. In BJ. Hemphill-Pearson (Ed.), *Assessments in Occupational Therapy Mental Health: An Integrative Approach* (2nd ed., pp. 35–48). New Jersey: Slack

Beurskens, S., van Peppen, R., Swinkels, R., Vermeulen, H. & Wittink, H. (2020). *Meten in de praktijk. Stappenplan voor het gebruik van meetinstrumenten in de gezondheidszorg* (2nd ed.). Houten: Bohn Stafleu von Loghum. https://doi.org/10.1007/978-90-368-2459-0

Bullack, B. (2015). Geschichten aus dem Leben – Occupational Performance History Interview (OPHI-II). *ergopraxis; 8,* 33–35. https://doi.org/10.1055/s-0035-1564352

Brown, C. (2018). *Menschen mit schweren psychischen Erkrankungen, Leitlinien der Ergotherapie* (M. le Granse, Hrsg.; Bd. 4). Bern: Hogrefe. https://doi.org/10.1024/85782-000

Bryant, W., Fieldhouse, J., & Bannigan, K. (2014). *Creeks Occupational Therapy and Mental Health* (5th ed.). Oxford: Churchill Livingstone.

Bühring, P. (2016). Vernetzte Versorgung psychisch Kranker. Ambulant vor stationär. *Deutsches Ärzteblatt, 113,* 448–448.

Creek, J. (2014). Approaches to Practice. In W. Bryant, J. Fieldhouse, K. Bannigan & J. Creek (Eds.), *Creeks Occupational Therapy and Mental Health* (pp. 40–71). Oxford: Churchill Livingstone.

Creek, J., & Lougher, L. (2008). *Occupational therapy and mental health* (4th ed.). Edinburgh: Churchill Livingstone Elsevier.

Bundesministerium für Arbeit und Soziales. (2018). *Bundesteilhabegesetz*. https://www.bmas.de/DE/Soziales/Teilhabe-und-Inklusion/Rehabilitation-und-Teilhabe/bundesteilhabegesetz.html

Deutsche Gesellschaft für Psychiatrie und Psychotherapie, Psychosomatik und Nervenheilkunde (DGPPN) (Ed.). (2019). *Kurzfassung der S3 – Leitlinie. Psychosoziale Therapien bei schweren psychischen Erkrankungen*. https://www.awmf.org/uploads/tx_szleitlinien/038-020k_S3_Psychosoziale_Therapien_bei_schweren_psychischen_Erkrankungen_2019-04.pdf

Deutsche Gesellschaft für Psychiatrie und Psychotherapie, Psychosomatik und Nervenheilkunde (DGPPN) (Ed.). (2019). *Zahlen und Fakten der Psychiatrie und Psychotherapie*. https://www.dgppn.de/_Resources/Persistent/154e18a8cebe41667ae22665162be21ad726e8b8/Factsheet_Psychiatrie.pdf

Deutsche Gesellschaft für Psychiatrie und Psychotherapie, Psychosomatik und Nervenheilkunde (DGPPN) (Ed.). (2018) *Psychische Erkrankungen in Deutschland: Schwerpunkt Versorgung*. https://www.dgppn.de/_Resources/Persistent/f80fb3f112b4eda48f6c5f3c68d23632a03ba599/DGPPN_Dossier%20web.pdf

DIMDI – Deutsches Institut für Medizinische Dokumentation und Information. (2020). *ICD-10-GM Version 2020, Systematisches Verzeichnis, Internationale statistische Klassifikation der Krankheiten und verwandter Gesundheitsprobleme, 10. Revision.* www.dimdi.de

Direktorin des Landschaftsverbands Rheinland & Direktor des Landschaftsverbands Westfalen-Lippe (Hrsg.), (2019). *Bedarfe ermitteln Teilhabe gestalten BEI_NRW Handbuch*. https://www.lwl-inklusionsamt-soziale-teilhabe.de/media/filer_public/e8/05/e805d76d-f543-481a-a356-334001154fc8/2019_04_30handbuch_bei-nrw_internet.pdf

Faulkner, S. & Mairs, H. (2015). An exploration of the role of the occupational therapist in relation to sleep problems in mental health settings. *British Journal of Occupational Therapy, 78*, 516–524. https://doi.org/10.1177/0308022614564771

Feiler, M. (2019). *Professionelles und klinisches Reasoning in der Ergotherapie*. Stuttgart: Thieme. https://doi.org/10.1055/b-006-163228

Fisher, A. (2009). *Occupational Therapy Intervention Process Model. A Model for Planning and Implementing Top-down, Client-centered, and Occupation-based Interventions*. For Collings, CO (USA): Three Stars Press.

Fisher, A.G. & Griswold, L.A. (2010). *Evaluation of Social Interaction (ESI)*. Fort Collins: Three Star Press.

Forsyth, K., Deshpande, S., Kielhofner, G., Henriksson, C., Haglund, L. & Olson, L. (2005). *The occupational circumstances assessment and interview rating scale*. Chicago: Model of Human Occupation Clearinghouse, Department of Occupational Therapy, College of Applied Health Sciences, University of Illinois at Chicago.

Forsyth, K., Simon, S., Salamy, M. & Kielhofner, G. (2011). *The Assessment of Commuincation and interaction Skills (ACIS). Das Assessment der Kommunkations- und interaktionsfertigkeiten Version 4.0*. Verlag Modernes Lernen: Dortmund.

Hemphill-Pearson, B.J. (2008). *Assessments in Occupational Therapy Mental Health: An Integrative Approach* (2nd ed.). New Jersey: Slack.

Iwama, M.K. (2006). *The Kawa model: Culturally relevant occupational therapy*. Edinburgh: Churchill Livingstone Elsevier.

Jacobi, F., Höfler, M., Strehle, J., Mack, S., Gerschler, A., Scholl, L., Busch, M.A., Maske, U., Hapke, U., Gaebel, W., Maier, W., Wagner, M., Zielasek, J. & Wittchen, H.-U. (2014). Psychische Störungen in der Allgemeinbevölkerung. Studie zur Gesundheit Erwachsener in Deutschland und ihr Zusatzmodul Psychische Gesundheit (DEGS1-MH). *Nervenarzt, 85,* 77–87. https://doi.org/10.1007/s00115-013-3961-y

Kielhofner, G. (2008). *Model of Human Occupation: Theory and Application (4. Ausg.)* Baltimore: Wolters Kluwer.

Kielhofner, G., Mallinson, T., Crawford, C., Nowak, M., Rigby, M., Henry, A. & Walens, D. (2008). *OPHI-II The Occupational Performance History Interview (Version 2.1) Interview zur Betätigungsvorgeschichte*. Idstein: Schulz-Kirchner.

Kirsh, B. (2016). Processes of thought and Occupation. In T. Krupa, B. Kirsh, D. Pitts & E. Fossey (Eds.), *Psychosocial Frames of reference. Theories, Models, and Approaches for Occupation Based Practice* (pp. 191–210). New Jersey: Slack.

Knuf, A. (2016). *Empowerment und Recovery* (5th ed.). Köln: Psychiatrie Verlag.

Konrad, M. (2019). *Die Assistenzleistung. Anforderungen an die Eingliederungshilfe durch das BTHG*. Köln: Psychiatrie Verlag.

Kranz, F. (2017). Assessment: OCAIRS 4.0 – Wie Klienten ihre Betätigung erleben. *ergopraxis, 10,* 36–37. https://doi.org/10.1055/s-0043-111914

Krupa, T., Edgelow, M., Chen, S., Mieras, C., Almas, A., Perry, A., Radloff-Gabriel, D. Jackson, J., & Bransfield, M. (2018). *Handeln ermöglichen - Trägheit überwinden*. (A. Pfeiffer & W. Höhl, Trans.). Idstein: Schulz-Kirchner Verlag.

Krupa, T., Kirsh, B., Pitts, D. & Fossey, E. (2016) *Psychosocial Frames of reference. Theories, Models, and Approaches for Occupation Based Practice*. New Jersey: Slack.

Krupa, T., Edgelow, M., Chen, S., Mieras, C., Almas, A., Perry, A., Radloff-Gabriel, D., Jackson, J. & Bransfield, M. (2017). *Action over Inertia. Handeln ermöglichen-Trägheit überwinden. Therapieprogramm für Gesundheit durch Aktivität- Handeln gegen Trägheit*. Idstein: Schulz Kirchner.

Laver-Fawcett, A.J. (2014). Routine standardised outcome measurement to evaluate the effectiveness of occupational therapy interventions: essential or optional. *Ergoterapeuten, 4*, 28–37.

Lee, S. & West, R. (2014). Cognitive Approaches to Intervention. In W. Bryant, J. Fieldhouse, K. Bannigan & J. Creek (Eds.), *Creeks Occupational Therapy and Mental Health* (pp. 40–71). Oxford: Churchill Livingstone.

Law, M., Baptiste, S., Carswell, A., McColl, M., Polatajko, H. & Pollok, N. (2017). *COPM Canadian Occupational Performance Meausure*. Idstein: Schulz-Kirchner.

Mulligan, S. (2013). *Occupational Therapy Evaluation for Children: A Pocket Guide*. Baltimore: Lippincott, Williams & Willkin.

Muschalla, B. (2019). Mini-ICF-Job-Fit: Operationalisierung des psychischen Person-Job-Fit mit dem Fähigkeitenprofil nach Mini-ICF-APP. *Praxis klinische Verhaltensmedizin und Rehabilitation, 107*, 251–256.

Page, M.S. (2008). Interviewing in Occupational Therapy. In B.J. Hemphill-Pearson (Eds.), *Assessments in Occupational Therapy Mental Health: An Integrative Approach*. Second Edition New Jersey: Slack.

Parkinson, S., Forsyth, K. & Kielhofner, G. (2006). *The Model of Human Occupation Screening Tool (MOHOST)*. Chicago: Model of Human Occupation Clearinghouse, Department of Occupational Therapy, College of Applied Health Sciences, University of Illinois at Chicago. https://doi.org/10.1037/t52666-000

Pitts, D. & McIntyre, E. (2016). Recovery Frameworks. In T. Krupa, B. Kirsh, D. Pitts & E. Fossey (Eds.), *Psychosocial Frames of reference. Theories, Models, and Approaches for Occupation Based Practice* (pp. 37–56). New Jersey: Slack.

Prestin, E. (2019). Recoveryorientierung als Prüfstein für die psychiatrische Versorgung. In G. Zuaboni, C. Burr, A. Winter & M. Schulz (Eds.), *Recovery und psychische Gesundheit* (pp. 10–13). Köln: Psychiatrie Verlag.

Robert Koch-Institut (Hrsg.). (2014). *Seelische Belastungen. Faktenblatt zu GEDA 2012: Ergebnisse der Studie „Gesundheit in Deutschland aktuell 2012.* Berlin: RKI. www.rki.de/geda

Rogers, A. & Preston, C. (2019). *Posttraumatische Belastungsstörung (PTBS). Ergänzungsmaterial zu Handeln ermöglichen - Trägheit überwinden (Action over Inertia)*. Idstein: Schulz Kirchner.

Rosemann, M. & Konrad, M. (2017). *Selbstbestimmtes Wohnen. Mobile Unterstützung bei der Lebensführung*. Köln: Psychiatrie Verlag.

Schlippe, J. von & Schweitzer, J. (2015). *Lehrbuch der systemischen Therapie und Beratung II. Das störungsspezifische Wissen* (6th ed.). Göttingen: Vandenhoeck & Ruprecht. https://doi.org/10.13109/9783666462566

Schlippe, J. von & Schweitzer, J. (2016). *Lehrbuch der systemischen Therapie und Beratung I. Das Grundlagenwissen* (3th ed.). Göttingen: Vandenhoeck & Ruprecht. https://doi.org/10.13109/9783666401855

Taylor, R.R. (2017). *Kielhofner's model of human occupation: Theory and application* (5th ed.). Philadelphia: Wolters Kluwer.

Tester, N.J. & Foss, J.J. (2018). The Issue Is—Sleep as an occupational need. *American Journal of Occupational Therapy*, *72*, 7201347010. https://doi.org/10.5014/ajot.2018.020651

Widulle, W. (2012). *Gesprächsführung in der Sozialen Arbeit*. Wiesbaden: Springer. https://doi.org/10.1007/978-3-531-19118-8

Witzmann, M., Kraus, E., Gerlach, T. & Weitzel, R. (2015). *ICF-basierte Förder- und Teilhabeplanung für psychisch kranke Menschen*. Göttingen: Hogrefe.

WHO - World Health Organization (Ed.). (2001). *The World Health Report 2001 - Mental Health: New Understanding, New Hope*. Geneva: WHO.

3.4 Betätigungszentrierte Assessments in der Arbeitsrehabilitation

Rebecca Lang

Die Arbeit besitzt eine zentrale Bedeutung für den Menschen. Diese Grundüberzeugung spiegelt sich in vielen Veröffentlichungen aus den Bereichen der Ergotherapie und Occupational Science wider. Zahlreiche Studien belegen den positiven Einfluss von Arbeit auf menschliches Wohlbefinden und Gesundheit, andere verdeutlichen den Zusammenhang zwischen Arbeitslosigkeit und Krankheit (Kaskutas & Snodgrass, 2018). Dabei zeigt die aktuelle Forschung, dass die Teilhabe am Arbeitsleben den Alltag eines Menschen strukturiert, zu einem Gefühl der Zugehörigkeit führt, die Ausbildung einer persönlichen Identität unterstützt und durch regelmäßiges Einkommen die Gestaltung des alltäglichen Lebens ermöglicht (Höhl et al., 2015; Kaskutas & Snodgrass, 2018). Auch ergotherapeutische Modelle betonen die wesentliche Bedeutung von Arbeit für das Wohlbefinden des Menschen, indem sie neben Selbstversorgung und Freizeit die Arbeit bzw. Produktivität als einen eigenen Betätigungsbereich definieren (Taylor, 2017; Townsend & Polatajko, 2013; Kielhofner, 2008).

Ergotherapeutische Arbeitsfelder im Rahmen der Arbeitsrehabilitation (auch: Arbeitstherapie) sind vielfältig. Ergotherapeut*innen unterstützen und ermöglichen die Teilhabe am Arbeitsleben bei Menschen mit psychischen Erkrankungen, Intelligenzminderung oder somatischen Erkrankungen, beispielsweise nach Unfällen oder erworbenen Hirnschädigungen (Höhl et al., 2015, Kaskutas & Snodgrass, 2018). Entsprechend zahlreich sind auch die Instrumente, die in den verschiedenen Fachbereichen die Auswirkungen von Krankheit und Behinderung auf die Arbeits- und Leistungsfähigkeit erheben. Das vorliegende Kapitel gibt einen Überblick über relevante Assessments und stellt verschiedene Auswahlkriterien vor. Es veranschaulicht anhand von Fallbeispielen, wie Ergotherapeut*innen mit Hilfe ihrer Reasoning-Prozesse geeignete Instrumente auswählen, einsetzen und für die Interventionsplanung nutzen können.

3.4.1 Verortung ergotherapeutischer Assessments

Suchen Ergotherapeut*innen nach geeigneten Assessments für die berufliche Rehabilitation, stehen sie vor einer großen Auswahl. Allerdings zeigt der Blick in Assessmentdatenbanken (IQPR: Institut für Qualitätssicherung in Prävention und Rehabilitation GmbH, 2017) oder Leitlinien zur sozialmedizinischen Begutachtung (Deutsche Rentenversicherung, 2018), dass viele der aufgeführten Tests und Assessments für den arbeitsrehabilitativen Bereich nicht aus ergotherapeutischer Quelle stammen. Stattdessen wurde ein Großteil der verfügbaren Instrumente aus einem arbeitsmedizinischen oder psychologischen Verständnis heraus entwickelt.

Die ergotherapeutische Arbeit in der beruflichen Rehabilitation rückt neben der Erhebung von Leistungs- bzw. Arbeitsfähigkeit weitere wichtige Aspekte in den Vordergrund. Hierzu gehören die individuelle Zufriedenheit der Klient*innen mit Blick auf die Betätigungsausführung am Arbeitsplatz, die subjektive Bedeutsamkeit der Arbeit sowie die Einflüsse des Arbeitskontextes auf die Betätigungsausführung und Zufriedenheit.

Von Ergotherapeut*innen entwickelte arbeitstherapeutische Assessments unterscheiden sich daher oftmals von Assessments anderer Fachbereiche. Denn – orientiert am beruflichen Selbstverständnis – legen sie neben der Erhebung von Arbeits- und Leistungsfähigkeit einen wesentlichen Schwerpunkt auf die Frage, wie zufrieden die Klient*innen mit der Betätigungsausführung sind. Sie unterstützen Ergotherapeut*innen darin, im Rahmen eines Top-down-Vorgehens (Fisher, 2014) die als problematisch oder unzufriedenstellend geschilderte Betätigung aus betätigungszentrierter Perspektive zu analysieren – und das innerhalb des beruflichen Kontextes. Dabei werden neben den Performanzfertigkeiten, der Betätigungsausführung und den Umweltfaktoren bei Bedarf auch Körperfunktionen berücksichtigt, welche die zufriedenstellende berufliche Teilhabe erschweren oder verhindern.

Der ergotherapeutische Prozess im Rahmen der Arbeitsrehabilitation wird von Assessments begleitet: Innerhalb der *Evaluation* kommen sowohl generische als auch spezifische arbeitstherapeutische Assessments zum Einsatz, um den Ursprung des Betätigungsproblems zu klären und Aussagen bezüglich der Betätigungsdurchführung, der Leistungsfähigkeit sowie der individuellen Zufriedenheit zu treffen. Zudem kann ein Abgleich zwischen den Anforderungen einer Arbeitstätigkeit mit der vorhandenen Leistungsfähigkeit erfolgen oder die Rolle der Umwelt in Bezug auf berufliche Tätigkeit erfasst werden. Während der *Intervention* sollten Ergotherapeut*innen spezifische arbeitstherapeutische Assessments nutzen, um Therapiefortschritte zu überprüfen und gegebenenfalls therapeutische Interventionen anzupassen. Wie in anderen Fachbereichen der Ergotherapie gilt es auch hier, mit Hilfe von arbeitstherapeutischen Assessments eine *Outcome-Messung* durchzuführen. Durch den Vergleich der Daten aus der Evaluation mit den Daten am Ende der Therapie lassen sich Therapieerfolge transparent darstellen (vgl. Kap. 1.1).

3.4.2 Entscheidungsfindung im Assessment-Dschungel

Die Anzahl der ergotherapeutischen Assessments für den arbeitstherapeutischen Bereich ist groß (Deutscher Verband der Ergotherapeuten [DVE], 2020). Daher stellen sich praktisch arbeitende Ergotherapeut*innen mitunter die Frage, welches Assessment das geeignete ist. In der oben bereits erwähnten Vielfältigkeit des Arbeitsbereiches hängt dies u.a. vom Klientel, von gesetzlichen Vorgaben sowie von institutionellen Rahmenbedingungen ab.

Klientenbezogene Entscheidungsgrundlage

Für Klient*innen, die ein Gespräch führen und diesem ausreichend folgen können, stehen beispielsweise *Interview-Assessments* zur Verfügung. Sind Klient*innen in der Lage, ihr eigenes Verhalten zu beurteilen und zu reflektieren, bieten sich Selbsteinschätzungsbögen an. Mit deren Hilfe können Therapeut*in und Klient*in gemeinsam identifizieren, welche Bedürfnisse bzw. welche Probleme am Arbeitsplatz im Vordergrund stehen. Bei Klient*innen, die verbal nicht in der Lage sind, ein Evaluationsgespräch zu führen, eignen sich *Beobachtungsassessments*. Dies kann etwa auf Menschen mit Intelligenzminderung, Aphasie oder kulturell bedingten Sprachbarrieren zutreffen. **Tabelle 3-13** veranschaulicht die hier beschriebene Möglichkeit, die Entscheidung für oder gegen ein Assessment davon abhängig zu machen, inwieweit Klient*innen ein Gespräch führen und sich selbst einschätzen können.

Eine weitere Entscheidungshilfe bietet die Fragestellung, was mit dem Einsatz des Assessments erreicht werden soll (vgl. Tabelle 3-13). Für eine erste generelle Erhebung arbeitsbezogener Betätigungsprobleme eignen sich generische Assessments, wie z.B. MOHOST (Parkinson et al., 2005) oder OCAIRS (Forsyth et al., 2005). Geht es hingegen im weiteren Verlauf der Therapie darum, genauere Informationen über die beobachteten oder von Klient*innen geäußerten Betätigungsprobleme, die Performanzfertigkeiten, die individuelle Bedeutung von Arbeit oder den Einfluss des Arbeitskontextes zu sammeln, bieten sich *spezifische Assessments* an, wie z.B. das Assessment of Work Performance (AWP), der HiPro-Tätigkeitsprofilbogen oder die HiPro-Situationsanalyse.

Gesetze als Entscheidungsgrundlage

Auch gesetzliche Vorgaben können auf die Wahl von Assessments Einfluss nehmen. Im Rahmen der Einführung bzw. stufenweisen Reform des Bundesteilhabegesetzes (BTHG) (Bundesministerium für Arbeit und Soziales, 2016) erfuhren alle Bereiche der Arbeitsrehabilitation in den letzten Jahren große Veränderungen. Innerhalb der im SGB IX gesetzlich verankerten Leistungen zur Teilhabe am Arbeitsleben *(LTA)* (Sozialgesetzbuch IX, 2019) geben die Leistungsträger Prozesse und Evaluations-Instrumente vor. So legen sie den Fokus ihrer Evaluation darauf, die Leistungsfähigkeit der Klient*innen zu erheben: „Bei der Prüfung eines Antrags auf Leistungen zur Teilhabe am Arbeitsleben muss festgestellt werden, welche Leistungsfähigkeit beim Versicherten noch besteht" (Deutsche Rentenversicherung Bund, 2005, S. 10). Hierfür fordern viele Rehabilitationsträger den Einsatz von *Profilvergleichsverfahren*, um über Leistungen zur Teilhabe am Arbeitsleben oder die Auswahl und Gestaltung von behinderungsgerechten Arbeitsplätzen zu entscheiden (REHADAT, 2019).

Im Rahmen der dritten Reformstufe des BTHG vom 1.1.2020 wurde die Vorgabe implementiert, die Ermittlung des individuellen Bedarfs von sogenannten Fachleistungen (Bedarfsermittlung) – zu denen die Leistungen zur Teilhabe am Arbeitsleben gehören – durch ein Instrument zu erfassen, das sich an der ICF orientiert (Bundesministerium der Justiz und für Verbraucherschutz, 2020). Es existieren bundeslandspezifische Bedarfsermittlungsinstrumente, die von den Trägern der Eingliederungshilfe bzw. den Bundesländern neu erarbeitet oder an die Neuregelungen des BTHG angepasst worden sind (Umsetzungsbegleitung Bundesteilhabegesetz, o. D.). Diesen Vorgaben entsprechen das ergotherapeutische Assessment HiPro (Düchting, 2008) sowie das Mini-ICF-APP (Linden, Baron & Muschalla, 2009, 2015). Letzteres wurde zwar von Ärzt*innen und Psycholog*innen entwickelt, die Durchführung durch Ergotherapeut*innen wird jedoch ausdrücklich befürwortet (ebd.).

Rahmenbedingungen

Die Durchführung von Assessments, wie Interviews oder Selbsteinschätzungsinstrumente erfordern Einzelkontakte in einem geschützten, strukturierten Rahmen. Hierfür werden jedoch Zeiträume von mindestens 30 Min., Personal und freie Raumkontingente benötigt. Dies kann je nach Institution zeitliche und organisatorische Schwierigkeiten mit sich bringen. Beobachtungsassessments hingegen können im Einzel- als auch im Gruppensetting oftmals ohne organisatorische Hürden angewandt werden.

Tabelle 3-13 bietet eine Übersicht über mögliche Einflussfaktoren sowie entsprechende Leitfragen, welche die Entscheidung für oder gegen ein Assessment unterstützen. Die hier erwähnten Assessments stellen eine kleine Auswahl von arbeitstherapeutischen Assessments dar, mit denen Ergotherapeut*innen eine betätigungsorientierte Evaluation, ein Top-down-Vorgehen bei den Interventionen sowie eine ergotherapeutische Outcome-Erhebung gestalten und gleichzeitig die Variablen Klientel, Rahmenbedingungen und Gesetze in ihrem Professional Reasoning (Boyt-Schell & Schell, 2018) integrieren können.

Welche Assessments sich jeweils eignen, hängt also von verschiedenen Variablen ab und sollte im Einzelfall genau abgewogen werden. Der folgende Text stellt einzelne Assessments anhand von Fallbeispielen näher vor und begründet deren Auswahl. Analog zu den oben erwähnten Bedarfsermittlungs-Instrumenten der Bundesländer sind die im Rahmen der Assessmentnutzung identifizierten Performanzprobleme der Klient*innen in ICF-Codierung verschlüsselt, um beispielhaft eine ICF-basierte Dokumentation nach SGB IX, § 118, aufzuzeigen.

Tabelle 3-13: Übersicht über mögliche Entscheidungswege zum geeigneten AT-Assessment (eigene Darstellung)

Mit welchem Klientel möchte ich das Assessment durchführen?			
Klient*in ist nicht in der Lage, ein Gespräch zu führen oder es zu verfolgen (Intelligenzminderung, Aphasie, wenig Deutschkenntnisse ...)		Klient*in ist in der Lage, ein Gespräch zu führen oder es zu verfolgen.	
Beobachtungsassessments/ Fremdeinschätzungs-Assessments		*Interviews*	
		Klient*in ist in der Lage, sich selbst zu reflektieren	
		Selbsteinschätzungs- Assessments	
Welche Informationen möchte ich durch den Einsatz des Assessments gewinnen?			
Erhebung genereller arbeitsbezogener Performanzprobleme der/des Klient*in		Analyse einzelner, von Klient*in geschilderter Performanzprobleme.	
Generische Assessments		*Spezifische Assessments*	
Klient*in ist nicht in der Lage, ein Gespräch zu führen oder es zu verfolgen	Klient*in ist in der Lage, ein Gespräch zu führen oder es zu verfolgen.	Klient*in ist nicht in der Lage, ein Gespräch zu führen oder es zu verfolgen	Klient*in ist in der Lage, ein Gespräch zu führen oder es zu verfolgen.
Beobachtungsassessments *MOHOST*	Interviews *OCAIRS* *WRI* *HiPro-Aufnahmebogen*	Beobachtungsassessments *AWP* *HiPro-Fremdeinschätzung* *Mini ICF-APP*	Interviews *WRI*
	Klient*in ist in der Lage, sich selbst zu reflektieren		Klient*in ist in der Lage, sich selbst zu reflektieren
	Selbsteinschätzungs-Assessment *HiPro- Profilbogen*		Selbsteinschätzungs-Assessments *HiPro-Tätigkeitsprofilbogen* *HiPro-Situationsanalyse* *HiPro-Selbsteinschätzung* *Mini-ICF-APP-S*
Gibt der Leistungsträger bestimmte Erhebungsverfahren vor?			
Profilvergleichsverfahren		ICF-basierte Erhebung	
Klient*in ist nicht in der Lage, ein Gespräch zu führen oder sich zu reflektieren.	Klient*in ist in der Lage, ein Gespräch zu führen und sich zu reflektieren.	Klient*in ist nicht in der Lage, ein Gespräch zu führen oder sich zu reflektieren.	Klient*in ist in der Lage, ein Gespräch zu führen und sich zu reflektieren.
Beobachtungsassessments *Mini-ICF-APP-work+* *Mini-ICF-APP*	Selbsteinschätzungs-Assessments *Mini-ICF-APP-work+* *Mini-ICF-APP-S* *HiPro-Tätigkeitsprofilbogen*	Beobachtungsassessments *Mini-ICF-APP-work+* *Mini-ICF-APP*	Selbsteinschätzungs-Assessments *Mini-ICF-APP-work+* *Mini-ICF-APP-S*

3.4.3 Anwendung des Model of Human Occupation Screening Tool (MOHOST)

Fallbeispiel

Der 18-jährige Herr J. besucht im ersten Jahr den Berufsbildungsbereich einer Werkstatt für behinderte Menschen. Zu seinen Aufgaben gehört das Bestücken von Kartons mit jeweils 100 Stück Schrauben. Er benötigt hierfür zehn kleine Kartons, in die er jeweils 100 Schrauben füllt, sowie einen großen Karton, in dem die zehn Schraubenkartons verpackt werden.

Der mittelgradig intelligenzgeminderte Herr J. richtet seinen Arbeitsplatz selbständig, aber unorganisiert ein. Beim Bestücken der Kartons scheint er häufig den Überblick über seine Aufgaben zu verlieren. Wiederholt füllt er die Schrauben in die falschen Kartons. Es kommt vor, dass Herr J. dann aufhört zu arbeiten oder den Arbeitsplatz verlässt.

Evaluation

Die Anwendung eines Assessments impliziert drei Schritte: die vorbereitenden Arbeiten, die Durchführung und die Analyse des Assessments.

Vorbereitende Arbeiten

Der Ergotherapeut entscheidet sich für ein *Beobachtungsinstrument*, da der Klient aufgrund einer Intelligenzminderung weder einem Gespräch folgen noch selbst mehr als 3-Wort-Sätze formulieren kann. Ein Assessment in Interviewform erscheint ihm daher für einen vertiefenden Kenntnisgewinn nicht geeignet. Ferner möchte er mit Hilfe eines *generischen Assessments* zunächst generell die Performanzprobleme von Herrn J. beim Verpacken erheben, um später einzelne Performanzfertigkeiten näher zu betrachten. Der Ergotherapeut wählt als Assessment das MOHOST (Parkinson et al., 2005, 2006), aus, da es sich hierbei um ein Beobachtungsinstrument handelt. Zudem lässt die Erhebung eine weitgefächerte Aussage zu Volition (Motivation für Bestätigung), Habituation (Bestätigungsmuster), Kommunikation und Interaktion, Prozess- und motorischen Fähigkeiten sowie zur Umwelt des Klienten zu (Taylor, 2017, S. 291). Das MOHOST ist dem Ergotherapeuten bekannt und steht ihm in der Institution zur Verfügung (pragmatic Reasoning) (Schell & Schell, 2018). Er konnte sich anhand des Handbuches die Durchführung und Auswertung selbst erarbeiten. Mit Hilfe des MOHOST kann der Ergotherapeut Herrn J. an seinem Arbeitsplatz innerhalb seines gewohnten Arbeitsumfelds beobachten und geht somit im Sinne einer modernen Ergotherapie betätigungszentriert und betätigungsbasiert vor (scientific Reasoning) (Schell & Schell, 2018). Laut Autor*innen des MOHOST sollte der Beobachtungszeitraum mehrere Tage umfassen. Da Herr J. täglich zur Arbeit erscheint und dieselbe Arbeit verrichtet, ist die wiederholende Beobachtung möglich, um eventuelle Vergleichswerte/Durchschnittsergebnisse zu erhalten (pragmatic Reasoning). Außerdem spricht aus Sicht des Ergotherapeuten für den Einsatz, dass sich das MOHOST wiederholt einsetzen lässt und somit als Vergleichsinstrument sowohl innerhalb der Interventions-, als auch in der Outcomephase dienen kann (scientific Reasoning).

Durchführung

Der Ergotherapeut führt an mehreren Tagen eine informelle Beobachtung durch, während Herr J. seiner Tätigkeit am Original-Arbeitsplatz nachgeht. Danach füllt er den Befunderhebungsbogen aus, wozu er ca. 10 bis 20 Min. benötigt. Die Bewertung erfolgt bei den 24 Bewertungsfeldern anhand von definierten Schlüsselkompetenzen in vier Bewertungsstufen:

- 1. Probleme – verhindert Teilnahme an Betätigung
- 2. Schwäche – erhebliche Beeinträchtigung der Teilnahme an Betätigung
- 3. Schwierigkeit – geringfügige Beeinträchtigung der Teilnahme an Betätigung
- 4. Stärke – unterstützt Teilnahme an Betätigung

Zusammenfassung																							
Motivation für Betätigung				Betätigungsmuster				Kommunikations- und Interaktionsfähigkeiten				Prozessfähigkeiten				Motorische Fähigkeiten				Umwelt			
Beurteilung der Fähigkeiten	Erfolgserwartungen	Interessen	Engagement/Einsatz	Routine	Anpassungsfähigkeit	Verantwortungsübernahme	Rollen	Non-verbale Fähigkeiten	Konversation	Mündlicher Ausdruck	Beziehungen	Wissen/Kenntnisse	Planung	Organisation	Problemlösen	Haltung & Mobilität	Koordination	Kraft & Anstrengung	Energie	Räumliche Umwelt	Räumliche Ressourcen	Soziale Gruppen	Anforderung an Betätigung
4	4	X	4	4	4	4	4	X	4	4	X	4	4	4	4	X	4	X	4	X	X	X	X
3	X	3	X	X	3	X	X	3	X	3	3	3	3	3	3	3	X	3	X	3	3	3	3
X	2	2	2	2	X	2	2	2	2	X	2	X	X	2	2	2	2	2	2	2	2	2	2
1	1	1	1	1	1	1	1	1	1	1	1	1	1	X	X	1	1	1	1	1	1	1	1

Abbildung 3-11: Auszug aus dem MOHOST-Bewertungsbogen (Parkinson et al., 2005)

Abbildung 3-11 fasst die Ergebnisse auf der Basis des Bewertungsbogens übersichtlich zusammen.

Die erste Erhebung mit Hilfe des generischen Assessments MOHOST ergab, dass Herr J.'s arbeitsbezogene Betätigungsprobleme insbesondere im Bereich der prozesshaften Performanzfertigkeiten (Prozessfähigkeiten) verortet sind: Herr J. hat im Bereich *Wissen/Kenntnisse* eine erhebliche Beeinträchtigung (2) bei der Auswahl der richtigen Kartons. Ebenso ist er erheblich eingeschränkt (2) in seiner Fähigkeit, im Voraus zu *planen*, welchen Karton er benötigt. Bei der *Organisation* der Kartons am Arbeitsplatz positioniert er diese planlos und chaotisch. Dies verhindert seine Teilnahme an der Betätigung phasenweise (1), da Herr J. nicht in der Lage ist, seine *Probleme* eigenständig zu *lösen*. Er reagiert mit Arbeitsunterbrechungen oder Verlassen seines Arbeitsplatzes (1).

Der folgende Abschnitt zeigt, wie der Ergotherapeut die prozesshaften Fertigkeiten mit Hilfe eines weiteren Assessments näher betrachtet, um das Betätigungsproblem noch genauer zu identifizieren und Herrn J. perspektivisch ein selbständiges und zufriedenstellendes Arbeiten zu ermöglichen (ICF d845 Eine Arbeit erhalten, behalten und beenden).

3.4.4 Anwendung des Assessment of Work Performance (AWP)

Evaluation

Vorbereitende Arbeiten

Der Ergotherapeut wählt nun ein *spezifisches Assessment*, um die als problematisch identifizierten prozesshaften Performanzfertigkeiten genauer zu analysieren. Er möchte herausfinden, welche prozesshaften Performanzfertigkeiten Herrn J. daran hindern, seinen Arbeitsplatz selbständig einzurichten.

Erneut sollte es sich aufgrund oben genannter Einschränkungen der Kommunikation des Klienten um ein *Beobachtungsassessment* handeln.

Der Ergotherapeut wählt hierfür das AWP aus (Fan et al., 2013; Sandqvist et al., 2010). Hierbei handelt es sich um ein ergotherapeutisches Assessment, das spezifisch die motorischen, prozesshaften sowie sozial-kommunikativen Performanzfertigkeiten (Kielhofner, 2008; Fisher, 2014) erhebt und zwar bezogen auf die Arbeitssituation. Dies erfolgt durch Beobachtung im natürlichen Setting. Auch das AWP ist ein Assessment, das auf der Basis einer Beobachtung im realen Alltagssetting ein betätigungszentriertes und betätigungsbasiertes Vorgehen ermöglicht (Fisher, 2014) (scientific Reasoning).

Der Ergotherapeut entscheidet sich zudem für das AWP, weil das Erheben und Bewerten der Performanzfertigkeiten mit diesem Assessment wenig zeitaufwendig ist (pragmatic Reasoning). Derzeit liegt dieses Assessment in deutscher, englischer sowie schwedischer, niederländischer und isländischer Übersetzung vor. Der Ergotherapeut nutzt die deutsche Fassung.

Durchführung & Analyse

Der Ergotherapeut beobachtet Herrn J. beim Auswählen der Kartons im Lager, beim Transport der Kartons zum sowie beim Positionieren der Kartons am Arbeitsplatz. Der Fokus der Beobachtung liegt auf den prozesshaften Performanzfertigkeiten (Prozessfertigkeiten), die er mit Hilfe des AWP-Bogens erfasst (**Abbildung 3-12**).

Exemplarisch werden im Folgenden die Beobachtungen der prozesshaften Fertigkeiten aus Abbildung 3-12 inhaltlich näher erläutert:

- **Mentale Energie** – holt die Kartons zügig aus dem Regal und transportiert sie zum Arbeitsplatz (hält Tempo, verfolgt Ziel, hält Fokus)
- **Wissen** – holt die falsche Anzahl und Größe der Kartons aus dem Regal (wählt aus), nach vergeblichen Versuchen, die Kartons am Arbeitsplatz zu positionieren, verlässt er den Raum (fragt nicht)

	Motorische Fertigkeiten					Prozessfertigkeiten					Kommunikations- und Interaktionsfertigkeiten			
Fertig-keit	Körperhaltung	Beweglichkeit	Koordination	Kraft	Physische Energie	Mentale Energie	Wissen	Zeitorganisation	Organisieren der physischen Umwelt	Anpassung	Non-verbale Kommunikation	Sprache	Soziale Kontakte	Informationsaustausch
Schät-zung	X	X	4	X	X	X	4	4	4	4	4	4	4	4
	3	3	X	3	3	3	3	3	3	3	X	3	X	3
	2	2	2	2	2	2	2	X	2	2	2	X	2	2
	1	1	1	1	1	1	X	1	X	X	1	1	1	X
	FI	*FI*	*FI*	*FI*	*FI*	*FI*	*FI*	*FI*	*FI*	*FI*	*FI*	*FI*	*FI*	*FI*
	NR	*NR*	*NR*	*NR*	*NR*	*NR*	*NR*	*NR*	*NR*	*NR*	*NR*	*NR*	*NR*	*NR*

1 = Inkompetente Ausführung, 2 = Beeinträchtigte Ausführung, 3 = Unsichere Ausführung,
4 = Kompetente Ausführung, FI = Fehlende Information, NR = Nicht relevant

Abbildung 3-12: Auszug aus dem AWP-Bogen (1) (Fan et al., 2013; Sandqvist et al., 2010; Stöckl, 2020)

- **Zeitorganisation** – begibt sich auf Aufforderung zum Kartonlager (beginnt), holt die Kartons ohne Aufforderung aus dem Regal und transportiert sie zum Arbeitsplatz (führt fort), vor der richtigen Positionierung der Kartons am Arbeitsplatz verlässt er den Raum (beendet)
- **Organisieren der physischen Umwelt** – holt aus dem Regal die falschen Kartons (sucht/findet nicht) und kehrt damit an den Arbeitsplatz zurück (navigiert). Dort platziert er die Kartons scheinbar willkürlich mal rechts, mal links auf dem Tisch (organisiert)
- **Anpassung** – auch bei verbaler Hilfestellung positioniert er die Kartons am Arbeitsplatz unzweckmäßig und verlässt nach zwei Hilfestellungen den Raum (passt Art und Weise nicht an, zieht keinen Nutzen)

Ergebnis: Nach Durchführung des AWP bestätigt sich die Erkenntnis, dass Herr J.'s prozesshafte Performanzfertigkeiten eingeschränkt sind und sich limitierend auf seine Arbeitsfähigkeit auswirken (ICF d845 Eine Arbeit erhalten, behalten und beenden). Konkret hat er Schwierigkeiten bei der Anwendung von arbeitsrelevantem *Wissen* (1) sowie bei der *Zeitorganisation* von Arbeitsschritten (1) und beim *Organisieren der physischen Umwelt* (1). Um Herrn J. eine möglichst selbständige Betätigungsausführung zu ermöglichen, wählt der Ergotherapeut den Interventionsansatz ‚Modifizieren' (AOTA, 2018), der unter Intervention kurz skizziert wird.

Intervention

Der Ergotherapeut markiert im Lager die kleinen Kartons mit roten und die großen Kartons mit blauen Punkten. Herr J. hat die Aufgabe, nicht mehr nach Größe, sondern nach Farbe auszuwählen. Den Arbeitsplatz von Herrn J. legt er mit einer hellen Folie aus, auf der 10 kleine Felder für die 10 kleinen Kartons und 1 großes Feld für den großen Karton eingezeichnet sind. Herr J. soll zukünftig seinen Arbeitsplatz so einrichten, dass auf allen kleinen Markierungen kleine Kartons stehen, sowie auf der großen Markierung ein großer Karton. Dafür holt Herr J. Kartons aus dem Lager und probiert am Arbeitsplatz aus, ob er die richtigen Kartons gewählt hat.

Outcome

Herr J. wird nach zwei Wochen erneut mit Hilfe des AWP beobachtet (vgl. **Abbildung 3-13**).

Im Folgenden werden die Beobachtungen anhand der fünf Kategorien der prozesshaften Fertigkeiten inhaltlich kurz erläutert:

- **Mentale Energie** – ähnlich wie bei der vorherigen Beobachtung (hält Tempo, verfolgt Ziel, hält Fokus)
- **Wissen** - Herr J. findet die richtige Größe der Kartons anhand der Farbmarkierungen, allerdings nicht die richtige Anzahl. Am Arbeitsplatz positioniert er die Kartons anhand der aufgezeichneten Felder (wählt aus, handhabt).
- **Zeitorganisation** – ähnlich wie bei der vorherigen Beobachtung (beginnt nach Aufforderung, führt fort)
- **Organisieren der physischen Umwelt** – Anhand der aufgezeichneten Felder positioniert Herr J. die Kartons sorgfältig auf der Folie (organisiert).
- **Anpassung** – Wenn er bemerkt, dass noch aufgezeichnete Felder auf der Arbeitsfläche frei sind, läuft er zurück und holt einen Karton. Dies wiederholt er so lange, bis alle aufgezeichneten Felder besetzt sind. Wenn er zu viele Kartons aus dem Lager geholt hat, lässt er die überzähligen Kartons auf dem Arbeitsplatz stehen und verlässt den Raum (passt Art und Weise an, zieht Nutzen).

Durch die genaue Analyse mit Hilfe von arbeitstherapeutischen Beobachtungsassessments gelingt es dem Ergotherapeuten, Herrn J.s ar-

	Motorische Fertigkeiten					Prozessfertigkeiten					Kommunikations- und Interaktionsfertigkeiten			
Fertigkeit	Körperhaltung	Beweglichkeit	Koordination	Kraft	Physische Energie	Mentale Energie	Wissen	Zeitorganisation	Organisieren der physischen Umwelt	Anpassung	Non-verbale Kommunikation	Sprache	Soziale Kontakte	Informationsaustausch
Schätzung	~~4~~	~~4~~	4	~~4~~	~~4~~	~~4~~	4	4	4	4	4	4	4	4
	3	3	~~3~~	3	3	3	3	3	~~3~~	3	~~3~~	3	~~3~~	3
	2	2	2	2	2	2	~~2~~	~~2~~	2	~~2~~	2	~~2~~	2	2
	1	1	1	1	1	1	1	1	1	1	1	1	1	~~1~~
	FI	*FI*	*FI*	*FI*	*FI*	*FI*	*FI*	*FI*	*FI*	*FI*	*FI*	*FI*	*FI*	*FI*
	NR	*NR*	*NR*	*NR*	*NR*	*NR*	*NR*	*NR*	*NR*	*NR*	*NR*	*NR*	*NR*	*NR*

1 = Inkompetente Ausführung, 2 = Beeinträchtigte Ausführung, 3 = Unsichere Ausführung, 4 = Kompetente Ausführung, FI = Fehlende Information, NR = Nicht relevant

Abbildung 3-13: Auszug aus dem AWP-Bogen (2) (Fan et al., 2013; Sandqvist et al., 2010; Stöckl, 2020)

beitsbezogene Betätigungsprobleme bei den prozesshaften Fertigkeiten und insbesondere bei der Wissensanwendung, der Arbeitsplanung und der Anpassung zu identifizieren. Die Adaption der Arbeitsumgebung in Form von Markierungen ermöglicht es Herrn J., innerhalb von nur 14 Tagen seine prozesshaften Fertigkeiten vor allem im Bereich „Organisieren der physischen Umwelt" deutlich zu verbessern.

Anhand eines weiteren Fallbeispiels wird im folgenden Abschnitt gezeigt, wie eine Klientin, die einen Arbeitsplatzwechsel innerhalb einer WfbM anstrebt, mit Hilfe einzelner HiPro-Assessmentbögen ihre Arbeitsfähigkeiten bewertet. Außerdem schätzt sie auf dieser Basis mögliche individuelle Schwierigkeiten und Ressourcen am Wunscharbeitsplatz ein und wird dadurch ermutigt, den Arbeitsplatzwechsel zu wagen.

3.4.5 Anwendung des HiPro-Assessment

Fallbeispiel

Die 55-jährige Frau R. ist seit acht Jahren halbtags im Arbeitsbereich einer WfbM für Menschen mit erworbenen Hirnschädigungen beschäftigt. Sie ist verheiratet und hat bis zu einer intrazerebralen Blutung rechts (I61.9) 25 Jahre lang als gelernte Bürokauffrau in einem großen Industrieunternehmen gearbeitet. Seit der Erkrankung leidet Frau R. unter einer linksseitigen Hemiparese (G81.9) sowie einer Dsyphasie (R47.0) mit Wortfindungsstörungen und Versprechern. Da Frau R. den Wunsch äußerte, vom Montagebereich in den Bürobereich zu wechseln, verabreden Klientin und Ergotherapeutin einen Termin zur Evaluation.

Evaluation

Vorbereitende Arbeiten

Frau R. spricht im Rahmen ihrer Aphasie/Dysphasie zwar langsam, kann sich jedoch ausreichend gut ausdrücken und ist in der Lage, ein differenziertes Gespräch zu führen. Die Ergotherapeutin wählt daher ein Assessment in *Interviewform*.

Dabei entscheidet sie sich für das HiPro-Assessment (Düchting, 2008). Dies ist ein ergotherapeutisches Assessment im Baukastenprinzip, das neben einem Kernprozess diverse optionale Bögen bereithält und somit eine individuelle arbeitstherapeutische Diagnostik erlaubt. Es bietet mit Hilfe von Interviewbögen zur Berufsanamnese, Zielformulierungsbögen, Bögen zur Selbst- und Fremdeinschätzung sowie zur Re-Evaluation eine Struktur und Hilfestellung zur Ressourcen- und Problemidentifikation am Arbeitsplatz. Es eignet sich insbesondere für Klient*innen, die in der Lage sind, sich selbst und ihr Arbeitsumfeld zu reflektieren. Indem es die Möglichkeit eines Anforderungs- und Fähigkeitenabgleichs bietet, erfüllt es darüber hinaus die Forderung einiger Leistungsträger nach Profilvergleichsverfahren (REHADAT, 2019).

Der Ergotherapeutin ist es wichtig, gemäß einer modernen Ergotherapie und im Sinne des klientenzentrierten **Bezugsrahmens** stets die Perspektive von Frau R. zu berücksichtigen. Das Baukastenprinzip des HiPro-Assessments erlaubt es ihr, in allen Phasen der Therapie individuell auf den Verlauf des Gespräches sowie die Bedürfnisse ihrer Klientin zu reagieren.

Ferner trägt zur Entscheidung die pragmatische Überlegung bei, dass das HiPro-Assessment der Ergotherapeutin in der Einrichtung zur Verfügung steht und es ihr in der Durchführung vertraut ist. In der Vergangenheit erarbeitete sie sich mit Hilfe des Manuals die Durchführung und Möglichkeiten des Assessments.

Frau R. arbeitet bereits längere Zeit in der Einrichtung und ist der Ergotherapeutin persönlich bekannt. Es besteht ein Vertrauensverhältnis und Frau R. formuliert sehr konkrete berufliche Wünsche, so dass die Ergotherapeutin einen *spezifischen Assessmentbogen* aus dem HiPro-Assessment wählt.

Durchführung & Analyse

Frau R. erhält den *Profilbogen* aus dem HiPro-Assessment. Anhand von 22 Items, die sich an den Arbeitsfähigkeitenkreis (Haerlin, 2008) anlehnen, kann sie ihre Arbeitsfähigkeiten subjektiv einschätzen. Dabei bezieht sie sich auf den konkreten Wunsch, in den Bürobereich zu wechseln (ICF d845 Eine Arbeit erhalten, behalten und beenden). Ferner benennt Frau R. auf dem Profilbogen, wie wichtig ihr persönlich die einzelnen Arbeitsfähigkeiten sind (vgl. **Abbildung 3-14a und 3-14b**).

Frau R. schätzt zunächst generell ihre eigenen Fähigkeiten in Bezug auf eine Bürotätigkeit in der Werkstatt ein und bewertet deren individuelle Wichtigkeit:

- Item 2: „Ich komme mit meinen Arbeiten zügig voran“ (fällt recht schwer, sehr wichtig)
- Item 3: „Ich kann mich einer Arbeit auch über längere Zeit zuwenden“ (fällt schwer, sehr wichtig)

Die Klientin erklärt beim Ausfüllen, dass ihr Arbeiten im Stehen schwerfällt. Momentan kann sie Arbeiten im Stehen 20 Min. lang ausführen, benötigt dabei jedoch mehrfach Pausen (ICF d4154 In stehender Position verbleiben). Sie wünscht sich daher einen Arbeitsplatz im Sitzen. Auch das Laufen längerer Strecken kann sie nicht gut bewältigen (ICF d450 Gehen). Hierfür nutzt sie den Dreipunktstock oder den Rollstuhl.

Anhand dreier weiterer Items benennt Frau R. Fähigkeiten, die ihr in Bezug auf die erwünschte Tätigkeit schwerfallen würden:

- Item 5: „Ich kann neue Dinge im Gedächtnis behalten“ (fällt schwer, sehr wichtig)
- Item 10: „Ich kann gestellte Aufgaben im Kopf vorplanen und gliedern“ (fällt schwer, sehr wichtig)

Wie meinen Sie, werden Sie mit den Anforderungen der Arbeitstherapie zurechtkommen?
Kreuzen Sie bitte zuerst an, wie leicht bzw. schwer Ihnen die Anforderungen fallen (*Ihre Fähigkeiten*)
Danach kreuzen Sie bitte an, wie wichtig es Ihnen ist, die Anforderung zu erfüllen (*bemessene Wichtigkeit*)

		Ihre Fähigkeit			Bemessene Wichtigkeit			Wo ist Ihnen persönlich eine Veränderung am wichtigsten? Bitte markieren Sie 3–5 von 22.		
		Fällt mir schwer	Gelingt	Das kann ich gut	Das ist mir nicht so wichtig	wichtig	Das ist mir sehr wichtig			
1	Ich arbeite sorgfältig und genau. (Sorgfalt)	**schwer**	☐ ☐ ☐ ☒ ☐	**gut**	**nicht so wichtig**	☐ ☐ ☐ ☒ ☐	**sehr wichtig**	☐	GF	1
2	Ich komme mit meinen Arbeiten zügig voran. (Arbeitstempo	**schwer**	☐ ☒ ☐ ☐ ☐	**gut**	**nicht so wichtig**	☐ ☐ ☐ ☐ ☒	**sehr wichtig**	☐	GF	2
3	Ich kann mich einer Arbeit auch über längere Zeit zuwenden. (Ausdauer)	**schwer**	☒ ☐ ☐ ☐ ☐	**gut**	**nicht so wichtig**	☐ ☐ ☐ ☐ ☒	**sehr wichtig**	☒	GF	3
4	Ich kann mich auf meine Aufgaben konzentrieren. (Konzentration)	**schwer**	☐ ☐ ☐ ☒ ☐	**gut**	**nicht so wichtig**	☐ ☐ ☐ ☐ ☒	**sehr wichtig**	☐	GF	4
5	Ich kann neue Dinge im Gedächtnis behalten. (Merkfähigkeit)	**schwer**	☒ ☐ ☐ ☐ ☐	**gut**	**nicht so wichtig**	☐ ☐ ☐ ☐ ☒	**sehr wichtig**	☒	GF	5
6	Ich begreife neue Aufgaben recht schnell und kann mich gut hineindenken. (Auffassung)	**schwer**	☐ ☒ ☐ ☐ ☐	**gut**	**nicht so wichtig**	☐ ☐ ☐ ☒ ☐	**sehr wichtig**	☐	GF	6
7	Es fällt mir leicht, Neues zu lernen. (Lernfähigkeit)	**schwer**	☐ ☒ ☐ ☐ ☐	**gut**	**nicht so wichtig**	☐ ☐ ☐ ☒ ☐	**sehr wichtig**	☐	GF	7
8	Ich bin pünktlich am Arbeitsplatz. (Pünktlichkeit)	**selten**	☐ ☐ ☐ ☒ ☐	**immer**	**nicht so wichtig**	☐ ☐ ☐ ☒ ☐	**sehr wichtig**	☐	GF	8
9	Ich kann mich leicht auf neue Arbeiten einstellen. (Flexibilität)	**schwer**	☐ ☐ ☒ ☐ ☐	**gut**	**nicht so wichtig**	☐ ☐ ☐ ☐ ☒	**sehr wichtig**	☐	GF	9
10	Ich kann gestellte Aufgaben im Kopf vorplanen und gliedern. (Arbeitsplanung)	**schwer**	☒ ☐ ☐ ☐ ☐	**gut**	**nicht so wichtig**	☐ ☐ ☐ ☐ ☒	**sehr wichtig**	☒	GF	10
11	Ich halte meinen Arbeitsplatz ordentlich und räume auf. (Ordnungsbereitschaft)	**schwer**	☐ ☐ ☒ ☐ ☐	**gut**	**nicht so wichtig**	☐ ☐ ☐ ☒ ☐	**sehr wichtig**	☐	GF	11

GF: Arbeitsgrundlagenfähigkeiten, SF: soziale Fähigkeiten, EF: emotionale Fähigkeiten, SEF: sozio-emotionale Fähigkeiten

Abbildung 3-14a: Auszug aus dem Profilbogen des HiPro-Assessments (Düchting, 2008)

		Ihre Fähigkeit			Bemessene Wichtigkeit			Wo ist Ihnen persönlich eine Veränderung am wichtigsten? Bitte markieren Sie.		
		Fällt mir schwer	Gelingt	Das kann ich gut	Das ist mir nicht so wichtig	wichtig	Das ist mir sehr wichtig			
12	Ich halte mich an Regeln und Absprachen. (Einhalten von Regeln und Absprachen)	**selten**	☐ ☐ ☐ ☐ ☒	**immer**	**nicht so wichtig**	☐ ☐ ☐ ☐ ☒	**sehr wichtig**	☐	GF	12
13	Aufgaben und angebotene Arbeiten machen mir Spaß (Antrieb, Motivation)	**selten**	☐ ☐ ☐ ☐ ☒	**häufig**	**nicht so wichtig**	☐ ☐ ☐ ☐ ☒	**sehr wichtig**	☐	EF	13
14	Ich kann mich über Erfolge und gelungene Arbeitsaufgaben freuen. (Erlebnisfähigkeit)	**schwer**	☐ ☐ ☐ ☐ ☒	**gut**	**nicht so wichtig**	☐ ☐ ☐ ☒ ☐	**sehr wichtig**	☐	EF	14
15	Ich arbeite selbstständig und treffe Entscheidungen selbst, ggf. in Absprache. (Selbstständigkeit, Eigeninitiative)	**schwer**	☒ ☐ ☐ ☐ ☐	**gut**	**nicht so wichtig**	☐ ☐ ☐ ☐ ☒	**sehr wichtig**	☒	EF	15
16	Bei Schwierigkeiten und Misserfolgen gebe ich nicht so schnell auf. (Misserfolgs- und Frustrationstoleranz)	**schwer**	☐ ☐ ☐ ☒ ☐	**gut**	**nicht so wichtig**	☐ ☐ ☐ ☒ ☐	**sehr wichtig**	☐	EF	16
17	Ich kann mit Mitarbeitern und Gruppen zusammenarbeiten. (Teamfähigkeit)	**ungern**	☐ ☐ ☒ ☐ ☐	**gern**	**nicht so wichtig**	☐ ☐ ☐ ☐ ☒	**sehr wichtig**	☐	SF	17
18	Ich nehme meine eigenen Stimmungen wahr und kann diese auch mitteilen. (Gefühlsausbruch, Introspektion)	**schwer**	☐ ☐ ☐ ☐ ☒	**gut**	**nicht so wichtig**	☐ ☐ ☐ ☒ ☐	**sehr wichtig**	☐	SEF	18
19	Ich kann mit Kritik und der Beurteilung durch andere umgehen. (Kritisierbarkeit)	**schwer**	☐ ☐ ☐ ☒ ☐	**immer**	**nicht so wichtig**	☐ ☐ ☐ ☒ ☐	**sehr wichtig**	☐	SF	19
20	Ich kann eigene Wünsche, Vorstellungen und Bedürfnisse äußern. (Bedürfnisse äußern)	**schwer**	☐ ☐ ☐ ☐ ☒	**gut**	**nicht so wichtig**	☐ ☐ ☐ ☒ ☐	**sehr wichtig**	☐	SEF	20
21	Ich setze mich für meine eigenen Wünsche, Vorstellungen und Bedürfnisse ein. (Ich-Stärke)	**schwer**	☐ ☐ ☐ ☒ ☐	**gut**	**nicht so wichtig**	☐ ☐ ☐ ☐ ☒	**sehr wichtig**	☐	SEF	21
22	Ich übernehme Verantwortung für Aufgaben und Absprachen. (Übernahme von Verantwortung)	**schwer**	☐ ☐ ☐ ☒ ☐	**gut**	**nicht so wichtig**	☐ ☐ ☐ ☐ ☒	**sehr wichtig**	☐	SEF	22

GF: Arbeitsgrundlagenfähigkeiten, SF: soziale Fähigkeiten, EF: emotionale Fähigkeiten, SEF: sozio-emotionale Fähigkeiten

Abbildung 3-14b: Auszug aus dem Profilbogen des HiPro-Assessments (Düchting, 2008)

- Item 15: „Ich arbeite eigenständig und treffe Entscheidungen selbst, ggf. in Absprache" (fällt schwer, sehr wichtig)

Frau R. erläutert, dass sie große Probleme hat, bei Arbeiten die richtigen Reihenfolgen zu behalten und einzuhalten. Daher kann sie komplexere Montage-Aufträge nicht selbständig bearbeiten (ICF d2101 Eine komplexe Aufgabe übernehmen). Dies stört sie sehr.

Persönliche Situationsanalyse: Nach der Identifizierung der konkreten Performanzprobleme in Bezug auf ihren Wunscharbeitsplatz nutzen Frau R. und die Ergotherapeutin den Bogen *Persönliche Situationsanalyse,* um Frau R.s Situation in Bezug auf die Tätigkeit im Bürobereich der WfbM noch näher zu betrachten. Gemeinsam identifizieren Frau R. und die Ergotherapeutin, welche Umstände die Arbeit im Bürobereich erschweren könnten und welches Potenzial Frau R. besitzt, um dort zu arbeiten (vgl. **Abbildung 3-15**):

Anhand der Gegenüberstellung wird Frau R. deutlich, dass die Schwierigkeiten, die sie am Arbeitsplatz vermutet, behoben werden können. Sie überlegt gemeinsam mit ihrer Ergotherapeutin, zu Beginn der Probezeit eine Arbeitsanleitung als Unterstützung zu formulieren, um die komplexen Aufgaben (ICF d2101 Eine komplexe Aufgabe übernehmen) überschaubarer zu gestalten.

Intervention

Frau R. tritt eine zweiwöchige Probezeit im EDV-Bereich der WfbM an. Zu ihren Aufgaben gehört das Beschriften von Versandaufklebern.

Persönliche Situationsanalyse	
Bitte versuchen Sie, Ihre persönliche Situation zu betrachten. Versuchen Sie, die Fragen der Reihe nach zu beantworten. Bitte bedenken Sie die Fragen in Ruhe.	
Welche Umstände erschweren es Ihnen, momentan zu arbeiten?	
Welche Umstände Ihrer persönlichen Verfassung hindern Sie momentan daran, wieder zu arbeiten? *Ich kann nicht lange stehen und laufen, daher langsames Arbeiten mit vielen Pausen. Bei komplexen Aufgaben komme ich schnell durcheinander.* PERSON	Was in Ihrem Umfeld hindert Sie momentan daran, wieder zu arbeiten? *Der Bürobereich bietet vorwiegend komplexe Aufgaben.* UMWELT

Was begünstigt die Möglichkeit, wieder in Arbeit zu kommen?	
Wo liegen Ihre persönlichen Stärken, um wieder zu arbeiten? *Ich bin motiviert, Strategien zu entwickeln, wie ich Aufträge selbstständiger bearbeiten kann. Ich kann meine Bedürfnisse äußern.* PERSON	Welche Möglichkeiten liegen in Ihrem Umfeld, um wieder zu arbeiten? *Es gibt Arbeitsaufträge, die an einem PC-Arbeitsplatz im Sitzen ausführbar sind. Komplexe Arbeiten können durch Sequenzierung und mit Hilfe schriftlicher Anleitungen adaptiert werden. Es ist möglich, eine zweiwöchige Probezeit im EDV-Bereich zu absolvieren.* UMWELT

Abbildung 3-15: Auszug aus dem Bogen Persönliche Situationsanalyse des HiPro-Assessments (Düchting, 2008)

Diese Aufgabe gliedert sich in mehrere Aufgaben: „Adresse auf der Liste heraussuchen", „passendes Programm im PC öffnen", „Adresse im PC in Paketaufkleber-Maske schreiben", Paketaufkleber ausdrucken", „Paketaufkleber ins Abholfach ‚Versand' legen". Wie geplant, hat Frau R. gemeinsam mit ihrer Ergotherapeutin im Rahmen des Interventionsansatzes ‚Modifizieren' (AOTA, 2018) eine schriftliche Arbeitsanleitung erstellt. Mit Hilfe dieser Anleitung gelingt es Frau R., die komplexe Aufgabe ‚Beschriften von Versandaufklebern' in einzelnen Arbeitsschritten selbständig auszuführen.

Outcome

Am Ende der Probezeit resümiert Frau R., dass sie sehr zufrieden mit ihrer Selbständigkeit am Arbeitsplatz ist und sich wohl fühlt. Sie möchte die Strategie mit der schriftlichen Arbeitsanleitung am Arbeitsplatz beim Beschriften der Versandaufkleber weiterführen. Einem langfristigen Wechsel von Frau R. in den EDV-Bereich der WfbM steht auch aus Sicht der Ergotherapeutin nichts im Wege. Somit kann Frau R. zukünftig wieder in einem Arbeitsbereich tätig sein, der ihrer früheren Berufstätigkeit ähnelt.

3.4.6 Anwendung des Mini-ICF-APP

Fallbeispiel

Der 45-jährige gelernte Zahntechniker Herr K. hatte bis zu der Trennung von seiner Ehefrau viele Jahre in einer Zahnklinik gearbeitet. Nach der Ehescheidung erkrankte er an einer Depression (F32.2) und entwickelte eine Adipositas Grad II (E66.11) mit Belastungsschmerz im Fußknöchel (M25.57).

Seit mittlerweile zwei Jahren ist er arbeitslos. Er lebt sozial isoliert in einer kleinen Wohnung. Meistens säße er zu Hause vor dem Fernseher. Aufgrund von Kurzatmigkeit und Schmerzen im Fuß könne er kaum stehen und nur kurze Stecken zu Fuß zurücklegen.

Herr K. ist Teilnehmer einer 4-wöchigen Maßnahme zur Leistungsdiagnostik im Auftrag der Bundesagentur für Arbeit.

Evaluation

Vorbereitende Arbeiten

Aus pragmatischen Gründen nutzt die Ergotherapeutin innerhalb der Leistungsdiagnostik im Auftrag der Bundesagentur für Arbeit das Mini-ICF-APP (Linden et al., 2009). Es beinhaltet Selbst- und Fremdeinschätzungen und das sowohl bezüglich des Fähigkeitsprofils der Person als auch mit Blick auf die Fähigkeitsanforderungen am jeweiligen Arbeitsplatz. Neben der Zustandsdiagnostik ist auch eine Verlaufs- bzw. Outcome-Messung möglich (Muschalla, 2019). Die *Begutachtungskriterien* beziehen sich auf Fähigkeiten beziehungsweise Aktivitäten, die bei psychischen und Verhaltensstörungen für die Teilhabe am Erwerbsleben von besonderer Bedeutung sind (Deutsche Rentenversicherung Bund, 2018). Das Mini-ICF-APP ermöglicht also einerseits ein Profilvergleichsverfahren, welches von diversen Rehaträgern gefordert wird (REHADAT, 2019). Andererseits entspricht es aufgrund des ICF-Bezuges den Vorgaben der Leistungsträger der beruflichen Rehabilitation (Bundesministerium der Justiz und für Verbraucherschutz, 2020).

Die Ergotherapeutin hält den Einsatz des Mini-ICF-APP für Herrn K. geeignet, da der Klient sehr bestrebt ist, in seinen alten Beruf zurückzukehren (ICF d845 Eine Arbeit erhalten, behalten und beenden). Der Abgleich der Arbeitsanforderungen an einen Zahntechniker mit seiner momentanen Arbeitsfähigkeit macht ihm seine Fähigkeitsprobleme im direkten Bezug zu seinem Arbeitsplatz deutlich (conditional Reasoning). Herr K. ist verbal und motivational in der Lage, ein Interview zu führen, in dem die notwendigen „Informationen zur Standardumwelt des Klienten" (Linden et al., 2009, S. 22), nämlich dem Arbeitsplatz eines Zahntechnikers, erhoben werden. Ferner ist Herr K.

fähig, seine Arbeitsfähigkeiten realistisch einzuschätzen und diese im Rahmen des Profilvergleichsverfahrens mit den Arbeitsanforderungen zu vergleichen (conditional Reasoning). Der Einsatz des Mini-ICF-APP ist darüber hinaus angebracht, da es sich um ein international validiertes Fähigkeitsrating für psychisch kranke Klient*innen handelt (Linden et al., 2009) (scientific Reasoning).

Durchführung

Beim ersten Termin: In einem 30-minütigen Interview erfasst die Ergotherapeutin zunächst die Anforderungen, welche die Tätigkeit als Zahntechniker an Herrn K. stellt. Dies erfolgt nicht standardisiert in Form eines freien Gespräches, da das Mini-ICF-APP für das Interview keinen standardisierten Bogen bereithält. Während des Gespräches füllt Herr K. den Bogen „Mini-ICF-APP-Work" aus. Dies ist ein Selbsteinschätzungsinstrument zur Erfassung der Fähigkeitsanforderungen bei der Arbeit (Muschalla, 2019).

Anhand von 16 Items, die den ICF Kapiteln 1–9 zugeordnet werden können, schätzt Herr K. ein, welche **Leistungs- und Fähigkeitsanforderungen** die Arbeit als Zahntechniker an ihn stellt (vgl. **Tabelle 3-14**).

- Herr K. betont die Notwendigkeit, als Zahntechniker regelmäßig Fortbildungen zu besu-

Tabelle 3-14: Auszug aus Mini-ICF-APP-Work (Muschalla, 2019)

Mini-ICF-APP-Work **Bitte beurteilen Sie im Folgenden, in welchem Ausmaß Ihre Arbeit die beschriebenen Fähigkeitsanforderungen an Sie stellt.**					
Leistungs- und Fähigkeitsanforderungen	**Trifft gar nicht zu**	**Etwas**	**Teilweise**	**Überwiegend**	**Trifft voll zu**
Bei dieser Arbeit muss man sich genau an vorgegebene Regeln und Routinen halten (pünktlich sein, Termine und Arbeitsabläufe einhalten).	0	1	2	~~3~~	4
Bei dieser Arbeit muss man seine Arbeit größtenteils selbst strukturieren und planen.	0	1	2	~~3~~	4
Bei dieser Arbeit muss man damit umgehen können, ständig unterbrochen/gestört zu werden, oder sich an Veränderungen anpassen zu müssen.	0	1	~~2~~	3	4
Bei dieser Arbeit muss man ständig viel wissen und fachlich ständig auf dem Laufenden sein.	0	1	2	3	~~4~~
Bei dieser Arbeit muss man selbst Entscheidungen treffen, die Auswirkungen haben auf Dritte oder Sachwerte (Kunden, Betriebsangehörige, Material, Geld)	0	1	2	3	~~4~~
Bei dieser Arbeit muss man selbst wissen, was zu tun ist, und selbst die Initiative ergreifen.	0	1	2	~~3~~	4
Bei dieser Arbeit muss man durchhalten können und trotz Problemen bei der Sache bleiben.	0	1	2	~~3~~	4
Bei dieser Arbeit muss man viele Wege machen, sei es im Haus oder draußen.	0	~~1~~	2	3	4

chen, da immer wieder neue Technologien und Arbeitsmethoden entwickelt würden. (Item 4)

- Auch trage er sowohl beim Berechnen des Materialbedarfs und des Mischungsverhältnisses von Stoffen als auch beim Erstellen der Unikate aus teuren Materialien wie Titan oder Feingold viel Verantwortung. (Item 5)
- Der Beruf des Zahntechnikers erfordere beim Modellieren und Ausarbeiten der Prothesen ein strukturiertes Vorgehen, das er je nach Auftrag selbständig planen müsse. (Item 2)
- Dabei sei es notwendig, selbst zu entscheiden, wie die Vorgabe des Zahnarztes in Form des Abgusses am genauesten umzusetzen sei und ob kleine Abweichungen zwischen Abguss und Prothese nachgearbeitet werden müssen. (Item 6)
- Das Herstellen von zahntechnischen Produkten erfordere darüber hinaus viel Ausdauer. Nur durch präzises, geduldiges Arbeiten gelänge es, schließlich ein passgenaues Unikat herzustellen. (Item 7)

Beim zweiten Termin: In einem zweiten Gespräch bittet die Ergotherapeutin den Klienten, das Mini-ICF-APP-S in Bezug auf seinen Beruf als Zahntechniker auszufüllen. Dies ist ein **Selbstbeurteilungsbogen zur Einschätzung der eigenen Arbeitsfähigkeiten** (Baron, 2019). Anhand von 13 Items, die denen des Mini-ICF-APP-Work beinahe identisch sind, schätzt Herr K. seine Fähigkeiten ein (vgl. **Tabelle 3-15**).

Der Klient beschreibt während des Ankreuzens von Item 3, dass er viel Struktur von extern und durch feste Routinen benötige. Wenn er spontan auf neue Gegebenheiten reagieren müsse oder im Handlungsablauf gestört werde, reagiere er mit Rückzug und Vermeidung (Item 7). Ohne Störung und mit Hilfe von festen Strukturen sei er jedoch sehr zuverlässig und könne seine Arbeit gut planen und organisieren (Item 1 und 2). Sein größtes Problem verortet Herr K. jedoch in der Mobilität. Einerseits falle es ihm schwer, aktiv zu werden und sich „aufzuraffen". Beispielsweise versäume er Arzttermine, da er meist gar nicht die Energie aufbringe, sich auf den Weg zu machen. Andererseits sei er schmerzbedingt häufig nicht in der Lage, sich für Außentermine fertigzumachen, anzukleiden oder aus dem Haus zu gehen (Item 6 und 13). Seine Stärke sieht Herr K. in seiner Motivation, Neues zu lernen, sein Wissen zu erweitern und aufbauend auf diesem Wissen Entscheidungen zu treffen (Item 4 und 5).

Analyse

Gemeinsam mit der Ergotherapeutin vergleicht Herr K. die Anforderungen, die der Arbeitsplatz des Zahntechnikers stellt, mit seinen derzeitigen Arbeitsfähigkeiten. Dabei wird Herrn K. deutlich, dass er grundsätzlich die Eignung mitbringt, die Anforderungen an den Beruf des Zahntechnikers zu erfüllen. Allerdings hält die Tätigkeit auch Herausforderungen für ihn bereit.

Zunächst erfordert die Tätigkeit eines Zahntechnikers kontinuierlichen Wissenserwerb über aktuelle medizinische und technische Standards in Verbindung mit dem selbständigen Treffen von Entscheidungen über Material und Verarbeitung. Beide Anforderungen entsprechen Herrn K.s Fähigkeit (Item 4 und 5). Herr K. sieht ferner keine Schwierigkeiten, sich als Zahntechniker an Regeln zu halten, sich in vorgegebene Strukturen einzuordnen und seine Arbeit selbständig zu organisieren (Item 1 und 2).

Je nach Arbeitsstelle erfordert das Arbeitsfeld des Zahntechnikers jedoch Flexibilität und Widerstandsfähigkeit. Beispielsweise kann Zeitdruck entstehen, woraufhin er seine Arbeitsplanung spontan ändern muss. Sollte er mit mehreren Kolleg*innen zusammenarbeiten, wird er möglicherweise von diesen angesprochen. Beides könnte ihn unter Stress setzen. Er befürchtet, dann keine andere Bewältigungsstrategie zu besitzen, als sich vom Arbeitsplatz zu entfernen (Item 3 und 7) (ICF d2401 Mit Stress umgehen).

Tabelle 3-15: Auszug aus: Mini-ICF-APP-S (Baron, 2019)

Mini-ICF-APP-Selbstbeurteilung

Bitte beurteilen Sie im Folgenden, wie Sie mit den jeweiligen Anforderungen zurechtkommen. Bitte kreuzen Sie die Aussage an, die am ehesten auf Sie zutrifft.

1. Anpassung an Regeln und Routinen
Wie gut können Sie sich an Regeln halten, z.B. vorgeschriebene Arbeitsabläufe und Dienstwege einhalten, pünktlich zu Terminen erscheinen, Vereinbarungen einhalten?

Das ist eindeutig eine Stärke von mir	Da bin ich besser als die meisten	X Das kann ich ganz gut	Das geht schon irgendwie	Das klappt nicht immer	Deswegen gibt es schon mal Probleme	Da müssen mir andere helfen	Das kann ich gar nicht

2. Planung und Strukturierung von Aufgaben
Wie gut sind Sie darin, Dinge zu planen? Also Ihren Tagesablauf zu organisieren, oder festzulegen, was Sie in einer Woche wann erledigen müssen, welche Erledigungen oder Arbeiten vorrangig sind? Können Sie angemessene Zeit für die einzelnen Dinge einplanen?

Das ist eindeutig eine Stärke von mir	Da bin ich besser als die meisten	X Das kann ich ganz gut	Das geht schon irgendwie	Das klappt nicht immer	Deswegen gibt es schon mal Probleme	Da müssen mir andere helfen	Das kann ich gar nicht

3. Flexibilität und Umstellungsfähigkeit
Wie gut gelingt es Ihnen, mit Veränderungen zurecht zu kommen, z.B. Änderung von Arbeitsabläufen, neues Büro, neue/r Kollege/in, neue Computerprogramme oder Techniken? Wie geht es Ihnen mit kurzfristigen Terminveränderungen? Oder wenn Sie plötzlich irgendwo anders hin müssen? Wie geht es Ihnen, wenn Sie bei einer Sache unterbrochen werden (z.B. Telefon klingelt) und wenn Sie spontan etwas Dazwischenkommendes erledigen sollen?

Das ist eindeutig eine Stärke von mir	Da bin ich besser als die meisten	Das kann ich ganz gut	Das geht schon irgendwie	Das klappt nicht immer	X Deswegen gibt es schon mal Probleme	Da müssen mir andere helfen	Das kann ich gar nicht

4. Kompetenz- und Wissensanwendung
Können Sie Ihr Wissen und Ihre Erfahrung anwenden, wenn es gefragt ist, bspw. bei der Arbeit die Dinge so erledigen, wie es Ihrer Ausbildung oder Ihrem eigentlichen Fachwissen entspricht?

X Das ist eindeutig eine Stärke von mir	Da bin ich besser als die meisten	Das kann ich ganz gut	Das geht schon irgendwie	Das klappt nicht immer	Deswegen gibt es schon mal Probleme	Da müssen mir andere helfen	Das kann ich gar nicht

5. Entscheidungs- und Urteilsfähigkeit
Wie gut kann man sich auf Ihre Einschätzungen, Ihren Rat oder Ihre Entscheidungen verlassen? Kommen Sie üblicherweise auf der Basis vorliegender Informationen zu Schlussfolgerungen, die andere auch für sinnvoll und überzeugend halten?

X Das ist eindeutig eine Stärke von mir	Da bin ich besser als die meisten	Das kann ich ganz gut	Das geht schon irgendwie	Das klappt nicht immer	Deswegen gibt es schon mal Probleme	Da müssen mir andere helfen	Das kann ich gar nicht

Mini-ICF-APP-Selbstbeurteilung

6. Proaktivität und Spontanaktivitäten

Wie gut gelingt es Ihnen in die Gänge zu kommen, eigene Initiativen zu ergreifen, von sich aus Dinge anzuregen und anzufangen, beispielsweise spontane Verabredungen, Freizeitaktivitäten, im Haushalt oder auch bei der Arbeit?

Das ist eindeutig eine Stärke von mir	Da bin ich besser als die meisten	Das kann ich ganz gut	Das geht schon irgendwie	Das klappt nicht immer	Deswegen gibt es schon mal Probleme	X Da müssen mir andere helfen	Das kann ich gar nicht

7. Widerstands- und Durchhaltefähigkeit

Wie gut sind Sie darin bei der Stange zu bleiben oder Stress zu widerstehen, beispielsweise einen Arbeitstag durchzuhalten, sich von Widrigkeiten nicht beeindrucken zu lassen oder begonnene Aktivitäten auch dann fortzusetzen, wenn es schwer fällt?

Das ist eindeutig eine Stärke von mir	Da bin ich besser als die meisten	Das kann ich ganz gut	Das geht schon irgendwie	Das klappt nicht immer	X Deswegen gibt es schon mal Probleme	Da müssen mir andere helfen	Das kann ich gar nicht

13. Mobilität und Verkehrsfähigkeit

Können Sie sich angemessen bewegen, bücken, Treppen steigen, spazieren gehen? Können Sie hingehen, wohin sie müssen, ohne Probleme einkaufen, und übliche Verkehrsmittel, wie Auto, Bus oder Bahn benutzen?

Das ist eindeutig eine Stärke von mir	Da bin ich besser als die meisten	Das kann ich ganz gut	Das geht schon irgendwie	Das klappt nicht immer	Deswegen gibt es schon mal Probleme	Da müssen mir andere helfen	X Das kann ich gar nicht

Auch wenn der Arbeitsplatz in einem Labor als eine Tätigkeit im Sitzen wenig körperliche Anforderungen stellt, ist Herr K. skeptisch, ob er es schafft, aufgrund von Schmerzen oder Antriebsstörungen regelmäßig zur Arbeit zu gehen (Item 6 und 13) (ICF d2303 Das eigene Aktivitätsniveau handhaben, d4602 Sich außerhalb der eigenen Wohnung und anderen Gebäuden umherbewegen). Dies ist aber eine Voraussetzung für eine feste Anstellung (ICF d845 Eine Arbeit erhalten, behalten und beenden).

Intervention

Die Ergotherapeutin berät Herrn K. zu der Frage, wie die Rückkehr in seinen Beruf ermöglicht werden kann. Dafür informiert sie ihn anhand der Interventionsansätze „Modifizieren“ und „Erhalten“ (AOTA, 2018) über die Möglichkeit, Geldleistungen für eine Personenbeförderung im Rahmen des persönlichen Budgets (SGB IX, § 29) zu beantragen, um den Transfer zum Arbeitsplatz zu gewährleisten.

Um zukünftig die selbstbestimmte Mobilität von Herrn K. zu erreichen, rät sie ihm dazu, die Schmerzsymptomatik weiter abklären zu lassen sowie Ernährungsberatung im Rahmen verhaltenspräventiver Maßnahmen der Krankenkassen in Anspruch zu nehmen (GKV-Spitzenverband, 2014). Dies entspricht dem ergotherapeutischen Interventionsansatz „Erhalten" (AOTA, 2018).

Um seine Arbeitsfertigkeiten in Bezug auf Proaktivität, Flexibilität und Widerstandskraft wiederherzustellen, rät die Ergotherapeutin Herrn K. im Rahmen des ergotherapeutischen Interventionsansatzes „Etablieren/Wiederherstellen" (AOTA, 2018) dazu, die medikamentöse und psychotherapeutische Behandlung der depressiven Symptomatik fortzuführen.

Ferner vermittelt sie Herrn K. eine ergotherapeutische Nachsorge, mit deren Unterstützung er sich auf einen Praktikums- oder Arbeitsplatz bewerben kann. Die*der nachbehandelnde Ergotherapeut*in könnte Herrn K. im Rahmen des Interventionsansatzes „Modifizieren" beraten und unterstützen, damit er einen Einzelarbeitsplatz in einem kleinen Dentallabor einer Zahnarztpraxis findet. Dort sollte weniger Termindruck herrschen als in größeren Laboren in Zahnkliniken oder in zahntechnischen Laboratorien.

Outcome

Am Ende der vierwöchigen Leistungsdiagnostik muss eine Stellungnahme zur Arbeitsfähigkeit des Klienten gegenüber den Leistungsträgern erfolgen. Die Ergotherapeutin erstellt für die Agentur für Arbeit eine Kurz-Beurteilung sowie eine Prognose in Bezug auf Herrn K.s Arbeitsfähigkeit:

Beurteilung

Herr K. kann seinen Arbeitsweg derzeit nicht selbstständig bewältigen. Am Arbeitsplatz selbst ist er jedoch in der Lage, seine Arbeit selbständig zu organisieren und ausdauernd sowie fachlich korrekt zu arbeiten, solange die Arbeitsmenge überschaubar bleibt und kein Termindruck besteht. Die Tätigkeit als Zahntechniker bietet innerhalb größerer Zahnkliniken oder Dentallaboren die Möglichkeit eines singulären Arbeitsplatzes mit fest zugewiesenen Aufgaben. Unter der Maßgabe, dass ein Transfer zum Arbeitsplatz gewährleistet wird, ist Herr K. arbeitsfähig.

3.4.7 Fazit

Der Einsatz von Assessments im Bereich der Arbeitstherapie und Arbeitsrehabilitation stellt – wie eingangs geschildert – aufgrund der verschiedenen Zielgruppen sowie der institutionellen und gesetzespolitischen Rahmenbedingungen eine große Herausforderung dar. Im Sinne einer zeitgemäßen ergotherapeutischen Versorgung der Klient*innen, aber auch zur eigenen berufspolitischen Positionierung erscheint es sinnvoll und notwendig, sich dieser Herausforderung zu stellen. Es ist an der Zeit zu zeigen, dass Ergotherapeut*innen über aussagekräftige berufsspezifische Assessments verfügen, die wertvolle Informationen liefern und den Einsatz ggf. vorgeschriebener Befundinstrumente sinnvoll ergänzen können. Daher erscheint es nicht (mehr) folgerichtig, auf Assessments und Testverfahren anderer Berufsgruppen auszuweichen.

Ergotherapeutische Assessments ermöglichen eine klientenzentrierte und betätigungszentrierte Diagnostik, welche – im Sinne der ergotherapeutischen Kerndomäne – bedeutungsvolle Betätigungen einer Person in ihrer spezifischen (Arbeits-)Umgebung betrachtet, die Forderungen der Kostenträger erfüllt und eine Ergänzung zu Erhebungsinstrumenten anderer Berufsgruppen darstellt.

Es lohnt sich, Zeit und Energie in die Auseinandersetzung mit den Inhalten der Assessments zu investieren und die Veränderung institutioneller Rahmenbedingungen nachzuvollziehen. Und das mit dem Ziel, ergotherapeutische Assessments regelmäßig im Bereich der Arbeitsrehabilitation einzusetzen. Ein konsequent umgesetztes klienten- und betätigungszentriertes Arbeiten schärft das ergotherapeutische Berufsprofil gegenüber anderen Berufsgruppen. Das wiederum kann die berufliche Identität von Ergotherapeut*innen stärken und deren Selbstvertrauen und Zufriedenheit mit der eigenen Berufsausübung steigern (George, 2014).

Literatur

American Occupational Therapy Association (AOTA). (2018). *Das Framework der AOTA. Gegenstandsbereich, Prozesse und Kontexte in er ergotherapeutischen Praxis*. Bern: Hogrefe.

Baron, S. (2019). Erfassung von Fähigkeitsbeeinträchtigungen mit der Mini-ICF-APP und Mini-ICF-APP-S. *Praxis Klinische Verhaltensmedizin und Rehabilitation, 107*, 237–250.

Boyt-Schell, B.A. & Schell, J.W. (2018). *Clinical and professional reasoning in Occupational Therapy*. Philadelphia: Wolters Kluwer.

Bundesministerium für Arbeit und Soziales. (2016). *Gesetz zur Stärkung der Teilhabe und Selbstbestimmung von Menschen mit Behinderungen (Bundesteilhabegesetz–BTHG)*. https://www.bmas.de/DE/Soziales/Teilhabe-und-Inklusion/Rehabilitation-und-Teilhabe/bundesteilhabegesetz.html

Bundesministerium der Justiz und für Verbraucherschutz. (2020). *Neuntes Buch Sozialgesetzbuch, § 118 Instrumente der Bedarfsermittlung*. http://www.gesetze-im-internet.de/sgb_9_2018/__118.html

Deutsche Rentenversicherung Bund. (2018). *Leitlinien für die sozialmedizinische Begutachtung. Sozialmedizinische Beurteilung bei psychischen und Verhaltensstörungen*. https://www.deutsche-rentenversicherung.de/DRV/DE/Experten/Infos-fuer-Aerzte/Begutachtung/begutachtung.html

Deutsche Rentenversicherung Bund. (2005). *Leitlinien zur Rehabilitationsbedürftigkeit für Leistungen zur Teilhabe am Arbeitsleben*. https://www.deutsche-rentenversicherung.de/DRV/DE/Experten/Infos-fuer-Aerzte/Begutachtung/begutachtung.html

Deutscher Verband der Ergotherapeuten (DVE). (2020). *Assessmentbereich*. https://dve.info/ergotherapie/assessment-bereich

Düchting, M. (2008). *HiPro-Assessment: ein integratives Teilsystem psychosozialer Ergotherapie; Schwerpunkt Arbeitstherapie*. Idstein: Schulz-Kirchner.

Fan, C-W., Taylor, R.R., Ekbladh, E., Hemmingsson, H. & Sandqvist, J. (2013). Evaluating the Psychometric Properties of a Clinical Vocational Rehabilitation Outcome Measurement: The Assessment of Work Performance (AWP). *OTJR: Occupation, Participation and Health, 33*, 125–133. https://doi.org/10.3928/15394492-20130614-01

Fisher, A.G. (2014). *OTIPM: Occupational Therapy Intervention Process Model; Prozessmodell ergotherapeutischer Intervention; ein Modell zum Planen und Umsetzen von klientenzentrierter, betätigungsbasierter Top-down-Intervention* (B. Dehnhardt, Trans.). Idstein: Schulz-Kirchner.

Forsyth, K., Deshpande, S., Kielhofner, G., Henriksson, C., Haglund, L. & Olson, L. (2005). *The occupational circumstances assessment and interview rating scale*. Chicago: Model of Human Occupation Clearinghouse, Department of Occupational Therapy, College of Applied Health Sciences, University of Illinois at Chicago.

George, S. (2014). Nur „alter Wein in neuen Schläuchen"? Oder macht klientenzentrierte und betätigungsorientierte Ergotherapie einen spür- und messbaren Unterschied? In E. Scholz-Minkwitz & K. Minkwitz (Eds.), *Ergotherapie sucht Topmodelle* (pp. 17–30). Idstein: Schulz-Kirchner.

GKV-Spitzenverband. (2014). *Leitfaden Prävention. Handlungsfelder und Kriterien des GKV-Spitzenverbandes zur Umsetzung der §§ 20 und 20a SGB V vom 21. Juni 2000*. Berlin: GKV-Spitzenverband.

Haerlin, C. (2008). Berufliche Beratung für Menschen mit psychischer Erkrankung. In H. Mecklenburg & J. Storck (Eds.), *Handbuch berufliche Integration und Rehabilitation. Wie psychisch kranke Menschen in Arbeit kommen und bleiben* (pp. 78–86). Bonn: Psychiatrie-Verlag.

Höhl, W., Köser, P. & Dochat, A. (2015). *Produktivität und Teilhabe am Arbeitsleben. Arbeitstherapie, Arbeitsrehabilitation, Gesundheitsförderung*. Idstein: Schulz-Kirchner.

IQPR – Institut für Qualitätssicherung in Prävention und Rehabilitation GmbH . (2017). *Online-Datenbank Assessmentinstrumente*. http://www.assess

ment-info.de/assessment/seiten/datenbank/as sessmentkatalog-de.asp

Kaskutas, V. & Snodgrass, J. (2018). *Menschen mit arbeitsbedingten Verletzungen und Erkrankungen* (Leitlinien der Ergotherapie, Bd. 7). Bern: Hogrefe. https://doi.org/10.1024/85786-000

Kielhofner, G. (2008). *Model of Human Occupation. Theory and Application* (4th ed.). Philadelphia: Lippincott, Williams & Wilkins.

Linden, M., Baron, S. & Muschalla, B. (2009). *Mini-ICF-Rating für psychische Störungen (Mini-ICF-APP). Ein Kurzinstrument zur Beurteilung von Fähigkeits-bzw. Kapazitätsstörungen bei psychischen Störungen*. Göttingen: Huber.

Linden, M., Baron, S. & Muschalla, B. (2015). *Mini-ICF-Rating für Aktivitäts- und Partizipationsbeeinträchtigungen bei psychischen Erkrankungen: Mini-ICF-APP; ein Kurzinstrument zur Fremdbeurteilung von Aktivitäts- und Partizipationsbeeinträchtigungen bei psychischen Erkrankungen in Anlehnung an die Internationale Klassifikation der Funktionsfähigkeit, Behinderung und Gesundheit (ICF) der Weltgesundheitsorganisation; Manual*. Bern: Huber.

Muschalla, B. (2019). Mini-ICF-Job-Fit: Operationalisierung des psychischen Person-Job-Fit mit dem Fähigkeitenkonzept nach Mini-ICF-APP. *Praxis Klinische Verhaltensmedizin und Rehabilitation, 107*, 251–256. https://doi.org/10.1007/s15016-02 1-9290-7

Parkinson, S., Forsyth, K. & Kielhofner, G. (2005). *Das „Model of Human Occupation Screening Tool" (MOHOST): Benutzerhandbuch und Formblatt*. Dortmund: Verlag Modernes Lernen. https://doi.org/10.1037/t52666-000

Parkinson, S., Forsyth, K. & Kielhofner, G. (2006). *The Model of Human Occupation Screening Tool (MOHOST)*. Chicago: Model of Human Occupation Clearinghouse, Department of Occupational Therapy, College of Applied Health Sciences, University of Illinois at Chicago.

REHADAT. (2019). *Profilmethode*. https://www.rehadat-bildung.de/de/lexikon/Lex-Profilmethode/

Sandqvist, J., Lee, J. & Kielhofner, G. (2010). *A User's Manual for Assessment of Work Performance (AWP)*. Model of Human Occupation Clearinghouse, Department of Occupational Therapy, College of Applied Health Sciences, University of Illinois at Chicago.

Schell, B. & Schell, J. (2018). *Clinical and professional reasoning in occupational therapy* (2nd ed.). Alphen aan den Rijn: Wolters Kluwer.

Sozialgesetzbuch IX. (2019). *§ 49 SGB IX Leistungen zur Teilhabe am Arbeitsleben, Verordnungsermächtigung*. https://www.sozialgesetzbuch-sgb.de/sgb ix/49.html

Stöckl, J. (2020). *Translation and linguistic validation of the German version of the Assessment of Work Peformance (AWP)* (unveröffentlichte Master Thesis). Linköping University, Department of Health Science.

Taylor, R.R. (Ed.). (2017). *Model of Human Occupation* (5. Ed.). Philadelphia: Wolters Kluwer.

Townsend, E.A. & Polatajko, H.J. (2013). *Enabling Occupation II: Advancing an Occupational Therapy Vision for Health, Well-being, & Justice through Occupation* (2nd ed.). Ottawa, Ontario: CAOT.

Umsetzungsbegleitung Bundesteilhabegesetz. (o.D.). *Bedarfsermittlung und ICF-Orientierung. Bedarfsermittlungsinstrumente der Bundesländer*. https://umsetzungsbegleitung-bthg.de/service/links-und-materialien/material-bedarfsermittlung-icf/

3.5 Assessments im neurologischen Kontext

Tabea Böttger & Johanna Höynck

Schwere Bewusstseinsstörungen bis hin zu leichten Konzentrations- oder Koordinationsstörungen, die womöglich nur noch bei komplexen beruflichen Aufgaben auftreten – im neurologischen Fachbereich arbeiten Ergotherapeut*innen mit Klient*innen zusammen, die ein großes Spektrum an Krankheits- bzw. Störungsbildern und Betätigungsanliegen aufweisen. Das macht die ergotherapeutische Evaluationsphase zu einer echten Herausforderung! Das vorliegende Kapitel reflektiert zunächst ausgewählte Herausforderungen und Empfehlungen zum Evaluations-Prozess in der Neurologie und beschreibt dann Schritt für Schritt, wie Ergotherapeut*innen hier vorgehen und (exemplarisch) auf welche Assessments sie zurückgreifen können.

3.5.1 Besondere Herausforderungen

Neben dem großen Spektrum an Krankheits- und Störungsbildern sehen sich Ergotherapeut*innen im neurologischen Fachbereich mit vielen weiteren Herausforderungen konfrontiert. So ist bei den meisten neurologischen Krankheitsbildern zu erwarten, dass die Alltagsproblematik nicht nur durch ein einzelnes Störungsbild entsteht. Vielmehr entwickelt sie sich häufig durch das komplexe Zusammenspiel von motorischen, sensorischen, kognitiven, affektiven und kommunikationsbezogenen Störungsbildern. Dieses Zusammenspiel wirkt sich in der Regel weitaus schwerer auf die Alltagsbewältigung der Klient*innen aus als die Summe der einzelnen Einschränkungen. Hinzu kommt die Scham der Betroffenen, eine Störung „im Kopf" zu haben und von anderen Menschen, wie ihren Angehörigen, abhängig zu sein. Eine fehlende oder unzureichende Einsicht in die Probleme (bzw. deren Lösung) kann die Situation weiter verschärfen. Bei kognitiven bzw. neuropsychologischen, also unsichtbaren Einschränkungen werden die Betroffenen nicht selten mit unrealistischen Erwartungen aus ihrem Umfeld konfrontiert – etwa vonseiten der Angehörigen, Arbeitgeber*innen oder Freund*innen. Dies kann dazu führen, dass sie die Befundaufnahme als zusätzliche Belastung erleben.

Nur in seltenen Fällen können Menschen mit erworbener Hirnschädigung in den ersten Wochen und Monaten nach dem Ereignis wirklich die Auswirkungen ihrer Erkrankung auf den Alltag realistisch und sicher einschätzen. So wird die Analyse von Alltagsproblemen und deren Ursachen für die behandelnden Ergotherapeut*innen zu einer akribischen „Detektivarbeit".

Betätigungszentrierung versus Funktionsorientierung

Im Fachbereich Neurologie ist das Angebot an Assessments auf Ebene der Körperfunktionen riesig. Solche funktionsorientierten Assessments erweisen sich aber oftmals als wenig hilfreich, wenn es darum geht, eine betätigungszentrierte ergotherapeutische Intervention zu entwickeln. Hinzu kommt, dass der Einsatz von Assessments, welche die wichtige subjektive Perspektive von Klient*innen erfassen (Patient-Reported Outcomes Measures, PROMs) (vgl. Kap. 1.2), bei Menschen mit kognitiven und/oder kommunikativen Störungsbildern erschwert ist. Zur Gestaltung des betätigungszentrierten Prozesses ist die Schaffung einer tragfähigen Arbeitsbeziehung jedoch eine grundlegende Voraussetzung. Der Aufbau einer therapeutischen Beziehung erfordert von den Ergotherapeut*innen angesichts der komplexen Zusammenhänge eine besonders sensible Kommunikationsgestaltung. Diese sollte es den Betroffenen ermöglichen, trotz komplexer kognitiver und/oder kommunikativer Einschränkungen ihre Expertise über ihre eigene

Lebensgestaltung einzubringen und so eine gemeinsame Perspektive auf die vorhandenen Alltagsprobleme zu erlangen.

In vielen ergotherapeutischen Abteilungen oder Praxen, die mit neurologischer Klientel arbeiten, steht die Perspektive des mechanistischen Paradigmas der Funktionsorientierung noch im Vordergrund. In solchen Fällen besteht die Gefahr, dass der komplexe betätigungszentrierte Blick auf die individuellen Alltagsproblematiken verloren geht. So werden - wenn überhaupt - häufig schwerpunktmäßig Assessments aus dem Bereich der Funktionen der oberen Extremität durchgeführt. Entsprechend bemisst sich der Erfolg der Therapie auch nicht daran, wie die Alltagsbewältigung gelingt, sondern inwiefern es einen Zuwachs an Bewegungsumfang, Kraft oder Ausdauer gibt. Dabei ist seit Jahren bekannt, dass die Messung von einzelnen Körperfunktionen allein für den individuellen Alltag unserer Klient*innen nicht aussagekräftig ist (Ahn, 2019; Engel-Yeger et al., 2018; Frank et al., 2006; Judge et al., 1996; Nelles et al., 2018).

Allgemeine Empfehlungen für das Vorgehen im Evaluations-Prozess

Trotz der beschriebenen Herausforderungen, die ein individuelles Vorgehen bedingen, ist grundsätzlich eine standardisierte Verfahrensweise innerhalb einer Einrichtung und eines Teams der rehabilitativen Versorgung im Evaluations-Prozess sinnvoll und hilfreich. Anne Fisher (2018, S. 31) beschreibt den klienten- und betätigungszentrierten Evaluations-Prozess sehr genau und weicht hier in der Grundstruktur etwas von bekannten Prozessmodellen wie dem CPPF ab: „In der echten Top-down-Evaluation des OTIPM definiert, klärt oder interpretiert die Ergotherapeutin die Ursache für die Betätigungsprobleme der Person erst, nachdem sie die Qualität von zielgerichteten Aktionen einer bestimmten Aufgabe (...) definiert und beschrieben hat.“ Assessments, die bestimmte neurologische Störungsbilder identifizieren und quantifizieren, kommen erst dann zum Einsatz, wenn sie eine Frage, die sich aus der mangelnden Qualität der Aufgabenausführung in der Performanzbeobachtung heraus ergeben hat, beantworten können.

So sollte die ergotherapeutische Befundung vorwiegend das Ziel verfolgen, die individuellen Auswirkungen der verschiedenen Beeinträchtigungen im Alltag zu befunden. Fisher (2018) beschreibt dazu, wie die Erhebung der 10 Dimensionen des individuellen Performanzkontextes und darauf aufbauend die Erfassung der Betätigungsanliegen der Klient*innen vollzogen werden (Betätigungsprofil). Sehr konkret und spezifisch erläutert sie, dass die Klient*innen anschließend bei der Ausführung bedeutungsvoller Betätigungen im möglichst natürlichen Kontext beobachtet werden sollen (Performanzanalyse). Klientenzentrierter Perfomanzkontext, Betätigungsanliegen und Ergebnis der Performanzanalyse fließen im Anschluss in die Aushandlung der klientenzentrierten Ziele ein. Ist die genauere Identifikation der Ursachen für die Alltagsprobleme unbekannt UND relevant für die Wahl der therapeutischen Strategie, erfolgt zu guter Letzt noch eine weitere spezifische Befunderhebung in Bezug auf Körperfunktionen (z. B. spezifische neurologische Störungsbilder), Umweltfaktoren und Krankheitsverarbeitung (**Tabelle 3-16**). Auf dieser Basis lassen sich die therapeutischen Strategien für die Intervention auswählen und, wo vorhanden, evidenzbasierte Behandlungsempfehlungen bzw. Leitlinien zu Rate ziehen.

3.5.2 Einsatz von Assessments im Evaluations-Prozess

Die im folgenden dargestellte Assessmentauswahl erfolgt entsprechend der Evaluationsphase des OTIPM, angelehnt an Fisher & Martella (2019). Die Autorinnen des Kapitels haben dieses Modell gewählt, weil sie der Auffassung sind, dass das OTIPM einen wahren Top-down-Ansatz („True Top-down") verfolgt. Dieser beinhaltet die Beobachtung und Evaluation der Qualität der Betätigungsperformanz durch Performanzanalysen als zentralen, unabdingbaren Bestandteil. Somit werden die Betätigung bzw. individuellen Betätigungsprobleme ins Zentrum der ergotherapeutischen Evaluation gestellt (Fisher & Martella, 2019). In diesem Kontext verliert die isolierte Evaluation von Körperfunktionen, Umweltfaktoren oder anderen situativen Aspekten an Bedeutung und erfolgt nur, wenn wirklich notwendig als letzter Schritt des Evaluations-Prozesses (ebd.). Im neurologischen Arbeitsbereich ist dies von besonderer Relevanz, da sich neurologische Störungsbilder im Alltag häufig gegenseitig verstärken. So können sich diskrete Veränderungen im Bereich der exekutiven Funktionen zum Beispiel deutlich auf die allgemeine Problemlösefähigkeit der Klient*innen auswirken und damit auch auf die Nutzung vorhandener Funktionen im Alltag. Zudem können sie die Krankheitsverarbeitung und Selbststeuerung sowohl der direkt als auch der indirekt Betroffenen erheblich beeinflussen. Trotz der zum Teil bestehenden Notwendigkeit, ergänzend auch Informationen auf Körperfunktionsebene zu erheben, sollten sich Ergotherapeut*innen eines bewusstmachen: Mit direkten funktionellen Befunden lässt sich nur ein potenzielles Niveau erheben, nicht jedoch, ob die Klient*innen diese Funktion im Alltag auch tatsächlich gewinnbringend einsetzen können.

Abbildung 3-16 ordnet den verschiedenen Abschnitten der Evaluationsphase typische Assessments zu. Im weiteren Verlauf werden einzelne Assessments ausführlicher hervorgehoben, was sich einerseits auf die Erfahrungen der Autorinnen und andererseits auf die bestehende Evidenzlage zurückführen lässt. Dabei besteht kein Anspruch auf Vollständigkeit. Die

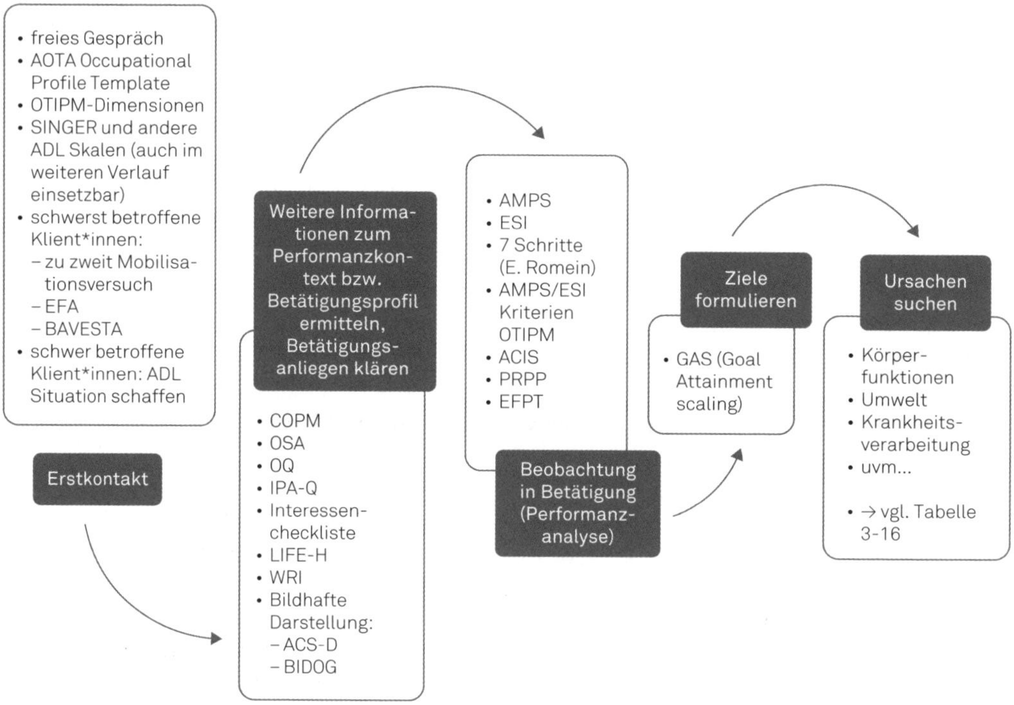

Abbildung 3-16: Phasen der Evaluation mit empfehlungswerten Assessments oder alternativen Vorgehensweisen

Ausführungen konzentrieren sich vorrangig auf Assessments, die in deutscher Übersetzung vorliegen. Weitere, in anderen Ländern genutzte Assessments, finden sich in der verwendeten Literatur (Preissner, 2018; Steultjens et al., 2013; Wheeler & Acord-Vira, 2018; Wolf & Nilsen, 2018).

Die meisten Assessments können grundsätzlich in allen Phasen und Settings der neurologischen Rehabilitation eingesetzt werden. Nichtsdestotrotz gibt es bestimmte Charakteristika im Verlauf der Rehabilitation, die den Auswahlprozess mitbestimmen. Exemplarisch gehen die Autorinnen nachfolgend auf einige Aspekte der Akutphase (Stroke-Unit, Intensivstation) ein, da diese erfahrungsgemäß hohe Herausforderungen mit Blick auf die Evaluation und damit einhergehende Assessmentwahl mit sich bringt.

Die Evaluationsphase in der Akutversorgung

Die Akutphase nach dem Krankheitsereignis stellt für die betroffenen Personen und ihre Angehörigen eine Ausnahmesituation dar (Barucchieri et al., 2013; Jäcker, 2017; Knutzen, 2018). Die plötzliche, unerwartet eingetretene Erkrankung hat sie aus ihrem gewohnten Alltag gerissen und in eine neue, fremde Umgebung mit eigenen Abläufen gebracht. Häufig sind sie auf maximale Hilfestellung angewiesen, stehen unter kontinuierlich apparativem Monitoring und versuchen langsam zu verstehen, was geschehen ist (ebd.). Hinzu kommt, dass die Symptome sich innerhalb weniger Stunden verändern oder auch Spontanremissionen auftreten können und damit die therapeutische Evaluation und Intervention stetig angepasst werden müssen – und das bei meist nur sehr kurzen Liegezeiten (ebd.). Diese besondere Belastungssituation erfordert ein sensibles Vorgehen beim Assessmenteinsatz: Testanforderungen sollten generell so gering wie möglich gehalten sowie Doppeltestungen durch verschiedene Berufsgruppen vermieden werden (ebd.). Die eingeschränkte Aufmerksamkeit und Wachheit der akut betroffenen Menschen reduzieren die Auswahlmöglichkeiten für Assessments zusätzlich. Hier sollten sich Ergotherapeut*innen fragen, ob ein Assessment noch aussagekräftige Ergebnisse liefert, wenn sie es anpassen oder über mehrere Einheiten verteilt anwenden. Der Einsatz einer umfangreichen Befragung, wie mit dem COPM, würde die akut betroffenen Menschen in der Regel überfordern. Stattdessen können Ergotherapeut*innen innerhalb der ersten Tage die ohnehin im Tagesverlauf anstehenden ADLs für die Evaluation nutzen. Laut Knutzen (2018, S. 87) kommt es hier zu einer „Mischung von Evaluation und Intervention", wodurch sich die begrenzt verfügbare Therapiezeit gewinnbringend für die betroffene Person nutzen lässt. Damit erhält diese auch die Möglichkeit, bei der Ausführung der alltäglichen Aufgaben zu erfahren, welche Auswirkungen die Erkrankung aktuell hat (ebd.).

Internationale multidisziplinäre Leitlinien zu Schlaganfall und erworbenen Hirnschädigungen empfehlen mehrheitlich die Befundung der Aktivitäten des täglichen Lebens (Jolliffe et al., 2018), ergotherapeutische Leitlinien betrachten diese als Kernkompetenz unserer Berufsgruppe (Steultjens et al., 2013; Preissner, 2018; Wheeler & Acord-Vira, 2018; Wolf & Nilsen, 2018). Bisher mangelt es allerdings an Studien mit konkreten Empfehlungen dazu, welche ADL-Assessments sich zu welchem Zeitpunkt der Rehabilitation am besten eignen.

Assessmenteinsatz bei Entlassung aus der Akutphase in die Häuslichkeit

Manchmal kommt es vor, dass betroffene Personen nach der Akutversorgung nicht in eine stationäre Rehabilitationseinrichtung überwiesen, sondern direkt zurück in die Häuslichkeit entlassen werden. In solchen Fällen ist es wichtig einzuschätzen, inwieweit die Person zu Hause voraussichtlich allein zurechtkommen und/oder in welchen Bereichen sie Hilfestellung benötigen wird. Gerade Personen, die anscheinend nur leicht betroffen sind, werden häufig in ihrer Alltagskompetenz von medizinischem sowie therapeutischen Personal überschätzt. Oftmals sind sie sich ihrer Beeinträchtigungen auch selbst nicht ausreichend bewusst. Etwa, weil es ihnen an aktuellen Betätigungserfahrungen in komplexen Alltagssituationen mangelt, die im natürlichen Kontext (also außerhalb der Klinik) stattfinden und/oder sie eine reduzierte Awareness haben. Insbesondere Beeinträchtigungen im Bereich der Kognition und des Sozialverhaltens – auch als „nicht sichtbare Schäden" betitelt (Fries & Reuther, 2017) – wirken sich langfristig erschwerend auf die berufliche wie soziale Teilhabe der Betroffenen aus. Hier kann es hilfreich sein, das Assessment of Motor and Process Skills (AMPS) einzusetzen. Das AMPS unterstützt mit seinen Ergebnissen Ergotherapeut*innen bei der Einschätzung, inwieweit die betroffene Person zum jetzigen Zeitpunkt Hilfebedarf in der Häuslichkeit haben wird (prognostische Validität) (Fisher & Marterella, 2019; Merritt, 2011).

3.5.3 Schritt für Schritt durch den Evaluations-Prozess

Der Evaluations-Prozess beginnt mit der Vorbereitung auf den Erstkontakt. Dabei liefern medizinische Unterlagen, Therapievorberichte und Schilderungen von anderen Kolleg*innen wie dem Pflegepersonal sowie Angehörigen oder anderen Bezugspersonen wichtige Hinweise. Desto mehr Informationen im Vorfeld aus den vorhandenen Quellen gewonnen werden, desto gezielter und umsichtiger können Ergotherapeut*innen in einem Erstkontakt vorgehen. Nicht immer lässt sich dies in jedem Setting berücksichtigen, etwa wenn die Klient*innen in einer ambulanten Praxis zunächst telefonisch einen Termin vereinbart haben und ihre gesammelten krankheitsbezogenen Unterlagen erst zum Erstkontakt mitbringen.

Fallbeispiel

Ergotherapeutin Anja arbeitet in der Frührehabilitation und bekommt in der interdisziplinären Morgenbesprechung folgende Informationen zu Frau Schmidt mitgeteilt, die gestern von der Stroke Unit überwiesen wurde: Polytrauma und schweres Schädel-Hirn-Trauma 3. Grades nach Verkehrsunfall vor sieben Tagen, initial Glasgow Coma Scale (GCS) 6, heute Morgen erstmalig kurzzeitig spontan die Augen geöffnet, verbale Äußerungen nur unverständlicher Laute, bettlägerig. Anja beschließt aufgrund der Informationen (scientific Reasoning) den Erstkontakt gemeinsam mit der Physiotherapeutin durchzuführen, um die schwerbetroffene Person behutsam zu zweit im Bett und ggf. an die Bettkante mobilisieren zu können (pragmatisches Reasoning). Sie weiß, dass sie Frau Schmidt vermutlich nicht befragen kann und stattdessen schauen muss, dass sie die Angehörigen antrifft, die sich für morgen Nachmittag angekündigt haben. Sie möchte einige Informationen über die Interessen und den Alltag der Klientin erfragen, die es ihr ermöglichen, Frau Schmidt gezielter und persönlicher anzusprechen (prozedurales Reasoning). In der Zusammenarbeit mit der Kollegin kann Ergotherapeutin Anja eine Einstufung der Early Functional Abilities (EFA) oder des Basler Vegetative State Assessment (BAVESTA) vornehmen. Dadurch lässt sich beurteilen, inwieweit die Klientin Funktionen von Wahrnehmung und Bewusstsein aufweist und über welche Kommunikationsmöglichkeiten sie verfügt (Huber et al., 2014; Huber, 2017; Lüthi, 2020). So können im Verlauf kleinste Fortschritte systematisch sichtbar gemacht werden. Anja druckt sich das in der Klinik vorhandene Assessment aus und geht damit zur Physiotherapeutin.

1. Der Erstkontakt

Der Erstkontakt selbst ist gekennzeichnet durch das gegenseitige Kennenlernen von Ergotherapeut*in und Klient*in bzw. Angehörigen, die erste Informationen zum Performanzkontext bzw. Betätigungsprofil und zu den aktuellen Betätigungsanliegen austauschen. In diesem ersten Kontakt gilt es, einen Eindruck der Gesamtsituation zu erhalten, um entscheiden zu können, ob Ergotherapie indiziert ist oder nicht. Um den ergotherapeutischen Fokus zu gewährleisten, bietet sich das „AOTA Occupational Profile Template" (AOTA, 2020a, 2020b) an. Hierbei handelt es sich um einen kostenlos zur Verfügung gestellten Screeningbogen, der basierend auf dem OTPF (AOTA, 2020b, 2018) entwickelt worden ist und die zentralen Aspekte eines Betätigungsprofils im Interview mit der betroffenen Person erfasst. Eine weitere hilfreiche Orientierungsgrundlage bieten die zehn Dimensionen des Performanzkontextes aus dem OTIPM, mit deren Hilfe sich die wichtigsten Themen des Erstinterviews identifizieren lassen (Fisher, 2018). Diese umfassen im Einzelnen die Bereiche „Umweltdimension, Rollendimension, Motivationsdimension, Aufgabendimension, kulturelle, soziale und gesellschaftliche Dimension, Körperfunktionsdimension, zeitliche Dimension und Adaptationsdimension" (Fisher, 2018, S. 60). Sie sind zentral, weil die Fähigkeit einer Person zur Betätigungsausführung durch alle zehn Dimensionen beeinflusst wird (ebd.). Vorhandene Schlüsselfragen unterstützen bei der Reflexion, ob die Inhalte im Erstkontakt ausreichend berücksichtigt wurden.

Erhebungsinstrumente zur Erfassung der Selbständigkeit in den Aktivitäten des täglichen Lebens (ADLs/ATLs)

Ggf. können im Erstkontakt bereits Assessments zum Einsatz kommen, welche die Eigen- oder Fremdanamnese zu den ADLs ermitteln, wie das Functional Independence Measure (FIM) oder Functional Assessment Measure (FAM). Der frühzeitige Einsatz solcher Assessments erweist sich vor allem dann als hilfreich, wenn direkt nach dem Erstkontakt die Therapieplanung (Frequenz und Dauer) für die nächsten Wochen vorgenommen werden muss. Ansonsten erfolgt dies für gewöhnlich erst in den kommenden Therapieeinheiten. Wichtig ist allerdings, dass weitere Betätigungsbereiche nicht außen vor bleiben. Von den in Abbildung 3-16 angeführten Assessments bietet der Selbständigkeits-Index für die Neurologische und Geriatrische Rehabilitation (SINGER) den umfassendsten und zugleich differenziertesten Überblick (Funke, 2020; Funke et al., 2017). Er bildet mit seinen 20 Items immerhin 7 Domänen der Aktivitäten und Teilhabe der ICF ab. Zum Vergleich: Der Barthel-Index (BI) bezieht sich lediglich auf 2, FIM und EBI auf 5 Domänen (ebd.). Mit seinen 6 Leistungsstufen (0–5) ermittelt der SINGER den Hilfebedarf in den ADLs zudem differenzierter als vergleichbare Instrumente. Gleichzeitig bietet er die Möglichkeit, das erreichte Ergebnis in den Punktwert des BI umzurechnen (ebd.). Dank seiner guten Veränderungssensitivität kann der SINGER auch als Grundlage dafür dienen, Rehabilitationsziele zu formulieren und den Rehabilitationsverlauf angemessen abzubilden. Dabei lässt er sich in allen Phasen der Rehabilitation einsetzen, insbesondere in interdisziplinären Teams, für deren Zusammenarbeit er entwickelt wurde. Ein weiterer Vorteil besteht darin, dass Ergotherapeut*innen das Assessment und seine zahlreichen Dokumentationsbögen kostenfrei nutzen können. Hierfür müssen sie nur vorab eine kostenfreie Nutzungslizenz beantragen (SINGER, 2021) und das Manual (Funke et al., 2017) erwerben. Im Langzeitverlauf und Kontext von chronischen Erkrankungen ist es oftmals erforderlich, den Fokus über die Selbständigkeit in den ADLs hinaus verstärkt auf die Partizipation und Selbstbestimmung (Autonomie) der Betroffenen zu richten. Nähere Erläuterungen hierzu finden sich unter dem Unterpunkt: „Den Blickwinkel bei Bedarf erweitern".

Selbstversorgung steht am Anfang oft im Fokus

Bei den meisten Menschen mit Zustand nach akut hirnschädigendem Ereignis ist es allerdings wichtig, den Erstkontakt nicht zu überfrachten und das gegenseitige Kennenlernen sowie den Aufbau einer tragfähigen therapeutischen Beziehung in den Mittelpunkt zu rücken (vor allem narratives Reasoning, interaktives Reasoning, ethisches Reasoning). Daher reduziert sich ein möglicher Assessmenteinsatz – der mitunter von Einrichtungen verlangt wird – häufig auf reine ADL-Skalen wie das FIM/FAM. FIM/FAM ist überwiegend als fremdanamnestisches Assessment (proxy report) entwickelt worden, lässt sich aber auch als „self-report" verwenden (Grey & Kennedy, 1993). Somit kann es sowohl die Perspektive der Mitarbeiter*innen des interdisziplinären Teams als auch die Sichtweise der Klient*innen erfassen.

Sind die Ergotherapeut*innen in klientenzentrierter Gesprächsführung geübt, können sie beim Ausfüllen solcher Assessments ihre Klienten*innen gleichzeitig ausführlich informieren und ein erstes klientenzentriertes Interview unter erschwerten Bedingungen führen. Dabei ermitteln sie idealerweise auch, wie Klient*innen die eigenen ADLs mit Blick auf ihre Selbsteinschätzung und Zufriedenheit erleben. Durch ein solches Vorgehen legen Ergotherapeut*innen den Schwerpunkt zunächst auf den Betätigungsbereich der Selbstversorgung, der den Klient*innen in der aktuellen Situation am ehesten vertraut ist. Die Reduktion der Betätigungsvorschläge lenkt den Fokus somit auf Tätigkeiten, welche die Klient*innen schon häufig wieder im Tagesablauf durchgeführt haben und daher am ehesten kognitiv erfassen können. Bei kognitiv beeinträchtigten Menschen kann hierbei auch eine erste Erarbeitung von Awareness stattfinden.

Im weiteren Verlauf werden Betätigungsanliegen auch in den Bereichen Freizeit und Produktivität in den Fokus rücken. Spätestens jetzt sollten breiter aufgestellte betätigungsfokussierte Assessments wie das COPM, das OSA oder der Fragebogen zur Betätigung aus den Checklisten des MOHO (OQ; Kielhofner, Mentrup & Langlotz, 2020) genutzt werden, um aus Klient*innen-Perspektive heraus auch alltagsbezogene Betätigungsprobleme und -anliegen jenseits der ADL zu ermitteln.

2. Erhebung der Betätigungsanliegen

Es stehen mehrere semistrukturierte und betätigungsfokussierte Interviewtools bzw. Selbsteinschätzungsbögen zur Verfügung, die unterschiedliche inhaltliche Schwerpunkte in der Erhebung setzen. Ist das Anliegen der Klient*innen noch nicht bekannt, empfiehlt sich zuerst die Nutzung des Canadian Occupational Performance Measure (COPM), mit dem sich Problembereiche der Betätigungsperformanz in Lebensbereichen evaluieren lassen (Law et al., 2020). Die Anwendung dieses betätigungsfokussierten Assessments in der neurologischen Rehabilitation hat sich aufgrund vielfältiger Vorteile bewährt (Carswell et al., 2004; Jenkinson et al., 2007; Parker & Sykes, 2006; Phipps & Richardson, 2007; Pott, 2015). So bietet es die Möglichkeit, die subjektive Sichtweise der betroffenen Personen strukturiert, messbar und überprüfbar in die Evaluation und Zielplanung einzubinden, wie es in deutschen multidisziplinären Leitlinien (Nelles et al., 2018; DEGAM, 2020) und internationalen Empfehlungen (Duncan Millar et al., 2021) gefordert wird. Somit kann es zur Stärkung der Betroffenen beitragen, die im Sinne einer klientenzentrierten Praxis als aktive Partner*innen der Therapie sowie als Expert*innen ihrer Lebensumstände in den therapeutischen Prozess einbezogen werden (Enemark Larsen et al., 2018; Law et al., 2020; Parker & Sykes, 2006; Wressle et al., 2002). Des Weiteren lässt sich das COPM als Outcome-Assessment einsetzen, um die Erfolge der Therapie (Effektivität) auf individueller Betätigungs- und damit Teilhabeebene sichtbar zu machen (Ahn et al., 2017; Böttger & Knape, 2020; Carswell et al., 2004; Phipps & Richardson, 2007; Trombly et al., 1998, 2002). Bei Klient*innen mit kognitiven und/oder kommunikativen Beeinträchtigungen lässt sich der Einsatz des Assessments durch therapeutische Strategien unterstützen. Hierzu zählen die Anpassung der Sprache durch Nennung alltagspraktischer Beispiele, die Anpassung der numerischen Bewertungsskala durch Symbole, die Aufteilung der Befragung auf mehrere Therapieeinheiten, der Einsatz von Fotokarten und letztendlich auch der Einbezug von Dolmetscher*innen oder Bezugspersonen als Stellvertreter*innen (proxy report) (McColl et al., 2005). In diesem Zusammenhang sei auf eine interessante Studie von Hagelskjær et al. (2019) verwiesen, die ein Mixed-Method-Design verwendet. Dieses Tool nutzt comicähnliche Symbole, um die Kommunikation zu unterstützen. An ihrer Studie nahm eine kleine ambulante Personengruppe (n=6) mit unterschiedlichen neurologischen Erkrankungen (u.a. Schlaganfall, Multiple Sklerose) teil. Die Teilnehmer*innen waren ursprünglich nicht dazu in der Lage, ein COPM-Interview zu absolvieren. Die Forscher*innen konnten aufzeigen, dass die Nutzung der Talking Mats es den Klient*innen ermöglichte, das COPM durchzuführen.

Werden Bezugspersonen als Stellvertreter*innen interviewt, ist es sehr wichtig, diese zu bitten, die eigenen Wünsche und Eindrücke beiseitezulegen und aus Perspektive der betroffenen Person zu berichten (McColl et al., 2005). Dabei kann es hilfreich sein, sie auf ihre privilegierte Position hinzuweisen: Da sie die*den Klient*in gut kennen, können sie über die betroffene Person so berichten, wie die*der Klient*in ihrer Meinung nach die Frage beantworten würde, wenn diese*r dazu in der Lage wäre (ebd.). Andernfalls stehen Ergotherapeut*innen vor der Herausforderung, die Schilderungen der Bezugspersonen entsprechend zu sortieren und separat zu kennzeichnen. Zur Erhebung der Betätigungsanliegen in der Klinik sei auf das hierzulande entwickelte Assessment „Teilhabestatus im Klinikkontext (TSK)“ verwiesen, das aktuell noch weiter wissenschaftlich untersucht wird (Schüßler & Striesow, 2022).

Fallbeispiel

Ergotherapeutin Nadine hat am Anfang der Woche Frau Zaun aufgenommen, die auf Heilmittelverordnung in der ambulanten Rehabilitationseinrichtung behandelt werden soll. Sie bemerkt bereits im Erstkontakt, bei dem ihr Ehemann mit anwesend ist, dass beide ein eingespieltes Paar sind. Dabei beeindruckt sie besonders, dass Herr Zaun sich immer wieder bemüht, die Perspektive seiner Frau darzustellen. Die beiden scheinen trotz der komplexen Beeinträchtigung der Ehefrau mit Sprachstörung, Schluckstörung und massiven Koordinationsproblemen viel gemeinsam zu unternehmen. Heute, am zweiten Termin, bittet Nadine den Ehemann dennoch, sie die erste Hälfte der Einheit mit der Klientin allein zu lassen. Sie erklärt beiden, wie das COPM funktioniert und entlässt den Ehemann dann in eine Kaffeepause. Stück für Stück hangelt sie sich gedanklich mit der Klientin durch deren Alltag, den der Ehemann schon bei der ersten Einheit geschildert hat. Sie arbeiten gemeinsam drei wichtige Betätigungen heraus, welche in der ersten Einheit mit dem Ehemann nicht angesprochen wurden: Frau Zaun möchte ihren BH selbständig anziehen, allein und unbegleitet duschen und im Supermarkt auch einmal selbst bezahlen. Nadine erkennt, dass es hier um wichtige Fragen der Selbstbestimmung geht und fragt Frau Zaun, ob sie diese Themen gleich mit dem Ehemann besprechen sollen. Die Klientin ist Feuer und Flamme. Im Nachgespräch mit dem Ehemann merkt Nadine, wie sie – obwohl sie die beiden bisher als harmonisches Paar erlebt hat – als Interessenvertreterin der Betroffenen auftritt. Sie ist erleichtert, als sie merkt, dass der Ehemann trotz seiner Zweifel an der Umsetzbarkeit zu überlegen beginnt, was er zur Erfüllung der Betätigungsanliegen beitragen kann. Damit ist der Grundstein für eine vertrauensvolle Zusammenarbeit gelegt, in der trotz der komplexen Einschränkungen der Klientin wichtige Tore zu Selbstbestimmung und Teilhabe geöffnet werden.

Betätigungsanliegen zur Tages- und Freizeitgestaltung

In dem beschriebenen Beispiel von Frau Zaun konzentrieren sich die Betätigungsanliegen auf die personellen und instrumentellen ADLs (PADLs/IADLs).) Für viele Klient*innen, die gut versorgt zu Hause oder in einer Einrichtung wohnen, stellt jedoch der ungefüllte Tag ein großes Problem dar. Auch weniger schwer betroffene Klient*innen haben durch Arbeitsunfähigkeit oder Erwerbslosigkeit ihre gewohnte Tagesstruktur verloren. Gleichzeitig können ihre kognitiven Einschränkungen dazu führen, dass eine zufriedenstellende Tagesgestaltung noch nicht gelingt. Betroffene schildern oft leere Tage, Langeweile und Unzufriedenheit, weil sie bisherige Freizeitaktivitäten nicht mehr durchführen können und nicht wissen, wie sie ihre freie Zeit gestalten sollen. Um einen guten Überblick über das Repertoire an Freizeitaktivitäten in der Vergangenheit und Gegenwart zu erhalten sowie mögliche Aktivitäten für die Zukunft zu planen, bietet sich zum Beispiel die Interessen-Checkliste an (Kielhofner et al., 2020). Die Liste umfasst 68 Freizeitaktivitäten (Interessen) und lässt sich durch weitere Freizeitaktivitäten ergänzen. Sie bietet Klient*in und Therapeut*in eine Grundlage, um über Art und Anzahl der Interessen sowie Veränderungen im Repertoire ins Gespräch zu kommen sowie existierende Betätigungslücken (*occupational gaps*) im Freizeitbereich zu identifizieren. Zugleich kann die Wichtigkeit einer Freizeitaktivität für die Zukunft bestimmt werden. Für Menschen mit schwereren kognitiven und/oder sprachlichen Beeinträchtigungen bieten sich zusätzliche Möglichkeiten. So existieren mehrere Modifikationen der Interessen-Checkliste, die auf Bebilderungen oder eine vereinfachte Darstellung mit Untergliederung der Teilgruppen wie bspw. Sport, Natur/draußen, Brettspiele u.s.w. zurückgreifen (MOHO, 2020). Eine deutsche Version der UK Modified Interest Checklist kann über den Fachausschuss Arbeit und Rehabilitation des Deutschen Verbandes Ergotherapie e.V. (DVE) angefragt werden. Zur Verfügung steht auch das Activity Card Sort Deutschland (ACS-D) mit seinen 83 Fotokarten aus dem Bereich Freizeit, soziale Aktivitäten und instrumentelle ADLs (Trickes & Hörnle, 2019). Das ACS wurde ursprünglich für Menschen mit kognitiven Beeinträchtigungen entwickelt, die deutsche Version ist speziell für ältere Menschen (60–85 Jahre) konzipiert, gesund oder nach Schlaganfall (ebd.).

Wenn sich durch das klientenzentrierte Interview und/oder Befragen mindestens ein wichtiges Betätigungsanliegen identifizieren lässt, erfolgt im nächsten Schritt die standardisierte oder nicht standardisierte Performanzanalyse (Fisher & Marterella, 2019; Hessenauer, 2020).

3. Analyse der Betätigungsperformanz

Der Performanzanalyse, also der Beobachtung unserer Klient*innen in gewünschten Betätigungen im möglichst natürlichen Setting, kommt in der betätigungsbasierten Ergotherapie im Fachbereich Neurologie eine besondere Bedeutung zu: Nirgendwo sonst kann die Auswirkung des komplexen Zusammenspiels der verschiedenen Störungsbilder so gut identifiziert werden. Doch wie lässt sich dies im stationären Setting oder ambulant in einer ergotherapeutischen Praxis umsetzen, wo die Umgebung und viele Gegenstände nicht den Gewohnheiten der Betroffenen entsprechen? Beispielsweise können Ergotherapeut*innen die Bezugspersonen ihrer Klient*innen darum bitten, bekannte Gegenstände aus der Häuslichkeit mitzubringen (bspw. Haarbürste, Kleidung), die während der Testung verwendet werden können. Zudem sollte der Ort der Testung den Klient*innen vertraut sein und zu der Betätigung und dem Tagesverlauf passen. Bezieht sich das Betätigungsanliegen zum Beispiel auf die Morgenhygiene, sollte die Performanzanalyse morgens im Zimmer bzw. Bad der betroffenen Person erfolgen.

Betätigungsbasierte Beobachtungsinstrumente haben gegenüber verbalen Interview-Assessments bzw. Selbsteinschätzungsbögen den Vorteil, dass sie bei einer größeren Zielgruppe eingesetzt werden können. Das Spektrum reicht von Personen mit leichten bis hin zu schweren Beeinträchtigungen unterschiedlicher Art. Zugleich liefern sie erste Informationen darüber, warum eine Person eine gewünschte Betätigung nicht zu ihrer Zufriedenheit ausführen kann (Waehrens et al., 2012). Wichtig ist allerdings, dass die betroffene Person versteht, warum die*der Ergotherapeut*in sie bei der Ausführung einer bestimmten Betätigung beobachtet und sich dabei Notizen macht.

Im folgenden Beispiel sollen die Unterschiede in der Anwendung eines standardisierten Assessments versus nicht-standardisierten Assessments (vgl. Kap. 1.1) dargestellt werden.

Fallbeispiel

Ergotherapeut Jens setzt im Gespräch mit Herrn Müller das COPM ein und erfährt, dass dieser u.a. Schwierigkeiten hat, T-Shirt und Jacke ohne fremde Hilfe anzuziehen. Obwohl ihm dies schon häufig gezeigt wurde, schafft er es nicht allein. Jens teilt Herrn Müller mit, dass er mit ihm zusammen die Ursachen seiner Schwierigkeiten herausfinden möchte. Hierzu sei es zentral, ihn einmal bei dieser Tätigkeit zu beobachten – möglichst zu einer gewohnten Zeit und am üblichen Ort. Jens hat nun die Möglichkeit, ein nicht-standardisiertes oder ein standardisiertes Beobachtungs-Assessment zur Performanzanalyse einzusetzen. Ein standardisiertes Assessment gilt dabei als vorteilhaft, weil die Durchführung, Bewertung und Interpretation der Beobachtung wissenschaftlich entwickelt wurde. Durch festgelegte und getestete Bewertungskriterien lässt sich zuverlässig erheben und dokumentieren, wie sich die Performanz der Klient*innen verändert. Die Ergebnisse solcher Assessments können auch als Beleg für die Effektivität und Effizienz unserer Therapie dienen (vgl. Kap. 2.1) (Fisher & Marterella, 2019; Hessenauer, 2020). Zum Beispiel beinhalten die Handbücher des Assessments of Motor and Process Skills (AMPS) umfangreich beschriebene standardisierte Aufgabenbeschreibungen von Aktivitäten des täglichen Lebens. Ebenso stellen sie konkrete Kriterien zur Bewertung der einzelnen motorischen und prozessbezogenen Fertigkeitsitems zur Verfügung (Fisher & Jones, 2013a, 2013b). Die durch das computergestützte Auswertungsprogramm erstellten Ergebnisse ermöglichen eine norm- und kriteriumsbasierte Auswertung. Somit lässt sich beurteilen, welches Niveau bei Herrn Müller im Vergleich zur altersentsprechenden Bevölkerungsgruppe gesunder Menschen vorliegt. Und wie kompetent er die Aufgaben ausgeführt hat. Diese Auswertung gibt auch einen prognostischen Hinweis darauf, welchen Hilfebedarf Herr Müller zum aktuellen Zeitpunkt hat, um in der Häuslichkeit sicher zu leben (Fisher & Materella, 2019; Fisher, 2018). Des Weiteren könnte Jens die verschiedenen zur Auswahl stehenden Ergebnisberichte mit ihren Grafiken und Tabellen zur eigenen Verlaufsdokumentation und zur interdisziplinären Kommunikation wie Teambesprechungen und Arztberichten nutzen (ebd.). Mit einer Zweittestung (Re-Evaluation) könnte er Veränderungen der Betätigungsperformanz ermitteln sowie Therapieergebnisse bzw.-erfolge auf Aktivitäts- und Partizipationsebene sichtbar machen (Outcome-Assessment).

Da Jens allerdings bisher kein zertifizierter AMPS-Rater ist (der Fortbildungsantrag läuft), sucht er nach deutschsprachiger Literatur zur Durchführung einer nicht-standardisierten Performanzanalyse. Er findet zwei beschriebene Verfahren, die sich in ihrer Durchführung ähneln: die nicht-standardisierte Betätigungsanalyse in sieben Schritten nach E. Romein (Baumgarten & Strebel, 2016; Flotho & Siebold, 2014) und die nicht-standardisierte Performanzanalyse nach dem OTIPM (Hessenauer, 2020). Für die Anwendung stehen ihm verschiedene Dokumentations- und Auswertungshilfen zur Verfügung, die ihn strukturiert durch den Prozess führen (ebd.). Allerdings kann er mit den gewonnenen Erkenntnissen nicht dieselben Aussagen treffen wie mit dem AMPS. Jens kann nur die Qualität der beobachteten Betätigung „das T-Shirt anziehen" beurteilen und muss bei einer erneuten Testung Herrn Müller wieder diese Aufgabe durchführen lassen, um eine Veränderung erheben zu können. Er kann von den nicht-standardisierten Ergebnissen nicht auf andere Betätigungen schließen. Ebenso kann er auf dieser Grundlage nicht feststellen, inwieweit sich Herr Müller generell in den motorischen und/oder prozessbezogenen Fertigkeiten verbessert hat.

Soziale Interaktion kriteriengeleitet bewerten

Folgen wir der Logik des OTIPM (und auch des OTPF), ist neben den motorischen und prozessbezogenen eine dritte große Gruppe an Performanzfertigkeiten zu beobachten: die sozialen Interaktionsfertigkeiten. Diese zu beurteilen, erscheint besonders komplex: Zum einen ist die Bandbreite der Kommunikations- und Interaktionsfertigkeiten schon in der gesunden Bevölkerung sehr groß, zum anderen begründen auch hier diverse Störungsbilder ein komplexes Gesamtbild. Außerdem hängt zum Beispiel die innerfamiliäre Kommunikation im System der*des Klient*in auch von den Fähigkeiten der anderen Akteur*innen ab. Auch hier haben Anne Fisher und Team die kleinsten beobachtbaren Einheiten zusammengestellt. Dabei haben sie einerseits mit dem „Evaluation of Social Interaction" (ESI) das standardisierte Interaktionspendant zum AMPS entwickelt. Andererseits stellen sie auch hier im OTIPM nicht-standardisierte Deskriptoren zur Verfügung. Mit deren Hilfe können Ergotherapeut*innen einzelne Interaktionen analysieren und Wege entwickeln, diese zu verbessern. Alternativ können Ergotherapeut*innen auch auf das ACIS zurückgreifen, wenn sie die Kommunikations- und Interaktionsfertigkeiten ihrer Klient*innen während einer Gesprächssituation beobachten und ermitteln möchten (Forsyth et al., 2011).

Fallbeispiel

Das Pflegepersonal beschreibt, dass Frau Apfelbaum durch distanzlose, situationsunpassende Äußerungen und Verhaltensweisen auffällt. Sie unterbricht häufig Gespräche anderer und wirkt unhöflich, weil sie an sie gestellte Fragen nicht beantwortet. Stattdessen zieht sie sich oft wortlos zurück. Als Frau Apfelbaum den Wunsch äußert, wieder einkaufen zu gehen, möchte die Ergotherapeutin Brigitte sich ein genaueres Bild von deren sozialen Interaktionsfertigkeiten machen. Gerne würde sie hierzu das ESI einsetzen, welches die Qualität sozialer Interaktion in Alltagssituationen erhebt und bewertet (Fisher, 2018; Späth, 2013). Da auch Brigitte noch keinen ESI-Kurs besucht hat, setzt sie sich intensiv mit dem OTIPM und den dort beschriebenen Kriterien zu den sozialen Interaktionsfertigkeiten auseinander, welche den Items des ESI entsprechen (Fisher, 2018). Das ersetzt zwar nicht die standardisierte Aussage des raschbasierten[13] und computergestützten ESI, kann ihr aber dennoch einen theoriebasierten Blick auf die konkrete Problematik von Frau Apfelbaum vermitteln. Während der Performanzanalyse beim Einkauf im Klinikkiosk hält sie präzise jede kleinste Beobachtung fest. So notiert sie sich bspw., wie die Klientin sich „zuwendet" „fragt", „zeitgerecht reagiert" und „reguliert" und bewertet anhand der Kriterien, ob dies „ineffektiv" oder „stark eingeschränkt" ist. Brigitte bespricht im Anschluss daran mit Frau Apfelbaum die konkreten Situationen, in denen sie nicht

13 Raschbasiert: AMPS und ESI wurden mittels des Rasch-Modells entwickelt. Dieses basiert auf der wahrscheinlichkeitsbasierten Testtheorie (Item Response Theory, IRT).

kompetent kommuniziert hat. Auf dieser Basis gelingt es, konkrete Ziele zu formulieren („Wenn ich im Gespräch mit der Verkäuferin eine Frage nicht verstehe, teile ich dies sofort mit.", oder „Ich schaue der Verkäuferin ins Gesicht/in die Augen, wenn ich sie etwas frage."). Hätte Brigitte eine ESI Zulassung (Kalibrierung) nach einem zertifizierten Kurs erworben, könnte sie auf Grundlage der computergestützten Auswertung noch konkretere Hinweise geben und die Schwierigkeiten in der Kommunikation in Bezug zum Schwierigkeitsgrad der Interaktionssituation setzen.

Gebrauch der hemiparetischen oberen Extremität alltagsrelevant befunden

Hemiparesen der oberen Extremität sind ein häufiges, alltagsrelevantes Symptom insbesondere nach Schlaganfall. Viele Betroffene wünschen sich, ihre gelähmte Hand/Arm wieder im Alltag miteinsetzen zu können. Die hohe Kunst in der Befunderhebung besteht darin, anstelle von isolierten Körperfunktionen ohne Alltagsbezug und -aussagekraft wie Kraft, Bewegungsumfang oder manuelle Geschicklichkeit (Leistungsfähigkeit) die tatsächliche Performanz auf Aktivitätsebene zu ermitteln (Leistung). Zu diesem Zweck haben Ergotherapeut*innen des Karolinska Institutes in Stockholm das Adult Assisting Hand Assessment Stroke (Ad-AHA Stroke) entwickelt (Krumlinde-Sundholm et al., 2019; Hessenauer, 2016). Mit Hilfe dieses Assessments können Ergotherapeut*innen ermitteln, wie effektiv eine Person die hemiparetische Hand/Arm spontan in bimanuellen Alltagshandlungen einsetzt. Dazu wird die betroffene Person nach festgelegten Kriterien dabei beobachtet, wie sie sich ein Brötchen schmiert oder ein Geschenk ein-/auspackt (ebd.). Die Analyse beinhaltet die Bewertung von 19 handfunktionsrelevanten Items (u.a. langt, greift, lässt los, manipuliert, initiiert Einsatz). Das Assessment ist valide und reliabel für leichte wie schwere Armparesen: es kann auch bei Betroffenen ohne Greiffunktionen genutzt werden, indem bspw. beobachtet und bewertet wird, inwiefern die Person mit dem betroffenen Arm einen Gegenstand stabilisiert. Es ist schnell durchführbar (5–15min), erfordert allerdings eine Weiterbildung und Zertifikation ähnlich dem AMPS oder ESI und liegt bislang noch nicht in deutscher Sprache vor.

Um die individuelle Sichtweise der Betroffenen und/oder ihrer Bezugspersonen zum Alltagseinsatz der hemiparetischen Hand/Arm standardisiert zu erheben, lässt sich der Motor Activity Log (MAL) einsetzen (Mey, 2020). Der Fragebogen wurde im Rahmen der Constraint-Induced Movement Therapy (CIMT) entwickelt und wird in diesen Studien als Outcome-Assessment verwendet, so auch in der deutschen Studie zum homeCIMT (Barzel et al., 2015; Jansen, 2019). Bisher liegt eine nicht validierte deutsche Version des MAL-14 und des MAL-30 vor (Mey, 2020). Erfreulicherweise wird das Assessment bereits in der überarbeiteten S3-Leitlinie „Rehabilitative Therapie bei Armparese nach Schlaganfall" (DGNR, 2020) erwähnt.

Krankheitsspezifische Testungen zu Multipler Sklerose und Morbus Parkinson

Zur Erfassung der subjektiven Erschöpfungszustände bei Multipler Sklerose (MS) oder M. Parkinson lässt sich die Fatigue Severity Scale (FSS) nutzen (Pfeffer, 2010). Der Kurzfragefragen umfasst neun Items und bietet damit einen schnellen Einblick, inwieweit aus Klient*innenperspektive eine Fatigue vorliegt (ebd.). Das Assessment wird auch in der AOTA Leitlinie „Menschen mit neurodegenerativen Erkrankungen" angeführt (Preissner, 2018). Um zu erfahren, inwieweit der Alltag von Menschen mit M. Parkinson durch die Erkrankung beeinflusst wird, lässt sich der Parkinson's Disease Questionaire 39 (PDQ-39) einsetzen (Schädler, 2020). Dieser Selbstbeurteilungsbogen erfragt in 39 Items, wie stark sich die Parkinson-Erkrankung im letzten Monat auf verschiedene Alltagsbereiche wie bspw. basale oder instrumentelle ADLs, Freizeitaktivitäten oder Mobilität ausgewirkt hat und inwieweit die betroffenen Personen ihre Erkrankung als Belastung und Stigma empfunden haben. Des Weiteren erhebt er Informationen zum emotionalen Wohlbefinden, zur sozialen Unterstützung, Kognition und Kommunikation sowie zum körperlichen Unbehagen und ermöglicht damit einen umfassenden Blick auf die Lebenssituation der betroffenen Menschen (ebd.). Aufgrund der Vielzahl an existierenden Assessments kann hier nur eine Auswahl kurz vorgestellt werden. Weitere Übersichten zu krankheitsspezifischen Messungen finden sich zum Beispiel in der ergotherapeutischen Leitlinie der AOTA (Preissner, 2018) sowie in dem Assessmentbuch von Schädler et al. (2020).

4. Richtungsweisende Zielsetzung und Ursachensuche

Nachdem die*der Ergotherapeut*in Betätigungsprofil und -anliegen erhoben und die Betätigungsperformanz mit möglichen Handlungsfehlern und -abbrüchen analysiert hat, kann sie*er sich ein schlüssiges Urteil darüber bilden, an welchen Stellen die beobachteten Betätigungen die*den Klient*in oder das jeweilige Umfeld überfordern. In einem sorgfältig vorbereiteten Gespräch auf Augenhöhe (interaktives Reasoning) entsteht eine gemeinsame Perspektive dazu, welche Verbesserungen erzielt werden sollen, welche Veränderungen erforderlich sind und wie viel Zeit dies voraussichtlich in Anspruch nimmt (konditionales Reasoning). Mit Hilfe der Goal Attainment Scale (GAS) lassen sich im gemeinsamen Gespräch Zielkategorien festlegen und verschiedene Ebenen der Zielerreichung definieren (Kool, 2020). Dies erfordert den Einbezug der*des Klient*in und sichert trotz völlig freier Wahl der Zielinhalte die Quantifizierbarkeit. Die gemeinsame partizipative Zielsetzung gilt u.a. als Motor von Krankheitsverarbeitung und Eigenverantwortung in der Rehabilitation (Bovend'Eerdt et al., 2009).

Erst in der letzten Phase der Evaluation widmet sich der klientenzentrierte Prozess nach Fisher (2018) der Frage nach den Ursachen für die Alltagsprobleme der Klient*innen. Bei jedem gemeinsam mit dem*der Klient*in besprochenen Ziel gilt es, herauszufinden, welche funktions-, personen- oder umweltbezogenen Ursachen hinter dem in der Performanzanalyse beobachteten Problemen (Breakdownpunkten) stecken. In diesem Zusammenhang ist die Frage nach den Körperfunktionen und Störungsbildern manchmal therapieleitend – aber längst nicht ausreichend. Im Gegensatz zum Bottom-up Prozess scannen Ergotherapeut*innen nicht alle möglichen Körperfunktionen. Stattdessen setzen sie vor allem dann ein Assessment ein, wenn die hinter den Handlungsfehlern liegenden Störungsbilder ein besonderes Vorgehen erfordern könnten. Nicht jede Erkenntnis, die sich durch ein Assessment gewinnen lässt, verändert die therapeutische Strategie: die*der behandelnde Ergotherapeut*in muss sorgfältig abwägen, ob eine Untersuchung auf Körperfunktionsbasis den therapeutischen Plan verändert. Einige Störungsbilder, wie eine Awarenes-Störung oder eine Apraxie erfordern bestimmte Vorgehensweisen, bei anderen sind Details, wie 10° mehr oder weniger Range of Motion (ROM) evtl. nicht entscheidend für die Wahl des therapeutischen Vorgehens (**Abb. 3-17**).

In **Tabelle 3-16** werden Assessments aufgeführt, die geeignet sind, wichtige Fragen nach den Ursachen von Performanzproblemen zu beantworten. Auf dieser Basis können evidenzbasierte Entscheidungen für die Intervention getroffen werden.

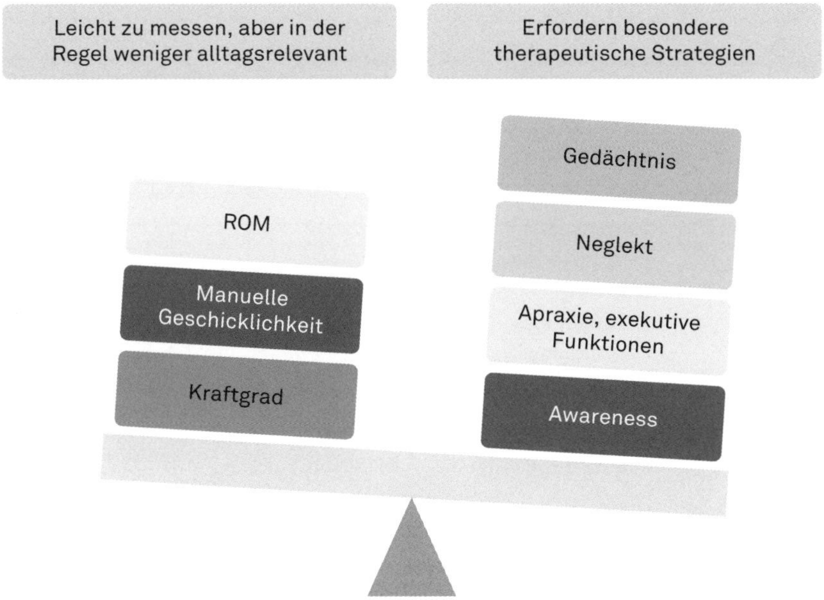

Abbildung 3-17: Abwägungsprozess in Bezug auf Assessmentseinsatz auf Körperfunktionsebene

5. Geeignete Modelle/Ansätze und Interventionen ableiten

Sobald die Ursachen der Performanzprobleme identifiziert sind, ist es möglich, gezielt die Evidenz zu den therapeutischen Interventionen zu berücksichtigen. So erweist es sich bei einigen Störungsbildern wie einer schlaffen Lähmung oder schweren Gedächtnisstörungen etwa als sinnvoller, von vorneherein kompensatorisch im Alltag zu arbeiten, während bei vielen anderen ein akquisitorischer Ansatz – also das schrittweise Beüben (chaining/shaping) der gewünschten Betätigung – vorteilhaft ist. Liegt einem motorischen Problem in der Alltagsbeobachtung hingegen ein erlernter Nichtgebrauch zu Grunde, bietet sich der restitutive Ansatz an, wie ihn etwa die Constraint Induced Movement Therapy (CIMT) oder ihre modifizierte Variante (mCIMT) nutzt. Diese Methode zielt darauf ab, die Armfunktion zu verbessern, indem der Einsatz der weniger betroffenen Seite für eine bestimmte Zeit unterbunden und Alltagsaufgaben gezielt so gewählt werden, dass sie mit der betroffenen Hand erledigt werden können (Barzel et al., 2015; Jansen, 2019).

Wie tief die Untersuchung der zugrundeliegenden Störungsbilder geht, entscheiden Ergotherapeut*innen sehr individuell. Oft ist die klare Identifikation des Störungsbildes vor allem für die Aufklärung und Schulung der Klient*innen und Angehörigen notwendig und hilfreich. Neben der Identifikation der Störungsbilder sollten Ergotherapeut*innen die Krankheitsverarbeitung, spezifische Copingstrategien von Betroffenen und Angehörigen sowie die fehlende Barrierefreiheit der Umwelt als mögliche Ursache für Partizipationseinschränkungen in Betracht ziehen (Della Vecchia et al., 2019).

Wie die Empfehlungen aus einzelnen Forschungsartikeln oder Leitlinien im konkreten Fall umgesetzt werden, entscheiden Ergotherapeut*innen anhand ihres scientific, interaktionellen und pragmatischen Reasonings. Mitunter führen sie nach der Entscheidung

Tabelle 3-16: Geeignete Assessments für das konkretisierende Verständnis von Performanzproblemen

Motorik	Sensibilität	Kognition	Umwelt
obere Extremität Leistung (Performanz): Ad AHA Stroke (Adult Assisting Hand Assessment) Leistungsfähigkeit: ARAT (Action Research Arm Test) BBT (Box and Block Test) NHPT (Nine Hole Peg Test) WMFT (Wolf Motor Function Test) Motorik: weitere BBS (Berg Balance Scale) TCT (Trunk Control Test) FSS (Fatigue Severity Scale) FAC (Functional Ambulation Categories) Sensomotorische Funktionen: FMA (Fugl-Meyer-Assessment), Subscala obere Extremität Jamar Picking up Test MESUPES-Arm/Hand (Motor Evaluation Scale for Upper Extremity in Stroke Patients) Spastizität: Modifizierte Ashworth-Skala	NSA (Nottingham Sensory Assessment) RASP (Rivermead Assessment of Somatosensory Performance) Mirroring Stereognosie Zwei-Punkte-Diskrimination: Diskriminator-Stern, Büroklammer **Schmerz**: VAS (Visuelle Analogskala) **Handödem**: SHS (Schulter-Hand-Syndrom Score)	**Apraxie** KAS (Kölner Apraxie-Screening) TULIA (Test of Upper Limb Apraxia) **Raumstörung/Neglekt** Uhrentest CBS (Catherine Bergego Scale) AANA (Assessment der Awareness bei Neglekt in Alltagssituationen), auch bei Awareness **Pusher- Symptomatik:** SCP (Skala für Contraversive Pushersymptomatik) **Awareness** Awareness Questionnaire **Dysexekutives Syndrom** MOCA (Montreal Cognitive Assessment) DEX (Fragebogen zum dysexekutiven Syndrom) Neuropsychologisches Befundsystem (Götze, 2015) **Angehörige/ Bezugspersonen** CSI (Caregiver Strain Index)	**Wohnraum, Bauen und Hilfsmittel** ATD PA (Assistive Technology Device Predisposition Assessment) QUEST 2.0 (Quebec User Evaluation of Satisfaction with Assistive Technology/Beurteilung der Anwenderzufriedenheit mit Hilfsmitteln) DIN 18040-2 Barrierefreies Bauen Housing enabler

für ein bestimmtes Behandlungsmodell aus dem OTIPM noch eine tiefergehende Diagnostik durch. Zum Beispiel, wenn sie mit dem housing enabler (Iwarsson & Slaug, 2010) erforderliche Umweltanpassungen ermitteln. Oder wenn sie – parallel zur betätigungszentrierten Arbeit – vorbereitende Maßnahmen wie die Neurokognitive Rehabilitation nach Perfetti nutzen, um gemeinsam mit der*dem Klient*in spezifische Greifmuster für eine bestimmte Aufgabe zu erarbeiten.

Fallbeispiel

Ergotherapeutin Clara hat bei Frau Heimbach schon ganz zu Beginn geahnt, dass diese einen multimodalen Neglekt nach links hat und dafür kaum Awareness besitzt. Solange Frau Heimbach nicht versteht, dass der Neglekt ihren Alltag massiv beeinträchtigt, hat sie kaum Möglichkeiten, ihr eigenes Verhalten oder ihre Handlungsfehler darauf zurückzuführen. Stattdessen reagiert sie oft verständnislos auf die Pflege, wenn sie zum Beispiel immer noch nicht allein zum WC fahren ‚darf'.
Clara sieht sich mit Frau Heimbach und deren Tochter das Ergebnis des Assessments der Awareness bei Neglekt in Alltagssituationen (AANA) an. Demnach liegen deutliche Diskrepanzen zwischen der Selbst- und Fremdeinschätzung der Fähigkeiten durch Frau Heimbach und Clara vor. Clara erklärt den beiden an konkreten Handlungsbeispielen, wie sich der Neglekt auswirkt und die Aufmerksamkeit ständig nach rechts gelenkt wird. Mit Hilfe von Explorationsübungen und dem Ergebnis von Durchstreichtests versucht sie zu verdeutlichen, wie stark die Störung ausgeprägt ist. Dabei greift sie auf einen Test aus dem neuropsychologischen Befundsystem für Ergotherapeuten (Götze, 2015) und auf die Catherine Bergego Scale (CBS) zurück. Gleichzeitig macht sie beiden Hoffnung, dass sich die Exploration bei Neglekt durch Übung deutlich verbessern lässt. Vor allem aber ermutigt sie beide, die vorhandenen Fähigkeiten besser auszunutzen. Als Mutter und Tochter den Raum verlassen, beobachtet Clara, wie beide am Türrahmen versuchen, das Gehörte umzusetzen. „Mama, du siehst doch jetzt vermutlich nur einen Türrahmen. Wenn du da jetzt möglichst nah dran entlangfährst, müsstest du gut durchpassen." Auch Frau Heimbach versteht jetzt etwas besser, wo bzw. wie sie ihre Umwelt nicht sehen kann. In langweiligen Momenten testet sie das Verstandene immer wieder: Sie schiebt zum Beispiel Gegenstände hin und her, dreht ihren Kopf oder schiebt die Hand in beide Richtungen, um dieses verblüffende Phänomen zu begreifen. Die klaren Aussagen der einfachen Testungen und die bestimmten Erklärungen von Clara haben ihr geholfen, eine generelle Bereitschaft für das Erarbeiten eines Störungsbildverständnisses zu entwickeln. Unter diesen Umständen ist absehbar, dass Frau Heimbach vermutlich schon bald Alltagssituationen deutlich besser bewältigen kann, auch wenn in der Neglekt-Testung weiterhin Auffälligkeiten auftreten werden.

Den Blickwinkel bei Bedarf erweitern

Wie die Schritt-für-Schritt-Beschreibung zeigt, kommt im OTIPM der unmittelbaren Betätigungsperformanz eine besondere Rolle zu, also dem konkreten Doing (Tun). Dieser Fokus kann bei einigen Klient*innengruppen zu kurz greifen, worauf die Kapitel 2.2 und 3.7.1 ausführlicher eingehen. Hierzu zählen neben Menschen aus anderen Kulturkreisen u.a. auch Klient*innen mit chronischen Verläufen. In solchen Fällen kann es sich anbieten, über die konkrete Betätigungsperformanz hinaus verstärkt die Gesundheit, die (Betätigungs-)Partizipation, das Wohlbefinden und die Lebensqualität in den Blick zu nehmen (Pizzi & Richards, 2017). Somit können Instrumente mit umfassenderem Fokus zum Einsatz kommen, wie der Occupational Gaps Questionaire (Eriksson et al., 2013) oder der SF-36 und SF-12 (Bullinger, 2000; Morfeld et al., 2011). Der ergotherapeutische Occupational Gaps Questionaire erfasst aus Betroffenenperspektive wahrgenommene Betätigungslücken in verschiedenen Lebensbereichen (IADLs, Freizeit, soziales Leben, Arbeit). Dabei schätzen Klient*innen sich ein, indem sie konkret gefragt werden, welche Betätigungen sie aktuell ausführen und welche sie ausführen wollen (Eriksson et al., 2013). Mit dem Lebensqualitäts-Assessment SF-36 bzw. SF-12 können Ergotherapeut*innen Informationen darüber ermitteln, wie Klient*innen ihre physische, psychische und soziale Gesundheit einschätzen (Bullinger, 2000). Weitergehende Informationen zu Lebensqualitäts-Assessments finden sich in Kapitel 3.7.1. Möchten Ergotherapeut*innen gemeinsam mit ihren Klient*innen beleuchten, wie sich die Krankheitserfahrung und -bewältigung auf deren Betätigungsvorgeschichte ausgewirkt hat, liefert das OPHI-II (Taylor, 2017) wertvolle Informationen.

Im Langzeitverlauf und im Kontext von chronischen Erkrankungen ist es auch bedeutend, den Fokus von der Selbständigkeit mehr auf die Partizipation und Selbstbestimmung (Autonomie) zu legen: Ziel ist es nicht immer, möglichst alle ADLs wieder unabhängig auszuführen. Vor allem Klient*innen, die dauerhaft auf Unterstützung angewiesen sind, wollen selbst bestimmen, was wann von wem übernommen wird oder wobei sie welche Art der Hilfestellung erhalten (vgl. Kap. 2.2). Diese Aspekte lassen sich bspw. mit dem ergotherapeutischen Fragebogen zur Selbstbestimmung und Teilhabe (Impact on Participation and Autonomy Questionaire/IPA-Q) erheben, der in einer validierten deutschen unveröffentlichten Übersetzung vorliegt (Cardol et al., 2002) (vgl. Kap. 3.7.1).

Bei vielen neurologischen Erkrankungen kommt es zu Persönlichkeits- und Verhaltensstörungen (Thöne-Otto et al., 2018) sowie im Krankheitsverlauf zu Anpassungsstörungen, Depressionen, Angststörungen oder einer posttraumatischen Belastungsstörung (Thoma & Suchan, 2020). Diese können die Lebensqualität und Teilhabe der Klient*innen wesentlich limitieren. Es ist deshalb wichtig, solche psychischen Komorbiditäten zu erkennen und ggf. nach Rücksprache mit den behandelnden (Fach-)Ärzt*innen oder Psycholog*innen eine adäquate Behandlung zu initiieren.

Mit dem vorliegenden Kapitel wurde der Versuch gewagt, einen Überblick über den Einsatz von (teil-)standardisierten Assessments im Fachbereich Neurologie zu geben. Dies soll die Leser*innen dazu ermuntern, die eigenen Routinen zu überprüfen. Die Autorinnen hoffen, deutlich gemacht zu haben, dass sowohl betätigungszentrierte als auch funktionsorientierte Assessments ihre Berechtigung haben. Im betätigungszentrierten Prozess kommen funktionsorientierte Assessments aber erst dann zum Einsatz, wenn die dadurch erhobenen Daten notwendig erscheinen, um Entscheidungen im Sinne der betätigungszentrierten Zielsetzung zu treffen.

Die Bandbreite der vorhandenen Assessments ist riesig und schwer überschaubar. Die hier getroffene Auswahl beruht – wie bereits angeführt – auf den persönlichen Erfahrungen der Autorinnen des Kapitels, der existierenden Evidenz und der Verfügbarkeit in deutscher Sprache.

Literatur

Ahn, S. N., Jung, M. Y., Park, H. Y., et al. (2017). Comparison of cognitive orientation to daily occupational performance and conventional occupational therapy on occupational performance in individuals with stroke: A randomized controlled trial. *NeuroRehabilitation, 40*(3), 285–292. https://doi.org/10.3233/NRE-161416

Ahn, S. N. (2019). Effectiveness of occupation-based interventions on performance's quality for hemiparetic stroke in community-dwelling: A randomized clinical trial study. *NeuroRehabilitation, 44*, 275–282. https://doi.org/10.3233/NRE-182429

American Occupational Therapy Association AOTA. (2020a). *Improve Your Documentation With AOTA's Updated Occupational Profile Template*. https://www.aota.org/Practice/Manage/Reimb/occupational-profile-document-value-ot.aspx

American Occupational Therapy Association (AOTA). (2020b). Occupational therapy practice framework: Domain and process (4th ed.). *American Journal of Occupational Therapy, 74*, 7412410010. https://doi.org/10.5014/ajot.2020.74S2001

American Occupational Therapy Association (AOTA) (Ed.). (2018). *Das Framework der AOTA. Gegenstandsbereich, Prozesse und Kontexte in der ergotherapeutischen Praxis*. Bern: Hogrefe.

Barucchieri, L., Hörstgen, A., Hucke, B., Ney-Wildenhahn, H. & Radermacher, A., Fachausschuss Neurologie des DVE. (2013). DVE- Umfrage zur Ergotherapie im neurologischen Akutbereich.

Auswertung der Fragen zur Stroke Unit. *Ergotherapie & Rehabilitation, 9*, 27–31.

Barzel, A., Ketels, G., Stark, A., Tetzlaff, B., Daubmann, A. Wegscheider, K., van den Bussche, H. & Scherer, M. (2015). Home-based constraint-induced movement therapy for patients with upper limb dysfunction after stroke (HOMECIMT): a cluster-randomised, controlled trial. *Lancet Neurol, 14*, 893–902. https://doi.org/10.1016/S1474-4422(15)00147-7

Baumgarten, A. & Strebel, H. (Eds.). (2016). *Ergotherapie in der Pädiatrie. Klientenzentriert - betätigungsorientiert - evidenzbasiert.* Idstein: Schulz-Kirchner.

Böttger, T. & Knape, J. (2020). Lebenswelt in der stationären Langzeitrehabilitation: ein Paradoxon? In E. Scholz-Minkwitz & K. Minkwitz (Eds.), *Lebensweltorientierung in der Neurologie - Ergotherapeuten als Komplizen für Teilhabe. Herbsttagung DVE des Fachausschusses Neurologie 2019* (pp. 95–117). Idstein: Schulz-Kirchner.

Bovend'Eerdt, T.J., Botell, R.E. & Wade, D.T. (2009). Writing SMART rehabilitation goals and achieving goal attainment scaling: a practical guide. *Clinical Rehabilitation, 23*, 352–361. https://doi.org/10.1177/0269215508101741

Bullinger, M. (2000). Erfassung der gesundheitsbezogenen Lebensqualität mit dem SF-36-Health Survey. *Bundesgesundheitsblatt - Gesundheitsforschung - Gesundheitsschutz, 43*, 190–197. https://doi.org/10.1007/s001030050034

Carswell, A., McColl, M.A., Baptiste, S., Law, M., Polatajko, H. & Pollock, N. (2004). The Canadian Occupational Performance Measure: a research and clinical literature review. *Canadian Journal of Occupational Therapy, 71*, 210–222. https://doi.org/10.1177/000841740407100406

Cardol, M., Beelen, A., Bos, G.A., Jong, B.A., Groot, I.J. & Haan, R.J. (2002). Responsiveness of the Impact on Participation and Autonomy Questionnaire. *Archives of Physical Medicine and Rehabilitation, 83*, 1524. https://doi.org/10.1053/apmr.2002.35099

Della Vecchia, C., Viprey, M., Haesebaert, J., Termoz, A., Giroudon, C., Dima, A., Rode, G., Préau, M. & Schott, A-M. (2019). Contextual determinants of participation after stroke: a systematic review of quantitative and qualitative studies. *Disability and Rehabilitation, 49*, 1–13. https://doi.org/10.1080/09638288.2019.1679897

Deutsche Gesellschaft für Allgemeinmedizin und Familienmedizin (DEGAM) (Ed.). (2020). *S3 Leitlinie Schlaganfall.* https://www.awmf.org/leitlinien/detail/ll/053-011.html

Deutsche Gesellschaft für Neurorehabilitation (DGNR) (Ed.). (2020). *S3-Leitlinie: Rehabilitative Therapie bei Armparese nach Schlaganfall (DGNR Leitlinie, Langversion).* https://www.awmf.org/leitlinien/detail/ll/080-001.html

Duncan Millar, J., van Wijck, F., Pollock, A. & Ali, M. (2021). International consensus recommendations for outcome measurement in post-stroke arm rehabilitation trials. *European journal of physical and rehabilitation medicine, 57*, 61–68. https://doi.org/10.23736/S1973-9087.20.06575-2

Enemark Larsen, A., Rasmussen, B. & Christensen, J.R. (2018). Enhancing a Client-Centred Practice with the Canadian Occupational Performance Measure. *Occupational Therapy International, Article ID 5956301, 11 pages.* https://doi.org/10.1155/2018/5956301

Engel-Yeger, B., Tse, T., Josman, N., Baum, C. & Carey, L.M. (2018). Scoping Review: The Trajectory of Recovery of Participation Outcomes following Stroke. *Behavioural Neurology*, 5472018. https://doi.org/10.1155/2018/5472018

Eriksson, G., Tham, K. & Kottorp, A. (2013). A cross-diagnostic validation of an instrument measuring participation in everyday occupations: the Occupational Gaps Questionnaire (OGQ). *Scandinavian Journal of Occupational Therapy, 20*, 152–160. https://doi.org/10.3109/11038128.2012.749944

Fisher, A.G. (2018). *OTIPM. Occupational Therapy Intervention Process Model. Ein Modell zum Planen und Umsetzen von klientenzentrierter, betätigungsbasierter Top-down-Intervention* (2nd ed.). Idstein: Schulz-Kirchner.

Fisher, A.G. & Jones, K.B. (2013a). *Assessment of Motor and Process Skills. Band 1: Entwicklung, Standardisierung und Anwendungshandbuch* (7th ed.). Selfpublished.

Fisher, A.G. & Jones, K.B. (2013b). *Assessment of Motor and Process Skills. Band 2: Benutzerhandbuch* (7th ed). Selfpublished.

Fisher, A. & Marterella, A. (2019). *Powerful Practice. A Model for Authentic Occupational Therapy.* Fort Collins: Center for Innovative OT Solutions, Inc.

Flotho, W. & Siebold, C. (2014). *HED-I Häusliche Ergotherapie bei Demenz. Interventionsprogramm für Menschen mit leichter bis mittlerer Demenz und ihre Angehörigen im häuslichen Umfeld.* Idstein: Schulz-Kirchner.

Forsyth, K., Dehnhardt, B., Simon, S., Salamy, M., Kielhofner, G. & Dehnhardt, J. (2011). *The assess-*

ment of communication and interaction skills: (ACIS) Version 4.0. Das Assessment der Kommunikations- und Interaktionsfertigkeiten. Idstein: Schulz-Kirchner.

Frank, B., Schlote, A., Hasenbein, U. & Wallesch, C.W. (2006). Prognosis and prognostic factors in ADL-dependent stroke patients during their first in-patient rehabilitation – a prospective multicentre study. *Disability and Rehabilitation, 28*, 1311–1318. https://doi.org/10.1080/09638280600633597

Fries, W. & Reuther, P. (2017). Hirnschädigung und die Folgen für die Teilhabe. In W. Fries, P. Reuther & H. Lössl (Eds.), *Teilhaben!! NeuroRehabilitation und Nachsorge zu Teilhabe und Inklusion* (2nd ed., pp. 49–56). Bad Honnef: Hippocampus.

Funke, U.- N. (2020). Aktivitäten und Teilhabe: Selbständigkeits-Index für die Neurologische und Geriatrische Rehabilitation (SINGER). In S. Schädler, J. Kool, H. Lüthi, D. Marks, P. Oesch, A. Pfeffer & M. Wirz (Eds.), *Assessments in der Rehabilitation. Band 1: Neurologie* (pp. 101–107). Bern: Hogrefe.

Funke, U.-N., Schüwer, U., Themann, P. & Gerdes, N. (2017). *Selbständigkeits-Index für die neurologische und geriatrische Rehabilitation: Manual zur Stufenzuordnung = SINGER. Rehabilitationswissenschaften, Rehabilitationspsychologie, Rehabilitationsmedizin* (2nd ed.). Regensburg: S. Roderer.

Grey, N. & Kennedy, P. (1993). The Functional Independence Measure: a comparative study of clinicians and self ratings. *Paraplegia, 31*, 457–461 https://doi.org/10.1038/sc.1993.74

Götze, R. (2015). *Neuropsychologisches Befundsystem für die Ergotherapie* (4th ed.). Berlin: Springer. https://doi.org/10.1007/978-3-662-47813-4

Hagelskjær, V., Krohn, M., Christensen, P. & Christensen, J. (2019). Canadian Occupational Performance Measure Supported by Talking Mats: An Evaluation of the Clinical Utility. *Occupational Therapy International*, 9367315. https://doi.org/10.1155/2019/9367315

Hessenauer, M. (2020). Das Occupational Therapy Intervention Process Model (OTIPM). In M. Kohlhuber, C. Aichhorn & B. Dehnhardt (Eds.), *Ergotherapie - betätigungszentriert in Ausbildung und Praxis* (pp. 101–108). Stuttgart: Thieme.

Hessenauer, M. (2016). Alltagsnah analysieren. Assessment: Adolescent/adult assisting hand assessment stroke (Ad-AHA Stroke). *Ergotherapie und Rehabilitation, 3*, 16–17.

Huber, M. (2017). Assessments bei Wachkoma – Feine Reaktionen wahrnehmen. *physiopraxis, 15*, 46–47. https://doi.org/10.1055/s-0043-108047

Huber, M., Koch, S., Hund-Georgiadis, M., Mäder, M., Borgwardt, S. & Stieglitz, R.-D. (2014). Diagnostic Validity of the Basler Vegetative State Assessment-BAVESTA/Diagnostische Validität des Basler Vegetative State Assessments-BAVESTA. *International Journal of Health Professions, 1*, 50–60. https://doi.org/10.2478/ijhp-2014-0004

Iwarsson, S. & Slaug, B. (2010). *The housing enabler: An instrument for assessing and analysing accessibility problems in housing.* Lund: Veten & Skapen HB & Slaug Enabling Development.

Jansen, C. (2019). home CIMT. *ergopraxis, 9*, 34–37. https://doi.org/10.1055/a-0883-2811

Jäcker, K. (2017). Ergotherapie auf der Stroke Unit-Jeder Tag ist neu. *ergopraxis, 10*, 34–37 https://doi.org/10.1055/s-0042-118149

Jenkinson, N., Ownsworth, T. & Shum, D. (2007). Utility of the Canadian Occupational Performance Measure in community-based brain injury rehabilitation. *Brain injury, 21*, 1283–1294. https://doi.org/10.1080/02699050701739531

Jolliffe, L., Lannin, N.A., Cadilhac, D.A. & Hoffmann, T. (2018). Systematic review of clinical practice guidelines to identify recommendations for rehabilitation after stroke and other acquired brain injuries. *Bmj Open, 8*, 2. https://doi.org/10.1136/bmjopen-2017-018791

Judge, J.O., Schechtman, K., Cress, E. & the FICSIT Group (1996). The relationship between physical performance measures and independence in instrumental activities of daily living. *Journal of the American Geriatrics Society, 44*, 1332–1341. https://doi.org/10.1111/j.1532-5415.1996.tb01404.x

Kielhofner, G., Mentrup, C. & Langlotz, A. (2020). *Checklisten des Model of Human Occupation* (3rd ed.). Idstein: Schulz-Kirchner.

Knutzen, A. (2018). Arbeiten auf einer Stroke Unit mit dem OTPF. In AOTA (Ed.), *Das Framework der AOTA. Gegenstandsbereich, Prozesse und Kontexte in der ergotherapeutischen Praxis* (pp. 83–91). Bern: Hogrefe.

Kool, J. (2020) Zielerreichung: Goal Attainment scaling. In S. Schädler, M. Wirz, A. Pfeffer, R. Müller, D. Marks, H. Lüthi & J. Kool. (Hrsg.), *Assessments in der Rehabilitation. Band 1: Neurologie* (pp. 39–47, 4th ed.). Bern: Hogrefe.

Krumlinde-Sundholm, L., Lindkvist, B., Plantin, J. & Hoare, B. (2019). Development of the assisting hand assessment for adults following stroke: a

Rasch-built bimanual performance measure. *Disability and Rehabilitation, 41*, 472–480. https://doi.org/10.1080/09638288.2017.1396365

Law, M.C., Baptiste, S. & Carswell, A. (2020). *COPM. Canadian Occupational Performance Measure* (5th ed.). Idstein: Schulz-Kirchner.

Lüthi, H. (2020). Fähigkeiten während der Frührehabilitation: Early Functional Abilities (EFA). In S. Schädler, M. Wirz, A. Pfeffer, R. Müller, D. Marks, H. Lüthi & J. Kool (Hrsg.), *Assessments in der Rehabilitation. Band 1: Neurologie* (4th ed., pp. 39–47). Bern: Hogrefe.

McColl, M.A., Law, M., Baptiste, S., Pollock, N., Carswell, A. & Polatajko, H.J. (2005). Targeted applications of the Canadian Occupational Performance Measure. *Canadian journal of occupational therapy, 72*, 298–300. https://doi.org/10.1177/000841740507200506

Merritt, B. (2011). Validity of Using the Assessment of Motor and Process Skills to Determine the Need for Assistance. *American Journal of Occupational Therapy, 65*, 643–650. https://doi.org/10.5014/ajot.2011.000547

Mey, S. (2020). Gebrauch der oberen Extremität im Alltag: Motor Activity Log (MAL). In S. Schädler, J. Kool, H. Lüthi, D. Marks, P. Oesch, A. Pfeffer & M. Wirz (Eds.), *Assessments in der Rehabilitation. Band 1: Neurologie* (pp. 245–258). Bern: Hogrefe.

MOHO (2020). *Modified Interest Checklist - Diverse Learners.* https://moho.uic.edu/resources/files/Modified%20Interest%20Checklist%20-%20Diverse%20Learners.pdf

Morfeld, M., Kirchberger, I. & Bullinger, M. (2011). *SF-36. Fragebogen zum Gesundheitszustand.* (2. Aufl.). Bern: Hogrefe.

Nelles, G., Dettmers, C., Dohle, C., Eckhardt, G., Brinkmann, S., Freivogel, S., Hummelsheim, H., Jahn, K., Klamroth, S., Liepert, J., Mehrholz, J., Pfeifer, K., Platz, T., Renner, C., Roschka, S., Steib, S., Müri, R. & Voller, B. (2018). Rehabilitation von sensomotorischen Störungen, S2k Leitlinie. In Deutsche Gesellschaft für Neurologie (Ed.), *Leitlinien für Diagnostik und Therapie in der Neurologie.* https://www.awmf.org/leitlinien/detail/ll/030-123.html

Parker, D.M. & Sykes, C.H. (2006). A Systematic Review of the Canadian Occupational Performance Measure: A Clinical Practice Perspective. *British Journal of Occupational Therapy, 69*, 150–160. https://doi.org/10.1177/030802260606900402

Pfeffer, A. (2010). Assessment:Assessment: Fatigue Severity Scale - Einsatz bei Erschöpfung. *ergopraxis, 3*, 26–27. https://doi.org/10.1055/s-0030-1262924

Phipps, S. & Richardson, P. (2007). Occupational therapy outcomes for clients with traumatic brain injury and stroke using the Canadian Occupational Performance Measure. *The American Journal of Occupational Therapy, 61*, 328–333. https://doi.org/10.5014/ajot.61.3.328

Pizzi, M. & Richards, L.G. (2017). Promoting Health, Well-Being, and Quality of Life in Occupational Therapy: A Commitment to a Paradigm Shift for the Next 100 Years. *American Journal of Occupational Therapy, 71*(4), 7104170010p1–7104170010p5. https://doi.org/10.5014/ajot.2017.028456

Pott, C. (2015). Assessments zur Erfassung der Teilhabe in der Neurologischen Rehabilitation. *Neurologie & Rehabilitation, 21*, 117–132.

Preissner, K. (2018). *Menschen mit neurodegenerativen Erkrankungen. Leitlinien der Ergotherapie, Band 8.* Bern: Hogrefe. https://doi.org/10.1024/85779-000

SINGER. (2021). *S I N G E R - Scores of Independence for Neurologic and Geriatric Rehabilitation.* SINGER - Lizenz.

Schädler, S. (2020). Symptome und Behinderung bei M. Parkinson: Parkinson's Disease Questionnare 39 (PDQ-39). In S. Schädler, J. Kool, H. Lüthi, D. Marks, P. Oesch, A. Pfeffer & M. Wirz (Eds.), *Assessments in der Rehabilitation. Band 1: Neurologie* (pp. 651–658). Bern: Hogrefe. https://doi.org/10.1024/85889-000

Schädler, S., Kool, J., Lüthi, H., Marks, D., Oesch, P., Pfeffer, A. & Wirz, M. (Eds.). (2020). *Assessments in der Rehabilitation. Band 1: Neurologie.* Bern: Hogrefe. https://doi.org/10.1024/85889-000

Schüßler, F. & Striesow, R. (2022). Teilhabestatus im Klinikkontext – TSK. In E. Scholz-Minkwitz & K. Minkwitz (Hrsg.), *Generation Vielfalt – Perspektiven und Chancen der neurologischen Ergotherapie. Herbsttagung DVE des Fachausschusses Neurologie 2021* (S. 38–48). Idstein: Schulz-Kirchner.

Späth, A. (2013). Assessment: Evaluation of Social Interaction (ESI) - Interaktion messen. *ergopraxis, 6*, 28–29. https://doi.org/10.1055/s-0033-1334980

Steultjens, E.M. J., Cup, E.H.C., Zajec, J. & Van Hees, S. (2013). *Ergotherapierichtlijn CVA.* Nijmegen/Utrecht: Hogeschool van Arnhem en Nijmegen/Ergotherapie Nederland. https://www.kennisnetwerkcva.nl/quality_standards/ergotherapierichtlijn-cva/

Taylor, R.R. (2017). *Kielhofner's model of human occupation: Theory and application* (5th ed.). Philadelphia: Wolters Kluwer.

Thoma, P. & Suchan, B. (2020). *Klinische Neuropsychologie im ambulanten Setting: Eine Einführung für Psychotherapeutinnen und Psychotherapeuten.* Wiesbaden: Springer. https://doi.org/10.1007/978-3-658-29885-2

Thöne-Otto, A., Schellhorn, A. & Wenz, C. (2018). *Persönlichkeits- und Verhaltensstörungen nach Hirnschädigung. Fortschritte der Neuropsychologie: Band 18* (1st ed.). Bern: Hogrefe. https://doi.org/10.1026/02335-000

Trickes, J. & Hörnle, J. (2019). Die persönliche Handlungsgeschichte erfassen – Assessment: Activity Card Sort (ACS). *ergopraxis, 12*, 42–45. https://doi.org/10.1055/a-1009-0932

Trombly, C.A., Radomski, M.V. & Davis, E.S. (1998). Achievement of Self-Identified Goals by Adults With Traumatic Brain Injury: Phase I. *American Journal of Occupational Therapy, 52*, 810–818. https://doi.org/10.5014/ajot.52.10.810

Trombly, C.A., Radomski, M.V., Trexel, C. & Burnet-Smith, S.E. (2002). Occupational therapy and achievement of self-identified goals by adults with acquired brain injury: phase II. *American Journal of Occupational Therapy, 56*, 489–498. https://doi.org/10.5014/ajot.56.5.489

Waehrens, E., Bliddal, H., Danneskiold-Samsøe, B., Lund, H. & Fisher, A. (2012). Differences between questionnaire- and interview-based measures of activities of daily living (ADL) ability and their association with observed ADL ability in women with rheumatoid arthritis, knee osteoarthritis, and fibromyalgia. *Scandinavian Journal of Rheumatology, 41*, 95–102. https://doi.org/10.3109/03009742.2011.632380

Wheeler, S. & Acord-Vira, A. (2018). *Menschen mit Schädel-Hirn-Trauma. Leitlinien der Ergotherapie, Band 9.* Bern: Hogrefe. https://doi.org/10.1024/85785-000

Wolf, T.J. & Nilsen, D.M. (2018). *Menschen mit Schlaganfall. Leitlinien der Ergotherapie, Band 3.* Bern: Hogrefe. https://doi.org/10.1024/85787-000

Wressle, E., Eeg-Olofsson, A.-M., Marcusson, J. & Henriksson, C. (2002). Improved client participation in the rehabilitation process using a client-centred goal formulation structure. *Journal of rehabilitation medicine, 34*, 5–11. https://doi.org/10.1080/165019702317242640

Weiterführende Literatur

Kohlhuber, M. (2020). Der ergotherapeutische Prozess: Der betätigungszentrierte Prozess mit Betätigungsanalyse. In M. Kohlhuber, C. Aichhorn & B. Dehnharrdt (Eds.). *Ergotherapie - betätigungszentriert in Ausbildung und Praxis* (pp. 204–220). Stuttgart: Thieme. https://doi.org/10.1055/b-006-163264

3.6 Assessments in der orthopädischen Ergotherapie

Lydia Krumbein

Rheumatoide Arthritis, Bandscheibenvorfall, Zustand nach Hüft-Totalendoprothese, Epicondylitis, Amputationen oder Zustand nach Radiusfraktur – bei Klient*innen mit verschiedenen orthopädischen und rheumatologischen Diagnosen stellt die Ergotherapie einen wichtigen Bestandteil der Behandlung und Rehabilitation dar (Snodgrass & Amini, 2017). Dabei gelten die betätigungszentrierte Evaluation und Intervention als wesentlicher Schwerpunkt der Ergotherapie und ermöglicht eine Abgrenzung zu anderen Professionen, wie der Physiotherapie (Berg et al., 2019; Nielsen & Wahrens, 2015). Indem Ergotherapeut*innen sich auf diesen Gegenstandsbereich berufen, können sie ihre eigene Berufsidentität im Bereich der Orthopädie stärken. Das vorliegende Kapitel zeigt auf, welche Potenziale oder Grenzen Assessments im orthopädischen Fachbereich besitzen und worauf es bei einer zeitgemäßen Evaluation ankommt.

3.6.1 Besonderheiten der (Re-)Evaluation

Der Einsatz von Assessments und professionellem Reasoning (Mattingly & Fleming, 1994) ermöglicht es Ergotherapeut*innen, systematisch Informationen über ihre Klienten*innen oder deren Angehörige zu sammeln (Daniëls & Verhoef, 2019; de Klerk et al., 2015). Assessments bieten ihnen zudem eine Bezugsgrundlage, um den Fokus auf Betätigung zu lenken und Kient*innen partizipativ in den Therapieprozess einzubinden (-> Shared Decision Making) (Snodgrass & Amini, 2017; van Hartingsveldt et al., 2019).

Wie Schoneveld und Kollegen (2009) aufzeigen, nutzen Ergo- und Physiotherapeut*innen mit handtherapeutischer Zusatzqualifikation Assessments außerdem, um den Gesundheitsstatus festzustellen, eine Prognose zu formulieren oder Veränderungen im Therapieverlauf zu dokumentieren. Dabei kommen mitunter auch Instrumente zur Erfassung von Körperstrukturen zum Einsatz, die Rückschlüsse auf den Heilungsverlauf ermöglichen. Hierunter fällt etwa die „Patient and Observer Scar Assessment Scale“ (POSAS), mit dem die Qualität von Narben durch Fachpersonal und Klient*innen beurteilt wird (de Klerk et al., 2015).

In orthopädischen Einrichtungen wie Krankenhäusern, Rehakliniken oder Gemeinschaftspraxen haben Assessments das große Potenzial, die professionelle Kommunikation zwischen unterschiedlichen Berufsgruppen des Gesundheitswesens zu verbessern. Außerdem bieten sie eine Bezugsgrundlage, um Therapieschwerpunkte zu definieren. Eine Re-Evaluierung in der Outcomephase ermöglicht es, die Wirksamkeit der Ergotherapie im orthopädischen Bereich zu verdeutlichen – und das auch gegenüber Kostenträgern (Laver-Fawcett, 2014; Lesher et al., 2017). (Teil-)Standardisierte Assessments ermöglichen es zudem, eine evidenzbasierte Praxis in die orthopädische Ergotherapie einfließen zu lassen (de Klerk et al., 2015).

Voraussetzungen und Grenzen der Evaluation

Die ergotherapeutische Behandlung im orthopädischen Bereich kann kurzzeitig angelegt sein, etwa in der akuten Phase nach einer Operation mit Hüft-TEP. Aber auch längerfristige Behandlungen sind denkbar, zum Beispiel bei einer Rheumatoiden Arthritis oder CRPS. Daher benötigen Ergotherapeut*innen Zugriff auf eine große Bandbreite an Assessments, die sich von spezifisch bis allgemein und von zeitsparend bis ausführlich erstreckt (Laver-Fawcett, 2007).

Für einen gelungenen Evaluations-Prozess sollten Ergotherapeut*innen über Kenntnisse zur Anatomie, Kinesiologie und Pathologie verfügen, um Ergebnisse im Rahmen ihres prozeduralen Reasonings gezielt interpretieren zu können (Snodgrass & Amini, 2017). Außerdem benötigen sie Einsicht in ärztliche Dokumente, wie Arzt- und OP-Berichte, Nachbehandlungsschemata oder Röntgenbilder. Anhand dieser Informationen, der Rückmeldungen ihrer Klient*innen und ihres professionellen Reasonings (Daniëls & Verhoef, 2019) entscheiden sie im Sinne der Two-body-practice, welche Assessments durchgeführt werden sollten (Laver-Fawcett, 2007). Bei postoperativen Behandlungen ist die Rücksprache mit den behandelnden Ärzt*innen essenziell. Valdes et al. (2014) fanden in ihrer Studie verschiedene Faktoren, die den Einsatz von Assessments im orthopädischen Bereich erschweren (**Tabelle 3-17**).

Assessments bewusst auswählen

Begeben sich Ergotherapeut*innen im orthopädischen Fachbereich auf die Suche nach geeigneten Instrumenten, stehen sie vor einer großen Herausforderung. Denn ein Großteil der spezifischen Assessments wurde von anderen Professionen entwickelt. Dabei mangelt es an Instrumenten, die Informationen zur Betätigung, Partizipation und Umwelt der Klient*innen erfassen. So gibt es etwa kaum betätigungsbasierte Assessments im orthopädischen Bereich, die eine Betätigungsanalyse anhand eines standardisierten Systems bewerten. Ein potenzielles, betätigungsfokussiertes Assessment zur Bewertung alltäglicher Aktivitäten ist zum Beispiel der Evaluation of Daily Activity Questionnaire (EDAQ:D), der für Klient*innen mit rheumatischen Erkrankungen entwickelt worden ist (Hammond et al., 2018). Dieses Instrument erfragt etwa in der Kategorie Anziehen/Ausziehen, wie die Klient*innen ihre Tätigkeitsausführung beim Binden von Schnürsenkeln oder beim Schließen von Kleidungsstücken hinter dem Rücken bewerten – und das jeweils mit und ohne Hilfsmittel.

Ansonsten liegt die Betrachtung (Fitinghoff et al., 2011; Lesher et al., 2017; Roll & Hardison, 2017) und die Forschung (Takata et al., 2019) im Bereich der Handtherapie häufig auf der Ebene der Körperfunktionen und -strukturen. Meistens werden Gelenkbeweglichkeit (ROM), Kraft, Ödeme, Atrophien, Schmerz und Sensibilität erfasst (de Klerk et al., 2015; Valdes et al., 2014). Im Praxisalltag zeigt sich zudem, dass für orthopädische, betätigungszentrierte und (teil)standardisierte Assessments häufig keine deutsche Validierung bzw. kulturelle Anpassung vorliegt. Ein Kriterium, das Ergotherapeut*innen bei der Auswahl und dem Einsatz eines Assessments beachten sollten. Allerdings existieren verschiedene generische Assessments, wie das Canadian Occupational Performance Measure (COPM) (Law et al., 2020), die sich für den orthopädischen Bereich eignen und teilweise auch über eine deutsche Validierung verfügen (Klerk et al., 2015).

Bei der Suche nach einem relevanten Instrument müssen Ergotherapeut*innen zudem mögliche Kontraindikationen einer Erkran-

Tabelle 3-17: Faktoren, die den Einsatz von Assessments erschweren

Limitierte Zeit zur Evaluation
Faktoren des/der Klient*innen wie z. B. Sprachbarrieren, Lesefähigkeit, Motivation, Kognitive Fähigkeit, Alter
Klinimetrische Eigenschaften eines Assessments (**Validität, Reliabilität**, Objektivität, Kosten)
Klinische Faktoren (wenig Unterstützung durch Leitungspersonen, Arbeitgeber*innen, Verfügbarkeit von Assessments)
Faktoren des/der Therapeut*innen (Wissenslücke über den Einsatz der Assessments, Schwierigkeiten bei der Wahl eines geeigneten Assessments

kung beachten (prozedurales Reasoning). So ist etwa eine Kraftmessung mit dem Jamar Dynamometer für Klienten*innen mit einer entzündlich-rheumatischen Diagnose kontraindiziert. Denn diese belastet das Quergewölbe der Hand und provoziert eine Bandinstabilität (Gruber & Dornhauser-Gruber, 2013). Um ein geeignetes Assessment zu finden, lassen sich Ergotherapeut*innen im Rahmen ihres pragmatischen Reasonings von zahlreichen weiteren Kriterien leiten. Hierzu zählt auch die Frage, wie praktikabel, verständlich oder zeitaufwendig ein Assessment ist und welche Kosten für Schulungen oder Material entstehen. Außerdem müssen sie sicherstellen, dass ein ausgewähltes Instrument den kognitiven Voraussetzungen ihrer Klient*innen entspricht (van Hartingsveldt et al., 2019). Ebenso gilt es, den Sinn und Einsatz des Assessments im Rahmen des interaktiven Reasonings transparent mit den Klient*innen und ggf. deren Angehörigen zu besprechen.

Allgemeine Hinweise zum Einsatz von Assessments und der Gesprächsführung

Der Top-down-Ansatz und die Klientenzentrierung (interaktives Reasoning) stehen übergeordnet über dem gesamten Verlauf der Therapie und sind entscheidend für die Gesprächsführung (de Klerk et al., 2015). Den Ergotherapeut*innen sollte bewusst sein, dass Einschränkungen des muskuloskelettalen Systems auch Einfluss auf die Psyche und Emotionen, das Verhalten und die Kognition der Klient*innen nehmen und zu Herausforderungen bei der Betätigungsperformanz führen können (Snodgrass & Amini, 2017). Hilfreiche Tipps und Hinweise zur Gestaltung der Gesprächssituation finden interessierte Leser*innen in Kapitel 2.4

Ergotherapeut*innen können zum gleichen Evaluationszeitpunkt prinzipiell auf verschiedene Assessmentformen zurückgreifen, wie Interview, Selbsteinschätzungsbögen oder freie Beobachtung. Diese verschiedenen Erhebungsformen vermitteln ihnen unterschiedliche Informationen zu einem Gegenstandsbereich, etwa den alltäglichen Betätigungen nach einer Humerusfraktur. Daher empfiehlt es sich, multiple Assessmentformen einzusetzen, um ein möglichst ganzheitliches und ressourcenorientiertes Bild (nicht defizitorientiert) über das Betätigungsprofil und die Performanz zu erhalten (Lesher et al., 2017; Nielsen & Wahrens, 2015).

Bei einigen Krankheitsbildern wie z. B. Rhizarthrose, Dupuytren-Kontraktur oder Fingeramputation kommt es vor, dass Ergotherapie nicht im multidisziplinären Setting, sondern als alleinige Behandlung angeboten wird. In solchen Fällen sollten Ergotherapeut*innen nach Möglichkeit alle Gegenstandsbereiche des OTPF berücksichtigen und verschiedene Interventionsformen einsetzen. Dabei ist auch im Zuge der Betätigungszentrierung eine Behandlung auf Ebene der Körperstrukturen und Funktionen nicht zu vernachlässigen (Striesow, 2019). Roll (2017) bekräftigt daher, dass Ergotherapeut*innen vor allem im orthopädischen Bereich (z. B. nach operativer Versorgung von Strecksehnenverletzungen) häufig die Körperstruktur/-funktion behandeln müssen (z. B. vorbereitende Methoden des OTPF [AOTA, 2018]), bevor Betätigungsaspekte effektiv trainiert werden können (Striesow, 2019).

3.6.2 Assessmentprozess im Fachbereich Orthopädie

Die folgende Beschreibung zum ergotherapeutischen Einsatz von Assessments im Bereich der Orthopädie/Traumatologie und Rheumatologie stellt eine mögliche Herangehensweise dar. Sie verfolgt nicht das Ziel, alle einsetzbaren Assessments in diesem Bereich abzubilden. Zur Vertiefung dieses Themas sei auf weiterführende Literatur verwiesen: Le Granse, 2020a; Roll, 2017; Schoneveld et al., 2009. Der Assessmentprozess wird mit Hilfe des OTPF beschrieben (AOTA, 2014; AOTA, 2018) und anhand von Fallbeispielen veranschaulicht.

Obere Extremität: Hand

> **Fallbeispiel**
> Ella (43 Jahre) hat sich vor vier Wochen eine distale Radiusfraktur (Radiusfraktur Typ C1 nach AO-Klassifikation) zugezogen, welche mit einer winkelstabilen Platte osteosynthetisch versorgt wurde.

Evaluations-Prozess: Betätigungsprofil erstellen und -performanz analysieren

Im ersten Schritt des Evaluations-Prozesses sammeln Ergotherapeut*innen Informationen über ihre Klient*innen und die Frage, warum diese Ergotherapie benötigen (Laver-Fawcett, 2007). Ereignete sich ein Unfall, kam es zu einer Operation oder besteht eine degenerative bzw. chronische Diagnose? Gerade bei akuten Handverletzungen gilt es zu klären, ob ein ärztlicher Auftrag in Form eines Nachbehandlungs-Schematas und/oder eines ärztlichen (OP-)Berichts vorliegt und wie sich der bisherige Behandlungsverlauf gestaltete. Im Rahmen des Betätigungsprofils ermitteln die Ergotherapeut*innen Informationen zur Lebensgeschichte, zu früheren und aktuellen Interessen, Werten, Betätigungsbedürfnissen, Betätigungsherausforderungen und Betätigungsrisiken (Nielsen & Wahrens, 2015; Senn & Schulze, 2019). Dies kann in Form eines betätigungsfokussierten Interviews (Fisher, 2014) mit ihren Klient*innen oder deren Angehörigen erfolgen (AOTA, 2018). Zudem bietet sich das COPM (Law et al., 2020) als (teil)standardisiertes Patient-Reported Outcome (PRO)-Assessment an, da seine Anwendung in der Handtherapie untersucht und validiert wurde (Case-Smith, 2003; Van de Ven-Stevens et al., 2015).

Weitere Instrumente, die bei Klient*innen mit Handverletzungen zur Ermittlung des Betätigungsprofils eingesetzt werden können, sind die Rollen-Checkliste aus dem Model of Human Occupation (MOHO) oder das Interview zur Betätigungsvorgeschichte (OPHI-II) (Lesher et al., 2017; Snograss & Amini, 2017). Zusätzliche Informationen fließen während des gesamten Therapieprozesses in das Betätigungsprofil ein und verfeinern dieses, etwa im Rahmen des narrativen Reasonings. Darauf aufbauend erstellen die Ergotherapeut*innen eine vorläufige Hypothese (prozedurales Reasoning) und erfassen das Betätigungsanliegen sowie die Priorisierung anvisierter Outcomes (ebd.). Eine wertschätzende und empathische Haltung (interaktives Reasoning) ist förderlich für die therapeutische Beziehung und unterstützt das Engagement der Klient*innen (ebd.).

> **Fallbeispiel (Fortsetzung)**
> Im Rahmen ihres Clinical Reasonings hat die Ergotherapeutin bei Ella das COPM zur Erfassung des Betätigungsprofils ausgewählt. Folgende Kriterien sprechen für diese Wahl: Sie kann das Assessment sicher einsetzen, es liegt eine deutsche validierte Version vor und es handelt sich um ein klientenfokussiertes Instrument innerhalb der Handtherapie.

- **Hintergrund, warum Ergotherapie aufgesucht wird:** Ella, 43 Jahre, ist verheiratet und hat zwei Kinder im Teenageralter. Sie hatte vor vier Wochen einen Fahrradsturz, bei dem sie sich rechtsseitig eine distale Radiusfraktur zuzog. In der Handchirurgie wurde sie mit einer palmaren Plattenosteosynthese und einer Schiene für die ersten zwei Wochen versorgt. Ella ist Rechtshänderin und berichtet von Einschränkungen in der Feinmotorik (unvollständiger Faustschluss), Kraftminderung, Bewegungsschmerzen und wiederkehrenden Schwellungen im rechten Handgelenk bei leichten Aktivitäten des täglichen Lebens (ADL). Sie erlebt es zum Beispiel als herausfordernd, ihre Bluse zuzuknöpfen, die rechte Hand beim Toilettengang zu benutzen, mit der Hand oder auf einer Tastatur zu schreiben, Gemüse zu schneiden, beim Autofahren zu schalten oder im Garten zu arbeiten. Ihr Handchirurg hat ihr eine Heilmittelverordnung für 10x motorisch-funktionelle Ergotherapie ausgestellt.

- **Betätigungen, die Ella zufriedenstellend ausführen kann:** Ella führt Bewegungen der rechten Schulter und Ellbogen ohne Schmerzen im vollem Bewegungsausmaß aus. Sie zieht sich abgesehen von Knöpfen selbstständig an. Mit verdicktem Messergriff kann sie sich ein Brot schmieren und leichte Haushaltsaktivitäten (z.B. Wäsche falten) ausführen. Ella nimmt an sozialen Treffen sowie Ausflügen mit Familie und Freunden teil.
- **Interesse und Werte:** Ella liebt es, kreativ zu sein und dekoriert gerne den Wohnraum. In ihrer Freizeit hält sie sich oft in der Natur auf. Ihr Mann und sie haben sich einen großen Garten angelegt, in welchem sie Gemüse anpflanzen. Mit ihren Kindern unternimmt sie gerne sportliche Aktivitäten, wie Fahrradfahren oder Schwimmen. Es ist ihr sehr wichtig, Zeit mit ihrer Familie zu verbringen.
- **Betätigungsgeschichte:** Ella arbeitet in Teilzeit als Lehrerin. Sie unterrichtet seit zehn Jahren die Fächer Deutsch und Sachkunde an einer Grundschule, mit zwischenzeitlichen Erziehungszeiten für ihre Kinder. Die Arbeit bereitet ihr Freude und sie erlebt einen guten Zusammenhalt im Kollegium. Neben der Berufstätigkeit kümmert sie sich um ihre Familie, den Haushalt und das Einkaufen. Ihr Mann unterstützt sie dabei. Sie engagiert sich ehrenamtlich im Volleyballverein ihrer Tochter.
- **Betätigungsmuster:** Ellas (wochen-)tägliche Routine sieht folgendermaßen aus. Um 5:30 Uhr steht sie auf, zieht sich an und bereitet das gemeinsame Frühstück mit der Familie zu. Um 7 Uhr fährt sie mit dem Bus/Fahrrad zur Arbeit. Sie arbeitet vormittags und ist Klassenlehrerin für eine 2. Klasse. Am Nachmittag bereitet sie das Essen für die Familie zu, bringt die Kinder ggf. zu den Sportvereinen, trifft sich in der Zeit auf einen Kaffee mit einer Freundin, erledigt anfallende Termine und gönnt sich Zeit für ihre Hobbies.
- **Förderfaktoren und Barrieren:** Ellas Mann unterstützt sie bei der Hausarbeit und zurzeit auch beim Einkaufen. Ihre Kinder können sich selbstständig fertig machen und helfen ihr beim Richten des Frühstückstisches. Die Eltern von Schulfreundinnen nehmen ihre Tochter zurzeit mit zum Volleyballverein. Ella macht sich Gedanken darüber, wie sie als Lehrerin zeitnah wieder arbeiten kann.

Ergotherapeut*innen betrachten bedeutsame Betätigungsherausforderungen – sofern möglich – im natürlichen Umfeld ihrer Klient*innen. Dabei analysieren sie auch die Wechselbeziehungen, die zwischen den Betätigungen, dem Kontext/der Umwelt sowie den Performanzfertigkeiten und -mustern bestehen (AOTA, 2018). Dazu können sie unterschiedliche Assessmentinstrumente einsetzen (ebd.). Bei der Wahl eines geeigneten Assessments sollten sie im Rahmen ihres prozeduralen Reasonings überlegen, welche Informationen benötigt werden. Stehen Klientenfaktoren oder Betätigungen im Fokus? Außerdem stellt sich die Frage, mit welchem Ziel Informationen ermittelt werden sollen: deskriptiv, evaluativ oder prädiktiv? Sind Klientenfaktoren relevant, können zum Beispiel folgende Instrumente weiterhelfen: Das Range of Motion Measurement (ROM) ermittelt Informationen über die Gelenkbeweglichkeit, die Semmes Weinstein Monofilamenten erfassen Daten zum Berührungsempfinden und das Jamar Dynamometer gibt Auskunft über die Handkraft. Zudem können Ergotherapeut*innen auf die Patient and Observer Scar Assessment Scale (POSAS) zurückgreifen, wenn sie gemeinsam mit den Klient*innen die Qualität von Narben beurteilen möchten. Für nicht kommerzielle Verwendung findet sich der POSAS 2.0 unter www.posas.nl.

Für eine Erfassung der Klientenfaktoren sind nicht nur (teil)standardisierte Assessments relevant, sondern auch kurze Provokationstest. Bei CTS können zum Beispiel der Hoffmann-Tinel Test oder der Phalen Test (Snograss & Amini, 2017) zum Einsatz kommen und bei Tenosynovitis de Quervain der Finkelstein's Test (ebd.). Eine Evaluation allein mit dem Fokus auf Klientenfaktoren reicht allerdings nicht aus, um eine professionelle, ganzheitliche und betätigungszentrierte Intervention im orthopädischen Bereich durchführen zu können (Kranz, 2015). Liegt der Fokus der Evaluation auf der Betätigung und den Klientenfaktoren können die nachfolgenden Assessments hilfreich sein (Lesher et al., 2017; Snograss & Amini, 2017).

Patient Rated Wrist Hand Evaluation (PRWE)

Das PRWE wurde 1998 von MacDermid und Kollegen an der McMaster University entwickelt (MacDermid et al., 1998). Es stellt einen hand(gelenks-)spezifischen Selbsterhebungs-Fragebogen dar, der Informationen innerhalb von 2–3 Min. deskriptiv ermittelt. Dabei erfasst das Instrument einerseits Daten zu Klientenfaktoren, wie sensorische Funktionen oder Schmerzen. Andererseits betrachtet es Betätigungen aus den Bereichen der ADLs, IADLs, Arbeit und Freizeit näher (Lesher et al., 2017; Snograss & Amini, 2017). Seit 2008 liegt eine deutsche Version (PRWE-G) vor. John et al. (2008) haben das Assessment aus dem Englischen in die deutsche Sprache übersetzt und eine kulturelle Anpassung vorgenommen. In ihrer Studie, an der 103 Personen mit Rhizarthrose teilnahmen, erwies sich das PRWE-G als ein reliables und valides Instrument zur Erfassung der Hand(-gelenks)funktion. Die Validität und Reliabilität des PRWE-G wurde auch bei Klient*innen mit Radiusfraktur bestätigt (Hemelaers et al., 2008).

Disabilities of Arm, Shoulder and Hand Questionnaire (DASH)

Der DASH zählt zu den standardisierten PRO-Assessments. Es erfasst die Funkionsfähigkeit der oberen Extremität (Schulter bis Hand) und die damit verbundene Ausführung von bestimmten Tätigkeiten (Sport/Musik; Beruf) (Lesher et al., 2017). Obwohl es sich nicht um ein handspezifisches Assessment handelt, gehört der DASH zu den meistgenutzten Instrumenten innerhalb der Handtherapie (Valdes et al., 2014). In den Ausführungen zur Ellbogen-/Schulterdiagnostik wird er ausführlicher vorgestellt.

Jebsen Taylor Hand Function Test (JHFT)

Der JHFT wurde 1969 von Jebsen und Kollegen des Department of Physical Medicine and Rehabilitation entwickelt (Jebsen et al., 1969). Er zählt zu den performanzbasierten Tests und wird zur Erfassung der Handfunktion eingesetzt (Lesher et al., 2017; Schoneveld et al., 2009). Es werden sieben unilaterale Aufgaben (z.B. Schreiben, Alltagsgegenstände aufheben und platzieren, Essen) betrachtet, welche die unterschiedlichen Funktionsweisen der Hand im simulierten Alltag widerspiegeln sollen. Der JHFT kann als Evaluations- oder Outcome-Assessment dienen (iqpr, Schleuter & Rögrig, 2004). Die Durchführung dauert ca. 15–45 Min. (Eng & Zhou, 2017). Mittels Beobachtung und Stoppuhr wird die Schnelligkeit der Ausführung, aber nicht die Qualität der Performanz gemessen (Lesher et al. 2017). Auch wenn das vorliegende Assessment nicht die Qualität der Performanz misst, so trägt das Instrument dazu bei, die Effizienz der Ausführung zu erheben. Für die Beurteilung der Werte existieren Normdaten, welche nach Alter, Geschlecht und dominanter/nichtdominanter Hand aufgegliedert sind (Eng & Zhou, 2017; iqpr, Schleuter & Rögrig, 2004). Es liegt eine deutsche Übersetzung vor, aber keine validierte deutsche Version.

Fallbeispiel

Im Fallbeispiel Ella wurden folgende anvisierte Ziele anhand des COPM definiert (**Tabelle 3-18**):

Tabelle 3-18: Exemplarische Betätigungsbedürfnisse (Fallbeispiel Ella)

Betätigungsperformanz-Problem	Performanz 1	Zufriedenheit 1
Von Hand schreiben zu können → Berufstätigkeit ausüben	4	2
Schalthebel im Auto bedienen können → selbstständiges Autofahren	3	3
5 l Gießkanne 20 m tragen können → Gartenarbeiten ausführen und Pflanzen bewässern	1	4
Gesamtwert	2,6	3

Interventions-Prozess

Anhand der definierten Ziele und der Betätigungsanalyse wird partizipativ mit den Klient*innen ein Interventionsplan erstellt. Ergotherapeut*innen greifen dabei auf die Bezugswissenschaften zurück, etwa auf die Medizin, Psychologie, Orthopädie oder Neurologie. Außerdem nutzen sie Evidenznachweise, zum Beispiel aus Leitlinien, Studien oder den AOTA-Guidlines. Eine Übersicht über ergotherapeutische Interventionsmaßnahmen bei Klient*innen mit orthopädischen Diagnosen im Bereich des Unterarmes, Handgelenkes und der Hand wurde von Roll und Hardison (2017) in einem systematischen Review erstellt. Innerhalb der Behandlung sollten auch betätigungszentrierte Interventionsformen zum Einsatz kommen. Im Fallbeispiel könnte die Ergotherapeutin mit Ella etwa die Stifthaltung und das Schreiben trainieren oder das Tragen der Gießkanne. Ebenso sind vorbereitende Methoden und Aufgaben denkbar, wie manuelle Techniken, Narbenbehandlung, Kälte-/Wärmeapplikationen oder der Einsatz von ergonomischen Alltagshilfen. Außerdem können Klient*innen von Arbeitsplatzberatung und -training profitieren sowie von einem Heimübungsprogramm für Feinmotorik und Fingerkraft (ebd.; Le Granse, 2020a).

Anhand von festgelegten klientenzentrierten Aktivitäten wird die Performanz wöchentlich beobachtet und die Effektivität des Interventionsplanes bewertet sowie reevaluiert (AOTA, 2018). Kurze funktionsorientierte Assessments (z. B. Kraftmessung, ROM, Schmerz, Visuelle Analogskala VAS) oder definierte Kontrollaktivitäten (z. B. Knopf zumachen) können am Anfang und Ende der Behandlungseinheit eingesetzt werden, um Veränderungen zu überprüfen. Dies kann kleine Erfolgserlebnisse bewirken und die Motivation der Klient*innen stärken.

Outcome

Die Ergotherapeut*innen setzen die während der Evaluationsphase definierten Outcome-Assessments (z. B. COPM, PRWE) wiederholt ein. Auf dieser Grundlage reflektieren sie gemeinsam mit ihren Klient*innen, welche Ergebnisse in Bezug auf die klientenzentrierten Ziele erreicht werden konnten (AOTA, 2018). Die genutzten Outcome-Assessments sollten möglichst valide, reliable und sensibel sein, um Veränderungen innerhalb der definierten Ziele zu erfassen (Snograss & Amini, 2017).

Fallbeispiel

Die Ergotherapeutin führt das COPM erneut mit Ella durch und bespricht mit ihr Veränderungen im Bereich der Performanz und Zufriedenheit. Sie nutzt die Informationen aus dem COPM und der Betätigungsanalyse für den ergotherapeutischen Bericht, um die Wirksamkeit der Intervention zu belegen.

Obere Extremität: Schultergelenk und Ellbogen

Fallbeispiel

Peter (28 Jahre) erlitt vor drei Monaten einen Arbeitsunfall, als er beim Besteigen eines Gerüstes abrutschte und aus 3 m Höhe herunterfiel. Er zog sich dabei eine proximale dislozierte Humerusfraktur links zu, welche operativ versorgt wurde. Peter erhält während der stationären Rehabilitation in einer Berufsgenossenschaftlichen Weiterbehandlung (BgSW) Ergotherapie. Der Ergotherapeut hat Einsicht in die ärztlichen Befunde, den OP-Bericht und die Nachbehandlungsschemata. Außerdem nimmt er an Fallbesprechungen im multidisziplinären Team teil.

Evaluations-Prozess: Betätigungsprofil erstellen und -performanz analysieren

Findet der Evaluations-Prozess in einem Krankenhaus oder einer (berufsgenossenschaftlichen) Rehabilitationsklinik statt, können erste Informationen über Klient*innen aus den ärztlichen, pflegerischen, therapeutischen Aufnahmebefunden gewonnen werden. Es ist wichtig, dass sich die Mitglieder des multidisziplinären Teams über Informationen und Ergebnisse von Assessments austauschen, damit die Klient*innen nicht „überbefundet“ werden. Bei Verletzungen im Bereich des Ellbogens oder der Schulter ist abzuklären, ob eine Operation stattgefunden hat, etwa nach einer Rotatorenmanschettenruptur oder einer Humeruskopffraktur. Es kann aber auch ein degenerativer Prozess zugrunde liegen, zum Beispiel bei einer Arthrose oder einem subakromialen Impingement. Im stationären Setting – also abseits des natürlichen Umfeldes der Klienten*innen – ist die Erfassung der alltäglichen Betätigung limitiert. Daher erstellen die Ergotherapeut*innen meist im Gespräch mit ihren Klient*innen ein Betätigungsprofil, wobei insbesondere das narrative Reasoning zum Einsatz kommt. Indem die Klient*innen einen typischen Tagesablauf schildern, lassen sich Betätigungsmuster wie z.B. tägliche Routinen und auszuführende Rollen erfassen (Snograss & Amini, 2017). Von Interesse ist auch die Frage, inwieweit Klient*innen Unterstützung oder Barrieren erleben. Nutzen die Ergotherapeut*innen eine betätigungsfokussierte Herangehensweise, erfragen sie auch die Betätigungsanliegen (Berg et al., 2019). Möchten sie bei Klient*innen mit Verletzungen des Ellbogens oder der Schulter auf ein (teil) standardisiertes ergotherapeutisches Assessment zurückgreifen, bietet sich das COPM an (siehe Fallbeispiel Ella).

Die Zeit für eine Evaluation ist im Praxisalltag häufig limitiert. Daher erleben Ergotherapeut*innen den Einsatz ausführlicher Interviews, Betätigungsanalysen oder Assessments im orthopädischen Fachbereich oftmals als herausfordernd. Das Eingangsassessment sollte überschaubar sein und seinen Schwerpunkt auf Betätigung legen (Laver-Fawcett & Innes, 2007). Es liefert idealerweise Informationen dazu, ob eine fachspezifische Behandlung oder eine intensive Therapiefrequenz erforderlich ist (ebd.). Zusätzlich gibt es Aufschluss darüber, welche weiteren diagnose- oder regionsspezifischen Assessments, Provokationstests und Palpationen innerhalb der Betätigungsanalyse eingesetzt werden sollten (ebd.). Für die Analyse der Betätigungsperformanz können die folgenden standardisierten Assessments genutzt werden.

Disabilities of Arm, Shoulder and Hand Questionnaire (DASH)

Der DASH wurde 1996 entwickelt (Hudak et al., 1996; Takata et al., 2019). Schoneveld und Kollegen (2009) beschreiben den DASH als eines der meistuntersuchten Assessments mit hohen klinimetrischen Eigenschaften. Eine validierte deutsche Version gibt es seit 2003 (Germann et al., 2003). Es existiert eine Langversion (DASH) und eine Kurzversion (Quick-DASH). Der Fragebogen gliedert sich in einen Hauptteil, bestehend aus 30 Fragen zu den Bereichen Klientenfaktoren (Körperfunktion/-

struktur) und Aktivitäten sowie aus zwei optionalen Teilen mit je 4 Fragen zur Teilhabe in Freizeit und Beruf (ebd). Er findet häufig Einsatz in der Ergotherapie (Valdes et al., 2014). Klient*innen füllen diesen Selbsterhebungsfragebogen innerhalb von zehn Min. während der Ergotherapie-Behandlung oder zu Hause aus. Anhand eines Auswertungsalgorithmus lassen sich die DASH Werte ermitteln. Dient der DASH als Outcome-Assessment, gilt eine Veränderung innerhalb der DASH-Werte von 10 Punkten als bedeutsam (minimal important change) (Franchignoni et al., 2014).

Goal Attainment Scale (GAS)

Die GAS entstammt der Bezugswissenschaft der Psychologie und wurde von Kiresuk und Sherman 1968 entwickelt (Schaefer & Kolip, 2010). Sie kann in der Rehabilitation bei Klient*innen mit Ellbogen- oder Schulterverletzungen hilfreich und motivierend sein, um klientenzentrierte Ziele zu erfassen (ebd.). Partizipativ definieren Klient*in und Therapeut*in die Ziele in der Evaluationsphase und bewerten diese erneut in der Outcomephase. Für den Einsatz der GAS ist es wichtig, die Ziele präzise und überprüfbar zu formulieren (ebd.). Der Vorteil der GAS ist, dass die Beurteilung der Ziele in feinen/sensiblen Abstufungen erfolgen kann, die von anderen Assessments nicht mehr erfasst werden. Diese Durchführung benötigt 10–20 Min. Die Auswertung in der Outcomephase dauert 5–10 Min. (ebd.). Die Relevanz der GAS lässt sich zudem dadurch verdeutlichen, dass sie in der ambulanten Ergotherapie in der Schweiz verpflichtend einzusetzen ist (Schaefer, 2015).

Fallbeispiel (Fortsetzung)

Für die Analyse der Betätigungsperformanz nutzt der Ergotherapeut Informationen aus dem Betätigungsprofil (AOTA, 2018). Außerdem beobachtet und analysiert er die Ausführung bedeutungsvoller Überkopfaktivitäten, wie T-Shirt anziehen oder mit beiden Händen Teller aus dem Schrank nehmen. Um standardisiert Informationen zu den Betätigungen und Performanzfertigkeiten zu ermitteln, setzt er den DASH (Bot et al.,2004) ein. Der Sichtbefund, die Palpation, die Gelenkmessung nach ROM und die Kraftmessung mit dem Dynamometer geben ihm zudem Hinweise auf Ebene der Körperfunktionen und -strukturen.

Die aktuelle physische Umwelt (BG-Klinik) beeinflusst die Evaluation von Betätigungen im veränderten (künstlichen) Umfeld. Daher lassen sich nur einige Handlungen betätigungsbasiert evaluieren während andere betätigungsfokussiert für die Situation Zuhause in Gesprächen erörtert werden (Fisher, 2014).

- **ADL:** Beim Duschen ist das Einseifen des rechten Oberkörpers und des Rückens sowie das Haarewaschen für Peter herausfordernd und schmerzhaft. Außerdem gestaltet sich das Anziehen von engen T-Shirts oder Jacken aufgrund der Bewegungseinschränkung in der Schulter als sehr zeitintensiv.
- **IADL:** Peter fehlt beim Versorgen seines Hundes (z.B. Gassi gehen, Futter einkaufen) die Kraft im linken Arm. Fahrradfahren ist für ihn zurzeit nicht möglich. Im Haushalt erhält er Unterstützung durch seine Freundin. Das Staubsaugen ist einseitig (rechts) möglich, das beidhändige Ausgießen eines Kochtopfes erscheint unkoordiniert und es entstehen Ausweichbewegungen im linken Schultergürtel. Peter kann seine Einkäufe derzeit nicht tragen. Auch ist es ihm nicht möglich, Gegenstände mit einem Gewicht von 1–2 kg über einen Zeitraum von 10 Min. mit dem linken Arm ausdauernd zu hantieren.
- **Erholung/Schlaf:** Liegen und Schlafen auf der linken Seite ist für ihn kurze Zeit (30 Min.) möglich, danach entstehen Schmerzen VAS (6/10) im Schultergürtel und Sensibilitätsstörungen in der linken Hand/Unterarm. Beim Aufstehen aus dem Bett kann er sich mit dem linken Arm nicht abstützen.

Gedanken um die weitere Berufstätigkeit als Schreiner beschäftigen ihn und führen zu Schlafstörungen.

- **Berufliche Aktivitäten:** Seinen Beruf mit den körperlichen Anforderungen, wie Überkopfbewegungen, Heben und Tragen von Material, Hochklettern eines Gerüstes oder sicheres Führen von Maschinen, kann er zurzeit nicht ausführen,
- **Freizeit:** Sportliche Aktivitäten (Fitness-Studio, Fußball spielen) haben für Peter eine hohe Bedeutung, seit dem Unfall kann er daran nicht teilnehmen.
- **Soziale Teilhabe:** Er schaut häufig beim Fußballtraining seiner Mannschaft zu, um soziale Kontakte mit seinen Freunden aufrecht zu erhalten. Am Wochenende unternimmt er Ausflüge und Aktivitäten mit seiner Freundin und/oder mit Familienangehörigen.
- **Werte:** Peter zeigt ein hohes Verantwortungsgefühl für das Leben mit seiner Freundin in der gemeinsamen Eigentumswohnung. Er empfindet es als herabwürdigend, nicht arbeitsfähig und produktiv sein zu können.
- **Körperfunktionen und -struktur:** Bewegungsschmerz v.a. bei Abduktion des linken Oberarms bis VAS (8/10) (muskulär: z.B. M. deltoideus) und diffuser Druckschmerz beim Liegen von VAS (6/10); aktives Bewegungsausmaß im glenohumeralen Gelenk Ext./Flex. 20°/0°/90, ABD./ADD. 80°/0°/15°. eine passive Gelenkmessung mit Beurteilung des Endgefühls und weitere translatorische Untersuchungen wurden durchgeführt (Bollinger Herzka, 2008; Freiherr von Salis-Soglio 2015). Nackengriff und Schürzengriff sind adäquat nicht ausführbar. Der humero-scapulare Rhythmus ist eingeschränkt, Widerstandstest des M. deltoideus links im Seitenvergleich zeigt Stufe 3 (Bewegung gegen die Schwerkraft möglich, noch kein vollständiges Bewegungsausmaß), Handkraft mit Dynamometer: li. 22 kg; re. 48 kg (vgl. Diday-Noll & Breier, 2013), die Narbe zeigt eine normale reife Narbenlinie auf ohne Sensibilitätsveränderungen (Walder-Nilsson, 2013).
- **Performanzfertigkeiten:** Peter zeigt Beeinträchtigungen in den motorischen Fertigkeiten: ergreifen/halten, koordinieren, bewegen, heben (AOTA, 2018). Die Auswertung des DASH ergab:
  - Teil 1: Funktionsfähigkeit 47,5 = mittlere Einschränkung in der Funktionsfähigkeit
  - Teil 2: Sport 75; = hohe Einschränkung im Bereich von Sport
  - Teil 3: Arbeit: zurzeit krankgeschrieben

Interventions-Prozess

Eine Übersicht über ergotherapeutische Interventionsmaßnahmen bei muskuloskeletalen Verletzungen des Ellbogens oder der Schulter haben Marik und Roll (2017) in einem systematischen Review erstellt. Sie diskutieren den Einsatz von (manualtherapeutischer) Gelenkmobilisation, Home Exercise Program (HEP), Kryotherapie, Biofeedback und weiteren Maßnahmen (Marik & Roll, 2017; Snodgrass & Amini, 2017). Ihre Literaturrecherche ergab, dass es kaum Studien zu betätigungsbasierten Interventionen in Kombination mit vorbereitenden Methoden gibt (Marik & Roll, 2017). Weitere Forschung ist in diesem Bereich notwendig.

Outcome

Um das Erreichen der klientenzentrierten Ziele zu reevaluieren und den Therapieprozess zu reflektieren, bietet es sich an, die GAS erneut mit den Klient*innen durchzuführen und zu diskutieren. Die Ergebnisse werden dokumentiert und dienen als Grundlage für Therapieberichte sowie interdisziplinäre Teambesprechungen in Kliniken. Liegt der Fokus der Outcome-Messung auf den Klientenfaktoren, können Ergotherapeut*innen das Range of Motion Measurement (ROM) wiederholt einsetzen, um das Bewegungsausmaß des Ellbogens oder des Schultergelenkes zu beurteilen.

Untere Extremität: Knie- und Hüftgelenk

Fallbeispiel
Herr Richter (76 Jahre) wurde mit einer Knie-Totalendoprothese (TEP) rechts versorgt. Er und seine Frau (70 Jahre) wohnen zusammen in einer Eigentumswohnung in der 2. Etage eines Mehrfamilienhauses. Ihr Sohn lebt mit seiner eigenen Familie ca. 60 km entfernt. Sieben Tage nach der Operation kommt Herr Richter zur Anschlussheilbehandlung in eine stationäre Rehabilitationsklinik. Dort wird er von einem multidisziplinären Team behandelt.

Evaluations-Prozess: Betätigungsprofil erstellen und -performanz analysieren

Klient*innen nach Knie- oder Hüft-Totalendoprothese (TEP) erhalten postoperativ bereits im Krankenhaus oder anschließend in der Anschlussheilbehandlung Ergotherapie. Während der Evaluation können die Anforderungen und Vorgaben der Zuweisenden, Kostenträger und Kliniken für die Ergotherapeut*innen herausfordernd sein. Vor allem, wenn es darum geht, betätigungsbasierte Assessments zu integrieren (Senn & Schulze, 2019). Für die Qualitätssicherung der medizinischen Rehabilitation sind die Reha-Therapiestandards Hüfte- und Knie-TEP von Bedeutung (Deutsche Rentenversicherung Bund, 2020). Dieser Kontext wirkt sich auf die Wahl eines Assessments und die Therapiegestaltung aus (pragmatisches Reasoning).

Fallbeispiel (Forsetzung)
Herr Richter erhält die erste Ergotherapie-Behandlung am Tag nach seiner Anreise auf seinem Zimmer. Die Ergotherapeutin führt mit ihm ein Eingangsgespräch durch. Zur Erstellung des Betätigungsprofils entscheidet sie sich für ein teilstandardisiertes Vorgehen. Dabei greift sie auf das COPM zurück, da der Fokus auf Betätigung liegt und es wissenschaftliche Untersuchungen über den Einsatz und die Gütekriterien bei diesen Klient*innengruppen gibt (Edwards et al., 2007; van der Linden et al., 2018). Neben der Erfassung der Performanz und der Zufriedenheit bei der Ausführung der Aktivitäten werden auch die Ziele des Klienten priorisiert.

Disantis, Piva und Irrgang (2018) zeigen, dass das COPM Veränderungen innerhalb der Ausführung von Aktivitäten sensibel abbildet. Es erfasst ausführlicher die limitierenden Aktivitäten, welche Klient*innen postoperativ nach einer Knie-TEP erleben, als der Selbsterhebungsbogen „Western Ontario and MCMaster Universities Osteoarthritis Index“ (WOMAC).

Fallbeispiel (Fortsetzung)
In der Rehabilitationsklinik wird der Selbsterhebungsfragebogen WOMAC als standardisiertes PRO bei postoperativen Klient*innen nach Knie-TEP eingesetzt, um weitere Informationen über Schmerzen, Steifheit des Knies und körperliche Tätigkeiten der unteren Extremität aus Sicht der Klient*innen zu erhalten. Dieser Fragebogen wird in der Evaluation und wiederholt in der Outcomephase bei Herrn Richter eingesetzt.

Das Western Ontario and MCMaster Universities Osteoarthritis Index (WOMAC)

Der Selbsterhebungsbogen umfasst 24 Fragen, aufgeteilt in drei Dimensionen: Schmerz, Steifheit, Alltagsaktivitäten (Bellamy, 1988). Es stellt ein bereichsspezifisches (untere Extremität-) Assessment dar, welches für Klient*innen mit Hüft- und Kniegelenksarthrose entwickelt und valdiert wurde (McConnell et al., 2001; Stucki et al., 1996). Daher wird es auch in der Leitlinie für Gonarthrose genannt (AWMF, 2018). Erfasst werden die alltagsrelevanten Auswirkungen einer Arthrose und der Einfluss auf die gesundheitsbezogene Lebensqualität. Das Ausfüllen des Fragebogens dauert ca. 5–10

Min. und die Auswertung erfolgt nach einem Logarithmus (Tal Amir, 2007).

Durch den kombinierten Einsatz des COPM-Interviews und des WOMAC-Selbsterhebungsbogens können ausführliche Informationen zur Betätigungsausführung von Herrn Richter ermittelt werden. Es zeigt sich, dass er Herausforderungen beim selbstständigen Anziehen seiner Socken erlebt. Aus diesem Grund führt die Ergotherapeutin eine Aktivitätsanalyse durch (AOTA, 2018).

Interventions-Prozess

Eine Übersicht über ergotherapeutische Interventionsmaßnahmen bei muskoloskelettalen Diagnosen der unteren Extremität (incl. Knie-TEP) haben Dorsey und Bradshaw (2017) in einem systematischen Review erstellt. Ebenso beschreiben die Leitlinie der Ergotherapie für Erwachsene mit muskuloskelettalen Erkrankungen (Le Granse, 2020a) sowie die Reha-Therapiestandards Hüft- und Knie-TEP der Deutschen Rentenversicherung (2020) evidenzbasierte Interventionen, wie Schulung und Training von postoperativen Verhaltensweisen innerhalb der Aktivitäten des täglichen Lebens, Versorgen mit Hilfsmitteln, Beratung zur Wohnraumanpassung und berufsorientiertes Training.

Outcome

Das COPM und das WOMAC gehören zu den evaluativen Assessments und können zur Überprüfung der anvisierten Therapieziele und zur Reflexion des Therapieprozesses wiederholt eingesetzt werden.

3.6.3 Assessmentprozess im Fachbereich Rheumatologie

Evaluations-Prozess: Betätigungsprofil erstellen und -performanz analysieren

Klient*innen mit rheumatischen Erkrankungen können aufgrund des progredienten Verlaufes Ergotherapie über einen längeren Zeitraum erhalten (KVBW, 2020). Ein geeignetes Assessment stellt der Evaluation of Daily Activity Questionnaire (EDAQ) dar, der von Ergotherapeut*innen (Hammond et al., 2018b) in Schweden entwickelt wurde und seit 2018 als deutsche validierte Version (EDAQ:D) existiert (Hammond et al., 2018a). Der sehr detaillierte Selbsterhebungsbogen besteht aus zwei Teilen mit Fragen zu der Ausführung von 138 Aktivitäten. Betrachtet werden Teile der OTPF Gegenstandsbereiche Betätigung (z. B. ADLs, IADLs, Schlaf, Freizeit, Soziale Teilhabe), Klientenfaktoren (z. B. Körperfunktionen) und Umwelt (z. B. physisch, sozial) (ebd.). Der Fragebogen kann innerhalb der Therapieeinheit oder von den Klient*innen selbstständig zu Hause ausgefüllt werden. Als besondere Eigenschaft gilt, dass die Performanz der Aktivitäten einmal ohne und einmal mit Hilfsmitteln oder fremder Hilfe analysiert wird. Der EDAQ gehört zu den deskriptiven Assessments und ist nicht geeignet, um Veränderungen im Therapieverlauf zu erfassen. Hammond et al. (2015) untersuchten die Gütekriterien im Rahmen einer Studie, an der 502 Probanden mit rheumatoider Arthritis teilnahmen. Laut Ergebnissen weist das Assessment eine gute Validität und Reliabilität auf (Hammond et al., 2015). Ist die Durchführung des EDAQ seitens der Klient*innen oder des Arbeitssettings nicht möglich, kann auf das diagnoseunabhängige COPM zurückgegriffen werden. Dessen Zuverlässigkeit und Validität wurde bei Klient*innen mit rheumatischen Erkrankungen ebenso erforscht (de Almeida et al., 2015; Kjeken et al., 2005; Poole et al., 2017; Siegel et al., 2018). Zur Analyse von Klientenfaktoren und Performanzfertigkeiten können regionsspezifische Assessments genutzt werden.

Funktionsfragebogen Hannover (FFbH-P)

Dieses weitverbreitete Outcome-Assessment wurde 1990 in Deutschland entwickelt und findet Einsatz bei Menschen mit polyartikulären Erkrankungen (Raspe et al., 1990). Es basiert auf der Bezugswissenschaft der Soziologie. Anhand von 12 alltäglichen Tätigkeiten wird die subjektive Funktionskapazität der letzten sieben Tagen erfasst. Es stellt ein validiertes und zuverlässiges Instrument dar, welches in ca. 5 Min. ausgefüllt ist (Lautenschläger et al., 1997; Raspe et al., 1990). Daher lässt er sich bei Klient*innen mit mangelnder Compliance oder deutscher Sprachkenntnis auch innerhalb einer Therapieeinheit partizipativ durchführen. International hat der FFbH-P Ähnlichkeiten mit dem Health Assessment Questionnaire (HAQ) (Lautenschläger et al., 1997). Dieser weltweit genutzte Fragebogen wird ebenso zur Messung der Funktionskapazität bei rheumatoider Arthritis eingesetzt. (Brühlmann et al., 1994). Anders als beim FFbH-P wird der Gebrauch von Hilfsmitteln zusätzlich erfasst. Es können auch diagnosespezifische Assessments eingesetzt werden, wie das Scleroderma Health Assessment Questionnaires (SHAQ) (Becker, 2013; Merkel et al., 2002; Landim et al., 2019). Dieser stellt eine Spezifizierung des HAQ für Menschen mit einer systemischen Sklerose dar (Krumbein, 2016; Sigl et al., 2004).

Weitere relevante Assessments

Ein weiteres diagnose-spezifisches Assessment ist das Fibromyalgia Impact Questionnaire (FIQ) (Offenbaecher et al., 2000). Erfasst werden Einschränkungen in den OTPF Gegenstandsbereichen Betätigungen (z. B. ADLs, IADLs, Schlaf, Arbeit, Soziale Teilhabe) und Klientenfaktoren (z. B. Steifheit, Schmerzen, Angst) (Harten, 2007; Offenbaecher et al., 2000).

Sind Klientenfaktoren relevant, kann z. B. das ROM Informationen über die Gelenksbeweglichkeit erfassen (Freiherr von Salis-Soglio, 2015). Der Nine Hole Peg Test dokumentiert Angaben zur Handgeschicklichkeit (Kilic et al., 2018). Und eine Umfangmessung, wie sie etwa die Figure of Eight Methode ermöglicht, zeigt mögliche Schwellungen auf (Diday-Noll & Breier, 2013; Pellecchia, 2003). Eine Inspektion und Palpation von Schwellung, Temperatur und Fehlstellungen o. ä. kann Hinweise auf den (Entzündungs-) Zustand des Gelenks und die Struktur des Bindegewebes vermitteln (Gruber & Donhauser-Gruber, 2013). Funktionsprüfungen mit Hilfe von aktiven oder passiven translatorischen Tests und Widerstandstests geben Informationen über Muskulatur und den Kapsel-Band-Apparat (Rheumaliga Schweiz, 2018). Eine Fotodokumentation von betroffenen Körperbereichen kann weitere Informationen während des Therapieprozesses liefern. In den ergotherapeutischen Leitlinien (Le Granse, 2020a; Le Granse, 2020b) werden keine für den deutschsprachigen Raum validierten Assessments zur Evaluation des Kontextes, der Umwelt und der Hilfsmittelversorgung beschrieben.

Um Informationen zur Hilfsmittelversorgung zu ermitteln, können Ergotherapeut*innen auf das für den deutschsprachigen Raum validierte Assessment „Assistive Technology Device Predisposition Assessment“ (ATD PA) zurückgreifen (Bruckmann et al., 2015). Wie generell bei chronischen Verläufen kann es sich auch hier anbieten, Instrumente zur Ermittlung der Lebensqualität und Betätigungs- bzw. Lebensbalance einzusetzen, worauf die Kapitel 3.7.1 und 3.7.2 genauer eingehen.

Interventions-Prozess

Der Top-down-Ansatz und die Betätigungszentrierung begleiten die Intervention (Hammond, 2004). Das verdeutlicht auch die ergotherapeutische Leitlinie für rheumatische Erkrankungen, die verschiedene ergotherapeutische Interventionsmaßnahmen aufführt. Hierzu gehören Übungen im häuslichen Umfeld, Coaching, Klientenedukation und Selbstmanagement sowie Gelenkschutztraining oder Hilfsmittelversorgung (Le Granse, 2020b; Amini et al., 2018). Als wichtiger Schwerpunkt der betätigungszentrierten Intervention können dafür sensibilisierte Ergotherapeut*innen diese chronisch erkrankten Menschen darin unterstützen, konkrete Bewältigungsstrategien für ihren Alltag zu entwickeln (Krumbein, 2019).

Outcome

Die anvisierten Outcomes können nach den Kategorien im OTPF (z. B. Prävention, Lebensqualität, Teilhabe) bewertet werden (AOTA, 2018). Zur Re-Evaluation sollten die speziellen Assessments erneut durchgeführt und mit den Ergebnissen der ersten Erhebung verglichen werden. Ebenso gilt es, relevante Informationen zu den Klientenfaktoren erneut zu ermitteln.

Wie die Literaturrecherche zeigt, mangelt es im orthopädisch-rheumatologischen Bereich der Ergotherapie bislang an spezifischen Assessments zur Erfassung der Betätigung oder der Umwelt. Die Empfehlung ist nicht, dass Ergotherapeut*innen den Einsatz von Assessments zur Analyse der Körperfunktion und -struktur meiden sollen. Vielmehr gilt es, – falls vorhanden – Assessments zur Erfassung der Betätigung gezielt einzusetzen. Außerdem sollten Ergotherapeut*innen mit den Klient*innen gemeinsam Ressourcen analysieren und nutzen, da dies zu besseren Therapieergebnissen führt (Harth et al., 2008). Weitere Forschungen in Bezug auf betätigungsbasierte Evaluation und Outcomes sind notwendig (Roll & Hardison, 2017, Takata et al., 2019).

Literatur

American Occupational Therapy Association (AOTA) (Eds.). (2014). Occupational therapy practice framework: domain and process. *American Journal of Occupational Therapy, 68*, 1–48. https://doi.org/10.5014/ajot.2014.682006

American Occupational Therapy Association (AOTA) (Eds.). (2018). *Das Framework der AOTA. Gegenstandsbereich, Prozesse und Kontexte in der ergotherapeutischen Praxis.* Bern: Hogrefe.

Amini, D., Lieberman, D. & Hunter, E. (2018). Occupational therapy interventions for adults with musculoskeletal conditions. *American Journal of Occupational Therapy, 72*, 7204390010p1–7204390010p5. https://doi.org/10.5014/ajot.2018.724001

Arbeitsgemeinschaft der Wissenschaftlichen Medizinischen Fachgesellschaften (AWMF). (2018). *Gonarthrose, S2k-Leitlinie.* https://www.awmf.org/uploads/tx_szleitlinien/033-004l_S2k_Gonarthrose_2018-01_1-verlaengert_01.pdf

Becker, C. (2013). *Validierung der deutschen Fassung des „Scleroderma Health Assessment Questionnaire" zur Erfassung der funktionalen Gesundheit bei Patienten mit Systemischer Sklerose* (Unveröffentlichte Dissertation). Medizinische Fakultät der Charité – Universitätsmedizin, Berlin.

Bellamy, N., Buchanan, W.W., Goldsmith, C.H., Campbell, J. & Stitt, L.W. (1988). Validation study of WOMAC: A health status instrument for measuring clinically important patient relevant outcomes to antirheumatic drug therapy in patients with osteoarthritis of the hip or knee. *The Journal of Rheumatology, 15*, 1833–1840.

Berg, D., Oster, J-L. & Takacs, C. (2019). Betätigungs ... was?! *ergopraxis, 5*, 26–28. https://doi.org/10.1055/a-0864-3262

Bollinger, H.B. (2008). Befund. In C. Koesling, H.B. Bollinger Herzka (Eds.), *Ergotherapie in der Orthopädie, Traumatologie und Rheumatologie.* (pp. 64–75). Stuttgart: Thieme.

Bot, S.D., Terwee, C.B., van der Windt, D.A., Bouter, L.M., Dekker, J. & de Vet, H.C. (2004). Clinimetric evaluation of shoulder disability questionnaires: a systematic review of the literature. *Annals of the Rheumatic Diseases, 63*, 335–341. https://doi.org/10.1136/ard.2003.007724

Bruckmann, N., Cordes, A., Ly Cam, L., Paland, S., Schlegel, J. & Signoroni, J. (2015). *MPT & ATD PA Matching Person and Technology Model (MPT-Modell) und Assistive Technology Device Predisposition Assessment (ATD PA) Ein klientenzentrierter Wegweiser für die Hilfsmittelberatung und -Versorgung in Deutschland.* Idstein: Schulz-Kirschner Verlag.

Brühlmann, P., Stucki, G. & Michel, BA. (1994). Evaluation of a German version of the physical dimensions of the Health Assessment Questionnaire in patients with rheumatoid arthritis. *Journal of Rheumatology, 21*, 1245–1249.

Case-Smith, J. (2003). Outcomes in Hand Rehabilitation Using Occupational Therapy Services. *American Journal of Occupational Therapy, 57*, 499–506. https://doi.org/10.5014/ajot.57.5.499

Daniëls, R. & Verhoef, J. (2019). Professionelles Reasoning. In M. le Granse, M. van Hartingsveldt

& A. Kinébanian (Eds.), *Grundlagen der Ergotherapie* (pp. 502–518). Stuttgart: Thieme.

de Almeida, P. H., Pontes, T. H., Matheus, J. P., Muniz, L. F. & Da Mota, L. M. (2015). Occupational therapy in rheumatoid arthritis: what rheumatologists need to know?. *Revista Brasileira de Rheumatologia, 55*, 272–280. https://doi.org/10.1016/j.rbre.2014.07.008

de Klerk, S., Buchanan, H. & Pretorius, B. (2015). Occupational therapy hand assessment practices: Cause for concern? *South African Journal of Occupational Therapy, 45*, 43–50. https://doi.org/10.17159/2310-3833/2015/v45n2a7

Deutsche Rentenversicherung Bund (DRV) (Ed.). (2020). *Reha-Therapiestandards Hüft- und Knie-TEP*. https://www.deutsche-rentenversicherung.de/SharedDocs/Downloads/DE/Experten/infos_reha_einrichtungen/quali_rehatherapiestandards/TEP/rts_tep_download.pdf?__blob=publicationFile&v=2

Diday-Noll, A. P. & Breier, S. (2013). Klinische Erfassung. In B. Waldner-Nilsson (Ed.), *Handrehabilitation* (pp. 7–77). Berlin: Springer. https://doi.org/10.1007/978-3-642-34310-0_2

Disantis, A. Y., Piva, S. R. & Irrgang, J. J. (2018). Standardized Patient Reported Outcomes Do Not Capture Functional Deficits of Patients Following Contemporary Total Knee Replacement: Descriptive Study. *Journal of Exercise, Sports & Orthopedics, 5*, 1–16. https://doi.org/10.15226/2374-6904/5/3/00167

Dorsey, J. & Bradshaw, M. (2017). Effectiveness of occupational therapy interventions for lower-extremity musculoskeletal disorders: A systematic review. *American Journal of Occupational Therapy, 71*, 7101180030p1–7101180030p11. https://doi.org/10.5014/ajot.2017.023028

Edwards, M., Baptiste, S., Stratford, P. W. & Law, M. (2007). Recovery after hip fracture: what can we learn from the Canadian Occupational Performance Measure?. *American Journal of Occupational Therapy, 61*, 335–344. https://doi.org/10.5014/ajot.61.3.335

Eng, J. & Zhou, M. (2017). *Jebsen Hand Function Test (JHFT)*. https://scireproject.com/outcome-measures/list-sci/upper-limb/jebsen-hand-function-test-jhft/

Fisher, AG. (2014).Occupation-centred, occupation-based, occupation-focused: Same, same or different? *Scandinavian Journal of Occupational Therapy, 21*, 96–107. https://doi.org/10.3109/11038128.2014.952912

Fitinghoff, H., Lindqvist, B., Nygard, L., Ekholm, J. & Schult, M-L. (2011). The ICF and postsurgery occupational therapy after traumatic hand injury. *International Journal of Rehabilitation Research. 34*, 79–88. https://doi.org/10.1097/MRR.0b013e328341946c

Franchignoni, F., Vercelli, S., Giordano, A., Sartorio, F., Bravini, E. & Ferriero, G. (2014). Minimal clinically important difference of the disabilities of the arm, shoulder and hand outcome measure (DASH) and its shortened version (QuickDASH). *Journal of Orthopaedic & Sports Physical Therapy, 44*, 30–39. https://doi.org/10.2519/jospt.2014.4893

Freiherr von Salis-Soglio, G. (2015). *Die Neutral-0-Methode. Mit Längen- und Umfangsmessung.* Berlin: Springer. https://doi.org/10.1007/978-3-662-47280-4

Germann, G., Harth, A., Wind, G. & Demir, E. (2003). Standardisierung und Validierung der deutschen Version 2.0 des „Disability of Arm, Shoulder, Hand“ (DASH)-Fragebogens zur Outcome-Messung an der oberen Extremität. *Der Unfallchirurg, 106*, 13–19. https://doi.org/10.1007/s00113-002-0456-x

Gruber, A. A. J., Donhauser-Gruber, U. (Eds.). (2013). *Rheuma - Untersuchung und Behandeln entzündlich-rheumatischer Erkrankungen*. Stuttgart: Thieme.

Hammond, A. (2004). What is the role of the occupational therapist? *Clinical Rheumatology, 18*, 491–505. https://doi.org/10.1016/j.berh.2004.04.001

Hammond, A., Niedermann, K., Tennant, S., Tyson, S. and Nordenskiold, U. (2018). *EDAQ:D. Fragebogen zur Bewertung von täglichen Aktivitäten, German language version of the Evaluation of Daily Activity Questionnaire*, Documentation, University of Salford.

Hammond, A., Niedermann, K., Tyson, S. & Tennant, A. (2018a). *Psychometric testing of a German version of the Evaluation of Daily Activity Questionnaire in Rheumatoid Arthritis.* http://usir.salford.ac.uk/id/eprint/50442/1/EULAR%20German%20EDAQ%20Hammond%20A%20Poster%20Amsterdam%202018%206.6.18v2.pdf

Hammond, A., Tennant, A., Tyson, S. & Nordenskiold, U. (2018b). *Evaluation of daily acctivity questionnaire: User manual v3.* http://usir.salford.ac.uk/id/eprint/30752/8/EDAQ%20Manual%20v3%20A%20Hammond%2016.3.18%20v2.pdf

Hammond, A., Tennant, A., Tyson, S., Nordenskiöld, U., Hawkins, R. & Prior, Y. (2015). The Reliability and Validity of the English version of the Evaluation of Daily Activity Questionnaire in people with rheumatoid arthritis. *Rheumatology, 54*, 1605–1615. https://doi.org/10.1093/rheumatology/kev008

Harten, P. (2007). Fibromyalgiesyndrom. *Zeitschrift für Rheumatologie, 67*, 75–82. https://doi.org/10.1007/s00393-007-0216-y

Harth, A., Germann, G. & Jester, A. (2008). Prozess- und Ergebnisevaluation anhand individueller DASH-Werte. *Trauma Berufskrankheit, 10*, 378–380. https://doi.org/10.1007/s10039-008-1378-9

Hemelaers, L., Angst, F., Drerup, S., Simmen, B.R. & Wood-Dauphinee, S. (2008). Reliability and validity of the German version of „the Patient-rated Wrist Evaluation (PRWE)“ as an outcome measure of wrist pain and disability in patients with acute distal radius fractures. *Journal of Hand Therapy, 21*, 366–376. https://doi.org/10.1197/j.jht.2008.03.002

Hudak, P., Amadio, P. & Bombardier, C. (1996). Development of an upper extremity outcome measure: The DASH (disabilities of the arm, shoulder and hand). *American Journal of Industrial Medicine, 29*, 602–608. https://doi.org/10.1002/(SICI)1097-0274(199606)29:6<602::AID-AJIM4>3.0.CO;2-L

iqpr - Institut für Qualitätssicherung in Prävention und Rehabilitation GmbH an der Sporthochschule Köln, Schleuter, S. & Rögrig, A. (2004). *Test of Hand Function.* http://www.assessment-info.de/assessment/seiten/datenbank/vollanzeige/vollanzeige-de.asp?vid=378

Jebsen, R.H., Taylor, N., Trieschmann, R.B., Trotter, M.J. & Howard, L.A. (1969). An objective and standardized test of hand function. *Archives of Physical Medicine and Rehabilitation. 50*, 311–319.

John, M., Angst, F., Awiszus, F., Pap, G., MacDermid, J.C. & Simmen, B.R. (2008). The patient-rated wrist evaluation (PRWE): Cross-cultural adaptation into german and evaluation of ist psychometric properties. *Clinical and Experimental Rheumatology, 26*, 1047–1058.

Kassenärztliche Vereinigung Baden Württemberg (KVBW) (Ed.). (2020). *Besondere Verordnungsbedarfe/Langfristiger Heilmittelbedarf.* https://www.kvbawue.de/praxis/verordnungen/heilmittel/besonderer-langfristiger-bedarf/

Kilic, M.C., Calik, B.B., Cobankara, V. & Balkarli, A. (2018). The relationship between hand function and activity performance in patients with rheumatoid arthritis. *Eurasian Journal of Medicine and Investigation, 2*, 161–167. https://doi.org/10.14744/ejmi.2018.07279

Kjeken, I., Dagfinrud, H., Uhlig, T., Mowinckel, P., Kvien, T. & Finset, A. (2005). Reliability of the Canadian Occupational Performance Measure in patients with ankylosing spondylitis. *Journal of Rheumatology, 32*, 1503–1509.

Kranz, F. (2015). Therapieerfolge messen. *ergopraxis, 8*, 12–13. https://doi.org/10.1055/s-0035-1548566

Krumbein, L. (2016). *Lebensqualität von Betroffenen mit einer systemischen Sklerose. Eine empirische Arbeit zur Krankheitsbewältigung und zu Ressourcen aus Sicht der Betroffenen.* (unveröffentlichte Masterarbeit). HAWK Hochschule für angewandte Wissenschaft und Kunst, Hildesheim/Holzminden/Göttingen.

Krumbein, L. (2019). Bewältigungsstrategien und Lebensqualität aus Sicht von Menschen mit einer systemischen Sklerose – Ein potenzielle Handlungsfeld der Ergotherapie. *ergoscience, 14*, 56–66.

Landim, S.F., Bertolo, M.B., Marcatto de Abreu, M.F., Del Rio, A.P., Mazon, C.C., Marques-Neto, J.F., Poole, J.L. & de Paiva Magalhes, E. (2019). The evaluation of an home-based program for hands in patients with systemic sclerosis. *Journal of Hand Therapy, 32*, 313–321. https://doi.org/10.1016/j.jht.2017.10.013

Lautenschläger, J., Mau, W., Kohlmann, T., Raspe, H., Struve, F., Brückle, W. & Zeidler, H. (1997). Vergleichende Evaluation einer deutschen Version des Health Assessment Questionnaire (HAQ) und des Funktionsfragebogens Hannover (FFbH). *Zeitschrift für Rheumatologie, 56*, 144–155.

Laver Fawcett, A. (2014). Routine standardised outcome measurement to evaluate the effectiveness of occupational therapy interventions: essential or optional? *Ergoterapeuten, 4*, 28–37.

Laver Fawcett, A. & Innes, K. (2007). Purposes of Assessment and Measurement. In A.J.L. Fawcett (Ed.), *Principles of Assessment and Outcome Measurement for Occupational Therapist and Physiotherapist: Theory, Skills and Application* (pp. 91–135). West Sussex: John Wiley and Sons Ltd.

Law, M., Baptiste, S., Carswell, A., Pollock, N., Polatajko, H., & McColl, M.A. (2020). *COPM: Canadian Occupational Performance Measure.* (B. Dehnhardt, S. George, & A. Harth, Trans.) (5th ed. Revised). Idstein: Schulz-Kirchner Verlag.

le Granse, M. (Ed.). (2020a). *Erwachsene mit muskuloskelettalen Erkrankungen, Leitlinie der Ergotherapie Band 17.* Bern: Hogrefe.

le Granse, M. (Ed.). (2020b). *Erwachsene mit Arthritis und rheumatischen Erkrankungen, Leitlinie der Ergotherapie, Band 16*. Bern: Hogrefe.

Lesher, D. A-M., Mulcahey, M. J., Hershey, P., Stanton, D. B. & Tiedgen, A. C. (2017). Alignment of Outcome Instruments Used in Hand Therapy With the Occupational Therapy Practice Framework: Domain and Process and the International Classification of Functioning, Disability and Health: A Scoping Review. *American Journal of Occupational Therapy, 71*, 7101190060p1-710 1190060p12.

MacDermid, J. C., Turgeon, T., Richards, R. S., Beadle, M. & Roth, J. H. (1998). Patient rating of wrist pain and disability: A reliable and valid measurement tool. *Journal Orthop Trauma, 12*, 577–586. https://doi.org/10.1097/00005131-199811000-00009

Marik, T. & Roll, S. C. (2017). Effectiveness of Occupational Therapy Interventions for Musculoskeletal Shoulder Conditions: A Systematic Review. *American Journal of Occupational Therapy, 71*, 7101180020p1–7101180020p11. https://doi.org/10.5014/ajot.2017.023127

Mattingly, C. & Fleming, M. H. (1994). *Clinical reasoning: Forms of inquiry in a therapeutic practice*. Philadelphia: F. A. Davis.

McConnell, S., Kolopack, P. & Davis, A. M. (2001). The Western Ontario and McMaster Universities Osteoarthritis Index (WOMAC): A review of its utility and measurement properties. *Arthritis and Rheumatism, 45*, 453–461. https://doi.org/10.1002/1529-0131(200110)45:5<45 3::AID-ART365>3.0.CO;2-W

Merkel, P., Herlyn, K., Martin, R. W., Anderson, J. J., Mayes, M. D., Bell, P., Korn, J. H., Simms, R. W., Csuka, M. E., Medsger, T. A., Rothfield, N. F., Ellman, M. H., Collier, D. H., Weinstein, A., Furst, D. E., Jiménez, S. A., White, B., Seibold, J. R. & Wigley, F. M. (2002). Measuring Disease Activity and Functional Status in Patients with Scleroderma and Raynaud's Phenomenon. *Arthritis & Rheumatism, 46*, 2410–2420.

Nielsen, K. T. & Wahrens, E. E. (2015). Occupational therapy evaluation: use of self-report and/or observation?. *Scandinavian Journal of Occupational Therapy, 22*, 13–23. https://doi.org/10.3109/1103 8128.2014.961547

Offenbaecher, M., Waltz, M. & Schoeps, P. (2000). Validation of a German version of the Fibromyalgia Impact Questionnaire (FIQ-G). *Journal of Rheumatology, 27*, 1984–1988.

Pellecchia, G. L. (2003). Figure-of-eight method of measuring hand size: reliability and concurrent validity. *Journal of Hand Therapy, 16*, 300–304. https://doi.org/10.1197/S0894-1130(03)00154-6

Poole, J. L., Siegel, P. & Tencza, M. J. (2017). *Occupational therapy practice guidelines for adults with arthritis and other rheumatic conditions*. Bethesda MD: AOTS Press.

Raspe, H. H., Hagedorn, U., Kohlmann, T. & Mattusek, S. (1990). Der Funktionsfragebogen Hannover (FFbH): Ein Instrument zur Funktionsdiagnostik bei polyartikulären Gelenkserkrankungen. In J. Siegrist (Ed.), *Wohnortnahe Betreuung Rheumatiker. Ergebnisse sozialwissenschaftlicher Evaluation eines Modellversuchs* (pp. 164–182). Stuttgart: Schattauer.

Rheumaliga Schweiz (Ed.). (2018). *Die Hand im Griff? Diagnostik und Therapie von Hand- und Ellbogenschmerzen*. https://www.rheumaliga.ch/assets/doc/CH_Dokumente/fachpersonen/update_2016_dokumentation/Hand-und-Ellbogenschmerzen-Kursdokumentation-Update-Rheumatologie-2018_d.pdf

Roll, S. C. (2017). Current evidence and opportunities for expanding the role of occupational therapy for adults with musculoskeletal conditions. *American Journal of Occupational Therapy, 71*, 71011 70010p1-7101170010p5. https://doi.org/10.5014/ajot.2017.711002

Roll, S. C. & Hardison, M. E. (2017). Effectiveness of Occupational Therapy Interventions for Adults With Musculoskeletal Conditions of the Forearm, Wrist, and Hand: A Systematic Review. *American Journal of Occupational Therapy, 71*, 71011 80010p1-7101180010p12. https://doi.org/10.50 14/ajot.2017.023234

Schaefer, I. (2015). *Leitfaden Goal Attainment Scaling (Zielerreichungsskala)*. Fakultät für Gesundheitswissenschaften, Universität Bielefeld. https://www.lzg.nrw.de/_php/login/dl.php?u=/_media/pdf/evalua_tools/leitfaden_gas_end version.pdf

Schaefer, I. & Kolip, P. (2010). Unterstützung der Qualitätsentwicklung mit Goal Attainment Scaling (GAS). *Erfahrungen mit der Anwendung von Zielerreichungsskalen in der Gesundheitsförderung, Prävention, 3*, 66–69.

Schoneveld, K., Wittink, H. & Takken, T. (2009). Clinimetric evaluation of measurement tools used in hand therapy to assess activity and participation. *Journal of Hand Therapy, 22*, 221–236. https://doi.org/10.1016/j.jht.2008.11.005

Senn, D. & Schulze, C. (2019). Der Betätigung treu bleiben. *ergopraxis, 12*, 28–32. https://doi.org/10.1055/a-0957-9728

Siegel, P., Jones, B. L. & Poole, J. L. (2018). Occupational therapy interventions for adults with fibromyalgia. *American Journal of Occupational Therapy, 72*, 7205395010p1–7205395010p4. https://doi.org/10.5014/ajot.2018.725002

Sigl, T., Ewert, T. & Stucki, G. (2004). Patientenzentriertes Assessment der funktionalen Gesundheit bei systemischer Sklerodermie – Wo stehen wir?. *Zeitschrift für Rheumatologie, 63*, 463–469. https://doi.org/10.1007/s00393-004-0674-4

Snograss, J. & Amini, D. (2017). *Occupational therapy practice guidelines for adults with musculoskeletal conditions*. Bethesda, MD: AOTA Press.

Striesow, R. (2019). Betätigung und Funktion sind untrennbar. *ergopraxis, 12*, 33–37. https://doi.org/10.1055/a-0957-9712

Stucki, G., Meier, D., Stucki, S., Michel, B. A., Tyndall, A. G., Dick, W. & Theiler, R. (1996). Evaluation einer deutschen Version des WOMAC (Western Ontario und McMaster Universities) Arthroseindex. *Z Rheumatol., 55*(1), 40–49.

Takata, S. C., Wade, E. T. & Roll, S. C. (2019). Hand therapy interventions, outcomes, and diagnoses evaluated over the last 10 years: A mapping review linking research to practice. *Journal of Hand Therapy, 32*, 1–9. https://doi.org/10.1016/j.jht.2017.05.018

Tal, A. (2007). Arthrose evaluieren, Assessment: WOMAC. *physiopraxis, 5*, 36–37. https://doi.org/10.1055/s-0032-1308082

Valdes, K., MacDermid, J., Algar, L., Connors, B., Cyr, L. M., Dickmann, S., Lucado, A. M. & Naughton, N. (2014). Hand therapist use of patient report outcome (PRO) in practice: a survey study. *Journal of Hand Therapy, 27*, 299–307. https://doi.org/10.1016/j.jht.2014.07.001

van de Ven-Stevens, L. A., Graff, M. J., Peters, M. A., van der Linde, H. & Geurts, A. C. (2015). Construct validity of the canadian occupational performance measure in participants with tendon injury and Dupuytren disease. *Physical Therapy, 95*, 750–757. https://doi.org/10.2522/ptj.20130590

van der Linden, M. L., Kumaran, B. R., Wade, F. A. & Nutton, R. W. (2018). The Canadian Occupational Performance Measure Before and After Total Knee Arthroplasty, Which Activities do Patients Rate as Important? *Orthopaedic Proceedings*, 94-B, SUPP XXIX.

van Hartingsveldt, M., Meijers, R., Ras, S. & ten Velden, M. (2019). Assessments in der Ergotherapie. In M. le Granse, M. van Hartingsveldt & A. Kinébanian (Eds.), *Grundlagen der Ergotherapie* (pp. 549–564). Stuttgart: Thieme.

von Salis-Soglio, G. F. (2015). *Die Neutral-0-Methode: Mit Längen- und Umfangsmessung*. Berlin: Springer-Verlag. https://doi.org/10.1007/978-3-662-47280-4

Waldner-Nilsson, B. (2013). Wund- und Narbenbehandlung. In B. Waldner-Nilsson (Ed.), *Handrehabilitation* (pp. 161–181). Berlin: Springer. https://doi.org/10.1007/978-3-642-34310-0_6

Weiterführende Literatur

Knobloch, K., Kraemer, R., Papst, S., Sorg, H. & Vogt, P. (2012). German Version of the Brief Michigan Hand Outcomes Questionnaire: Implications for Early Quality of Life following Collagenase Injection in Dupuytren Contracture. *Plastic and Reconstructive Surgery, 129*, 886e-887e. https://doi.org/10.1097/PRS.0b013e31824a9f8a

Roll, S. C. (2017). Current evidence and opportunities for expanding the role of occupational therapy for adults with musculoskeletal conditions. *American Journal of Occupational Therapy, 71*, 7101170010p1–7101170010p5. https://doi.org/10.5014/ajot.2017.711002

Marik, T. L & Roll, S. C. (2017). Effectiveness of occupational therapy interventions for musculoskeletal shoulder conditions: A systematic review. *American Journal of Occupational Therapy, 71*, 7101180020p1–7101180020p11. https://doi.org/10.5014/ajot.2017.023127

Schoneveld, K., Wittink, H. & Takken, T. (2009). Clinimetric evaluation of measurement tools used in hand therapy to assess activity and participation. *Journal of Hand Therapy. 22*, 221–236. https://doi.org/10.1016/j.jht.2008.11.005

3.7 Assessments mit Fokus auf Gesundheitsförderung

3.7.1 Messung von Lebensqualität in der Ergotherapie

Florence Kranz und Monika Mayer

Laut der aktuellen Ergotherapie-Definition des DVE (2007) zielt Ergotherapie darauf ab, „dem Menschen Handlungsfähigkeit im Alltag, gesellschaftliche Teilhabe und eine Verbesserung seiner Lebensqualität zu ermöglichen". Neben zahlreichen weiteren (inter-)nationalen Veröffentlichungen greifen auch das OTPF und die AOTA Vision 2025 die Steigerung der Lebensqualität als zentrale Zielstellung bzw. Outcome der Ergotherapie auf (AOTA, 2022, 2018; Kornblau et al., 2022). Was aber bedeutet Lebensqualität genau, warum ist sie für die Ergotherapie relevant und wie lässt sie sich messen? Diesen Fragen geht das folgende Kapitel auf den Grund.

Annäherung an den Begriff

Betrachtet man die internationale Literatur zur Lebensqualitäts, wird eines schnell deutlich: Eine einheitliche Definition zu diesem Begriff existiert bis heute nicht. Es besteht aber ein weitgehender Konsens darüber, dass Lebensqualität ein multidimensionales Konstrukt ist, welches sich auf wesentliche Aspekte des menschlichen Lebens bezieht. Je nach Definition werden dabei psychische, physische, spirituelle, soziale, verhaltens- und umweltbezogene Komponenten aufgegriffen. Umfassende Definitionen berücksichtigen sowohl personen- als auch umweltbezogene Aspekte der Lebensqualität bis hin zum gesamten Spektrum, in dem sich menschliches Leben bewegt (Baron et al., 2019; van Hecke et al., 2018; Bowling, 2014; Schalock et al., 2011; Schuhmacher et al., 2003).

Außerdem zeigt sich in aktuellen Veröffentlichungen zur Lebensqualität eine weitere Übereinstimmung: So gehen die meisten Autor*innen davon aus, dass Lebensqualität sowohl objektive als auch subjektive Facetten besitzt (u.a. van Hecke et al., 2018; Baron et al., 2019, Schalock et al., 2011; Bowling, 2014). Sie hängt also nicht nur davon ab, welche Lebensbedingungen einem Menschen zur Verfügung stehen. Ebenso wichtig erscheint, wie dieser Mensch die individuelle Lebenssituation erfährt und bewertet. Und das wird entscheidend durch ihre*seine Wertvorstellungen, Vorlieben und Präferenzen geprägt, wie auch die Forschung zu sozialen Milieus verdeutlicht: Während manche Klient*innen besonders viel Wert auf einen sicheren Arbeitsplatz und stabile Familienverhältnisse legen, suchen andere vielleicht das Abenteuer oder bevorzugen alternative Arbeits-, Lebens- und Wohnformen. Abhängig von den jeweiligen Wertvorstellungen, Interessen und Präferenzen können verschiedene Menschen daher ein und dieselbe Lebenssituation ganz unterschiedlich bewerten (Sinus Institut, 2020; Barth et al., 2018).

Somit berücksichtigt das Konstrukt der Lebensqualität, dass objektive Lebensbedingungen und subjektive Lebenserfahrungen fließend ineinander übergreifen und sich wechselseitig beeinflussen (u.a. van Hecke et al., 2018; Baron et al., 2019, Schalock et al., 2011; Bowling, 2014; Schumacher et al., 2003).

Lebensqualität im Gesundheitswesen

Angesichts des stattfindenden Paradigmenwechsels im Gesundheitswesen gewinnt die Frage danach, wie Klient*innen ihre Lebensqualität einschätzen, zunehmend an Bedeutung. Dabei wird in diesem Kontext bzw. vor dem Hintergrund bestimmter Zielgruppen häufig von „Health related Quality of life" (HRQol) oder gesundheitsbezogener Lebensqualität gesprochen (Otto & Ravens-Sieberer, 2020). Einige Definitionen und Assessments der HRQol beschränken ihren Fokus auf die subjektive Wahrnehmung des psychischen, physischen und sozialen Gesundheitszustandes (u. a. Baron et al., 2019; Brekke et al., 2019; Morfeld & Bulling, 2008). Folgt man der bereits 1995 veröffentlichten Definition der WHO, trifft man allerdings auf ein deutlich umfassenderes Begriffsverständnis von Lebensqualität, das auch im zugehörigen Assessment WHOQOL aufgegriffen wird: „An individuals' perception of their position in life in the context of the culture and value systems in which they live and in relation to their goals, expectations, standards and concerns." Dabei heißt es weiter: „It is a broad ranging concept incorporating in a complex way the persons' physical health, psychological state, level of independence, social relationships, personal beliefs and their relationship to salient features of their environment." (WHO, 2012, S. 3)

Die bisherige Annäherung über internationale Begriffsbestimmungen zeigt: Nach aktuellem Verständnis ist Lebensqualität ein multidimensionales Konstrukt, das wesentliche Aspekte des menschlichen Lebens umfasst und sowohl objektive als auch subjektive Facetten besitzt. Auch ergotherapeutische Veröffentlichungen spiegeln dieses grundlegende Verständnis in der Regel wider, wie ein aktueller Scoping-Review von Baron et al. (2019) verdeutlicht. Dieser untersucht, welche Definitionen und Messinstrumente zur Lebensqualität in der quantitativen Ergotherapie-Forschung Verwendung finden.

Modellhafte Darstellung der Lebensqualität

Etwas greifbarer wird das Konstrukt der Lebensqualität, wenn man sich mit Lebensqualitäts-Modellen beschäftigt. Ähnlich wie bei den Definitionen gibt es hier ebenso eine große Vielfalt an Modellen, die zum Teil sehr unterschiedliche Konzepte aufgreifen (u. a. van Hecke et al., 2018; Schalock et al., 2011; Bakas et al., 2012). Daher konzentriert sich diese Darstellung auf ein Rahmenwerk der Lebensqualität, das für Ergotherapeut*innen eine besondere Relevanz besitzt: Das Lebensqualitäts-Modell der Quality of life Research Unit der Universität Toronto (Hammel, 2014; Gruber, 2008).

Dieses Rahmenwerk ist unter Beteiligung von Ergotherapeut*innen bereits in den 1990er Jahren entwickelt worden. Es versteht Lebensqualität als Ausmaß von Freude bzw. Zufriedenheit, die ein Mensch erfährt, wenn ihm bedeutsame Möglichkeiten zur Verfügung stehen. Somit gilt „quality of life" als „the degree to which a person enjoys the important possibilities of his or her life" (Renwick & Brown, 1996, S. 80). „Enjoyment" bezieht sich in diesem Zusammenhang allerdings nicht „nur" auf Freude oder Zufriedenheit, sondern auch auf das Erreichen bedeutsamer Zielstellungen. Welche Möglichkeiten und Begrenzungen („possibilities") einer Person zur Verfügung stehen, ergibt sich aus ihrer Interaktion mit der Umwelt. Dabei unterscheidet das Rahmenwerk drei wesentliche Bereiche, die das menschliche Leben charakterisieren und miteinander in Wechselbeziehung stehen: Being, Belonging und Becoming (Renwick & Brown, 1996; Gruber, 2008):

- **Being** bezieht sich auf die personenbezogenen Voraussetzungen und untergliedert sich in physisches, psychologisches und spirituelles Sein.
- **Belonging** steht für Zugehörigkeit und umfasst die Verbindung bzw. Interaktion zwischen einer Person und ihrer Umwelt. Dabei lassen sich die physische, soziale und Gemeindezugehörigkeit voneinander unterscheiden.
- **Becoming** bezieht sich auf alle Betätigungen, mit deren Hilfe eine Person ihre Ziele, Pläne oder Träume realisieren möchte. Es umfasst praktische Aktivitäten, Freizeitaktivitäten sowie Betätigungen zur Weiterentwicklung.

Aus Sicht des konzeptionellen Rahmenwerks hängt Lebensqualität zudem maßgeblich davon ab, welche Relevanz die einzelnen Bereiche für eine Person besitzen und wie viel Zufriedenheit sie hier erfährt sowie welche Kontroll- und Wahlmöglichkeiten ihr jeweils zur Verfügung stehen (Renwick & Brown, 1996; Gruber, 2008). Auf der Basis dieses Rahmenwerks hat die Quality of Life Research Unit (n.n.) der Universität Toronto eine Vielzahl von Lebensqualitäts-Assessment für unterschiedliche Ziel- und Altersgruppen entwickelt sowie deren Gütekriterien in psychometrischen Untersuchungen überprüft. Die Kurzversion des zugehörigen „Quality of Life Profile, Seniors Version" liegt bereits in einer unveröffentlichten deutschen Übersetzung vor, die im Rahmen einer Vor-Validierungsstudie an der Zuyd Hogeschool entstanden ist. Die Studie empfiehlt mehrere kulturelle Anpassungen, die durch weitere Forschungen bestätigt werden müssen (vgl. Kap. 2.2) (Gruber, 2008; Gruber-Herbrich & Schulz, 2007).

„Being", „Belonging" und „Becoming" in der Ergotherapie

Das vorgestellte kanadische Rahmenwerk zeigt einige Parallelen zu ergotherapeutischen Modellen, die den Gegenstandsbereich der Ergotherapie ebenso vor dem Hintergrund von drei Ebenen beleuchten: Person, Betätigung und Umwelt (Law et al., 1996; Hitch und Pépin, 2020). Damit aber nicht genug: Die Begriffe *Being*, *Belonging* und *Becoming* werden auch explizit in der ergotherapeutischen Literatur aufgegriffen. Auf ihre Bedeutung hat insbesondere Ann Wilcock (1999, 2006) hingewiesen. Bereits in ihren frühen Arbeiten empfiehlt sie Ergotherapeut*innen, ein *Doing-being-becoming*-Rahmenwerk zu nutzen, um die Komplexität von Betätigungen sowie den eigenen professionellen Auftrag besser zu verstehen. In ihren späteren Arbeiten ergänzt Wilcock diese Trilogie durch ein weiteres Konstrukt: Belonging. Somit greift ihr „Occupational Perspective of Health" (OPH)-Rahmenwerk neben dem *Doing* als klassischer Domäne der Ergotherapie die Dimensionen Being, Belonging und Becoming auf (Wilcock, 2006; Hitch et al., 2014; Hitch & Pépin 2020). Vergleicht man das OPH-Rahmenwerk mit dem kanadischen Lebensqualitäts-Modell, stellt man fest, dass letzteres die Dimension Doing ebenfalls berücksichtigt: als Bestandteil der Domäne Becoming.

Ebenso wie das kanadische Modell der Lebensqualität geht auch das OPH-Rahmenwerk davon aus, dass die verschiedenen Dimensionen in einer wechselseitigen Beziehung zueinanderstehen. Dies lässt sich nach Hitch und Pépin (2020) an folgendem Beispiel verdeutlichen: Regelmäßiges Trainieren einer Sportart (Doing) führt zu veränderten persönlichen Voraussetzungen (Being), kann zum Erreichen neuer Ziele anspornen (Becoming) und das Zugehörigkeitsgefühl (Belonging) zur Trainings-Gemeinschaft, etwa zu einem Verein stärken bzw. verändern. Indem Ergotherapeut*innen das Wechselspiel zwischen den Dimensionen besser verstehen, finden sie aus Sicht von Hitch und Pépin (2020, S. 10) nicht nur zu einem umfassenderen Verständnis von Betätigung, sondern gelangen auf diesem Weg quasi zum Herzen der Ergotherapie: „The dimensions - doing, being, becoming and belonging - are at the heart of the profession, in discrete, relational and emergent forms". In diesem Zusammenhang zeigen die Autor*innen auch auf, dass gängige Ergotherapie Modelle grundsätzlich alle vier Domänen berücksichtigen - auch wenn sie mitunter andere Formen und Bezeichnungen dafür wählen.

Relevanz der Lebensqualität für die Ergotherapie

Nimmt man das kanadische Lebensqualitäts-Modell der Universität Toronto als Bezugsgrundlage, um sich dem Konstrukt der Lebensqualität anzunähern, stellt man also eine große inhaltliche Nähe zum OPH-Rahmenwerk fest und damit zu einem erweiterten Selbstverständnis von Betätigung und Ergotherapie. Dies scheint eine der wesentlichen Grundannahmen der Occupational Science und Ergotherapie zu stützen, wonach eine enge Beziehung zwischen Betätigung und Lebensqualität besteht (Brekke et al., 2019; Baron et al., 2019). Zudem gibt es verschiedene Studien, die den Zusammenhang zwischen Betätigung bzw. Betätigungspartizipation in verschiedenen Lebensbereichen auf der einen und Lebensqualität auf der anderen Seite untermauern (u.a. Brekke et al., 2019; Jong & Park, 2020; Kornblau et al., 2020; Atler et al, 2018). Andere Arbeiten beleuchten die Beziehung zwischen Lebensqualität und relevanten Konstrukten der Occupational Science, wie Occupational Balance oder Occupational Justice (Aas et al., 2020; Causey-Upton, 2015). So verbindet etwa Renee Causey-Upton (2015) in ihrem „Conceptual Model of Leisure Engagement for Quality of Life in Nursing Residents Home“ (LEQoL-NH) Lebensqualität mit dem Konstrukt der „Occupational Justice“. Demnach hängt die Ausprägung von Lebensqualität bei Bewohner*innen von Seniorenheimen entscheidend davon ab, in welchem Ausmaß sie sich in bedeutsamen Freizeitaktivitäten engagieren können.

Da die Verbesserung der Lebensqualität als wesentliche Zielstellung der Ergotherapie gilt, eignet sich Lebensqualität zudem als Outcome, um die Wirkung ergotherapeutischer Interventionen zu evaluieren. Das macht sich auch die ergotherapeutische Forschung zunutze, die vermehrt Lebensqualitäts-Assessments aufgreift (u.a. Baron et al., 2019). Daneben existieren zahlreiche interdisziplinäre Forschungen zur Lebensqualität bestimmter Klient*innen- und Alters- bis hin zu ganzen Bevölkerungsgruppen. Relevante Evidenz können Ergotherapeut*innen wiederum nutzen, um ihr professionelles Selbstverständnis zu reflektieren sowie ihr methodisches Vorgehen mit Blick auf verschiedene Klient*innen(-gruppen) oder Settings zu reflektieren und zu untermauern.

Den professionellen Blickwinkel erweitern

Im Praxiskontext kann die Frage nach einer umfassenden Lebensqualität Ergotherapeut*innen darin unterstützen, klientenzentriert und kultursensibel vorzugehen. Dabei kommt der „Zugehörigkeit“ (Belonging) eine besondere Bedeutung zu, die ihrerseits mit subjektivem „Well-being“ – auch als Form des „positiven Beings“ verstanden – korreliert (Hammel, 2014). So weist beispielsweise der kanadisch-japanische Ergotherapeut Michael Iwama (2006) in seinen Arbeiten darauf hin, dass für Menschen aus kollektiv orientierten Kulturkreisen, wie Japan, das Belonging mitunter eine größere Bedeutung besitzt als das Doing und somit den sozialen Ethos prägt. Wie Kapitel 2.2 bereits verdeutlicht hat, lässt sich dies auch durch aktuelle Forschungen bestätigen, wonach die Zugehörigkeit zur Gemeinschaft und die damit verbundene soziale Dimension von Bestätigung in den untersuchten nicht-westlichen Kulturkreisen eine hervorgehobene Rolle spielen (u.a. Martín et al., 2015; Malkawi et al., 2020).

Indem Ergotherapeut*innen das jeweilige Bedürfnis nach Verbundenheit in ihren Reasoning-Prozessen berücksichtigen, können sie Klient*innen aus verschiedenen soziokulturellen Kontexten somit angemessen(er) in deren Lebenswirklichkeit begleiten (Hammel, 2014; Iwama, 2006). Zudem wird davon ausgegangen, dass bestimmte Klient*innengruppen, wie Menschen mit demenziellen Veränderungen, ein besonders ausgeprägtes Bedürfnis nach „Zugehörigkeit“ verspüren. Aus diesem Grund stellt etwa der gleichnamige Expertenstandard die „Beziehungsgestaltung in der Pflege von Menschen mit Demenz“ in den Mittelpunkt (DNQP, 2019). Hammel (2015) hebt zudem hervor, dass die Umweltbedingungen mit ihren Teilhabe-, Zugangs- und Wahlmöglichkeiten sowie entsprechenden Barrieren einen entscheidenden Einfluss auf die Lebensqualität von Menschen mit schweren physischen Beeinträchtigungen ausüben können.

Vor dem Hintergrund von Lebensqualität können Ergotherapeut*innen also auch Zielstellungen und Interventionen begründen, die über das konkrete Doing hinausgehen und dennoch in den Gegenstandsbereich ihrer Profession fallen. Besonders hilfreich erscheint dies im Kontext der Palliativversorgung, bei chronischen Erkrankungen sowie bei all jenen Klient*innen(-gruppen), bei denen eine Fokussierung auf die Betätigungsperformance zu kurz greift (Pizzi & Richards, 2017; Baron et al., 2019; Pearson et al., 2007). Aus Sicht von Pizzi & Richards (2017) sollten Ergotherapeut*innen hier die Teilhabe stärker in den Blick nehmen und neben Gesundheit und Wohlbefinden die Lebensqualität von Einzelnen, Gemeinden bis hin zu ganzen Bevölkerungen stärken.

Über die klassischen Arbeitsbereiche hinaus

Somit kann Lebensqualität auch eine geeignete Bezugsgrundlage bieten, um Wirk- und Wirkungsmöglichkeiten der Ergotherapie außerhalb des klinischen oder kurativen Settings aufzuzeigen, etwa in der Prävention, Gesundheitsförderung und/oder gemeinwesenorientierten Arbeit (u.a. Pizzi, 2016; Berger et al., 2018; Petruseviciene et al., 2018).

Der Begriff des Gemeinwesens leitet sich nach Naidoo und Wills (2010) sogar vom Begriff der Zugehörigkeit ab: Er bezieht sich nämlich auf Menschen, die sich sozial zugehörig fühlen und eine gemeinsame soziale Identität besitzen. Gemeinwesenorientierte Angebote möchten im Sinne der Ottawa-Charta Menschen in ihren alltäglichen Lebenszusammenhängen erreichen – also dort, wo sie einen Großteil ihrer Zeit verbringen – und ihnen (neue) Möglichkeiten der Gesundheitsförderung, Prävention und/oder Partizipation zugänglich machen (WHO, 1986; Mayer, 2019). Dabei arbeiten Ergotherapeut*innen hier häufig in interdisziplinären Teams, die durch ehrenamtliche Strukturen ergänzt werden. Ob bei der gemeinsamen Gartenarbeit, beim kollektiven Renovieren eines Spielplatzes oder bei Ferienspielen in der Natur – derartige Projekte berühren in der Regel verschiedene Bereiche der Lebensqualität, wobei dem Erleben von Gemeinschaft und Miteinander eine große Bedeutung zukommt (Mayer, 2019).

Lebensqualität im Sinne eines multidimensionalen und ganzheitlichen Konstrukts kann also in unterschiedlichen Kontexten und Settings dazu genutzt werden, den Gegenstandsbereich und die Zielstellungen der Ergotherapie zu verdeutlichen, Veränderungs- und Entwicklungspotenziale zu ermitteln sowie die interdisziplinäre Zusammenarbeit zu erleichtern. Dabei hebt eine an umfassender Lebensqualität orientierte Ergotherapie darauf ab, dass Menschen ihr Leben in den verschiedenen Bereichen als wertvoll erfahren, die Interaktion mit ihrer Umwelt positiv erleben und sich durch für sie bedeutsame Teilhabe- und Betätigungserfahrungen verwirklichen sowie weiterentwickeln können.

Fallbeispiel

In einer strukturschwachen, von Abwanderung und Überalterung betroffenen Kleinstadt wird ein gemeinwesenorientiertes Projekt ins Leben gerufen, um die Lebensqualität der Bürger*innen in ihrer unmittelbaren Lebenswelt zu verbessern. Das interdisziplinäre Projekt-Team setzt sich aus Sozialarbeiter*innen, Ergotherapeut*innen und ehrenamtlichen Mitarbeiter*innen zusammen und wird von einer Quartiersmanagerin geleitet. Um zunächst zu ermitteln, wo konkrete Veränderungs- und Handlungsbedarfe bestehen, werden alle interessierten Einwohner*innen gebeten, einen demographischen Fragebogen und den WHOQOL-BREF (Angermeyer et al., 2000) auszufüllen. Dabei können die Teilnehmer*innen wählen, ob sie den Fragebogen digital oder analog beantworten möchten (vgl. Kap. 2.3). Bei Bedarf erhalten sie hierbei Unterstützung durch die Projekt

mitarbeiter*innen. Die Ergebnisse werden anschließend nach Subgruppen unterschieden, anonym ausgewertet und auf einer Informationsveranstaltung im Gemeindehaus präsentiert.
Wie die Auswertung zeigt, empfinden viele der Befragten die Auswahlmöglichkeiten an Freizeitaktivitäten vor Ort als unzureichend und sind mit ihren persönlichen Beziehungen unzufrieden. Dies betrifft besonders nicht erwerbstätige Senior*innen sowie aus politischen oder wirtschaftlichen Gründen zugewanderte Menschen. Ältere Bürger*innen geben häufig an, ihre täglichen Aktivitäten nicht zufriedenstellend ausführen zu können. Eine generelle Unzufriedenheit zeigt sich bei vielen Befragten außerdem mit den allgemeinen Lebensbedingungen vor Ort und dem Zugang zur Gesundheitsversorgung.
Die Projektverantwortlichen organisieren daraufhin Workshops, um die Handlungsbedarfe zu konkretisieren, gemeinsam Lösungsideen zu entwickeln und deren Umsetzung zu planen. Dabei wird deutlich, dass sich die Einwohner*innen vor allem mehr Freizeit- und Begegnungsmöglichkeiten vor Ort sowie im Bedarfsfall eine niedrigschwellige Unterstützung bei Alltagsaktivitäten wie Einkaufen, Garten- oder Hausarbeit wünschen. Als erste Meilensteine planen die Teilnehmer*innen die gemeinsame Errichtung eines generationsübergreifenden Spiel- und Bewegungsplatzes sowie eines barrierefreien Begegnungsgartens mit integrierten Hochbeeten. Darüber hinaus wollen sie eine Ehrenamtsbörse und/oder Bürgerhilfe gründen, die niedrigschwellige Unterstützungsleistungen anbietet. Durch eine Vernetzung des Projekts mit relevanten Institutionen und Akteur*innen soll zudem sichergestellt werden, dass die Einwohner*innen einen angemessenen Zugang zu Beratungsangeboten, sozialen Dienstleistungen und zur Gesundheits- und Pflegeversorgung haben.
Außerdem entwickelt das Projektteam eine barrierefreie Informationsbroschüre und bietet regelmäßig Informationsveranstaltungen, Sprechstunden sowie Hausbesuche an. Mit dem Ziel, interessierte Bürger*innen bei der Suche nach passenden Angeboten zu unterstützen und die Entwicklung weiterer Ideen zur Verbesserung der Lebensqualität voranzutreiben. Im weiteren Projektverlauf soll mit Hilfe eines erneuten Einsatzes des WHOQOL-BREF evaluiert werden, inwieweit sich die Lebensqualität der Einwohner*innen in ihrem Lebensumfeld verändert hat.

Messung von Lebensqualität

Ähnlich wie bei den Definitionen und Modellen gibt es eine Vielzahl an Lebensqualitäts-Assessments, die sich je nach zugrundeliegendem Verständnis deutlich voneinander unterscheiden können. Trotz dieser Heterogenität teilen die meisten Instrumente eine grundlegende Gemeinsamkeit: Sie sind so konzipiert, dass sie Lebensqualität mehrdimensional ermitteln und wesentliche Bereiche des menschlichen Lebens aufgreifen (Baron et al., 2019). Bei ergotherapierelevanten Lebensqualitäts-Assessments handelt es sich häufig um Selbsteinschätzungsbögen, wie etwa bei jenen der WHO (2006, 2012) oder der Quality of Life Research Unit (n.n.) der Universität Toronto. Einige Lebensqualitäts-Instrumente bieten aber auch die Möglichkeit, die benötigten Informationen durch Beobachtungen oder Befragungen der erweiterten Klient*innen bzw. durch kombinierte Methoden zu ermitteln, wie das „Alzheimer Disease-Related Quality of Life" (ADRQL)-Assessment, das im weiteren Verlauf noch genauer vorgestellt wird. Häufig lässt sich mit den Assessments ein Profil- und Gesamtwert der Lebensqualität ermitteln, was die Evaluation von aufgetretenen Veränderungen erleichtert (Otto & Ravens-Sieberer, 2020). Einige Lebensqualitäts-Assessments, wie der WHOQOL-100, WHOQOL-BREF oder SF-36 verfügen zudem über Norm- und Referenzwerte, mit denen sich die erzielten Ergebnisse vergleichen lassen (vgl. Kap. 2.1; vgl. Angermeyer et al.,

2000; Morfeld, Kirchberger und Bullinger, 2011). Hierzu zählt auch der EQ-5D, der bereits in Kapitel 1.2 erwähnt wurde. Dieser bietet Klient*innen die Möglichkeit, ihre gesundheitsbezogene Lebensqualität innerhalb weniger Minuten in den Bereichen Mobilität, Selbstversorgung, alltägliche Tätigkeiten, Schmerz/Beschwerden und Angst/Niedergeschlagenheit einzuschätzen. Bei Verwendung der 5-stufigen Bewertungsskala lässt sich der erzielte Gesamtwert in einen EQ-5D-5L-Index umwandeln, der den Vergleich mit Referenzwerten aus der Bevölkerung ermöglicht (Euro Qol Research Foundation, 2021, Hunger et al., 2011). Der EQ-5D findet sowohl im praktischen Setting als auch im Kontext zahlreicher Studien Verwendung (vgl. u. a. Euro Qol Research Foundation, 2021, 2022; Jeong & Park, 2020).

Liegt den Assessments ein umfassendes Verständnis von Lebensqualität zugrunde, spiegelt sich dies in den aufgegriffenen *Domänen* wider. Aus ergotherapeutischer Perspektive sollten sie dabei idealerweise sowohl personenbezogene Faktoren als auch betätigungs- und umweltbezogene Aspekte berücksichtigen (vgl. Baron et al., 2019). Dies trifft neben den oben erwähnten Lebensqualitäts-Assessments der Universität Toronto zum Beispiel ebenso auf den WHO-QOL-100 zu, der folgende sechs Domänen der Lebensqualität umfasst: physisch, psychologisch, Level der Unabhängigkeit, soziale Beziehungen, Umwelt und Spiritualität/Religion/persönliche Überzeugungen (WHO, 2012; vgl. Angermeyer et al, 2000).

Eine solch umfassende Sichtweise auf Lebensqualität ist allerdings nicht die Regel: Insbesondere Assessments der gesundheitsbezogenen Lebensqualität konzentrieren sich oft auf psychische, physische und soziale Gesundheitsaspekte und vernachlässigen andere Bereiche, wie die Umwelt (Baron et al, 2019). Ein prominentes Beispiel hierfür stellt etwa der Fragebogen zum Gesundheitszustand (SF-36) dar, der ebenfalls zu den Lebensqualitäts-Assessments zählt (Baron et al., 2019; Morfeld & Bullinger, 2008).

Generische und spezifische Lebensqualitäts-Assessments

Sowohl der WHOQOL als auch der SF-36 gehören zu den am häufigsten genutzten Lebensqualitäts-Assessments und werden vermehrt in ergotherapeutischen Forschungen aufgegriffen (Baron et al., 2019).

Für beide existiert eine Kurzversion: Der WHOQOL-BREF (Angermeyer et al., 2000; WHO, 2012) und der SF-12 (Morfeld et al., 2011). Da beide Assessments bei unterschiedlichen Klient*innen(-gruppen) wie auch in der Allgemeinbevölkerung eingesetzt werden können, zählen sie zu den sogenannten generischen Assessments (vgl. Kap. 1.1; Otto & Sieberer, 2020). Im Gegensatz dazu berücksichtigen (störungs-)spezifische Lebensqualitäts-Assessments die Besonderheiten einer bestimmten Zielgruppe bzw. Erkrankung. Letztere gelten vor allem dann als vorteilhaft, wenn störungs- oder erkrankungsbezogene Veränderungen im Rahmen einer Therapie oder Rehabilitation evaluiert werden sollen (u. a. Seow et al., 2019; Solans et al., 2008). Außerdem erscheint ihr Einsatz empfehlenswert, wenn generische Messinstrumente der besonderen Bedürfnislage der Ziel- bzw. Klient*innengruppe nicht gerecht werden können. Für Menschen mit demenziellen Veränderungen liegt zum Beispiel eine Vielzahl erkrankungsspezifischer Lebensqualitäts-Assessments vor, wie das „Dementia Quality of Life Instrument“ (DQoL) (Brod et al., 1999), die "Quality of Life-Alzheimer's Disease" (QoL-AD) Selbsteinschätzungsskala (Stypa et al., 2020) oder das „Heidelberger Instrument zur Erfassung von Lebensqualität bei Demenz“ (H.I.L.D.E) (Voigt-Radloff et al., 2012; Stemberger, 2013). Hierunter fällt auch das „Alzheimer Disease-Related Quality of Life“ (ADRQL-) Assessment, das in allen Stadien der Erkrankung sowie in vielfältigen Settings einsetzbar ist und die Lebensqualität eines betroffenen Menschen stellvertretend durch Angehörige oder professionelle Bezugspersonen ermitteln lässt (Kasper et al., 2009).

Dabei schätzen die Bezugspersonen die Lebensqualität der Klient*innen in fünf Domänen ein: soziale Interaktion, Bewusstsein des Selbst, Gefühle und Stimmung, Freude an Aktivität sowie Reaktion auf Umgebung (Kasper et al., 2009; Stemberger, 2013). Auf diese Weise lässt sich zum Beispiel ermitteln, inwieweit die Betroffenen mit anderen Menschen interagieren, ob sie an Tieren oder Kindern interessiert sind, Tätigkeiten mit Bezug zu ihrer früheren Arbeit ausführen, sich an Aktivitäten anderer erfreuen oder zwischen verschiedenen routinierten Aktivitäten auswählen. Indem Ergotherapeut*innen diese und weitere Aspekte in ihrem methodischen Vorgehen berücksichtigen, können sie die Lebensqualität der Betroffenen gezielt unterstützen. Benötigen sie dabei noch genauere Informationen zu den Betätigungsvorlieben ihrer Klient*innen, bietet sich u.U. der zusätzliche Einsatz eines ergotherapeutischen Assessments an, wie es zum Beispiel der beobachtungsbasierte Volitional Questionnaire (VQ) darstellt. Soll die Lebensqualität von Menschen mit (mittel)schwerer Demenz im stationären Setting fremdbewertet werden, erscheint nach Ballmer et al. (2019) das QUALIDEM (Dichter et al, 2016) empfehlenswert. Außerdem existieren verschiedene Lebensqualitäts-Assessments, die speziell für bestimmte Altersphasen vorgesehen sind, wie das „Inventar zur Erfassung der Lebensqualität bei Kindern und Jugendlichen“ (ILK) (Mattejat & Remschmid, 2006) oder der WHOLQOL-OLD (Conrad et al., 2016). Der WHOQOL-OLD ist für Senior*innen ab 60 Jahren konzipiert und lässt sich ergänzend zum WHOQOL-BREF einsetzen, wenn es darum geht, alle relevanten Lebensbereiche in dieser Lebensphase abzubilden. Er beinhaltet 24 Items, die sich auf die *Domänen* Sinnesfunktionen, Intimität, Autonomie, Aktivitäten in Vergangenheit, Gegenwart und Zukunft, Ängste/Befürchtungen vor Tod und Sterben sowie soziale Partizipation beziehen (Conrad et al., 2016; WHO, 2006).

Die Qual der Wahl

Möchten Ergotherapeut*innen in Praxis, Lehre oder Forschung Assessments zur Lebensqualität einsetzen, stehen sie angesichts der Vielfalt und Vielzahl an Instrumenten vor einer großen Herausforderung. Dabei reicht es nicht aus, ein Instrument mit angemessenen psychometrischen Eigenschaften in ihrer Sprache auszuwählen, das an den entsprechenden Kulturkreis angepasst ist (vgl. Kap. 2.1 und 2.2). Im Idealfall lässt sich das Lebensqualitäts-Assessment ebenso mit dem professionellen Selbstverständnis der Ergotherapie vereinbaren, berücksichtigt personen-, betätigungs- und umweltbezogene Dimensionen und ist zudem in der Lage, die benötigten Informationen tatsächlich zu ermitteln. Diese Anforderungen treffen zum Beispiel auf die erwähnten Lebensqualitäts-Assessments der Universität Toronto, den WHOQOL-100 sowie die kombinierte Anwendung von WHOQOL-OLD und WHOQOL-BREF zu. Kurzversionen, wie der WHOQOL-BREF, bieten sich ansonsten vor allem in praktischen Settings an, in denen die aufgegriffenen Items zweckdienlich erscheinen (vgl. fiktives Beispiel) und/oder Ergotherapeut*innen die Lebensqualität als eines von mehreren Outcomes vergleichsweise schnell ermitteln möchten (WHO, 2012).

Sollen Instrumente mit engerem Fokus (z.B. SF-36 oder EQ-D5) zum Einsatz kommen – etwa, weil die Einrichtung dies vorsieht –, empfiehlt es sich, diese als Ergänzung zu holistisch ausgerichteten ergotherapeutischen Assessments anzuwenden und auf diese Weise sicherzustellen, dass ausreichend Informationen zur vernachlässigten Dimension (hier: Umwelt) vorliegen (vgl. Kap. 1.2 und 3.5).

Vor der Wahl eines Lebensqualitäts-Assessments sollten sich Ergotherapeut*innen intensiv mit dessen Eigenschaften und der zugrundeliegenden Konzeption von Lebensqualität auseinandersetzen. Mit Hilfe ihrer Reasoning-Prozesse wägen sie sorgfältig ab, ob ein bestimmtes Instrument für spezifische Klient*innen, Ziel- und Fragestellungen sowie Settings geeignet ist (vgl. Kap. 1.1). Folgt man dem Scoping-Review von Baron et al. (2019), wäre es eine große Hilfestellung, wenn die Ergotherapie als Profession ihre Sichtweise auf Lebensqualität präzisieren und Empfehlungen für Assessments zur Verfügung stellen würde. Das beschriebene kanadische Modell der Lebensqualität könnte aufgrund seiner großen Nähe zum ergotherapeutischen „Occupational Perspective of Health (OPH)“-Rahmenwerk hierbei sicherlich einen wertvollen Beitrag leisten.

Literaturverzeichnis

Aas, M.H., Austad, V.M., Bonsaksen, T., Lindstad, M.O. & Bonsaksen, T. (2020). Occupational Balance and Quality of Life in Nursing Home Residents. *Physical & Occupational Therapy in Geriatrics, 38*, 302–314. https://doi.org/10.1080/02703181.2020.1750530

AOTA-American Occupational Therapy Association (Hrsg.). (2018). *Das Framework der AOTA. Gegenstandsbereich, Prozesse und Kontexte in der ergotherapeutischen Praxis*. Bern: Hogrefe.

AOTA – American Occupational Therapy Association (2022). *Mission and vision*. https://www.aota.org/about/mission-vision

Angermeyer, M.C., Kilian, R. & Matschinger, H. (2000). *WHOQOL-100, WHOQOL-BREF (WHOQOL): Handbuch für die deutschsprachige Version der WHO Instrumente zur Erfassung von Lebensqualität*. Göttingen: Hogrefe.

Atler, K.E., Schmid, A.A., Klinedinst, T.C., Grimm, L.A., Marchant, T.P., Marchant, D.R. & Malcolm, M.P. (2018). The relationship between quality of life, activity, and participation among people with type 2 diabetes mellitus. *Occupational Therapy in Health Care, 32*, 341–362. https://doi.org/10.1080/07380577.2018.1522017

Bakas, T., McLennon, S.M., Carpenter, J.S., Buelow, J.M., Otte, J.L., Hanna, K.M., Ellett, M.L., Hadler, K.A. & Welch, J.L. (2012). Systematic review of health related quality of life models. *Health and Quality of Life Outcomes, 10*, 134. https://doi.org/10.1186/1477-7525-10-134

Ballmer, T., Wirtz, F. & Gantschnig, B. (2019). Die Erfassung von Lebensqualität und Wohlbefinden älterer Menschen mit psychischen und kognitiven Einschränkungen. Ein systematisches Literaturreview zur Validität und Praktikabilität deutschsprachiger Assessments. *International Journal of Health Professions, 6*(1), 124–143. https://doi.org/10.2478/ijhp-2019-0014

Baron, H., Hawrylyshyn, N., Hunt, S.S. & McDougall, J. (2019). Understanding quality of life within occupational therapy intervention research: A scoping review. *Australian Occupational Therapy Journal, 66*, 417–427. https://doi.org/10.1111/1440-1630.12570

Barth, B., Flaig, B.B., Schäuble, N. & Tautscher, M. (2018). *Praxis der Sinus-Milieus®*. Wiesbaden: Springer. https://doi.org/10.1007/978-3-658-19335-5

Berger, S., Escher, A., Mengle, E. & Sullivan, N. (2018). Effectiveness of Health Promotion, Management, and Maintenance Interventions Within the Scope of Occupational Therapy for Community-Dwelling Older Adults: A Systematic Review. *American Journal of Occupational Therapy, 72*, 7204190010p1–7204190010p10. https://doi.org/10.5014/ajot.2018.030346

Bowling, A. (2014). *Research Methods in Health. Measuring disease* (4th ed.). New York: Open University Press.

Brod, M., Steward, A.L., Sands, L. & Walton, P. (1999). Conceptualization and Measurement of Quality of Life in Dementia: The Dementia Quality of Life Instrument (DQoL). *The Gerontologist, 39*, 25–35. https://doi.org/10.1093/geront/39.1.25

Brekke, M.F., la Cour, K., Brandt, A., Peoples, H. & Wæhrens, E.E. (2019). The Association between ADL Ability and Quality of Life among People with Advanced Cancer. *Occupational Therapy International, Article ID 2629673, 10 pages*. https://doi.org/10.1155/2019/2629673

Dichter, M.N., Ettema, T.P., Schwab, C.G.G., Meyer, G., Bartholomeyczik, S. & Halek, M. (2016). *Benutzerhandbuch für die deutschsprachige QUALIDEM Version 2.0*. Universität Witten, Herdecke.

Causey-Upton, R. (2015). A Model for Quality of Life: Occupational Justice and Leisure Continuity for Nursing Home Residents. *Physical & Occupational Therapy In Geriatrics, 33*, 175–188. https://doi.org/10.3109/02703181.2015.1024301

Conrad, I., Matschinger, H., Kilian, R., Riedel-Heller, S. (2016). *WHOQOL und WHOQOL-BREF. Handbuch für die die deutschsprachigen Fassungen der WHO-Instrumente zur Erfassung der Lebensqualität im Alter*. Bern: Hogrefe.

Deutsches Netzwerk für Qualitätsentwicklung in der Pflege (DNQP) (Eds.). (2019). *Expertenstandard Beziehungsgestaltung in der Pflege von Menschen mit Demenz.* https://www.dnqp.de/fileadmin/HSOS/Homepages/DNQP/Dateien/Expertenstandards/Demenz/Demenz_AV_Auszug.pdf

DVE. (2007). *Definition.* https://dve.info/ergotherapie/definition

Euro-Qol Research Foundation (2021). *EQ-5D-5L User Guide.* Verfügbar unter https://euroqol.org/publications/user-guides/

Euro-Qol Research Foundation (2022). *Funded Projects.* Verfügbar unter https://euroqol.org/research/funded-projects/

Gruber, F. (2008). Individuelle Lebensqualität ein Leben lang: Inhaltliche Relevanz und Anwendbarkeit des Quality of Life Profils Seniors Version im deutschen Sprachraum. *ergoscience, 3,* 134–145. https://doi.org/10.1055/s-2008-1027845

Gruber-Herbrich, F. & Schulz, T. (2007). *Individuelle Lebensqualität ein Leben lang: Inhaltliche Relevanz und Anwendbarkeit des Quality of Life Profils Seniors Version im deutschen Sprachraum.* Unveröffentlichte Bachelorarbeit an der Hogeschool Zuyd, Heerlen. https://doi.org/10.1055/s-2008-1027845

Hammel, K. (2015). Quality of life, participation and occupational rights: A capabilities perspective. *Australian Occupational Therapy Journal, 62,* 78–85. https://doi.org/10.1111/1440-1630.12183

Hammel, K. (2014). Belonging, occupation, and human well-being: An exploration. *Canadian Journal of Occupational Therapy, 81,* 39–50. https://doi.org/10.1177/0008417413520489

Hitch, D., Pépin, G. & Stagnitti, K. (2014). In the Footsteps of Wilcock, Part One: The Evolution of Doing, Being, Becoming, and Belonging. *International Health Care, 28,* 231–246. https://doi.org/10.3109/07380577.2014.898114

Hitch, D. & Pépin, G. (2020). Doing, being, becoming and belonging at the heart of occupational therapy: An analysis of theoretical ways of knowing. *Scandinavian Journal of Occupational Therapy, 28,* 13–25. https://doi.org/10.1080/11038128.2020.1726454

Hunger, M. Sabariego, C., Stollenwerk, B., Cieza, A. & Leidl, R. (2011). Validity, reliability and responsiveness of the EQ-5D in German stroke patients undergoing rehabilitation. *Quality of Life Research, 21,* 1205–1216. https://doi.org/10.1007/s11136-011-0024-3

Iwama, M. (2006). *The Kawa Model. Culturally relevant Occupational Therapy.* Elsevier: Edinburgh.

Jeong, E-H., Park, J-H. (2020). The Relationship Among Leisure Activities, Depression and Quality of Life in Community-Dwelling Elderly Koreans. *Gerontology & Geriatric Medicine.* https://doi.org/10.1177/2333721420923449

Kasper, J.D., Black, B.S., Shore, A.D. & Rabins, P.V. (2009). Evaluation of the Validity and Reliability of the Alzheimer's Disease-Related Quality of Life (ADRQL): Assessment Instrument. *Alzheimer disease and associated disorders, 23,* 275–284. https://doi.org/10.1097/WAD.0b013e31819b02bc

Kornblau, B., Olivera, D. & Mbiza, S. (2020). Measuring Quality of Life (QOL) Through Participation: A Synthesis of Multiple Qualitative Studies on Occupational Autonomy. *The American Journal of Occupational Therapy, 74,* 7411515356p1. https://doi.org/10.5014/ajot.2020.74S1-PO1724

Law, M., Cooper, B., Strong, S., Steward, D., Rigby, P. & Letts, L. (1996). The Person-Environment-Occupation Model: A Transactive Approach to Occupational Performance. *Canadian Journal of Occupational Therapy, 63,* 9–23. https://doi.org/10.1177/000841749606300103

Malkawi, S.H., Alqatarneh, N.S. & Fehringer, E.K. (2020). The Influence of Culture in Occupational Therapy Practice in Jordan. *Occupational Therapy International, Article ID 1092805, 9 pages.* https://doi.org/10.1155/2020/1092805

Martín, I.Z., Martos, J.A.O., Milliares, P.M. & Björklund, A. (2015). Occupational therapy culture seen through the multifocal lens of fieldwork in diverse rural areas. *Scandinavian Journal of Occupational Therapy, 22,* 82–94. https://doi.org/10.3109/11038128.2014.965197

Mattejat, F. & Remschmidt, H. (2006). *Inventar zur Erfassung der Lebensqualität bei Kindern und Jugendlichen. Ratingbogen für Kinder, Jugendliche und Eltern.* Hogrefe: Bern.

Morfeld, M., Kirchberger, I. & Bullinger, M. (2011). *SF-36. Fragebogen zum Gesundheitszustand* (2nd ed.). Bern: Hogrefe.

Morfeld, M. & Bulling, M. (2008). Der SF-36 Health Survey zur Erhebung und Dokumention gesundheitsbezogener Lebensqualität. *Physikalische Medizin Rehabilitationsmedizin Kurortmedizin, 18,* 250–255. https://doi.org/10.1055/s-0028-1082318

Mayer, M. (2019). *Lehr- Lernkonzept zur Gemeinwesenorientierten Ergotherapie.* Unveröffentlichte Bachelorarbeit an der Hochschule Fresenius.

Naidoo, J. & Wills, J. (2010). *Lehrbuch der Gesundheitsförderung.* Werbach-Gamburg: Verlag für Gesundheitsförderung.

Otto, C. & Ravens-Sieberer, U. (2020). *Gesundheitsbezogene Lebensqualität*. https://www.leitbegriffe.bzga.de/alphabetisches-verzeichnis/gesundheitsbezogene-lebensqualitaet/

Pizzi, M. & Richards, L. (2017). Promoting Health, Well-Being, and Quality of Life in Occupational Therapy: A Commitment to a Paradigm Shift for the Next 100 Years. *American Journal of Occupational Therapy, 71*, 7104170010p1-7104170010p5. https://doi.org/10.5014/ajot.2017.028456

Pizzi, M.A. (2016). Guest Editorial—Promoting health, well-being, and quality of life for children who are overweight or obese and their families. *American Journal of Occupational Therapy, 70*, 7005170010p1-7005170010p6. https://doi.org/10.5014/ajot.2016.705001

Renwick, R. & Brown, I. (1996). The Centre for Health Promotion's Conceptual Approach to Quality of life. In R. Renwick, I. Brown & M. Nagler (Eds.), *Quality of life in health promotion and rehabilitation* (pp. 75–86). London: Sage.

Schalock, R.L., Kenneth, D.K., Verdugo, M.A. & Gómez, L.E. (2011). Quality of Life Model Development and Use in the Field of Intellectual Disabilities. In R. Kober (Ed.), *Enhancing the Quality of Life of People with Intellectual Disabilities. From Theory to Practice* (pp. 17–32). Dordrecht: Springer. https://doi.org/10.1007/978-90-481-9650-0_2

Schuhmacher, J., Klaiberg, A. & Brähler, E. (2003). *Diagnostische Verfahren zur Lebensqualität und Wohlbefinden*. Göttingen: Hogrefe.

Seow, L.S. E., Tan, T.H. G., Abdin, E., Chong, S.A. & Subramaniam, M. (2019). Comparing disease-specific and generic quality of life measures in patients with schizophrenia. *Psychiatry Research, 273*, 387–393. https://doi.org/10.1016/j.psychres.2019.01.034

Sinus Institut. (2020). *Sinus Milieus Deutschland*. https://www.sinus-institut.de/sinus-loesungen/sinus-milieus-deutschland/

Solans, M., Pane, S., Estrada, M-D., Sutton, V.S., Berra, S., Serra-Sutton, V., Berra, S., Herdman, M., Alonso, J. & Rajmil, L. (2008). Health-related quality of life measurement in children and adolescents: a systematic review of generic and disease-specific instruments. *Value Health, 11*, 742–764. https://doi.org/10.1111/j.1524-4733.2007.00293.x

Stemberger, A. (2013). *Erfasssung von Lebensqualität bei Personen mit Demenz (Unveröffentlichte Masterarbeit)*. Medizinische Universität Graz. https://online.medunigraz.at/mug_online/wbabs.getDocument?pThesisNr=40946&pAutorNr=68453&pOrgNR=1

Stypa, V., Häussermann, P., Fleiner, T. & Neumann, S. (2020). Validity and Reliability of the German Quality of Life-Alzheimer's Disease (QoL-AD) Self-Report Scale. *Journal of Alzheimer's Disease, 77*, 581–590. https://doi.org/10.3233/JAD-200400

Pearson, E. (2007). How can occupational therapists measure outcomes in palliative care. *Palliative Medicine, 21*, 477–485. https://doi.org/10.1177/0269216307081941

Petruseviciene, D., Surmaitiene, D., Baltaduoniene, D. & Lendraitiene, E. (2018). Effect of Community-Based Occupational Therapy on Health-Related Quality of Life and Engagement in Meaningful Activities of Women with Breast Cancer. *Occupational Therapy International, Article ID 6798697, 13 pages*. https://doi.org/10.1155/2018/6798697

Quality of life reserach Unit. (n.d.). *The quality of live profils and other instruments*. http://sites.utoronto.ca/qol/qol_profiles.htm

Van Hecke, N., Claes, C., Vanderplasschen, W., De Maeyer, J., de Witte, N. & Vandevelde, S. (2018). Conceptualisation and Measurement of Quality of Life Based on Schalock and Verdugo's Model: A Cross-Disciplinary Review of the Literature. *Social Indicators Research, 137*, 335–35. https://doi.org/10.1007/s11205-017-1596-2

Voigt-Radloff, S., Leonhart, R., Schützwohl, M., Jurjanz, L., Reuster, T., Gerner, A., Marschner, K., van Nes, F., Graff, M., Vernooij-Dassen, M., Rikkert, M.O., Holthoff, V. & Hüll, M. (2012). Dementia quality of life instrument - construct and concurrent validity inpatients with mild to moderate dementia. *European Journal of Neurology, 19*, 376–384.

WHO (1986). *Ottawa Charta zur Gesundheitsförderung*. Verfügbar unter www.euro.who.int/__data/assets/pdf_file/0006/129534/Ottawa_Charter_G.pdf

WHO. (2012). *WHOQOL User Manual (Revision)*. https://www.who.int/publications/i/item/WHO-MSD-MER-Rev-2012-03

WHO. (2006): *WHOQOL-OLD*. https://www.who.int/tools/whoqol/whoqol-bref

Wilcock, A. (2006). *An Occupational Perspective of Health* (2nd ed.). Thorofare: SLAC Incorporated.

Wilcock, A. (1999). Reflections on doing, being and becoming. *Australian Occupational Therapy Journal, 46*, 1–11. https://doi.org/10.1046/j.1440-1630.1999.00174.x

Weiterführende Literatur

Renwick, R., Brown, I. & Nagler, M. (1996). *Quality of life in health promotion and rehabilitation: Conceptual approaches, issues, and applications*. Thousand Oaks: SAGE.

Süß, W. & Trojan, A. (2018). Prävention und Gesundheitsförderung in Kommunen. In K. Hurrelmann, M. Richter, T. Klotz & S. Stock (Hrsg.), *Referenzwerk Prävention und Gesundheitförderung* (S. 405–418). Bern: Hogrefe.

3.7.2 Betätigungsbalance im Fokus ergotherapeutischer Evaluation

Jutta Berding

Das menschliche Leben wird geprägt durch eine Vielzahl an Aktivitäten, die sich Betätigungsbereichen wie Selbstversorgung, Arbeit und Freizeit zuordnen lassen. Wie ausgewogen Menschen ihre verschiedenen Aktivitäten im Alltag organisieren, beeinflusst häufig auch ihre Gesundheit, ihr Wohlbefinden und ihre Zufriedenheit. Daher kann es sinnvoll sein, die Occupational Balance oder Betätigungsbalance bereits in der Evaluations-Phase des ergotherapeutischen Prozesses zu berücksichtigen. Das vorliegende Kapitel stellt zunächst ausgewählte Konzepte der Betätigungsbalance und Lebensbalance vor. Zudem geht es der Frage nach, welche Aspekte das individuelle Balanceschema einer Person bestimmen und somit deren Gesundheit, Zufriedenheit und Wohlbefinden stützen können. Wie Ergotherapeut*innen gemeinsam mit Klient*innen die Betätigungs- und Lebensbalance durch ausgewählte Assessments im ergotherapeutischen Prozess mitberücksichtigen können, wird beispielhaft für die Praxis erläutert.

Wie andere Kapitel dieses Buches bereits verdeutlichen, können Ergotherapeut*innen die Betätigung als zentralen Gegenstandsbereich ihrer Profession aus unterschiedlichen Blickwinkeln betrachten und im ergotherapeutischen Prozess aufgreifen. Hierzu zählt auch die Frage, wie Klient*innen ihre Zeit nutzen und wie bedeutsam, ausgewogen oder zugänglich ausgewählte Betätigungen sind. Die Occupational Balance oder auch Betätigungsbalance stellt somit ein wichtiges Konzept für die Ergotherapie dar. Sie gibt Aufschluss darüber, inwieweit eine Person ihre täglichen Aktivitäten entsprechend ihren Werten und Bestrebungen so organisieren kann, dass sie diese als harmonisch sowie zusammenhängend erlebt und ihr Betätigungsengagement gestützt wird (Backman, 2010). Das Engagement als „Beteiligtsein an Betätigungen" bildet dabei einen zentralen Aspekt der Teilhabe. Es umfasst das Ausüben, Erfahren und Involviertsein von und in Betätigungen und ist damit wesentlich für das Outcome der Ergotherapie.

Betätigungsbalance unterstützt Gesundheit und Wohlbefinden

Betätigungsbalance lässt sich in einen positiven Zusammenhang mit Gesundheit, Wohlbefinden und Zufriedenheit stellen (Wagman et al., 2012). Die angenommene Beziehung zwischen Betätigungsbalance und Gesundheit oder Wohlbefinden wird vornehmlich theoretisch begründet (Wagman et al., 2011). Es gibt aber auch empirische Ergebnisse, die diese Annahme stützen. Hierzu zählt etwa die qualitative Studie von Wagman et al. (2011), die eine wechselseitige Bedingtheit von Betätigungsbalance, Wohlbefinden und körperlicher Gesundheit aufzeigt. Eine quantitative Reliabilitäts-Studie von Yu et al. (2018) zum Occupational Balance Questionnaire (OBQ) (Wagman & Håkansson, 2014) verdeutlicht, dass ein signifikant positiver Zusammenhang zwischen Betätigungsbalance und mentaler sowie körperlicher Gesundheit und Wohlbefinden besteht (Yu et al., 2018). Im Rahmen der Validierungsstudie zum Model of Lifestyle Balance (LBM) und dem Messinstrument Life Balance Inventory (LBI) wurde die Relation der Lebensbalance zu bestimmenden gesundheitsrelevanten Faktoren aufgezeigt. Wie die Ergebnisse zeigen, ist sowohl eine höhere Kongruenz als auch eine höhere Äquivalenz der Aktivitätskonfiguration mit weniger Stress, höherer Bedürfniszufriedenheit und persönlichem Wohlbefinden verbunden (Matuska, 2012).

Aaron Eakman (2016) untersuchte den Zusammenhang zwischen der Betätigungsbalance und dem primären Outcome Wohlbefinden sowie weiteren Outcome-Variablen. Als Indikatoren dienten sinnvolle Aktivitäten, die mit dem Engagement in Meaningful Activities Surveys (EMAS) erhoben wurden. Zudem setzten die Forscher*innen das Meaningful Activity Wants and Needs Assessment (MAWNA) ein, um den Bedarf an sinnvoller Aktivität zu ermitteln. Dabei stellte sich heraus, dass bei Personen der Kategorie „Balance" im Vergleich zur Gruppe „Imbalance" ein signifikant höheres Maß an Zufriedenheit und Bedeutung im Leben sowie Erfüllung grundlegender psychologischer Bedürfnisse vorlag (Eakman, 2016).

Betätigungsbalance als Gegenstand der Ergotherapie

Die Betätigungsbalance ist als Fokus ergotherapeutischer Interventionen u.a. im Kontext der Gesundheitsförderung und Prävention relevant, etwa im Alter (Weiß & Marotzki, 2016), bei Grundschulkindern (Reeck, 2020) oder im Betrieb (Adam, 2008). Außerdem kann sie eine hervorgehobene Rolle spielen, wenn Klient*innen sich in Lebensübergängen befinden oder sich ihre Lebensführung bzw. Lebensumwelt verändert, zum Beispiel durch die Pflege eines Angehörigen. Dabei stellt die Zeitverwendung einen wichtigen Bestandteil des Betätigungsgleichgewichts dar. Denn sie spiegelt die Art und Komplexität der täglichen Aktivitäten wider (Edgelow & Krupa, 2011). Zudem prägt sie das Ausmaß, in dem eine Person tätig ist. Etwa, ob diese genug oder zu viel zu tun hat.

Die Betätigungsbalance bzw. Work-Life-Balance wird auch im kanadischen Do-Life-Well-Framework aufgegriffen und zählt hier zu den Aktivitätsmustern von Betätigung. Welche Relevanz sie für die Outcomes Gesundheit und Wohlbefinden besitzt, untermauern die Urheber des Modells anhand ausgewählter Evidenz (Moll et al., 2018). Demnach ist „subjektiv empfundene Occupational Balance verbunden [ist] mit geringer wahrgenommenem Stress, höherem Wohlbefinden (Matuska, 2012; Sheldon et al., 2010), besserer Gesundheit (Forhan & Backman, 2010) und verbesserter Lebensqualität (Larivière et al., 2013)" (Moll et. al., 2018, S. 162).

Von diagnostischer Bedeutung in der Ergotherapie ist, inwieweit Betätigungen zu einem ausgewogenen und voll funktionsfähigen Lebensstil beitragen oder zu einem Lebensstil, der aus dem Gleichgewicht geraten und durch Funktionsstörungen gekennzeichnet ist. Zum Beispiel können übermäßige Arbeit ohne ausreichende Berücksichtigung anderer regenerativer Aspekte des Lebens, wie Schlaf, Freizeit oder soziale Teilhabe mit verminderter Lebensqualität und einem erhöhten Risiko für Gesundheitsprobleme einhergehen (Zuzanek, 2011). Ebenso gilt es, die Betätigungsbalance bzw. -imbalance im Zusammenhang mit Erkrankungen zu betrachten. Eine Thematik, die im psychiatrischen Arbeitsfeld eine besondere Relevanz besitzt. So können stressbedingte Störungen aufgrund einer bestehenden Imbalance auftreten (Håkansson & Ahlborg, 2017) oder Betätigungs-Ungleichgewichte infolge schwerer psychischer Erkrankungen entstehen (Eklund et al., 2009; Eklund et al., 2017).

Betätigungs- und Lebensbalance – Begriffe und Konzepte

Die Betätigungsbalance begründet bereits in den frühen Anfängen als wesentliches vorprofessionelles Konzept die Ergotherapie und untermauert sie bis dato (Anaby et al., 2010; Wagman et al., 2012; Dür et al., 2015; Wagman & Håkansson, 2019). Als einer der ersten hat Meyer (1922) die Betätigungsbalance thematisiert und einen konzeptionellen Zusammenhang zwischen der Ausgewogenheit von Betätigungen auf der einen und der Förderung von Wohlbefinden und Gesundheit auf der anderen Seite beschrieben. Für ihn gilt dabei eine Balance der „big four" (Arbeit, Spiel, Erholung, Schlaf) als essenziell: „There are many other rhythms which we must be attuned to [...] finally the big four – work and play and rest and sleep, which our organism must be able to balance even under difficulty." (Meyer, 1922, S. 6)

Seither hat sich die Betätigungsbalance als wichtiges Konzept in der Ergotherapie und Occupational Science (Wagman & Håkansson, 2019) theoretisch weiter ausdifferenziert. Zwar existiert bisher kein Konsens über eine einheitliche Definition (Yazdani et al., 2018), wobei bestehende Begriffsbestimmungen vage und uneinheitlich erscheinen (Wagman et al., 2015). Dennoch transportieren sie die Vorstellung einer notwendigen bzw. zufriedenstellenden Balance zwischen den verschiedenen Betätigungsbereichen (Backman, 2004). Bestehende Ausführungen zur Betätigungsbalance können auch als „akademisch definierte Konzepte" bezeichnet werden, da sie sich vornehmlich aus theoretischen Überlegungen der Ergotherapie und Occupational Science ableiten und in ihrer Entwicklung die Perspektiven gesunder Menschen wenig berücksichtigen (Dür et al., 2014).

Die Betätigungsbalance ist eines von mehreren Balance-Konzepten, die in der Ergotherapie und Occupational Science genutzt werden (Wagman et al., 2011). So existieren neben der Betätigungsbalance die Konzepte der „Life Balance" – Lebensbalance (Pentland & McColl, 2008) und „Lifestyle-Balance" (Christiansen & Matuska, 2006). In der Literatur werden die Begriffe zum Teil synonym genutzt (Dür et al., 2015) und unterschiedlich ausdifferenziert (Anaby et al., 2010). Außerdem fällt auf, dass die angenommenen Beziehungen zwischen diesen Balance-Konzepten variieren. Denn die Konzepte werden teils nebeneinander und teils überlappend dargestellt (Anaby et al., 2010). So lässt sich die Betätigungsbalance mit ihrer Fokussierung auf Betätigung beispielsweise als Teil der Lebensbalance verstehen. Dabei betrachten verschiedene Autor*innen die Lebensbalance als umfassenderes Konzept. Das heißt, sie beschränken diese nicht auf das Gleichgewicht zwischen Betätigungen, sondern beziehen ebenso andere Aspekte mit ein, wie die Balance zwischen Körper und Geist

Tabelle 3-19: Begriffsbestimmung und konzeptueller Fokus: Occupational Balance – Life Balance

„Ein Gleichgewicht zwischen Betätigungsengagement und Wohlbefinden. Zum Beispiel kann das Gleichgewicht zwischen physischen, mentalen und sozialen Betätigungen liegen; zwischen gewählten und obligatorischen Betätigungen; zwischen anstrengenden und erholsamen Betätigungen oder zwischen Tun und Sein" (Wilcock, 2006, S. 343).	„Ein konsistentes und gewünschtes Muster an Betätigungen, das es den Menschen ermöglicht, mit Stress umzugehen sowie Gesundheit und Wohlbefinden zu fördern. Die Muster können in verschiedenen Dimensionen betrachtet werden; der Zeitzuweisung, der Erfüllung sozialer Rollen und der Befriedigung psychologischer Bedürfnisse" (Wilcock, 2006, S. 419).
Betätigungsbalance ist die subjektive Wahrnehmung und Erfahrung eines Einzelnen, „in der richtigen Menge und Vielfalt Betätigungen in Bezug auf Betätigungsgruppen, Betätigungen mit unterschiedlichen Merkmalen und die in Betätigung verbrachte Zeit." (Wagman, Håkansson & Björklund, 2012, S. 2)	Lebensbalance ist „ein zufriedenstellendes Muster täglichen Handelns, das für den Einzelnen im Kontext seiner aktuellen Lebensumstände gesund, sinnvoll und nachhaltig ist" (Matuska & Christiansen, 2008, S. 11).
	Lebensbalance bedeutet, das Leben als Balance in den Aktivitäten, Balance in Körper und Geist, Balance in Bezug auf andere Personen und Zeit wahrzunehmen (Wagman, 2012, S. 57)

(Wagman, 2012). Die Beziehung zwischen Betätigungsbalance und Lebensbalance bedarf einer weiteren konzeptuellen Betrachtung und Diskussion im Zusammenhang mit Fragestellungen der Occupational Science (Wagman et al., 2015) (**Tabelle 3-19**).

Betätigungsbalance – eine Frage des Blickwinkels

Die konzeptuellen Vorstellungen der Betätigungsbalance liegen in der Idee begründet, dass sich die alltäglichen Betätigungen der Menschen in einem dynamischen Gleichgewicht oder Ungleichgewicht befinden können (Christiansen, 1996; Hammell, 2004; Westhorp, 2003; Wilcock et al., 1997). Sie knüpfen an das transaktionale Verständnis von Betätigung-Person-Umwelt der Ergotherapie und Occupational Science an.

Die Betätigungsbalance gilt als multidimensionales und komplexes Konzept (Wagman et al., 2011; Wagman et al., 2012; Matuska et al., 2013; Eklund et al., 2017). Sie lässt sich sowohl intrapersonal als auch interpersonal betrachten. Allerdings überwiegen Studien, welche die Beziehung zwischen Betätigungsbalance und Gesundheit vorwiegend aus einer intrapersonalen bzw. individuellen Sicht untersuchen (Wagman & Håkansson, 2019). Demnach ist die Wahrnehmung einer Betätigungsbalance durch eine hohe Subjektivität geprägt und unterscheidet sich von Person zu Person. Sie kann täglich sowie in Lebensphasen oder Lebensübergängen variieren und unterliegt somit auch chronobiologischen Veränderungen. Sie erfordert von der Person, Betätigungen (implizit oder explizit) zu organisieren (Wagman et al., 2012) und lässt sich durch individuelle Strategien beeinflussen (Wagman et al., 2011). Wie Menschen ihre Betätigungsbalance erleben, kann durch die nachstehenden vier Aspekte bestimmt werden:

- Ausmaß, indem sich eine Person in/an verschiedenen Betätigungen engagiert/beteiligt
- Übereinstimmung zwischen Betätigungen, persönlichen Werten und Zielorientierungen
- Erfüllung von Anforderungen in Rollen durch Betätigungen
- Vereinbarkeit von Betätigungen (Wada et al., 2010; Wagman et al., 2011; Wagman et al., 2015).

Die Konzeptanalyse von Wagman, Håkansson und Björklund (2012) identifizierte drei Betrachtungsebenen in der Betätigungsbalance, die durch weitere Studienergebnisse gestützt werden.

- So kann die Balance sich auf die richtige Variation und Menge der Betätigung und deren Verteilung in den Betätigungsbereichen beziehen (Eklund et al., 2017).
- Von Bedeutung ist zudem die Balance zwischen Betätigungen mit unterschiedlichen Eigenschaften, wie beispielsweise körperlich, mental, sozial und erholend (Wagman et al., 2011).
- Das Erleben von Betätigungsbalance steht in Verbindung mit der Zeit, die in Betätigungen verbracht wird oder auch mit der Qualität dieser Zeit, wie z.B. durch den Aspekt Zeitdruck (Dür et al, 2015).

Die interpersonale Sicht betrachtet die Betätigungsbalance und die damit verbundene wechselseitige zwischenmenschliche Einflussnahme bei der Ausübung von Betätigungen (Wagman & Håkansson, 2019). Hierbei besteht ein Zusammenhang zu den Umweltfaktoren. Denn der zwischenmenschliche Einfluss auf die Betätigungsbalance nimmt seinen Ursprung in der räumlichen, gesellschaftlichen, institutionellen, kulturellen oder sozialen Umwelt (Wagman et al., 2011; Wagman, Håkansson & Björklund, 2012; Eklund et al., 2017).

Modellhafte Annäherung an die Betätigungsbalance

Das Modell von Eklund et al (2017) verdeutlicht das Zusammenspiel zwischen Betätigungsbalance und den Mustern in alltäglichen Betätigungen. Es bildet verschiedene Indikatoren in deren Bestimmung ab (**Abbildung 3-18**). Demnach beziehen sich die Indikatoren für die Muster in alltäglichen Betätigungen auf den objektiven Bereich von Betätigung. Also auf die harten Fakten, die teilweise von anderen Personen beobachtet werden können: Taxonomien zur Betätigung, Grad der Komplexität, Veränderungen. Die Indikatoren für die Betätigungsbalance beziehen sich auf die subjektive Sphäre von Betätigung und ergänzen die objektive Sphäre um emotionale und persönliche Aspekte: Übereinstimmung mit Werten und persönlicher Bedeutung, Fähigkeiten und Ressourcen, harmonische Mischung. Das vorgeschlagene Modell geht nicht von einer Ursache-Wirkungs-Beziehung zwischen der Betätigungsbalance und den alltäglichen Betätigungsmustern aus, sondern von einer gegenseitigen Beeinflussung und einer gemeinsamen Reaktion auf Einflussfaktoren.

So kann es sein, dass eine ältere Frau mit krebsbedingter Fatigue ein verändertes Alltagsmanagement benötigt, was die Betätigungsbalance zu einem zentralen Thema macht. Aufgrund der krankheitsbedingten chronischen Erschöpfung stellt sich die Frage, welche Betätigungen sie im Verlauf eines Tages erledigen muss und möchte (Wert und Bedeutung) und wie komplex diese sind. Ebenso gilt es zu überlegen, wie sie im Tagesverlauf mit den veränderten Energieressourcen umgehen und eine ausgewogene Mischung an Betätigungen erfahren kann. Im Rahmen eines Energiemanagement-Programms bei Fatigue (Roth, 2009) kann die ergotherapeutische Beratung an das Konzept der Betätigungsbalance anknüpfen. Dabei dienen die emotionalen und persönlichen Aspekte der subjektiven Sphäre als Ausgangspunkt, um die Muster der täglichen Betätigungen (vgl. **Abbildung 3-18**) zu beurteilen. Darauf aufbauend lassen sich Möglichkeiten entwickeln, um die Energie optimal einzuteilen.

Modell der Lebensbalance

Im Rahmen eines Reviews haben Christiansen und Matuska (2006) relevante Theorie- und Forschungsstränge zum Verständnis der Lebensbalance untersucht. Dabei betrachteten sie vier Ansätze, die sich auf die Zeitnutzung, die Lebensrollen, die Bedürfnisbefriedigung

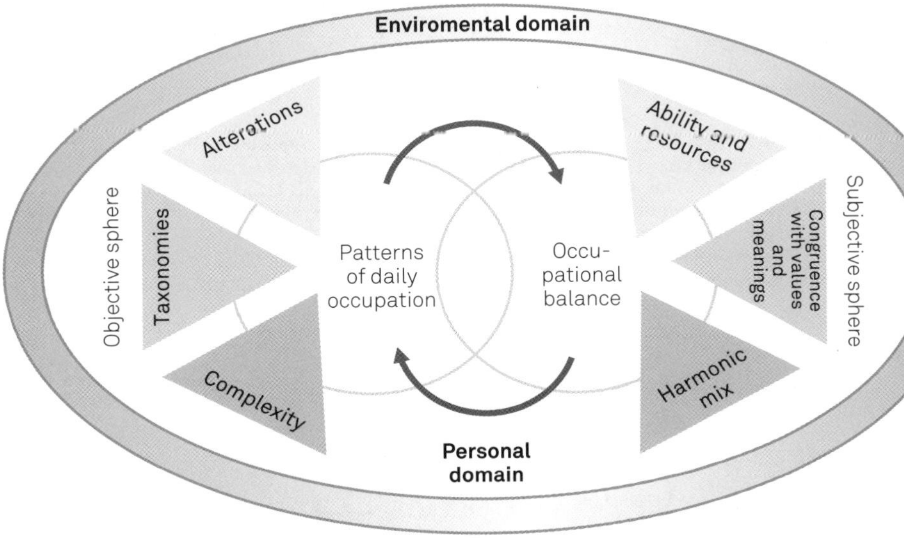

Abbildung 3-18: Verbindung zwischen den Mustern täglicher Betätigungen und dem Betätigungsgleichgewicht unter dem Einfluss von Umweltfaktoren (Eklund et al., 2017, S. 49)

und biologische Rhythmen beziehen. Sie konkretisierten, welchen Einfluss diese auf Betätigung, Lebensstil sowie Balance und Imbalance nehmen.

In dem theoretischen Modell der Lebensbalance von Matuska und Christiansen (2008) ergibt sich Lebensbalance aus einem zufriedenstellenden Muster täglichen Handelns, das für die Person im Kontext ihrer aktuellen Lebensumstände gesund, sinnvoll und nachhaltig ist. Als leitende Annahme gilt, dass die Art der Gestaltung (Konfiguration) alltäglicher Aktivitäten es der Person ermöglichen sollte, „(1) die grundlegenden instrumentellen Bedürfnisse zu erfüllen, die für eine nachhaltige biologische Gesundheit und körperliche Sicherheit erforderlich sind; (2) belohnende und selbstbejahende Beziehungen zu anderen zu haben; (3) sich engagiert, herausgefordert und kompetent zu fühlen; (4) Sinn und eine positive persönliche Identität zu schaffen“ sowie hierbei „ihre Zeit und Energie so zu organisieren, dass sie wichtige persönliche Ziele und Erneuerung erreichen kann“ (übersetzt nach Matuska & Christiansen, 2008, S. 11). Sofern Menschen in der Lage sind, ihre Aktivitäten so zu gestalten, dass sie diese vier bedürfnisorientierten Dimensionen berücksichtigen, erleben sie ihr Leben als befriedigender, weniger anstrengend, bedeutungsvoller und ausgewogener. Gemäß dem Modell kann Lebensbalance durch tatsächliche Konfigurationen von Aktivitäten konzeptualisiert werden – „mit anderen Worten: Was Menschen tatsächlich tun (*Aktivitätskonfigurationen*) ist eine Darstellung ihres Lebens, und bestimmte Konfigurationen werden als ausgewogen oder unausgewogen betrachtet, je nachdem, ob ihre Bedürfnisse erfüllt werden.“ (übersetzt nach Matuska, 2012, S. 228). Die nachstehende Modellgrafik (**Abbildung 3-19**) zeigt, wie die Gestaltung (Konfiguration) von Aktivitäten, die Umwelt und die damit verbundenen Lebensereignisse miteinander in Beziehung stehen.

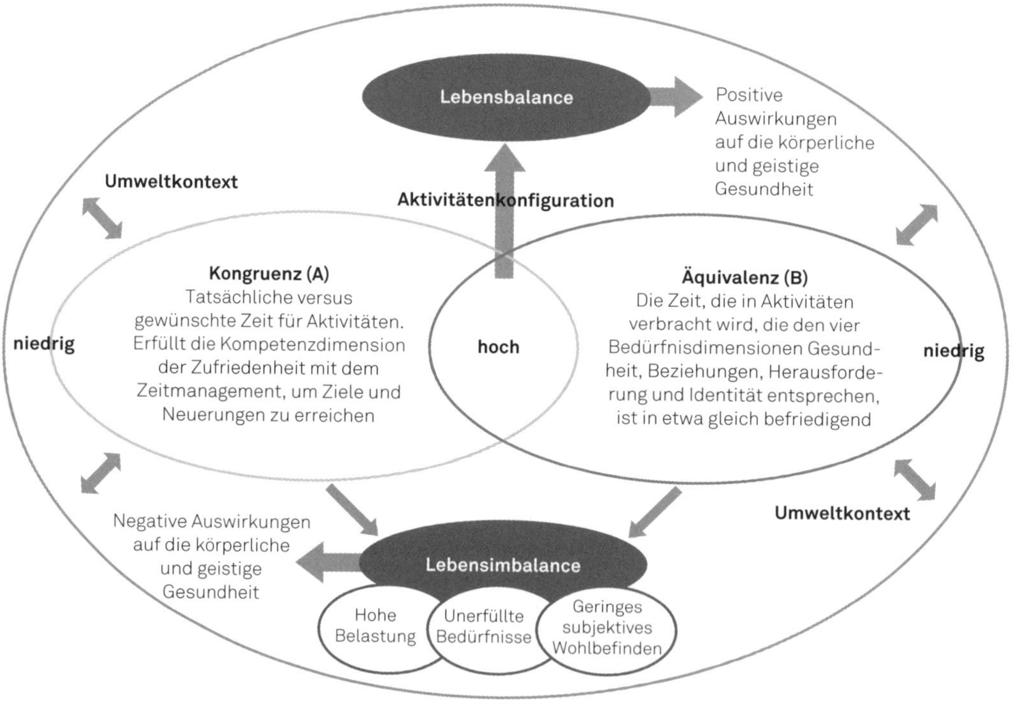

Abbildung 3-19: Modell der Lebensbalance (übersetzt nach Matuska, 2012, S. 230)

Die beiden großen Ovale A und B in der Mitte stellen die Aktivitätenkonfiguration dar, an denen sich Menschen als Mittel zur Erfüllung wichtiger Bedürfnisse beteiligen: die Kongruenz der Aktivitätskonfiguration und die Äquivalenz der Aktivitätskonfiguration.

Die Kongruenz der Aktivitätenkonfiguration (Oval A) bedeutet, dass die tatsächliche Aktivitätenkonfiguration im Alltag mit der gewünschten Aktivitätenkonfiguration im Alltag übereinstimmt. Entsprechend dem Modell der Lebensbalance verweist eine hohe Kongruenz der Aktivitätskonfiguration auf ein ausgewogenes Leben. Wenn Menschen die Zeit, die sie für die meisten Aktivitäten aufwenden, als angemessen und richtig bewerten, steht dies für eine hohe Kongruenz. Das entspricht im Modell der Fähigkeitsdimension, Zeit und Energie zu organisieren, um Ziele und Erneuerung zu erreichen.

Die Äquivalenz der Aktivitätenkonfiguration (Oval B) ist die zweite Komponente einer Lebensbalance. Sie bezieht sich auf die Frage, inwieweit eine Person die vier im Modell identifizierten Bedürfnisdimensionen erfüllen kann. Hohe Äquivalenz bedeutet dabei, dass sie die Zeit, die sie in Aktivitäten der vier Bedürfnisdimensionen verbringt, als annähernd gleich

Tabelle 3-20: Identifizierte Kategorien zur Betätigungsbalance (in Anlehung an Dür et al, 2015, S. 10)

Nr	Kategorie
1	Biologischer Bedarf
2	Determinanten der Gesundheit +
3	Bestimmend oder wesentlich für die Lebenszufriedenheit
4	Dynamischer Zustand und laufender Prozess
5	Engagement in sinnvollen Betätigungen
6	Ausgewogenheit und Kongruenz der Betätigungen +
7	Subjektiv und individuell
8	* Fähigkeiten und Einschränkungen zur Anpassung von Betätigungen
9	* soziales, körperliches und geistiges Wohlbefinden
10	* Fähigkeiten und Herausforderungen +
11	* um sich selbst und andere kümmern
12	* gewählte und obligatorische Betätigung
13	* Harmonie und Konflikt zwischen Betätigungen
14	* Betätigungen, die (mehr o. weniger) für den Einzelnen und den soziokulturellen Kontext von Bedeutung sind +
15	* Fertigkeiten, Performanz, Rollen und Verantwortlichkeiten +
16	* verschiedene Betätigungsmuster und -bereiche +
17	* Betätigungsidentität, Beherrschbarkeit und Handhabbarkeit von Betätigungen
18	* anstrengende und erholsame Betätigung
19	* Zeitaufwand, Zeitaufwand, Zeitdruck, Tempo und/oder Rhythmus +

*: Eine Balance von ...

+: Kerndimensionen von Betätigungsbalance oder Lebensbalance, d.h. sie wurden in mehr als zwei Dritteln der Artikel identifiziert befriedigend erlebt. Nach Matuska und Christiansen (2009) stellt die Lebensbalance eine Überlappung zwischen Äquivalenz und Kongruenz dar. Damit fokussiert sich die Lebensbalance auf Aktivitätskonfigurationen als Mittel zur Erfüllung wichtiger Bedürfnisse. Das unterscheidet sie von anderen positiven Zuständen und deren Konstrukten wie Glück und Lebenszufriedenheit, die sich typischerweise mehr auf globale, subjektive Einschätzungen des Wohlbefindens konzentrieren.

Assessments zur Betätigungsbalance und Lebensbalance

Die Betätigungsbalance ist ein sich entwickelndes Konzept, das ein Verständnis seiner Komponenten und klinischen Implikationen erfordert (Yu et al., 2018). Verschiedene Definitionen und Theorien stützen das Konzept. Sie prägen die Entwicklung von Assessments zur Betätigungsbalance und bedingen hier ebenso Unterschiede (Dür et al., 2015). In jüngster Zeit sind verschiedene theoretisch fundierte Instrumente zur Messung der Betätigungsbalance entwickelt worden, etwa von Forschern aus Schweden (Wagman et al., 2019) und Österreich (Dür et al., 2014). Diesen Instrumenten liegt jeweils ein bestimmtes theoretisches Verständnis des Konzeptes zugrunde. Außerdem greifen sie Kernkategorien als Indikatoren für Betätigungsbalance auf, die entsprechend operationalisiert worden sind.

Damit Ergotherapeut*innen ein geeignetes Instrument auswählen können, benötigen sie Informationen darüber, welche Dimensionen der Betätigungsbalance die verfügbaren Assessments jeweils abdecken. Bereits eine Studie von Dür et al. (2015) analysierte bestehende Instrumente, die weitgehend Betätigungsbalance adressieren. Dabei verfolgten die Forscher das Ziel, die Kongruenz zugrundeliegender Definitionen und Inhalte zu untersuchen. Auf der Basis von 20 Artikeln identifizierten sie nachstehende Kategorien zur Betätigungsbalance (vgl. **Tabelle 3-20**):

Wie die Arbeit von Dür et al. (2015) zeigt, lassen sich diverse Instrumente voneinander unterscheiden, welche die Kategorien zur Betätigungsbalance in unterschiedlichem Umgang aufgreifen. Die Kategorien können bei der Auswahl eines Instruments berücksichtigt werden und bestimmend sein.

Ausgewählte Instrumente für die Ergotherapie

Die **Tabelle 3-21** zeigt eine exemplarische Auswahl von Assessments, mit denen Ergotherapeut*innen die Betätigungsbalance bzw. Lebensbalance ihrer Klient*innen erheben können. Hierbei sind der Occupational Balance Questionnaire (OBQ 11) (Håkansson et al., 2019) und der Life Balance Inventory (LBI) (Matuska, 2012) Instrumente, die bereits im Zusammenhang mit Fragestellungen der Gesundheitsförderung und Prävention Anwendung finden. In die Entwicklung des Occupational Balance Questionnaire (OB-Quest) (Dür et al., 2014) wurden Perspektiven von gesunden und erkrankten Personen einbezogen, so dass der Fragebogen auf die Auswirkungen des Gesundheitszustandes eingeht. Das Meaningful Activity Wants and Needs Assessment (MAWNA) (Eakman, 2013) gibt Aufschluss darüber, wie ausgewogen sich jemand in bedeutungsvollen Aktivitäten engagiert und wo weiterer Bedarf besteht. Es nutzt einen subjektiven Erhebungsfokus, der mit Wohlbefinden (d.h. Lebenszufriedenheit, Vorhandensein von Sinn im Leben und Erfüllung psychologischer Grundbedürfnisse) korreliert (Eakman, 2016). Im Erfassen der Betätigungsbalance können die nachstehenden Instrumente einzeln, in Kombination oder auch erweitert um das Zeitnutzungsprotokoll (Dür et al, 2015) eingesetzt werden.

Ergotherapeut*innen stehen somit verschiedene Assessments zur Verfügung, die im Rahmen einer betätigungszentrierten Datenerhebung als Selbsteinschätzungsinstrumente von Klient*innen genutzt werden können. Leitend

Tabelle 3-21: Assessments zur Erhebung von Betätigungs- und Lebensbalance

Occupational Balance Questionnaire [OBQ11] (Håkansson et al., 2019)	Occupational Balance-Questionnaire [OB-Quest] (Dür et al, 2015)	Meaningful Activity Wants and Needs Assessment [MAWNA]	Life Balance Inventory [LBI] (Matuska, 2012)
• Selbsteinschätzungs- und Screeninginstrument • 11 Items erfassen die Zufriedenheit bzgl. der Anzahl und Variation von Betätigungen kann sowohl für das Assessment bei Einzelpersonen oder Personengruppen eingesetzt werden • Kombination mit dem LBI (Matuska, 2012) als auch dem Occupational Value Assessment (Eklund et al., 2009) wird von den Autor*innen aufgezeigt • Deckt die Kategorien 6, 11, 12, 16, 17, 18, 19 ab	• Selbsteinschätzungsinstrument • 10 Items adressieren Komponenten des Betätigungsgleichgewichts: Ausgewogenheit der Betätigungen, Auswirkungen des Gesundheitszustandes sowie die Anpassung der Aktivitäten an veränderte Lebensbedingungen und Aktivitäten • Deckt die Kategorien 6, 7, 8, 10, 11, 12, 16, 18, 19 ab	• Selbsteinschätzungsinstrument • erfasst den Bedarf an sinnvollen Betätigungen • 21 Items fokussieren hinsichtlich der Betätigung und Life-Balance drei Faktoren: Kompetenz und Zielerreichung, Vergnügen und Genuss sowie Bedeutungen sozialer Verbundenheit • Deckt die Kategorien 2, 9, 11, 15, 16, 18, 19 ab (vgl. Dür et al, 2015: 10)	• Selbsteinschätzungsinstrument • basiert auf dem Life Balance Model [LBM] (Matuska & Christiansen, 2008) • LBI misst die wahrgenommene Balance zwischen den vier bedürfnisbasierten Dimensionen des LBM (Gesundheit, Beziehungen, Herausforderung, Identität) • Das LBI umfasst 53 Items, die Aktivitäten repräsentieren, in denen Menschen in westlichen Kulturen tätig sind • Deckt die Kategorien 9, 10, 11, 12, 14, 15, 16, 17, 19 ab (vgl. Dür et al, 2015: 10)

ist hierbei zum Beispiel die Frage, inwieweit die Betätigungen einer Person zu einem Lebensstil führen, der aus dem Gleichgewicht gerät und durch Funktionsstörungen gekennzeichnet ist. Die selbsteinschätzende und prüfende Sicht von Klient*innen auf ihre Betätigungen in der jeweiligen Lebenskonstellation wird in diesem Zusammenhang auf mögliche Veränderungen reflektiert:

Fallbeispiel

Herr Seuter ist 56 Jahre alt. Er arbeitet von jeher gerne und viel, so dass er mittlerweile eine verantwortungsvolle Position erreicht hat. Seit zwei Jahren allerdings geht ihm die Arbeit nicht mehr so leicht von der Hand. Er fühlt sich oft müde, leer und erschöpft, so dass er sich entsprechend mehr zwingen muss. In seiner Arbeit erlebt er sich unkonzentriert, verlangsamt und leistungsvermindert. Zudem ist seine betagte Mutter erkrankt, die viel Aufmerksamkeit braucht, nachdem sie ins Pflegeheim gekommen ist.

Auch eines seiner Kinder macht ihm Sorgen, da es noch keine Lehrstelle gefunden hat. Seine Frau wirft ihm vor, kaum noch etwas mit ihr zu unternehmen und immer weniger zu sprechen. Herr Seuter konsultierte seinen Hausarzt im letzten Jahr vermehrt wegen unterschiedlicher Beschwerden, u.a. wegen Herzrasen, Ohrgeräuschen oder plötzlich auftretendem Schwindel. Da der Arzt den Grund für die wechselhaften Beschwerden nicht finden konnte, riet er ihm zu einer psychotherapeutischen Behandlung. Als sich der Zustand von Herrn Seuter weiter zuspitzt – er denkt viel über sich nach, trinkt regelmäßig Alkohol gepaart mit risikoreichem Handeln – begibt er sich in stationäre psychiatrische Behandlung mit der Diagnose „psychophysische Erschöpfung bei Arbeitsplatzproblematik, arterieller Hypertonie und Tinnitus".

Im ergotherapeutischen Erstgespräch wird deutlich, dass Herr Seuter seinen aktuellen Lebensstil hinterfragt und nach Anhaltspunkten für Veränderung sucht. Die Ergotherapeutin schlägt ihm das Meaningful Activity Wants and Needs Assessment zur Selbsteinschätzung der aktuellen alltäglichen Betätigungen und Aktivitäten vor. Anhand einer Vier-Punkte-Skala von 0 bis 3 bewertet Herr Seuter seine aktuelle Betätigungs- und Aktivitätserfahrungen mittels 21 Items und prüft hierbei, inwieweit er das Gefühl hat, dass er in seinem Leben mehr von diesen Erfahrungen benötigt. In einem anschließenden Gespräch mit der Ergotherapeutin bespricht Herr Seuter anhand des Assessments folgende Items, die er mit einer 3 bewertet hat. Es handelt sich dabei also um Betätigungs- und Aktivitätserfahrungen, die er in seinem Leben verstärken möchte:

- 6: Die Dinge, die ich tue, helfen mir, mich zu entspannen.
- 10: Die Dinge, die ich tue, beinhalten Aktivitäten, die ich frei gewählt habe.
- 11: Die Dinge, die ich tue, helfen mir, spielerisch zu sein.
- 19: Die Dinge, die ich tue, helfen mir, Ruhe und Frieden zu finden.
- 20: Die Dinge, die ich tue, erfüllen mich persönlich.

Gemeinsam eruiert die Ergotherapeutin mit Herrn Seuter, welche möglichen Betätigungen sowie Aktivitäten diese Bedürfnisse adressieren. Dabei betrachten beide auch, welche Veränderungen im Alltag von Herrn Seuter erforderlich sind, um diesen Imbalancen entgegenzuwirken. Hierzu knüpfen sie an das Betätigungsprofil von Herrn Seuter an. Mögliche neue Aktivitäten werden identifiziert und von Herrn Seuter erkundet. Veränderungsschritte sowie konkrete Überlegungen, wie diese in den Alltag implementiert werden können, sind weitere therapeutische Themen im Verlauf. Hierzu entwirft Herr Seuter beispielsweise einen Wochenplan. Indem er sich prüfend mit seinen Alltagsbetätigungen und neuen Aktivitäten auseinandersetzt, kann er solche Aktivitäten zur Ruhe, Aktivierung, Anstrengung und Regeneration ausgewogen in seinem Tagesverlauf abbilden.

Ebenso kann es wichtig sein, dass Ergotherapeut*innen die Betätigungsbalance von Klient*innen im Zusammenhang mit einer Erkrankung und dem Krankheitsmanagement berücksichtigen. Hierbei sind die Auswirkungen des Gesundheitszustandes und die damit einhergehende Anpassung von Aktivitäten an veränderte Lebensbedingungen von Interesse. Im Fokus der ergotherapeutischen Datenerhebung steht beispielsweise das individuelle Balanceschema einer Person, welches im Krankheitsmanagement berücksichtigt werden soll.

Fallbeispiel

Die 56 Jahre alte Frau Christo stellt sich nach einer stationären Behandlung einer rheumatoiden Arthritis mit einer Verordnung für Ergotherapie in einer Praxis vor. Frau Christo berichtet im Erstgespräch von ihrer Arbeit als Erzieherin. Dabei äußert sie große Sorgen, ob und wie sie ihren Beruf perspektivisch mit Einschränkungen ihrer Hände weiter ausüben kann. Sie hat durch ihren stationären Aufenthalt und die damit verbundene Rheumakonferenz viel über ihre Erkrankung erfahren und weiß, dass gerade Hilfsmittel und Gelenkschutz eine Unterstützung darstellen und ihr im Beruf nutzen könnten.

In der Eingangsdiagnostik legt der Ergotherapeut den Fokus auf die alltäglichen Tätigkeiten in den Bereichen Selbstversorgung, Beruf und Freizeit sowie damit verbundene Alltagsbelastungen. In diesem Zusammenhang setzt er auch den Occupational Balance Questionaire OB-Quest ein. Das Ziel ist es, gemeinsam mit Frau Christo ein individuelles Gelenkschutzprogramm zu erarbeiten, sie bezüglich Hilfsmittel und Strategien für ihren Alltag zu beraten und ggf. eine Schienenversorgung vorzunehmen. Hierbei kann es von Bedeutung sein, Aufgabenbelastungen, Ruhezeiten und ein Zeitmanagement anzusprechen.

Im Fragebogen zur Betätigungsbalance stuft Frau Christo mittels einer Drei-Punkte-Skala nachstehende Fragen ein:

1. Finden Sie Ihre Tätigkeiten in ihrem Alltag generell als unterfordernd?
2. Finden Sie Ihre Tätigkeiten in ihrem Alltag generell als überfordernd?
3. Erhalten Sie ausreichend Anerkennung für Ihre Tätigkeiten in Ihrem Alltag?
4. Wie oft erleben Sie ihren Alltag als zu stressüberladen?
6. Haben Sie ausreichend Ruhe?
7. Haben Sie ausreichend Schlaf?
8. Haben Sie ausreichend Abwechslung von verschiedenen Tätigkeiten, die Sie durchführen? (z.B. Haben Sie eine Mischung aus aktiven Tätigkeiten und Tätigkeiten, bei denen Sie hauptsächlich sitzen, oder stillstehen)?
9. Wie gut können Sie Ihre Tätigkeiten im Alltag an veränderte Lebensumstände anpassen, wie beispielsweise eine Veränderung des Gesundheitszustandes?
10. Wie gut können Sie Ihre Tätigkeiten im Alltag an veränderte Lebensumstände anpassen, wie beispielsweise eine Veränderung ihrer Berufstätigkeit oder des Beschäftigungsstatus?

In der Planung der Intervention greift der Ergotherapeut in einem Gespräch mit Frau Christo die Bewertung des OB-Quest auf. Dabei betrachten beide das individuelle Balanceschema im persönlichen Betätigungsprofil. Gemeinsam überlegen sie, inwieweit dieses Balanceschema der Gesundheit und dem Wohlbefinden der Klientin dient. So erörtern sie beispielsweise die Frage, welche aufgabenbezogene Anstrengung Frau Christo während ihrer Aktivitäten in den Bereichen Arbeit, Freizeit und Selbstversorgung erlebt. Hierbei beleuchten sie auch die Balance zwischen einzelnen Betätigungen und Aktivitäten sowie deren körperlichen und regenerativen Eigenschaften. So gewinnen sie Anhaltspunkte dafür, wie die zukünftige Tagesplanung von Frau Christo aussehen kann. Außerdem erörtern sie Möglichkeiten der Modifikation von Betätigungen und Aktivitäten, die sich im weiteren Behandlungsprozess trainieren lassen.

Die Erhebung der Betätigungsbalance folgt einem betätigungsfokussierten Assessment (vgl. Kap. 1.1). Dies ist angezeigt, wenn Klient*innen ihre alltäglichen Betätigungen als unbefriedigend empfinden und/oder bestehende Betätigungsmuster ihre Teilhabe beeinträchtigen. Ebenso bietet sich die Ermittlung der Betätigungsbalance an, wenn vorhandene Betätigungsmuster der Aufrechterhaltung oder Herstellung einer physiologischen Gesundheit sowie zufriedenstellenden Identität entgegenlaufen. In solchen Fällen kann die Betätigungsbalance den primären Interventionsfokus bilden, etwa im Zusammenhang mit psychiatrischen Erkrankungen, wie einer Erschöpfungsdepression oder dem Burnout-Syndrom. Die Betätigungsbalance kann zudem bei Klient*innen mit chronischen Erkrankungen eine hervorgehobene Rolle spielen. Insbesondere, wenn das Krankheitsmanagement Auswirkungen auf die Alltagsgestaltung hat.

Ein Assessment der Betätigungs- und Lebensbalance ermöglicht es Ergotherapeut*innen, gemeinsam mit ihren Klient*innen die Ausgangslage rund um bestehende Imbalancen und daraus resultierende Veränderungsperspektiven zu klären. Auf dieser Grundlage können sie etwa besprechen, welche Ausgewogenheit zwischen den verschiedensten Kategorien von Betätigung besteht, wie Klient*innen ihre Zeit einteilen und welche Qualität ihr Betätigungsengagement besitzt. Ein Assessment der Betätigungs- und Lebensbalance kann also die Zusammenarbeit von Ergotherapeut*innen und Klient*innen bereichern, indem es ihnen wichtige Informationen liefert und ein tieferes Verständnis von Betätigungs-Imbalancen ermöglicht. Dabei gibt es insbesondere Aufschluss darüber, wie Klient*innen die Organisation und Gestaltung ihrer täglichen Aktivitäten erleben. Im Rahmen der ergotherapeutischen Interventionen können Ergotherapeut*innen und Klient*innen daran anknüpfen, indem sie Veränderungen herbeiführen und/oder hilfreiche Strategien entwickeln, damit Klient*innen ihre Betätigungen als harmonisch und zusammenhängend erleben.

Literatur

Adam, P. (2008). Pilotprojekt eines ergotherapeutischen Arbeitsplatzprogramms „Gesundes Verhalten am Arbeitsplatz". In K. Köhler & F. Steier-Mecklenburg (Eds.), *Arbeitstherapie und Arbeitsrehabilitation* (pp. 205–210). Stuttgart: Thieme.

Anaby, D., Jarus, T., Backman, C. L. & Zumbo, B.D. (2010). The Role of Occupational Characteristics and Occupational Imbalance in Explaining Well-being. *Applied Research Quality Life, 5*, 81–104. https://doi.org/10.1007/s11482-010-9094-6

Backman, C.L. (2010). Occupational balance and well-being. In C.H. Christiansen & E.A. Townsend (Eds.), *Introduction to occupation: The art and science of living* (2nd ed., pp. 231–249.). Upper Saddle River, NJ: Pearson.

Backman, C.L. (2004). Occupational balance: Exploring the relationships among daily occupations and their influence on well-being. *Canadian Journal of Occupational Therapy/Revue Canadienne D'Ergothérapie, 71*, 202–209. https://doi.org/10.1177/000841740407100404

Christiansen, C.H. (1996). Three perspectives on balance in occupation. In R. Zemke & F. Clark (Eds.), *Occupational science: The evolving discipline* (pp. 431–451). Philadelphia: F.A. Davis.

Christiansen, C.H. & Matuska, K.M. (2006). Lifestyle Balance: A Review of Concepts and Research. *Journal of Occupational Science, 13*(1), 49–61. https://doi.org/10.1080/14427591.2006.9686570

Eakman, A.M. (2016). A Subjectively-Based Definition of Life Balance using Personal Meaning in Occupation. *Journal of Occupational Science, 23*, 108–127. https://doi.org/10.1080/14427591.2014.955603

Eakman, A.M. (2013). The meaningful activity wants and needs assessment (MAWNA): A new perspective on life balance. *Journal of Occupational Science, early online*, (2), 1 - 18. https://doi.org/10.1080/14427591.2013.769405

Edgelow, M. & Krupa, T. (2011). Randomized controlled pilot study of an occupational time-use intervention for people with serious mental illness. *American Journal of Occupational Therapy, 65*, 267–276. https://doi.org/10.5014/ajot.2011.001313

Eklund, M., Leufstadius, C. & Bejerholm, U. (2009). Time Use among People with Psychiatric Disabilities: Implications for Practice. *Psychiatric Rehabilitation Journal, 32*, 177–191. https://doi.org/10.2975/32.3.2009.177.191

Eklund, M., Orban, K., Argentzell, E., Bejerholm, U., Tjörnstrand, C., Erlandsson, L. & Håkansson, C. (2017). The linkage between patterns of daily occupations and occupational balance: Applications within occupational science and occupational therapy practice. *Scandinavian Journal of Occupational Therapy, 24*, 41–56. https://doi.org/10.1080/11038128.2016.1224271

Dür, M., Steiner, G., Fialka-Moser, V., Kautzky-Willer, A., Dejaco, C., Prodinger, B., Stoffer, M.A., Binder, A., Smolen, J. & Stamm, T.A. (2014). Development of a new occupational balance-questionnaire: incorporating the perspectives of patients and healthy people in the design of a self-reported occupational balance outcome instrument. *Health and Quality of Life Outcomes, 12*, 1–18.

Dür, M., Unger, J., Stoffer, M., Drăgoi, R., Kautzky-Willer, A., Fialka-Moser, V., Stoffer, M.A., Binder, A., Smolen, J. & Stamm, T.A. (2015). Definitions of occupational balance and their coverage by instruments. *British Journal of Occupational Therapy, 78*, 4–15. https://doi.org/10.1177/0308022614561235

Forhan, M. & Backman, C. (2010). Exploring occupational balance in adults with rheumatoid arthritis. *OTJR: Occupation, Participation, and Health, 30*, 133–141. https://doi.org/10.3928/15394492-20090625-01

Hammell, K.W. (2004). Dimensions of Meaning in the Occupations of Daily Life. *Canadian Journal of Occupational Therapy, 71*(5), 296–305. https://doi.org/10.1177/000841740407100509

Håkansson, C. & Ahlborg, G. (2017). Occupational imbalance and the role of perceived stress in predicting stress-related disorders. *Scandinavian Journal of Occupational Therapy, 25*, 278–287. https://doi.org/10.1080/11038128.2017.1298666

Håkansson, C., Wagman, P. & Hagell, P. (2019). Construct validity of a revised version of the occupational balance questionnaire. *Scandinavian Journal of Occupational Therapy, 27*(6), 441–449. https://doi.org/10.1080/11038128.2019.1660801

Larivie`re, N., Levasseur, M. & Boisvert, J. (2013, May). *Life balance of adults and seniors with and without disabilities*. Canadian Association of Occupational Therapists Conference, Victoria, BC.

Matuska, K.M. & Christiansen, C.H. (2008). A proposed model of lifestyle balance. *Journal of Occupational Science, 15*(1), 9–19. https://doi.org/10.1080/14427591.2008.9686602

Matuska, K. & Christiansen, C. (Eds.). (2009). *Life balance: Multi-disciplinary theories and research*. Washington, DC: Slack, AOTA Press.

Matuska, K. (2012). Validity Evidence of a Model and Measure of Life Balance. *OTJR: Occupation, Participation and Health, 32*, 229–237. https://doi.org/10.3928/15394492-20110610-02

Matuska, K., Bass, J. & Schmitt, J.S. (2013). Life balance and perceived stress: predictors and demographic profile. *OTJR: Occupation, Participation and Health, 33*(3), 146–158. https://doi.org/10.3928/15394492-20130614-03

Meyer, A. (1922). The philosophy of occupation therapy. *American Journal of Physical Medicine & Rehabilitation, 1*(1), S. 1–10.

Moll, S., Gewurtz, R., Krupa, T., Law, M., Larivière, N. Levasseur, M. & Berding, J. (2018). „Do-Live-Well“: Ein kanadisches Framework zur Förderung von Betätigung, Gesundheit und Wohlbefinden. *ergoscience, 13*, 156–166.

Pentland, W. & McColl, M.A. (2008). Occupational Integrity: Another Perspective on „Life Balance.“ *Canadian Journal of Occupational Therapy, 75*(3), 135–138.

Reeck, N. (2020). *Betätigungsbalance aus der Perspektive von Schülerinnen und Schülern der siebten Klasse* (Unveröffentlichte Masterarbeit). Hochschule für angewandte Wissenschaft und Kunst - HAWK.

Roth, R. (2009). Energie optimal einteilen bei Fatique. *ergopraxis, 2*, 18–21. https://doi.org/10.1055/s-0030-1254431

Sheldon, K.M., Cummins, R. & Kamble, S. (2010). Life balance and well-being: Testing a novel conceptual and measurement approach. *Journal of Personality, 78*, 1093–1134.

Wada, M., Backman, C. & Forwell, S.J. (2010). Theoretical perspectives of balance and the influence of gender ideologies. *Journal of Occupational Science, 17*, 92–103. https://doi.org/10.1080/14427591.2010.9686680

Wagman, P. (2012). *Conceptualizing life balance from an empirical and occupational therapy perspective* (Dissertation). School of Health Sciences, Jönköping University, Jönköping. https://www.diva-portal.org/smash/get/diva2:479749/FULLTEXT01.pdf

Wagman, P., Björklund, A., Håkansson, C., Jacobsson, C. & Falkmer, T. (2011). Perceptions of life balance among a working population in Sweden. *Qualitative Health Research, 21*, 410–418. https://doi.org/10.1177/1049732310379240

Wagman, P. & Håkansson, C. (2019). Occupational balance from the interpersonal perspective. A scoping review. *Journal of Occupational Science, 26*, 537–545. https://doi.org/10.1080/14427591.2018.1512007

Wagman, P. & Håkansson, C. (2014). Introducing the occupational balance questionnaire (OBQ). *Scandinavian Journal of Occupational Therapy, 21*, 227–231. https://doi.org/10.3109/11038128.2014.900571

Wagman, P., Håkansson, C. & Björklund, A. (2012). Occupational balance as used in occupational therapy: A concept analysis. *Scandinavian Journal of Occupational Therapy, 19*, 322–327. https://doi.org/10.3109/11038128.2011.596219

Wagman, P., Håkansson, C. & Jonsson, H. (2015). Occupational Balance. A Scoping Review of Current Research and Identified Knowledge Gaps.

Journal of Occupational Science, 22, 160–169. https://doi.org/10.1080/14427591.2014.986512

Wagman, P., Håkansson, C., Matuska, K., Björklund, A. & Falkmer, T. (2012). Validating the Model of Lifestyle Balance on a Working Swedish Population. *Journal of Occupational Science, 19*, 106–114. https://doi.org/10.1080/14427591.2011.575760

Weiß, K. & Marotzki, U. (2016). Präventive Ansätze in der Ergotherapie. In S. Pohlmann (Ed.), *Alter und Prävention* (pp. 181–196). Berlin: Springer. https://doi.org/10.1007/978-3-658-11991-1_8

Westhorp, P. (2003). Exploring Balance as a Concept in Occupational Science. *Journal of Occupational Science, 10*(2), 99–106. https://doi.org/10.1080/14427591.2003.9686516

Wilcock, A., Chelin, M., Hall, M., Hamley, N., Morrison, B., Scrivener, L., Townsend, M. & Treen, K. (1997). *The relationship between occupational balance and health: a pilot study*. Occup. Ther. Int., 4, 17–30.

Yazdani, F., Harb, A., Rassafiani, M., Nobakht, L. & Yazdani, N. (2018). Occupational therapists' perception of the concept of occupational balance. *Scandinavian journal of occupational therapy, 25*(4), 288–297 https://doi.org/10.1080/11038128.2017.1325934.

Yu, Y., Manku, M. & Backman, C.L. (2018). Measuring occupational balance and its relationship to perceived stress and health: Mesurer l'équilibre occupationnel et sa relation avec le stress perçus et la santé. Canadian Journal of Occupational Therapy. *Revue canadienne d'ergotherapie, 85*, 117–127. https://doi.org/10.1177/0008417417734355

Zuzanek, J. (2011). Work, occupation and leisure. In C.H. Christiansen & E. Townsend (Eds), *Introduction to occupation: The art and science of living* (2nd ed., pp. 259–281.). New Jersey: Pearson Education.

Weiterführende Literatur

Backman, C.L. (2010). Occupational balance and well-being. In C.H. Christiansen & E.A. Townsend (Eds.), *Introduction to occupation: The art and science of living (2nd. ed.)*, pp. 231–249. Upper Saddle River, NJ: Pearson.

Christiansen, C.H., Matuska, K., Polatajko, H. & Davis, J. (2009). Life Balance. Evolving the Concept. In K.M. Matuska & C.H. Christiansen (Eds.), *Life balance. Multidisciplinary theories and research* (pp. 3–12). Thorofare, NJ: SLACK Inc.

Wagman, P. & Håkansson, C. (2014a). Exploring occupational balance in adults in Sweden. *Scandinavian Journal of Occupational Therapy, 21*, 415–420. https://doi.org/10.3109/11038128.2014.934917

Wagman, P. & Håkansson, C. (2014b). Introducing the Occupational Balance Questionnaire (OBQ). *Scandinavian Journal of Occupational Therapy, 21*, 227–231. https://doi.org/10.3109/11038128.2014.900571

4 Assessments einführen und überblicken

4.1 Assessmentprozess: Implementierung von Assessments in die praktische Arbeit

David Wild

Für Ergotherapeut*innen ist es nicht nur wichtig, verschiedene Assessments und deren Möglichkeiten sowie Ziele zu kennen. Ebenso relevant ist es, sich mit den Basisprinzipien des Einsatzes von Assessments in die alltägliche Praxis auseinanderzusetzen. So sollen Tests nicht nur „des Testens wegen" eingesetzt werden, sondern erfüllen im Therapieprozess verschiedene Funktionen. An erster Stelle dienen sie dazu, neue Informationen zum jeweiligen Fall zu sammeln und auf dieser Basis fundierte Entscheidungen für den weiteren Therapieverlauf zu treffen. Gleichzeitig kann der Einsatz von hochwertigen Assessments dabei helfen, den Verlauf und die Effektivität einer Behandlung zu überwachen (George, 2012). Nach den Regelungen des Sozialgesetzbuches gilt für alle vom Heilmittelerbringer geleisteten Maßnahmen, dass diese „ausreichend, zweckmäßig und wirtschaftlich sein [müssen]" (Bundesministerium für Justiz und Verbraucherschutz, 2020). Durch den Einsatz von Assessments und die regelmäßige Evaluation der Behandlungen können Therapeut*innen ihre Behandlungsmaßnahmen gegenüber Ärzt*innen und Krankenkassen begründen.

10-Schritte-Plan

Um Assessments für die jeweiligen Aufgaben passend einsetzen zu können, ist es wichtig, diese gezielt auszuwählen. Beurskens, van Peppen, Swinkels, Vermeulen & Wittink (2020) haben einen 10-Schritte-Plan entwickelt (vgl. **Abbildung 4-1**), mit dessen Hilfe die verschiedenen Disziplinen im Gesundheitswesen ihre Arbeit mit Assessments strukturieren können. Dieser Plan und seine zehn Schritte werden im Folgenden vorgestellt und an Hand eines konkreten Beispiels veranschaulicht.

Die ersten sieben Schritte dieses Modells richten sich auf die Frage, wie Therapeut*innen relevante Assessments für ihre alltägliche Berufspraxis auswählen können. Die Schritte 8 und 9 beschreiben, wie sie Assessments konkret im Alltag einsetzen können und welcher Nutzen sich daraus ergibt – für die Therapeut*innen, das Behandlungsteam und die individuellen Klient*innen. Der letzte Schritt dient schließlich der Reflexion darüber, wie der Einsatz der Assessments im Berufsalltag organisiert und kontinuierlich kontrolliert werden kann.

Ziel bei allen Schritten ist es, die Auswahl einzelner Assessments auf Basis festgelegter Kriterien bzw. Entscheidungen zu treffen und sich hierdurch bewusster für oder gegen deren Einsatz zu entscheiden. So sollten beispielsweise auch Tests, die schon jahrelang angewandt werden, auf ihre Funktion und ihren Nutzen hin überprüft werden. Gleiches gilt für die Auswahl neuer diagnostischer Instrumente, die in der jeweiligen Einrichtung bisher noch keine Verwendung gefunden haben.

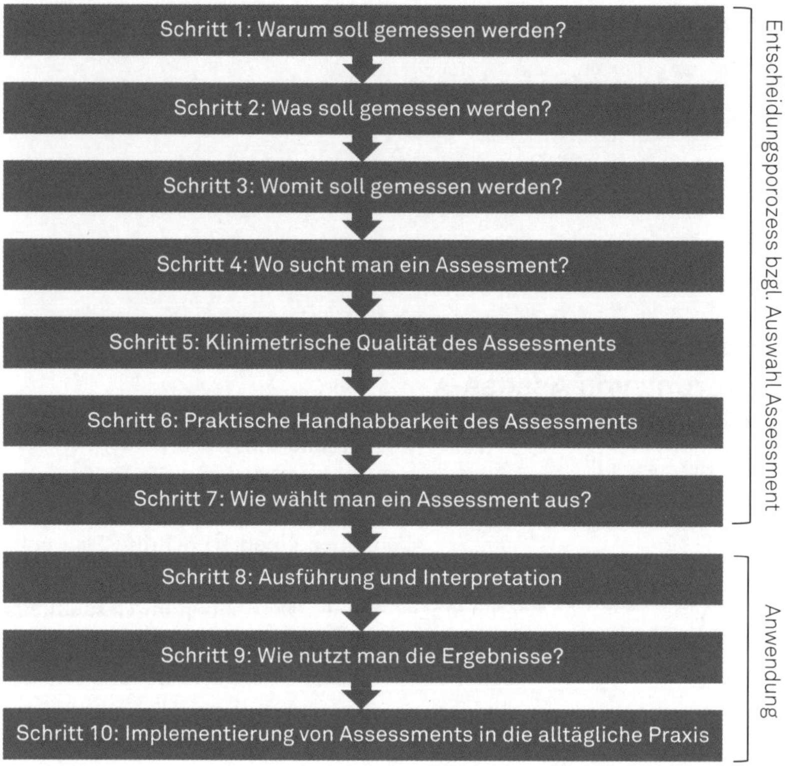

Abbildung 4-1: Ablauf des Einsatzes von Assessments (in Anlehnung an Beurskens et al., 2020, S. 7)

4.1.1 Schritt 1: Warum soll gemessen werden?

Prinzipiell kann die Ausführung eines Assessments – wie bereits oben erwähnt – mehreren Zielen dienen. Hierzu zählen zum Beispiel das Erstellen einer individuellen Betätigungsanalyse oder die Überprüfung und Sicherung der Behandlungsqualität. Im ersten Schritt des Modells wird entschieden, welchem konkreten Ziel das oder die Assessment(s) im Therapieprozess dienen sollen. Dabei können zum Beispiel die verschiedenen Niveaus der niederländischen ergotherapeutischen Kompetenzen als Orientierung dienen (Le Granse et al., 2019).

Die ersten Kompetenzen (Screenen, Inventarisieren und Analysieren, Behandeln und Begleiten, Beraten, Stützen und Stärken) gelten hierbei als klientenorientiert (Le Granse et al., 2019). Denn sie fokussieren sich auf die Interaktion zwischen Therapeut*innen und Klient*innen bzw. deren Angehörigen. Dabei sammeln die Therapeut*innen insbesondere beim Inventarisieren und Analysieren vielfältige Informationen über die Person und ihre jeweilige Umgebung. Diese benötigen sie auch, um anschließend eine Betätigungsanalyse durchführen sowie einen Behandlungsplan erstellen und realisieren zu können. Geeignete Assessments unterstützen diesen Prozess, indem sie neue Informationen inventarisieren und den Therapeut*innen zugänglich machen.

Sollen Assessments im Rahmen der organisationsorientierten Kompetenzen (Zusammenarbeiten, Organisieren, Unternehmerisch tätig sein, Qualität gewährleisten) (Le Granse et al., 2019) eingesetzt werden, dienen sie vorrangig dazu, die Qualität einer Behandlung bzw. einer Einrichtung zu überprüfen. Durch den regelmäßigen Einsatz von Assessments bei bestimmten Klient*innengruppen können Behandlungsverläufe verglichen und Erfolgs- bzw. Risikofaktoren beschrieben werden. Hierdurch lassen sich die individuellen Fortschritte der Klient*innen objektivieren und der Erfolg der Behandlungsmethode darstellen. Des Weiteren kann die Einrichtung auf Basis dieser Daten die Behandlungsqualität sichern sowie in der Zusammenarbeit mit Krankenkassen und anderen Parteien im Gesundheitswesen Rechenschaft über interne Abläufe ablegen. Der Assessmenteinsatz kann zudem dazu beitragen, das Verhältnis von Kosten und Nutzen einer Behandlung kritisch zu reflektieren, wie auch die Frage nach einem angemessenen Ressourceneinsatz. Mit Blick auf die Kompetenz „Zusammenarbeiten" lässt sich im Rahmen eines interdisziplinären Teams abstimmen, welche Berufsgruppe auf welche Art und Weise zur Befunderhebung beitragen kann/soll. Neben der Ergotherapie werden beispielsweise auch im Rahmen der Psychologie oder der Physiotherapie Assessments ausgeführt, die sich inhaltlich teilweise überschneiden. So kann etwa ein Konzentrationstest sowohl innerhalb der Ergotherapie als auch innerhalb der Psychologie eingesetzt werden. Während Psycholog*innen die Testergebnisse in der Regel vor dem Hintergrund der zugrundeliegenden neurologischen Prozesse und möglichen Schwierigkeiten interpretieren (Prinz & Müsseler, 2008), richtet sich die ergotherapeutische Perspektive vorrangig auf die Bedeutung der Ergebnisse für das alltägliche Handeln der Klient*innen (Satink & Van de Velde, 2019). Solche Unterschiede gilt es beim Einsatz der Assessments und der Auswahl der ausführenden Berufsgruppe zu beachten.

Mit Blick auf die professionsbezogenen Kompetenzen (Forschen, Erneuern, Lehren, Lernen und Entwickeln, Le Granse et al., 2019) können Ergotherapeut*innen relevante Assessments natürlich auch im Rahmen von wissenschaftlichen Studien einsetzen. Indem sie die Daten verschiedener Klient*innen miteinander vergleichen, können sie Rückschlüsse auf die Effektivität von Behandlungsmethoden/-faktoren ziehen und so zum Beispiel einrichtungsintern neue Behandlungsleitfäden entwickeln und/oder einrichtungsübergreifend die medizinische Leitlinienarbeit unterstützen.

Während die einzelne Therapeut*innen weitestgehend selbstständig über den Assessment-Einsatz im individuellen Fall entscheiden, werden weitere Ziele in der Regel in Absprache mit der Einrichtungsleitung und anderen Berufsgruppen getroffen. Es ist jedoch wichtig zu beachten, dass die verschiedenen Ziele auch verschiedene Anforderungen an die Assessments und die ausführenden Therapeut*innen stellen können. Daher sollte das Ziel und somit das „Warum" eines Assessments geklärt sein, bevor die weiteren Schritte durchlaufen werden.

4.1.2 Schritt 2: Was soll gemessen werden?

Bevor die Auswahl für ein konkretes Assessment getroffen werden kann, sollte man sich überlegen, was genau dieses Instrument messen soll. Dabei gilt in jedem Fall, dass die ermittelten Informationen das „professionelle Reasoning" (Daniëls & Verhoef, 2019) im individuellen Behandlungsverlauf unterstützen sollten. Dieses beschreibt die Denk- und Entscheidungsprozesse, die Ergotherapeut*innen durchlaufen, um die Anliegen und Wünsche der Klient*innen zu inventarisieren bzw. zu erheben, Ziele zu setzen, einen Aktionsplan zu entwickeln und umzusetzen sowie die Behandlung zu evaluieren (Daniëls & Verhoef, 2019). Dabei kann sich die Zielsetzung zum Assessment-Einsatz je nach Therapiephase, Betätigungsanliegen und eventuell Krankheitsbild verändern.

Bei der Auswahl eines geeigneten Assessments können sich Ergotherapeut*innen an den einzelnen Komponenten der International

Classification of Functioning, Disability and Health (ICF, Deutsches Institut für Medizinische Dokumentation und Information, 2005) orientieren.

In Abhängigkeit von den bereits bekannten Daten können Therapeut*innen einen oder mehrere Bereiche auswählen, zu denen sie gezielt weitere Informationen sammeln möchten. Hierdurch können sie die Auswahl relevanter Assessments eingrenzen und das Ziel der Evaluation verdeutlichen. Stehen beispielsweise bei einem Kind Umweltfaktoren im Fokus, die den Schulalltag beeinflussen, so könnte die Durchführung des School Setting Interviews (SSI) (Kielhofner et al., 2012) sinnvoll sein. Für eine Beurteilung von alltäglichen Schulaktivitäten und den zugrundeliegenden motorischen und prozesshaften Fertigkeiten würde sich etwa das School AMPS (Fisher et al., 2007) eignen. Somit hängt die Auswahl eines passenden Assessments auch davon ab, welche Informationen den Therapeut*innen bereits vorliegen und welcher Behandlungsschwerpunkt sich herauskristallisiert.

Es können auch ergotherapeutische Modelle wie z. B. das Model of Human Occupation (MOHO) (Taylor, 2017) oder das Canadian Model of Occupational Performance and Engagement (CMOP-E) (Polatajko et al., 2007) als Bezugsgrundlage dienen, um den Messbereich des Assessments zu definieren. Die ICF erweist sich jedoch als vorteilhaft, da verschiedene Datenbanken (u. a. die Assessmentdatenbank des DVE) diese als System zur Kategorisierung der Assessments verwenden. Weitere mögliche Auswahlkriterien sind die Art des Krankheitsbildes und/oder die hiermit zusammenhängenden Bezugsrahmen. Nutzen Ergotherapeut*innen etwa den biomechanischen oder neurophysiologischen Bezugsrahmen aus dem medizinischen Bezugssystem, wählen sie eher Assessments aus, die Informationen über Körperfunktionen und -strukturen ermitteln. Hierzu gehören beispielsweise Messinstrumente zur Überprüfung von Kraft oder Bewegungsausmaß. Der Einsatz eines humanistischen Bezugsrahmens führt hingegen zu einer ganzheitlichen Betrachtung von Person und Umgebung und damit zum Einsatz von Assessments, die auch diese Bereiche abdecken (Kinébanian & Logister-Proost, 2019).

4.1.3 Schritt 3: Womit soll gemessen werden?

In diesem Schritt entscheiden Therapeut*innen, was für eine Art von Assessment eingesetzt werden soll. Im Kapitel 1.1 wurden bereits verschiedene Arten von Assessments vorgestellt.

Zunächst besteht die Möglichkeit, zwischen dem Einsatz **generischer oder spezifischer Assessments** zu unterscheiden: während sich generische Instrumente bei verschiedenen Klient*innengruppen mit dem gleichen Ziel einsetzen lassen, sind spezifische Assessments auf verschiedene Krankheitsbilder, Anwendungsbereiche oder Gruppen zugeschnitten. Generische Assessments sind hierdurch flexibler bzw. breiter einsetzbar. Dies bietet gerade zu Beginn der Evaluationsphase einen Vorteil, wenn die genauere Problematik der Klient*innen noch unklar ist. Generische Assessments können somit helfen, nötige Informationen zu sammeln, um eine erste Übersicht über die Betätigungsanliegen zu erhalten und so eine fundierte Entscheidung für den weiteren Assessmentprozess treffen zu können. Es besteht jedoch die Gefahr, dass bei der Ausführung generischer Assessments auch Daten erhoben werden, die für das Individuum weniger relevant sind (Kloek & Wittink, 2020). Die Therapeut*innen stellen hierdurch möglicherweise Fragen, die nicht beantwortet werden können oder deren Informationen für die weitere Behandlung nicht zwingend notwendig sind.

Bei der Auswahl spezifischer Assessments müssen Therapeut*innen stärker auf die Zielgruppe und das Einsatzgebiet achten. Dies erschwert möglicherweise die Auswahl; es lassen sich aber auch gezieltere und tiefergehende

Informationen ermitteln. Idealerweise bedeutet dies für Klient*innen, dass ihre konkreten Anliegen mehr im Mittelpunkt des Prozesses stehen und weniger „unnötige“ Daten erhoben werden. Die Evaluationsphase beginnt in der ergotherapeutischen Praxis häufig mit generischen Assessments, um die Betätigungsanliegen der Klient*innen so umfassend wie möglich zu ermitteln. In Abhängigkeit von den jeweiligen Anliegen und beeinflussenden Faktoren können die Therapeut*innen anschließend spezifischere Assessments auswählen und durchführen, um einzelne Aspekte genauer zu analysieren, soweit dies zur Zielformulierung und Behandlungsplanung erforderlich ist.

Des Weiteren kann die **Form der Standardisierung** im Hinblick auf die Durchführung und die Normierung eines Assessments als mögliches Kriterium für die Auswahl dienen. Soll das Assessment die medizinische Diagnostik unterstützen, erscheinen normierte Assessments vorteilhaft. Anhand der vorliegenden Normen können Rückschlüsse darauf gezogen werden, ob die gemessene Leistung dem Altersniveau der Person entspricht oder in einem unterdurchschnittlichen und hiermit klinisch bzw. diagnostisch relevanten Bereich liegt (Wyschkon, 2020). Ein Beispiel hierfür ist die M-ABC-2 (Petermann, Bös & Kastner, 2015), welche die motorischen Fähigkeiten von Kindern und Jugendlichen im Vergleich zur Altersnormen misst und sich für die Diagnostik bei Kindern mit einer umschriebenen Entwicklungsstörung der motorischen Funktionen (UEMF) eignet. Für Qualitätskontrollen sowie wissenschaftliche Untersuchungen sind standardisierte Assessments empfehlenswert, welche feste (Norm-)Werte als Ergebnis liefern und einen Vergleich zwischen verschiedenen Klient*innen(-gruppen) ermöglichen.

Die Art des Assessments kann auch anhand der jeweiligen **Phase im Therapieprozess** bestimmt werden. Im ersten Schritt des ergotherapeutischen Evaluations-Prozesses können Ergotherapeut*innen zunächst subjektive Informationen zu den Betätigungsanliegen der Klient*innen sammeln (Fisher & Marterella, 2019). Diese beziehen sich etwa auf die (Lebens-)Erfahrung und das individuelle Erleben von persönlichen Stärken und Schwächen sowie auf Ziele und Wünsche der Klient*innen. Sie lassen sich in Form einer Erzählung, d.h. eines Narratives (van Hartingsveldt & Pellegrom, 2019) ermitteln. Als Assessments bieten sich hierfür (semi-)strukturierte Interviews an, wie das COPM (Law et al., 2020). Die individuelle Sichtweise der Klient*innen lässt sich aber auch anhand von Patient Reported Outcome Measures (PROMs) darstellen. Dies sind Assessments, die das individuelle Erleben des Gesundheitszustandes auf eine standardisierte Art messen (Lützner et al., 2017). Beispiele hierfür sind unter anderem das Beck-Depressions-Inventar Revision (BDI-II) (Hautzinger et al., 2009) oder das Beck-Angst-Inventar (BAI) (Beck & Szeer, 2007). Im weiteren Verlauf können Therapeut*innen Beobachtungen und ggf. weitere Assessments nutzen, um die konkrete Handlungsperformanz zu analysieren (Fisher & Marterella, 2019). Dabei sollten sie die Ausführung von Aktivitäten und zugrundeliegende Performanzfertigkeiten bzw. (Körper-)funktionen möglichst objektiv ermitteln.

Bei der Auswahl der Assessmentart spielen zudem **Faktoren der Institution** eine wichtige Rolle. Hierbei stehen verschiedene Fragen im Vordergrund, wie zum Beispiel: Wieviel Zeit steht für die Ausführung eines Assessment zur Verfügung? Können die Informationen innerhalb der Behandlungszeit erhoben werden oder sollen die Klient*innen das Assessment in ihrer Freizeit ausführen? Während Beobachtungen und Interviews in der Regel die Anwesenheit von Therapeuten*innen erfordern, können Fragebogenverfahren wie beispielsweise das Occupational Self Assessment (OSA) (Baron et al., 2018) teilweise eigenständig von den Klient*innen ausgeführt werden. Das heißt, hier wird die therapeutische Expertise mit dem entsprechenden zeitlichen Ressourceneinsatz vor allem bei der Erläuterung und Auswertung des Assessments benötigt.

4.1.4 Schritt 4: Wo sucht man ein Assessment?

Auf Basis der ersten drei Schritte kann man nun ein Assessment auswählen. Hierbei sollte man sich mit Fragen beschäftigen wie z.B.: Welche Möglichkeiten der Suche gibt es? Wo findet man Informationen darüber, ob sich ein Assessment für die jeweilige Zielgruppe eignet? Prinzipiell empfiehlt es sich immer, seine Suche auf Literatur zu stützen. Einen möglichen Anhaltspunkt geben Leitlinien für bestimmte Krankheitsbilder. Diese enthalten im Abschnitt Diagnostik häufig Empfehlungen dazu, welche Assessments während der diagnostischen Phase eingesetzt werden können, um relevante Informationen über die Klienten*innen zu sammeln. Neben den ergotherapeutischen Leitlinien aus dem US-amerikanischen Raum, die in deutscher Übersetzung beim Hogrefe Verlag erschienen sind, gibt es in Deutschland bisher nur medizinische Leitlinien, welche sich schwerpunktmäßig auf die medizinische Diagnostik beziehen. An einigen Leitlinien haben auch Ergotherapeut*innen mitgearbeitet, weshalb diese z.T. ebenfalls ergotherapeutische Assessments berücksichtigen. Hierunter fällt etwa die Versorgungsleitlinie zur Definition, Diagnostik, Behandlung und psychosozialen Aspekten bei Umschriebenen Entwicklungsstörungen motorischer Funktionen (Blank & Vincon, 2020). Neben Leitlinien dienen auch wissenschaftliche Studien und Fachbücher als mögliche Informationsquellen rund um Assessments. Wichtig dabei ist, dass bei der Suche die obigen Schritte

Tabelle 4-1: Auszug Datenbanken zur Assesssment-Recherche

Datenbank	Schwerpunkt	Umfang	Link
DVE Assessmentdatenbank (für Mitglieder)	Assessments für die Ergotherapie	Mehr als 150 Assessments (Stand Mitte 2022) mit Beschreibung und qualitativer Beurteilung	https://dve.info/ergotherapie/assessment-bereich (Deutscher Verband der Ergotherapeuten (DVE) e.V, 2020)
COSMIN-Datenbank (Consensus-based Standards for the selection of health Measurement Instruments)	Assessments für Gesundheitsberufe	Mehr als 1000 systematische Reviews (Stand Mitte 2022) zur Effektivität und Qualität der Assessments	https://database.cosmin.nl/ (COSMIN, 2020).
Institut für Qualitätssicherung in Prävention und Rehabilitation GmbH (IQPR)	Assessments gerichtet auf berufliche Rehabilitation und Prävention	Knapp 200 Assessments (Stand Mitte 2022) mit Informationen hinsichtlich der Gütekriterien, der Ausführung und Auswertung (inklusive weiterführenden Quellen) sowie der Anschaffung	http://www.assessment-info.de (Institut für Qualitätssicherung von Prävention und Rehabilitation GmbH, 2020)

miteinbezogen werden. So lässt sich am ehesten gewährleisten, dass das Assessment den Zielen und Erwartungen von Klient*innen und Therapeuten*innen entspricht. Des Weiteren gibt es verschiedene Datenbanken, welche die Suche unterstützen können. Drei dieser Datenbanken werden beispielhaft in der **Tabelle 4-1** dargestellt.

Natürlich sind auch die eigene Berufserfahrung sowie der Austausch mit Kolleg*innen mögliche Quellen für Assessmentempfehlungen. Es ist jedoch sinnvoll, auch bei Assessments, die eventuell schon jahrelang ausgeführt werden, die einzelnen Phasen des 10-Schritte-Plans zu durchlaufen, um deren Einsatz kritisch zu reflektieren. Sicherlich lassen sich einige Assessments auch danach weiterhin nutzen. Bei anderen könnte es jedoch angezeigt sein, diese durch aktuellere bzw. passendere Instrumente zu ersetzen oder die Ausführung an andere Berufsgruppen zu übertragen.

Das vorliegende Buch dient ebenfalls als Quelle für Assessments, die sich im Rahmen der Ergotherapie einsetzen lassen. So gehen die Kapitel im dritten Teil des Buches auf den Einsatz von Assessments in den verschiedenen Fachbereichen ein. Zudem bieten die digitalen Assessmentlisten, die in Kapitel 4.3 eingeführt werden, eine übersichtliche Auflistung relevanter Assessments in der Medienbibliothek.

4.1.5 Schritt 5: Klinimetrische Qualität des Assessments

Vor dem Einsatz eines Assessments sollten sich die Therapeut*innen von dessen klinimetrischer Qualität überzeugen (van Hartingsveldt et al., 2019). Die entsprechenden Kriterien sind im Kapitel 2.1 genauer beschrieben.

Für den praktischen Einsatz sind nicht alle Gütekriterien gleich wichtig. In Bezug auf die Validität erscheint bei der Auswahl des Assessments vor allem die Augenschein-Validität relevant. Therapeut*innen können relativ einfach feststellen, ob Inhalt und Form des Assessments mit den Zielen des Ausführenden wie auch mit den Zielen und Anliegen der Klient*innen übereinstimmen (de Vet et al., 2020). Dabei verhält es sich ähnlich wie bei der Entscheidung zwischen generischen und spezifischen Assessments: Eine passende Augenschein-Validität sorgt dafür, dass das Assessment auf den individuellen Fall abgestimmt wird und keine unnötigen Daten erhebt (Kloek & Wittink, 2020). Dies entspricht dem Gedanken des zielorientierten Einsatzes eines Assessments: Das Ergebnis sollte auch wirklich die gewünschten und für den Therapieprozess notwendigen Informationen liefern (Institut für Qualitätssicherung in Prävention und Rehabilitation GmbH, 2004).

Im Hinblick auf die Reliabilität, also die Messgenauigkeit, sollten in der Praxis vor allem potenzielle Messfehler berücksichtigt werden. Sind diese gering, eignet sich ein Assessment deutlich besser für den Einsatz in der Praxis als bei einer hohen internen Konsistenz mit einer gleichzeitig großen Wahrscheinlichkeit von Messfehlern (de Vet et al., 2020). Denn nur bei einer angemessenen Reliabilität lässt sich das Ergebnis einer Testung mit anderen Messungen vergleichen. So kann beispielsweise festgestellt werden, ob sich das zu Beginn und am Ende der Behandlung ermittelte Fähigkeitsniveau voneinander unterscheidet (Vroman & Stewart, 2014). Ein Beispiel für ein ergotherapeutisches Assessment mit zufriedenstellender Reliabilität ist das COPM (Meetinstrumenten in de zorg, 2020). Im Hinblick auf die Beurteilung von Ausführung und Zufriedenheit ist das Ergebnis bei wiederholter Durchführung derart verlässlich (Re-Test-Reliabilität), dass sich das COPM zur Evaluation der Behandlungsfortschritte als sogenanntes Outcome-Assessment eignet. Neben den klinimetrischen Eigenschaften ist für den alltäglichen Einsatz eines Assessments vor allem dessen Praktikabilität relevant. Daher soll diese im folgenden Schritt beurteilt werden.

Tabelle 4-2: Praktische Handhabbarkeit (in Anlehnung an Dalemans & Stevens, 2020, S. 85)

Handhabbarkeit	Bewertung
Objektive Handhabbarkeit	Benötigte Zeit Manual und Vorgehensweise der Durchführung Bewertung Berechnung und Interpretation der Ergebnisse Verfügbarkeit Benötigtes Material Zugang/Gestaltung des Assessments
Subjektive Handhabbarkeit (Klient*in)	Attraktivität Verständlichkeit Körperliche und geistige Belastung Nötige Computer-Fertigkeiten (besonders im Hinblick auf digitale Assessments) Erlebter Nutzen/Effektivität/ Zufriedenheit
Subjektive Handhabbarkeit (Therapeut*in)	Nötige Expertise Nötige Computer-Fertigkeiten (besonders im Hinblick auf digitale Assessments) Zeit für Durchführung, Auswertung, Einarbeitung Erlebter Nutzen

4.1.6 Schritt 6: Praktische Handhabbarkeit des Assessments

Der Einsatz eines Assessments in der alltäglichen Praxis hängt stark von dessen praktischer Handhabbarkeit ab. Hierunter fallen alle Aspekte, die eine Ausführung vereinfachen oder verkomplizieren. Dalemans und Stevens (2020) haben hierfür eine Übersicht erstellt (vgl. **Tabelle 4-2**), welche die Praktikabilität in drei Kategorien eingeteilt: objektive Handhabbarkeit, subjektive Handhabbarkeit aus Sicht des*der Klienten*in und subjektive Handhabbarkeit aus Sicht des*der Therapeuten*in.

Objektive Handhabbarkeit

Die objektiven Faktoren hängen meist vom gewählten Assessment ab. Gleichzeitig müssen sie mit dem jeweiligen Praxiskontext korrespondieren (ressourcenorientiert). In Anlehnung an das Institut für Qualitätssicherung in Prävention und Rehabilitation GmbH (2004) sind folgende grundlegende Aspekte von Bedeutung:

- Wie viel Zeit innerhalb einer Therapieeinheit/des Therapieprozesses darf das Assessment einnehmen?
- Gibt es neben der Ausführung genügend Zeit zur Auswertung und Interpretation der Ergebnisse?
- Welche Ressourcen gibt es in der Einrichtung zur Anschaffung und Ausführung von Assessments?

Von der Beantwortung dieser Fragen ist abhängig, ob ein Assessment im jeweiligen Kontext regelmäßig oder punktuell eingesetzt wird. Während in einer kurzfristigen Behandlung (z.B. bei einer vorübergehenden Aufnahme im Krankenhaus) der Fokus auf einfachen und schnell auszuführenden Assessments liegt, können ausführlichere Tests bei längeren Behandlungen durchaus sinnvoll sein. Des Weiteren sollte man darauf achten, dass sich Ausführung und Bewertung des Instruments als verständlich und übersichtlich erweisen. Hierdurch können sich Therapeut*innen schnell in den Ablauf einarbeiten und das Assessment durchführen.

Hinsichtlich der Verfügbarkeit kann unterschieden werden zwischen frei zugänglichen Assessments per Download (mit teilweise selbst zu erstellendem Material) und käuflichen Assessments (teils mit, teils ohne Material). Es hängt vom jeweiligen Kontext ab, wieviel Budget zur Verfügung steht, um Assessments und Material anzuschaffen. Eine geeignete Informationsquelle stellt die Webseite www.meetinstrumentenzorg.nl (Zuyd Hogeschool - Lectoraat Autonomie en Participatie van Chronisch Zieken, 2020) dar, auf der viele Assessments in Form von Fragelisten gratis zum Download zur Verfügung stehen. Leider liegt ein Großteil der Assessments nur in niederländischer oder englischer Sprache vor, was einen großen Nachteil im Hinblick auf den Zugang/den Einsatz der Assessments im deutschsprachigen Raum darstellt.

Während das benötige Material vor allem bei der Anschaffung eine Rolle spielt, sollte im Praxisalltag – gerade in größeren Einrichtungen – über dessen Aufbewahrung und Einsatz nachgedacht werden. Hier stellt sich die Frage, wie man dafür sorgen kann, dass das Material übersichtlich und sicher aufbewahrt wird und gleichzeitig allen Therapeut*innen zur Verfügung steht. Eine zentrale Aufbewahrungsstelle (ein Schrank oder Raum, der allen zugänglich ist) sowie eine gute Kommunikation (Wer benötigt wann welches Material?) erscheint hierbei sinnvoll. Eventuell bietet sich ein digitales System an, in dem Material registriert und gebucht wird. Diese Funktion ist z. B. in verschiedenen Software-Programmen für die Praxisverwaltung enthalten.

Subjektive Handhabbarkeit

Neben den objektiven Faktoren sollten vor der Auswahl und dem Einsatz der Assessments auch subjektive Faktoren miteinbezogen werden. Hierbei stellen sich die folgenden grundlegenden Fragen:

- Wie werden verschiedene Assessments durch die Klient*innen erlebt, zum Beispiel mit Blick auf die visuelle Gestaltung oder Verständlichkeit?
- Wie lange darf ein Assessment dauern und wieviel Energie darf es kosten, sodass Klient*innen sich bereitwillig darauf einlassen?
- Welche Fertigkeiten benötigen Klient*innen und Therapeut*innen?

Die Anschaffung der Assessments ist in vielen Fällen auch abhängig von der fachlichen Expertise der Therapeut*innen. Während manche Assessments frei verkäuflich sind, setzten verschiedene Autor*innen eine Fortbildung voraus, bevor man das Material anschaffen bzw. die Testung ausführen darf. Exemplarisch lassen sich hier das Assessment of Motor and Proces Skills (Fisher, 2014) oder das Foto-Interview (Onderwijscentrum Leijpark, 2021) nennen. Eine solch verpflichtende Fortbildung erfordert zusätzliche finanzielle und zeitliche Ressourcen, was bei der Anschaffung berücksichtigt werden muss. Gerade bei digitalen Assessments (vgl. Kap. 2.3) sind Computer-Fertigkeiten sowohl für die Ausführung als auch für die Bewertung nötig. Untersuchungen zeigen jedoch, dass digitale Fragebögen häufig schneller beantwortet werden können als Papierversionen (Dalemans & Stevens, 2020).

Alle diese Faktoren können dafür sorgen, dass ein inhaltlich und qualitativ geeignetes Assessment in der praktischen Arbeit nur wenig Anwendung findet. Daher sollten die genannten Faktoren in der Auswahl des Assessments genauso berücksichtigt werden wie die oben genannten Gütekriterien!

4.1.7 Schritt 7: Wie wählt man ein Assessment aus?

Prinzipiell dienen die vorangegangenen Schritte als Vorbereitung auf diese Phase. Anhand der zuvor festgelegten Kriterien und Faktoren wählen die Therapeut*innen nun ein oder mehrere konkrete Assessments aus, die sie in der Praxis einsetzen möchten. Die Auswahl ist daher weniger ein eigenständiger Schritt als vielmehr eine logische Schlussfolgerung aus den vorangegangenen Entscheidungen. Dennoch ist gerade dieser Schritt der wichtigste, da hier die erste konkrete bzw. wahrnehmbare Aktion für die Klient*innen erfolgt. Wie auch in der Originalquelle (Swinkels-Meewisse et al., 2020) dient im Folgenden ein konkretes Beispiel dazu, die Auswahl eines Assessments und die damit verbundenen Kriterien und Entschlüsse der einzelnen Phasen konkret zu beschreiben und zu veranschaulichen (s. Fallbeispiel).

Warum soll gemessen werden (Schritt 1)?: Innerhalb der Reha-Klinik werden Assessments sowohl klienten- als auch organisationsorientiert eingesetzt. Während zur Klientenorientierung jede*r Therapeut*in selbstständig bestimmte Assessments auswählen und in das Team miteinbringen kann, gibt es im Hinblick auf die Organisationsorientierung feste Absprachen. Für die Ergotherapie bedeutet dies konkret, dass zur Evaluation und Dokumentation der Behandlung zu Beginn und am Ende jeweils das COPM eingesetzt wird. Anhand der Skalenwerte zur Performance und Zufriedenheit wird der Fortschritt aller Klient*innen evaluiert und in der multiprofessionellen Akte dokumentiert. Gleiches gilt für die Durchführung des Assessments of Motor and Process Skills (AMPS) (Fisher, 2014). Darüber hinaus möchte Frau Zanders Ergotherapeutin für die Teambesprechung über weitere Möglichkeiten für Assessments nachdenken, welche klientenorientiert ausgeführt werden können.

Was soll gemessen werden? (Schritt 2): Zur Auswahl der Informationen, welche mit Hilfe der weiteren Assessments erhoben werden sollen, orientiert sich die Ergotherapeutin an der ICF. Diese wird in der Reha-Klinik als interdisziplinäres Modell über die verschiedenen Disziplinen hinweg angewendet. Das COPM und AMPS untersuchen bereits die Komponenten *Partizipation* und *Aktivitäten* sowie *Umweltfaktoren*. Für den weiteren Prozess sind daher vor allem Assessments von Interesse, welche Informationen zu den Komponenten *Körper-*

Fallbeispiel

Frau Zander ist 53 Jahre alt und Angestellte in einem Steuerbüro. In ihrer täglichen Arbeit hat sie mit verschiedenen Klient*innen zu tun, die sie im Hinblick auf ihre Steuererklärungen berät. Ihre Arbeit umfasst daher Gespräche mit Kund*innen, Telefongespräche aber auch viel Computerarbeit. In ihrer Freizeit geht sie zusammen mit ihrem Mann gerne wandern und besucht Theatervorstellungen. Außerdem spielt sie regelmäßig im örtlichen Badmintonverein. Im Haushalt findet eine eher klassische Rollenverteilung statt: Frau Zander kümmert sich um das Kochen und Putzen, ihr Mann um die Gartenarbeit und gelegentliche Renovierungen im Haus.

Vor vier Wochen hatte Frau Zander auf dem Nachhauseweg einen Schlaganfall. Bei einem kurzfristigen Aufenthalt im Krankenhaus wurde als Ursache ein Blutgerinnsel festgestellt und nach einer Lysebehandlung eine medikamentöse Einstellung mit Blutverdünnern vorgenommen.

Diese Woche ist Frau Zander in der Reha-Klinik aufgenommen worden und wird dort im multidisziplinären Team behandelt. Sie erhält sowohl physiotherapeutische, ergotherapeutische als auch logopädische Behandlungen. Ihr Ziel ist es, ihre Arbeit nach der Reha wieder aufzunehmen und soweit möglich auch ihren häuslichen Alltag selbstständig zu bewältigen. Derzeit hat sie Schwierigkeiten, am Computer zu arbeiten, da ihr hiervon schnell schwindelig wird. Außerdem gibt sie an, dass sie ihre rechte Hand nicht mehr so gut bewegen könne wie vor dem Schlaganfall. Hierdurch erlebe sie Einschränkungen beim Arbeiten, aber auch im Haushalt beim Kochen oder Putzen. Im interdisziplinären Team werden diese Woche mögliche diagnostische Maßnahmen besprochen. Die Ergotherapeutin bereitet sich mit Hilfe des 10-Schritte-Plans auf diese Besprechung vor.

funktionen und -strukturen sowie *personbezogene Faktoren* liefern. Außerdem möchte die Ergotherapeutin auch die Komponente Aktivitäten noch genauer untersuchen. Im Rahmen der AMPS-Durchführung werden ausschließlich ADL-Aktivitäten bewertet, Frau Zander benennt jedoch auch Schwierigkeiten bei der Durchführung ihrer Arbeit.

Da im multidisziplinären Team die Physiotherapie die Aufgabe übernimmt, Informationen im Hinblick auf Körperfunktionen und -strukturen zu sammeln und dem Team zur Verfügung zu stellen, fokussiert sich die Ergotherapeutin hauptsächlich auf die weitere Exploration der Aktivitäten im Hinblick auf die Arbeit und den Alltag von Frau Zander.

Womit soll gemessen werden? (Schritt 3): In diesem Schritt trifft Frau Zanders Therapeutin zunächst die Auswahl zwischen dem Einsatz eines generischen oder spezifischen Assessments. Da mit dem COPM (generisches Assessment) bereits eine Vielzahl an Informationen gesammelt werden, sollen weitere Assessments spezifischer sein. Für Frau Zander sind daher entweder Assessments relevant, die eine konkrete Situation wie beispielsweise ihre Bildschirmarbeit untersuchen, oder speziell auf ihre Zielgruppe (Menschen mit einem Schlaganfall) abgestimmt sind.

Des Weiteren sollen die erhobenen Daten genauere Rückschlüsse auf die Ausführung von Aktivitäten im Alltag und der Arbeit ermöglichen. Hierdurch lassen sich mögliche Probleme und Barrieren erkennen, die im weiteren Behandlungsverlauf als Basis für die Therapieinterventionen dienen. Die Ergotherapeutin macht sich deshalb auf die Suche nach Assessments, welche die Ausführung von Aktivitäten auf objektive Weise messen. Sie möchte hierbei Assessments einsetzen, die anhand einer standardisierten Ausführung und normierter Bewertungen die Möglichkeit bieten, ihre Behandlungsfortschritte zu evaluieren. Ebenso sollten für die Dokumentation bzw. den Bericht deutliche Formulierungen und Standardwerte zur Verfügung stehen, die sich als nützlich für eventuell anschließende Therapien erweisen.

Wo sucht man ein Assessment? (Schritt 4): Die Ergotherapeutin sucht zunächst in der Assessment-Datenbank des DVE. Sie nutzt zunächst den Suchbegriff „Arbeit“, welcher jedoch zu einer sehr großen Anzahl an möglichen Assessments führt. Daher grenzt sie die Suche weiter ein in dem sie als Fachbereich „Arbeits-(bezogene) Therapie“ und als Zielbereich des ICF *Aktivitäten und Partizipation* sowie *Bedeutende Lebensbereiche* wählt. Aus der nun angezeigten Liste wählt sie aufgrund des Arbeitsbezugs im Namen der Assessments die folgenden für den weiteren Prozess aus:

- Instrumentarium zur Diagnostik von Arbeitsfähigkeiten (Ida) (Miro GmbH, n.d.)
- Osnabrücker Arbeitsfähigkeitsprofil (O-AFP) (Wiedl & Uhlhorn, 2006)
- Worker Role Interview (WRI) (Bravemann et al, 2005)

Bei genauerer Betrachtung der Assessment-Informationen streicht sie das Osnabrücker Arbeitsfähigkeitsprofil, da dieses für Menschen mit psychischen Erkrankungen entwickelt und daher für ihren Fall nicht passend ist. Auch in der Datenbank des Instituts für Qualitätssicherung in Prävention und Rehabilitation führt sie eine Suche aus. Hierbei wählt sie in der Modellsuche den Unterpunkt „Arbeit“ aus und sortiert die angezeigten Ergebnisse wieder aufgrund des Titels. Hierdurch fügt sie folgende Assessments zu ihrer Liste hinzu:

- Ergonomische Arbeitsplatzabklärung (APA) (Schweizerischen Arbeitsgemeinschaft für Rehabilitation, 2020)
- Ergotherapeutisches Assessment (EA) (Akkad, Seume, Kriegseisen-Peruzzi & Leidag 2020)
- Arbeitsbewältigungsindex (ABI) (Hasselhorn & Freude 2007)
- Belastungsanalyse (BEA) (Aichner, Kannheisser & Hormel 1993)

Die Belastungsanalyse kann sie jedoch bereits ausschließen, da diese nur von geschulten Psycholog*innen ausgeführt werden darf. Die Therapeutin erkundigt sich in ihrem Team, ob es Erfahrungswerte bezüglich der vorgeschlagenen Assessments gibt. Bisher hat jedoch niemand Erfahrungen mit den genannten Assessments gesammelt. Auch in der S3-Leitlinie Schlaganfall der deutschen Gesellschaft für Allgemeinmedizin und Familienmedizin (2020) werden die Assessments nicht erwähnt. Diese betont jedoch, dass eine Analyse der Anforderungen des Arbeitsplatzes sowie die Vorbereitung auf die Wiedereingliederung ein Bestandteil der Rehabilitationsleistung sein kann. Daher entscheidet sich die Ergotherapeutin dafür, die genannten Assessments weiter zu analysieren, um die Reintegration angemessen begleiten zu können.

Klinimetrische Qualität des Assessments (Schritt 5): Um die Qualität der verschiedenen Assessments zu überprüfen, sucht die Ergotherapeutin mit Hilfe der Datenbanken nach weiteren Informationen. Hierbei ist ihr besonders wichtig, dass die Ergebnisse verlässlich (d.h. reliabel) sind. Sie vergleicht die einzelnen Assessments diesbezüglich und sortiert diese nach ihrer Reliabilität.

- 1. Ergotherapeutisches Assessment (gut bis exzellent)
- 2. Worker Role Interview (gut)
- 3. Arbeitsbewältigungsindex (akzeptabel)
- 4. Ergonomische Arbeitsplatzabklärung (nicht publiziert)
- 5. Instrumentarium zur Diagnostik von Arbeitsfähigkeiten (nicht publiziert)

Da für die beiden letzten Assessments keine Angaben möglich sind, berücksichtigt die Ergotherapeutin diese im nächsten Schritt nicht weiter.

Praktische Handhabbarkeit des Assessments (Schritt 6): In der interdisziplinären Teambesprechung wird deutlich, dass das Team durchaus offen ist für neue Ideen und Assessments. Da es sich jedoch um einen ersten Versuch handelt, neue Assessments in die Behandlungsprotokolle zu integrieren, stellt die Einrichtung der Ergotherapie zunächst nur ein kleines Zeitbudget zur Verfügung. Das Assessment sollte daher innerhalb von maximal zwei Therapieeinheiten (120 Min.) durchführbar sein. Außerdem sollte die Einarbeitung zeitlich möglichst schnell sowie eine Durchführung ohne weitere Schulungen möglich sein. Folgende Resultate lassen sich für die oben beschrieben Assessments festhalten:

- Der Arbeitsbewältigungsindex besteht aus einem Fragebogen, für dessen Durchführung 15 Min. nötig sind, zusätzlich 10 Min. zur Auswertung.
- Die Durchführung des EA dauert durchschnittlich 50 Min. Jedoch sind hierbei nur 10 der insgesamt 60 Items auf die Ausführung arbeitsrelevanter Aufgaben gerichtet.
- Das WRI dauert ca. 60 Min., zuzüglich 10 Min. Auswertung.

Wie wählt man ein Assessment aus? (Schritt 7): Auf Basis der Informationen zur klinimetrischen Qualität und Handhabbarkeit der Assessments entscheidet sich die Ergotherapeutin dafür, zunächst das WRI auszuführen, da dies eine gute Reliabilität aufweist und mehr auf den Kontext „Arbeit" gerichtet ist als das EA. Sollten nach der Durchführung noch Fragen offenbleiben, könnte im zweiten Schritt zusätzlich das EA durchgeführt werden. Es ist jedoch nicht ihre erste Wahl, da durch die große Anzahl der Items viele Informationen gesammelt werden, die für den Arbeitskontext weniger relevant sind. Der Arbeitsbewältigungsindex stellt für die Ergotherapeutin nur die dritte Option dar, da die kurze Ausführungszeit die geringe klinimetrische Qualität nicht aufwiegt.

Anhand dieses Beispiels wird deutlich, wie Ergotherapeut*innen mit Hilfe des 10-Schritte-Plans Informationen sammeln können, welche die Auswahl eines oder mehrerer Assessments beeinflussen. In den Entscheidungsprozess fließen sowohl Informationen zum Assessment als auch zur Einrichtung bzw. zum Arbeitskontext der Therapeut*innen ein. Erst durch die Betrachtung aus den verschiedenen Perspektiven gelingt es, ein Assessment auszuwählen, welches sich gleichermaßen für das Ziel der Behandlung, der/die Klienten*innen, der Therapeut*innen und der Einrichtung als passend erweist.

Die ersten sieben Schritte dienen als theoretische Vorbereitung auf den Kontakt mit den Klient*innen und die Ausführung eines oder mehrerer Assessments. Sie werden durch die Therapeut*innen allein oder in Abstimmung mit dem Team ausgeführt. Schritt 8 und 9 beschreiben hingegen, wie das Assessment praktisch ausgeführt und interpretiert werden kann und wie sich die Ergebnisse nutzen lassen.

4.1.8 Schritt 8: Ausführung und Interpretation

Dieser Schritt unterteilt sich in zwei Phasen: Ausführung und Interpretation. Nachdem ein bestimmtes Assessment ausgewählt wurde, erfolgt die **Ausführung** anhand des Manuals. Dies kann – je nach Art und Form des Assessments – das Ausfüllen eines Fragebogens durch die Klienten*innen sein, aber auch Beobachtungen oder konkrete Messungen durch die Therapeuten*innen bei konkreten Handlungen. Hierbei sollten die Handlungsanweisungen im Manual so gut es geht befolgt werden, um die klinimetrische Qualität des Assessments zu bewahren (Kos, 2014). Jedes Nicht-Befolgen des Manuals kann dazu führen, dass sich die erhobenen Daten nicht mit eventuell verfügbaren Normen oder früheren Messungen vergleichen lassen. Dies hat wiederum Konsequenzen für die Interpretation der Ergebnisse. In dieser Phase kommen außerdem die verschiedenen Vor- und Nachteile der bereits oben beschriebenen praktischen Handhabbarkeit von Assessments zum Tragen.

Viele Assessments nutzen für die Durchführung und Auswertung Papierversionen. Ein Vorteil hiervon besteht in der einfachen Anschaffung sowie den geringen Voraussetzungen, die zum Ausfüllen benötigt werden (Beekman et al., 2020). Außerdem ist es möglich, dass Klient*innen die Fragebögen direkt während der Therapieeinheit oder einer Wartezeit in der Einrichtung ausfüllen. Allerdings gilt zu beachten, dass auch Assessments einem Copyright unterliegen und die Vervielfältigung der Fragebögen häufig nicht erlaubt ist. Sollen diese regelmäßig eingesetzt werden, muss daher auch die Wiederbeschaffung der Fragebögen als Kosten- und zeitlicher Faktor eingeplant werden. Als möglicher Nachteil papierbasierter Assessments erweist sich zudem, dass diese erst in eine digitale Form gebracht werden müssen, bevor sie sich in eine elektronische Akte – mit der mittlerweile viele Einrichtungen arbeiten – aufnehmen lassen. Hier bieten digitale Assessments bzw. teildigitalisierte Assessments (vgl. Kap. 2.3) andere Möglichkeiten. Durch das digitale Ausfüllen von Beobachtungs- und Ergebnisformularen sind die Ergebnisse schnell im System verfügbar und von allen Beteiligten einsehbar. Jedoch liegen aktuell nur wenige Assessments und Ergebnisformulare in elektronischer Form vor. Abhilfe können selbst-entworfene digitale Ergebnisformulare schaffen, die jedoch erst entwickelt werden müssen, was mit einem hohen zeitlichen Aufwand einhergeht. Des Weiteren müssen die Therapeut*innen über die nötigen Computerkenntnisse und technischen Hilfsmittel verfügen. Hierzu gehören etwa auch Laptops oder Tablets, die Therapeut*innen zur jeweiligen Einheit mitnehmen und dort zur Testung einsetzen können.

Bei der Durchführung von gezielten Beobachtungen oder längeren Assessments bietet es sich an, die Ausführung auf Video festzuhalten. Hierdurch haben Therapeut*innen die Möglichkeit, die Ausführung wiederholt anzuschauen und in kleinen Schritten zu beurteilen. Gegebenenfalls lässt sich damit auch die Genauigkeit der Bewertung verbessern. Ähnlich wie bei den digitalen Assessments sind jedoch auch hier Basiskenntnisse in der Videoaufnahme sowie die entsprechenden technischen

Voraussetzungen nötig. Des Weiteren müssen die Klient*innen der Aufnahme von Audio- und Videosignalen explizit zustimmen, was die Unterzeichnung einer Datenschutz- sowie Zustimmungserklärung unerlässlich macht. Auch dies ist eventuell mit einem erhöhten organisatorischen Aufwand verbunden.

Interpretation der Ergebnisse

Nach der Ausführung des Assessments und der Erhebung von Daten folgt die *Interpretation*, die für den weiteren Behandlungsprozess von besonderer Bedeutung ist. Denn erst durch diesen Schritt bekommen Assessments innerhalb der Therapie einen Mehrwert (Beekman, Lokker, van Mol, Swinkels, & van Peppen, 2020). Sie unterstützen hierdurch das professionelle Reasoning und die weiteren Entscheidungen von Therapeut*innen und Klient*innen. Bei der Interpretation gilt es, folgende Aspekte zu beachten (nach Beekman et al., 2020):

- Die Auswertung und Interpretation müssen bei standardisierten Assessments auf Grundlage der geltenden Richtlinien bzw. (so vorhanden) Normwerte geschehen. Gerade bei quantitativen Assessments ist es für Therapeut*innen wichtig, sich mit den Grundlagen der Statistik und der Auswertung von Assessments auszukennen (vgl. Kap. 2.1). Erst hierdurch können die Werte in Relation zu möglichen anderen Werten einer Vergleichsgruppe gesetzt und so Rückschlüsse auf das Niveau der jeweiligen Person gezogen werden.
- Die Bedeutung der Resultate muss deutlich sein, besonders die klinische Relevanz. So muss den Therapeut*innen klar sein, was die Resultate für den individuellen Fall bedeuten und welche Konsequenzen diese für den weiteren Therapieverlauf haben. Bedeutet ein Ergebnis unterhalb der Norm beispielsweise, dass Klient*innen eine bestimmte Aktivität überhaupt nicht mehr ausführen können oder dass es Schwierigkeiten gibt, die im weiteren Verlauf durch Hilfsmittel und/oder Training reduziert werden können? Normtabellen mit deutlichen Grenzwerten/Cut-Offs geben auch Aufschluss über das Leistungsniveau der Klient*innen und einen Hinweis darauf, ob eine weitere Behandlung sinnvoll und nützlich ist. Zudem kann aus der Interpretation der Daten der Schwerpunkt der Intervention abgeleitet werden, wie Gesundheitsförderung, Wiederherstellung/Heilung, Erhaltung, Kompensation/Adaption oder Prävention (AOTA, 2018). Besonders wenn die ergotherapeutische Befundung das Stellen einer medizinischen Diagnose unterstützt, sollten die Leistungen der Klient*innen immer im Verhältnis zur Alters- oder Vergleichsgruppe betrachtet werden. Dabei sollten entsprechende Grenzwerte Aufschluss darüber geben, ob ein bestimmtes Kriterium erfüllt oder nicht erfüllt wird.
- Die Resultate müssen von Bedeutung für die jeweiligen Klienten*innen sein. Therapeut*innen sollten diese daher im weiteren Verlauf individuell mit ihren Klient*innen besprechen und/oder vertiefen (siehe Schritt 9). Dabei sollte unter anderem der Frage nachgegangen werden, warum einzelne Beurteilungspunkte schwierig für die jeweilige Person sind. Zudem erscheinen weitere vertiefenden Fragen relevant, wie zum Beispiel: Welche Einschränkungen erfahren die Klient*innen in diesem Bereich? Sind dies Einschränkungen, die auch im häuslichen Alltag/Arbeitsumfeld vorkommen? Die entsprechenden Antworten können weitere Hinweise liefern, auch zu möglichen Ansatzpunkten für die ergotherapeutische Behandlung.
- Die Ergebnisse lassen sich in Relation zu früheren Erhebungen setzen. Hierdurch kann ein Behandlungsfortschritt gemessen und objektiv dargestellt werden. Gerade im Hinblick auf den Beweis der Effektivität einer ergotherapeutischen Behandlung und der Verantwortung gegenüber Ärzt*innen beziehungsweise Kostenträgern ist diese

sachliche Messung und Evaluation ein wichtiger Schritt im ergotherapeutischen Prozess. Voraussetzung ist jedoch, dass die Therapeut*innen sich über die Möglichkeit einer zweiten Testung informieren, eventuelle Zeitabstände einhalten und die Schwellwerte für signifikante Veränderungen anwenden.

- Allerdings stellt sich bei der Zweitbewertung die Frage, welche Aussagekraft die Resultate für eine konkrete Verbesserung haben: Sind bessere Werte lediglich auf die wiederholte Ausführung eines Assessments zurückzuführen (Re-Test-Reliabilität)? Zeigt sich die Verbesserung nur im Rahmen des Assessments oder auch im Alltag der Klienten*innen? Auch hier empfiehlt es sich, Assessments mit angemessenen psychometrischen Eigenschaften einzusetzen. Liegen Normierungen vor, sollten diese auf großen Normstichproben basieren. Außerdem sollten zur Auswertung und Interpretation der Zweit-Messung ebenfalls Richtlinien vorliegen, welche die genannten Faktoren berücksichtigen.

Indem Therapeut*innen die Ergebnisse eines Assessments interpretieren, können sie ihr Bild von ihren Klient*innen und deren Umfeld erweitern bzw. ausdifferenzieren. So können sowohl qualitative als auch quantitative Assessments dazu beitragen, verschiedene Aspekte der angewendeten Inhaltsmodelle mit Informationen zu füllen und die Handlungsanalyse (Verhoef & Zalmstra, 2019) bzw. das Erstellen eines Betätigungsprofils zu unterstützen. Dabei sollten Therapeut*innen besonders bei qualitativen Assessments darauf achten, dass im Rahmen der Auswertung die ursprüngliche Intention der Klienten*innen erhalten bleibt und so genau wie möglich in den weiteren Prozess einfließt. Im weiteren Verlauf können sie auf dieser Basis gemeinsam mit ihren Klient*innen Entscheidungen im Hinblick auf die Behandlung treffen.

4.1.9 Schritt 9: Wie nutzt man die Ergebnisse?

Als letzter Schritt im Arbeitsprozess mit den Klient*innen stellt sich die Frage, wozu die Ergebnisse genutzt werden sollen und wie dies sinnvoll geschehen kann. Da das Ziel der Messung bereits in den ersten Schritten beschlossen wurde (warum, was und wie soll gemessen werden), richtet sich dieser Schritt hauptsächlich auf die konkrete Nutzung und die verschiedenen Gruppen von Nutzer*innen.

Besprechen der Ergebnisse mit den Klient*innen

Mit Hilfe eines Assessments lassen sich für den individuellen Fall neue Daten erheben und Informationen gewinnen. Während Therapeut*innen durch die Auswertung und Interpretation der Ergebnisse schnell informiert werden, kommen die Klient*innen allein durch die Ausführung des Assessments noch zu wenig neuen Informationen. Es erscheint daher wichtig, die Ergebnisse und Analysen gemeinsam zu besprechen (Maas et al., 2020). Dabei kann davon ausgegangen werden, dass die reinen Zahlen und Werte wenig Bedeutung für die Klienten*innen besitzen. Daher gilt es, die Ergebnisse zu erklären und gemeinsam zu reflektieren, inwieweit sich die Klient*innen in den Resultaten wiedererkennen und was diese für ihren Alltag bedeuten. Eine Kernkompetenz der Therapeuten*innen stellt hierbei die „Übersetzung" der Testergebnisse in die Sprache der Klient*innen dar. Daher sollten sie medizinische sowie statistische Begriffe so weit wie möglich vermeiden oder direkt erklären. Durch eine solche Erklärung lässt sich die Gesundheitskompetenz der Klient*innen stärken (Costa & Jäger, 2019). So können diese zum einen ihre Situation und Probleme besser verstehen und zum anderen gemeinsam mit den Therapeut*innen über die nächsten Schritte entscheiden (Shared Decision Making) (Satink & Van de Velde, 2019).

Besprechen der Ergebnisse mit dem Behandlungsteam

Neben den jeweiligen Klienten*innen haben in der Regel auch die anderen Mitglieder des interprofessionellen Teams Interesse an den Ergebnissen eines Assessments. So können diese etwa die medizinische Diagnostik unterstützen oder prognostische Informationen für andere Disziplinen liefern. Bei einer gelungenen interprofessionellen Zusammenarbeit interessieren sich beispielsweise auch andere Berufsgruppen für Informationen rund um die Ausführung von Alltagshandlungen. Auch Physiotherapeut*innen oder Pflegekräfte können diese mit in ihre Behandlung bzw. in die alltägliche Begleitung der Klient*innen einbeziehen und diese beispielsweise nur dort unterstützen, wo tatsächlich Unterstützung nötig ist. Hierdurch lässt sich das gesamte Behandlungskonzept individueller auf den jeweiligen Fall abstimmen. Um letzteres zu gewährleisten, sollte im Team Klarheit darüber bestehen, wie Informationen weitergegeben und genutzt werden und welche Informationskanäle dabei zum Einsatz kommen. Ebenso bieten sich Absprachen darüber an, welche Disziplin welche Assessments durchführt und wie die Ergebnisse dieser Assessments den anderen Therapeut*innen bei ihrer Arbeit helfen können. Dies hat zur Folge, dass Doppeltestungen vermieden und einer Verschwendung von Ressourcen entgegengewirkt wird.

Die genannten Aspekte spiegeln sich auch in der ergotherapeutischen Kompetenz „Zusammenarbeiten" (Le Granse et al., 2019) wider: Neben der Behandlung einzelner Klient*innen tragen Therapeut*innen auch zum gemeinsamen Entscheidungs- und Arbeitsprozess innerhalb des Teams und ihrer Einrichtung bei. Ihre klientenbezogene Tätigkeit wird also um eine Meso-Ebene erweitert: ihre Arbeit in intra-/interprofessionellen Teams und der jeweiligen Einrichtung sowie die hiermit verbundenen Strukturen, Prozesse, Regeln und Abstimmungen. Wie sich ein Assessment in die alltägliche Praxis des multiprofessionellen Teams implementieren lässt, verdeutlicht der letzte Schritt des 10-Schritte-Plans.

4.1.10 Schritt 10: Implementierung in die alltägliche Praxis

Die ersten neun Schritte des Plans sorgen dafür, dass die einzelnen Therapeut*innen Assessments für ihre alltägliche Praxis auswählen und ausführen können (Stevens, Huis, & Beurskens, 2020). Für einen längerfristigen und effektiven Einsatz von Assessments sowie die Implementierung einer Evaluationsphase in die alltägliche Arbeit sollte dies jedoch nicht nur alleine, sondern auch im Team geschehen. Wenn sich alle Mitarbeiter*innen des interprofessionellen Teams einer Einrichtung über den Gebrauch und den Einsatz von Assessments abstimmen, lässt sich deren Nutzen vergrößern und die Implementierung in den Behandlungsprozess vereinfachen (Stevens et al., 2020). Gleichzeitig trägt ein gemeinsames Konzept im Hinblick auf die Durchführung von Assessments dazu bei, die Qualität der Behandlung bzw. der Einrichtung im Allgemeinen zu verbessern bzw. zu sichern (Van der Hulst et al., 2019).

Zu diesem Zweck stellen Stevens, Huis und Beurskens (2020) im letzten Schritt einen eigenen Plan zur Implementierung von Assessments innerhalb einer Einrichtung vor (vgl. **Abbildung 4-2**). Ziel dieses Plans ist es, Einrichtungen, in denen mehrere Therapeut*innen arbeiten, einen Leitfaden an die Hand zu geben, der sowohl individuelle als auch einrichtungsbezogene Bedürfnisse berücksichtigt.

Die Phasen des Implementationsprozesses

In der *ersten Phase* sollte – wie bei der Auswahl eines individuellen Assessments – das Ziel bzw. der Zweck der Messung festgelegt werden. Während im einzelnen Fall die jeweiligen Therapeut*innen dies für sich entscheiden können, sollte hier im Behandlungs-/Einrichtungsteam eine gemeinsame Zielrichtung erfolgen (Ste-

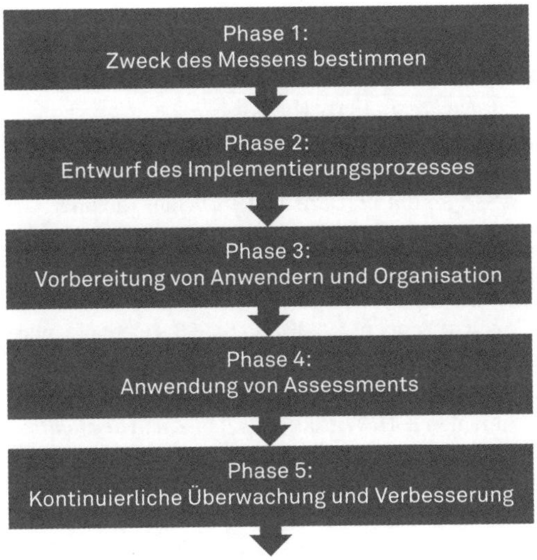

Abbildung 4-2: Phasen des Implementierungsprozesses (in Anlehnung an Stevens, Huis & Beurskens, 2020, S. 152)

vens et al., 2020). Mögliche gemeinsame Ziele können sein (wie auch in Schritt 1 beschrieben): (1) der Einsatz für den individuellen Fall, (2) das Monitoring der Qualität der Behandlung bzw. der Einrichtung und (3) die Teilnahme an wissenschaftlichen Studien. Auch Kombinationen dieser Ziele sind denkbar. Stevens, Huis & Beurskens (2020) betonen jedoch, dass die alltägliche Umsetzung besonders gut gelingt, wenn das erste Ziel Teil der Ausführung ist. Demnach lässt sich die Motivation der Ausführenden deutlich stärken, wenn sie die Ergebnisse des Assessments direkt für ihre praktische Arbeit verwenden können.

Steht ein gemeinsames Ziel fest, wird in der *zweiten Phase* ein Plan erstellt, wie sich die Assessments in die alltäglichen Abläufe innerhalb der Organisation integrieren lassen. Hierbei spielen verschiedene Faktoren eine Rolle, wie die Fähigkeiten und Kenntnisse der ausführenden Therapeuten*innen, die technischen sowie zeitlichen Ressourcen, aber auch die Motivation der einzelnen Mitarbeiter*innen. Daher empfehlen Stevens, Huis und Beurskens (2020), zunächst mögliche unterstützende sowie hinderliche Faktoren zu erheben. Sie haben hierzu eine Checkliste entwickelt, mit der jede*r Beteiligte am Implementierungsprozess sowohl seine*ihre individuellen Faktoren als auch übergreifende Faktoren der Einrichtung beurteilen kann. Die Checkliste findet sich in Kapitel 4.2. Ausgehend von den gefundenen Ressourcen und Risikofaktoren lässt sich genau planen, welche schrittweisen Veränderungen erforderlich sind, um die Implementierung umzusetzen. Des Weiteren sollte in dieser Phase geklärt werden, welche Diziplin welche Bereiche innerhalb der Evaluationsphase abdeckt. Hierdurch können Überschneidungen von Assessments vermindert und ein effektiver Einsatz von zeitlichen und personellen Ressourcen garantiert werden. Nachdem der Plan steht, gilt es in *Phase 3* die Anwender*innen innerhalb der Organisation auf dessen Umsetzung vorzubereiten (Stevens et al., 2020). So können beispielsweise inhaltliche Schulungen stattfinden, bestimmte Assessments angeschafft und/oder die Arbeitsprozesse und Dokumentationen der Einrichtung an die neuen Strukturen angepasst werden. Danach können in *Phase 4* die Assessments in die Arbeit integriert werden. Hierbei empfielt es sich nach Stevens et al. (2020), zunächst kleine Schritte zu absolvieren und beispielsweise einzelne neue Assessments zu integrieren oder sich auf eine bestimmte Zielgruppe zu fokussieren, bei der sich die neuen Arbeitsprozesse erproben lassen. Im Anschluss werden in *Phase 5* erste Veränderungen evaluiert und weitere Handlungsschritte geplant, wie beispielsweise die Ausweitung der Assessments.

Gerade bei der Evaluation, aber auch bei der Planung der Veränderung, können die Qualitätsindikatoren des Quality Evaluation Strategy Tool (QUEST) des WFOT (2020) eine hilfreiche Unterstützung bieten. Um die Effektivität ergotherapeutischer Behandlungen gegenüber Kostenträgern deutlich zu machen, spielen hauptsächlich die Ergebnisindikatoren Wirksamkeit, Personen-Zentrierung und Sicherheit eine Rolle. Für die Einrichtung selber erscheint es jedoch zudem sinnvoll, auch die Struktur- und Prozessindikatoren einzubeziehen. Diese umfassen Angemessenheit, Nachhaltigkeit sowie Zugänglichkeit und Effizienz. Hierdurch lassen sich Prozesse innerhalb der Organisation optimieren und die Zusammenarbeit zwischen den einzelnen Disziplinen verbessern.

Zusammenfassung

Der 10-Schritte-Plan zum Einsatz von Assessments nach Beurskens, van Peppen, Swinkels, Vermeulen & Wittink (2020) bietet Therapeut*innen eine deutliche Struktur zur Auswahl von Assessments im Evaluations-Prozess. Der Plan kann sowohl zur Suche nach neuen Assessments eingesetzt werden, als auch zur Überprüfung des Einsatzes von bereits bekannten Instrumenten. Ziel ist es, eine bewusste und stringente Wahl zu treffen, um den Therapieprozess so gut und effektiv wie möglich zu unterstützen. Des Weiteren lässt sich der Verlauf und die Effektivität einer Behandlung hierdurch überwachen (George, 2012) und gegenüber den Kostenträgern verantworten.

Die 10 Schritte können sowohl individuell (bis Schritt 9) als auch im Behandlungsteam durchlaufen werden. Insbesondere für die Abstimmung innerhalb des Teams und die Implementierung von (neuen) Assessments in die alltägliche Arbeit bietet der 10-Schritte-Plan eine deutliche Struktur und Orientierungshilfe.

Literatur

Aichner, R., Kannheisser, W. & Hormel, R. (1993). *Belastungsanalyse (BEA)*. https://iqpr.de/iqprweb/public/dokumente/forschung/publikationen/FB_2_2007.pdf

Akkad, H., Seume, C., Kriegseisen-Peruzzi, M. & Leidag, T. (2020). *Das Ergotherapeutische Assessment*. Idstein: Schulz-Kirchner.

AOTA-American Occupational Therapy Association. (2018). *Das Framework der AOTA - Gegenstandsbereich, Prozesse und Kontexte in der ergotherapeutischen Praxis*. Bern: Hogrefe.

Baron, K., Kielhofner, G., Goldhammer, V. & Wolenski, J. (2018). *Benutzerhandbuch für das Occupational Self Assessment (OSA)*. Idstein: Schulz Kirchner.

Beck, A. T. & Szeer, R. A. (2007). *Beck-Angst-Inventar*. München: Pearson.

Beekman, E., Lokker, I., van Mol, M., Swinkels, R. & van Peppen, R. (2020). Stap 8: Hoe ga je meetinstrumenten afnemen en interpreteren? In S. Beurskens, R. van Peppen, R. Swinkels, H. Vermeulen & H. Wittink (Eds.), *Meten in de praktijk - Stappenplan voor het gebruik van meetinstrumenten in de gezondheidszorg* (pp. 113–128). Houten: Bohn Stafleu van Loghum. https://doi.org/10.1007/978-90-368-2459-0_8

Beurskens, S. A., van Peppen, R. P., Swinkels, R. A., Vermeulen, H. & Wittink, H. (2020). *Meten in de praktijk - Stappenplan voor het gebruik van meetinstrumenten in de gezondheidszorg*. Houten: Bohn Stafleu van Loghum. https://doi.org/10.1007/978-90-368-2459-0

Blank, R. & Vincon, S. (2020). *Deutsch-österreichisch-schweizerische (DACH) Versorgungsleitlinie zu Definition, Diagnostik, Behandlung und psychosozialen Aspekten bei Umschriebenen Entwicklungsstörungen motorischer Funktionen (UEMF), Langfassung*. AWMF online: Arbeitsgemeinschaft der Wissenschaftlichen Medizinischen Fachgesellschaften.

Bravemann, B., Robson, M., Velozco, C., Kielhofner, G., Fisher, A., Forsyth & Kerschbaum, J. (2005). *Worker Role Interview (WRI)*. Chicago: Model of Human Occupation Clearinghouse, Department of Occupational Therapy, College of Applied Health Sciences, University of Illinois at Chicago.

Bundesministerium für Justiz und Verbraucherschutz. (2020). *§ 12 SGB 5 – Einzelnorm*. https://www.gesetze-im-internet.de/sgb_5/__12.html

COSMIN. (2020). *COSMIN - Improving the selection of outcome measurement instruments*. https://database.cosmin.nl/

Costa, U. & Jäger, M. (2019). Menschenrechte, Kultur, Vielfalt und Professionelles Reasoning in der Ergotherapie. In M. Feiler (Hrsg.), *Professionelles und Klinisches Reasoning in der Ergotherapie - Ein Leitfaden für reflektiertes Denken und Handeln* (S. 84–94). Stuttgart: Thieme.

Dalemans, R. & Stevens, A. (2020). Stap 6: wat is de hanteerbaarheid van meetinstrumenten? In S. Beurskens, R. van Peppen, R. Swinkels, H. Vermeulen & H. Wittink (Eds.), *Meten in de praktijk - Stappenplan voor het gebruik van meetinstrumenten in de gezondheidzorg* (pp. 83–98). Houten: Bohn Stafleu van Loghum. https://doi.org/10.1007/978-90-368-2459-0_6

Daniëls, R. & Verhoef, J. (2019). Professionelles Reasoning. In M. le Granse, M. van Hartingsveldt & A. Kinébanian (Eds.), *Grundlagen der Ergotherapie* (pp. 502–518). Stuttgart: Thieme.

de Vet, R., Bols, E., Terwee, C. & Beurskens, S. (2020). Stap 5: wat is de klinimetrische kwaliteit van meetinstrumenten? In S. Beurskens, R. van Peppen, R. Swinkels, H. Vermeulen & H. Wittink (Eds.), *Meten in der praktijk - Stappenplan voor het gebruik van meetinstrumenten in de gezondheidszorg* (pp. 49–82). Houten: Bohn Stafleu van Loghum. https://doi.org/10.1007/978-90-368-2459-0_5

Deutsche Gesellschaft für Allgemeinmedizin und Familienmedizin. (2020). *Schlaganfall - S3-Leitlinie.* https://www.awmf.org/uploads/tx_szleitlinien/053-011l_S3_Schlaganfall_2021-03.pdf

Deutscher Verband der Ergotherapeuten (DVE) e.V. (2020). *Von Assessment-Center.* https://dve.info/ergotherapie/assessment-bereich

Deutsches Institut für Medizinische Dokumentation und Information. (2005). *Internationale Klassifikation der Funktionsfähigkeit, Behinderung und Gesundheit ICD.* Neu-Isenburg: MMI - Medizinische Medien Informations GmbH.

Fisher, A. G. (2014). *Assessment of Motor and Process Skills, Band 2: Benutzerhandbuch* (Lizenzierte deutsche Übersetzung durch B. Dehnhardt & S. George). Eigenverlag.

Fisher, A. G. & Marterella, A. (2019). *Powerful Practice - A Model for Authentic Occupational Therapy.* Fort Collins: Center for Innovative OT Solutions.

Fisher, A. G., Bryze, K., Hume, V. & Griswold, L. A. (2007). *School AMPS. School Version of the Assessment of Motor and Process Skills.* Colorado: Three Star Press.

George, S. (2012). Hilfe im Assessment-Dschungel: So finden Sie die passenden Verfahren. *Ergotherapie und Rehabilitation, 1,* 20–23.

Hasselhorn, H. & Freude, G. (2007). *Der Work Ability Index - ein Leitfaden.* Bremerhaven: Wirtschaftsverlag NW Verlag für neue Wissenschaft.

Hautzinger, M., Keller, F. & Kühner, C. (2009). *Beck-Depressions-Inventar Revision.* München: Pearson.

Institut für Qualitätssicherung in Prävention und Rehabilitation GmbH. (2004). *Assessment-Allg. - Leitgedanken.* http://www.assessment-info.de/assessment/seiten/assessment/leitgedanken/leitgedanken-de.asp

Institut für Qualitätssicherung von Prävention und Rehabilitation GmbH. (2020). *Startseite.* http://www.assessment-info.de

Kielhofner, G., Berger, B. & Dehnhardt, B. (2012). *Das School Setting Interview SSI.* Idstein: Schulz-Kirchner.

Kinébanian, A. & Logister-Proost, I. (2019). Begriffe verstehen - der Hintergrund ergotherapeutischer Modelle. In M. le Granse, M. van Hartingsveldt & A. Kinébanian (Hrsg.), *Grundlagen der Ergotherapie* (S. 353–377). Stuttgart: Thieme.

Kloek, C. & Wittink, H. (2020). Stap 3: waarmee wil je meten. In S. Beurskens, R. van Peppen, R. Swinkels, H. Vermeulen & H. Wittink (Eds.), *Meten in de praktijk - Stappenplan voor het gebruik van meetinstrumenten in de gezondheidszorg* (pp. 26–34). Houten: Bohn Stafleu van Loghum. https://doi.org/10.1007/978-90-368-2459-0_3

Kos, D. (2014). Psychometrische kenmerken van assessmentinstrumenten: kritische beoordeling van assessment. In W. van Handenhoven (Ed.), *Jaarboek Ergotherapie 2014* (pp. 17–27). Leuven: Acco.

Law, M., Baptiste, S., Carswell, A., McColl, M., Polatajko, H. & Pollock, N. (2020). *COPM Canadian Occupational Performance Measure.* Idstein: Schulz-Kirchner.

le Granse, M., van Hartingsveldt, M. & Kinébanian, A. (2019). *Grundlagen der Ergotherapie.* Stuttgart: Thieme. https://doi.org/10.1055/b-006-163235

Lützner, C., Lange, T. & Lützner, J. (2017). Grundlagen patientenberichteter Ergebnisse (Patient-reported Outcome – PRO). *Orthopädie und Unfallchirurgie up2date, 12,* 661–676. https://doi.org/10.1055/s-0043-110864

Maas, M., Haverman, L., Beurskens, S. & van Peppen, R. (2020). Stap 9: hoe ga je de meetresultaten gebruiken? In S. Beurskens, R. van Peppen, R. Swinkels, H. Vermeulen & H. Wittink (Eds.), *Meten in de praktik - Stappenplan voor het gebruik van meetinstrumenten in de gezondheidzorg* (pp. 129–148). Houten: Bohn Stafleu van Loghum. https://doi.org/10.1007/978-90-368-2459-0_9

Meetinstrumenten in de zorg. (2020). *Meetinstrumenten Canadian Occupational Performance Measure* (5th ed.). https://meetinstrumentenzorg.nl/instrumenten/canadian-occupational-performance-measure

Miro GmbH. (n.d.). *IDA.* https://www.miro-gmbh.de/de/ida/

Onderwijscentrum Leijpark. (2021). *Foto-Interview.* https://ocleijpark.nl/training-foto-interview/

Petermann, F., Bös, K. & Kastner, J. (2015). *M-ABC-2 - Movement Assessment Battery for Children - Second Edition - Deutsche Bearbeitung.* München: Pearson.

Polatajko, H.J., Townsend, E.A. & Craik, J. (2007). The Canadian Model of Occupational Performance and Engagement (CMOP-E). In E.A. Townsend & H.J. Polatajko (Eds.), *Enabling Occupation II: Advancing an* (pp. 22–36). Ottawa: CAOT Publications.

Prinz, W. & Müsseler, J. (2008). Einleitung: Psychologie als Wissenschaft. In J. Müsseler (Hrsg.), *Allgemeine Psychologie* (S. 1–11). Berlin: Springer. https://doi.org/10.1007/978-3-642-53898-8_1

Satink, T. & Van de Velde, D. (2019). Kerndomänen in der Ergotherapie. In M. le Granse, M. van Hartingsveldt, & A. Kinébanian (Eds.), *Grundlagen der Ergotherapie* (pp. 74–95). Stuttgart: Thieme.

Schweizerischen Arbeitsgemeinschaft für Rehabilitation. (2020). *Ergonomische Arbeitsplatzabklärung (APA). 6. Version.* https://www.swiss-insurance-medicine.ch/de/uber-uns/fachgruppe-bere/apa

Stevens, A., Huis, A. & Beurskens, S. (2020). Stap 10: hoe borg je het gebruik van meetinstrumenten in de praktijk? In S. Beurskens, R. van Peppen, R. Swinkels, H. Vermeulen & H. Wittink (Eds.), *Meten in de praktijk - Stappenplan voor het gebruik van meetinstrumenten in de gezondheidzorg* (pp. 149–158). Houten: Bohn Stafleu van Loghum. https://doi.org/10.1007/978-90-368-2459-0_10

Swinkels-Meewisse, I., Beurskens, S. & van Peppen, R. (2020). Stap 7: hoe ga je meetinstrumenten kiezen? In S. Beurskens, R. van Peppen, R. Swinkels, H. Vermeulen & H. Wittink (Eds.), *Meten in de praktijk - Stappenplan voor het gebruik van meetinstrumenten in de gezondheidszorg* (pp. 99–112). Houten: Bohn Stafleu van Loghum. https://doi.org/10.1007/978-90-368-2459-0_7

Taylor, R.R. (2017). *Kielhofner's model of human occupation: Theory and application* (5th ed.). Philadelphia: Wolters Kluwer.

van der Hulst, P., Ollevier, A. & Wouda, P. (2019). Qualitätssicherung auf der Ebene des Teams, der Abteilung und der Organisation. In M. le Granse, M. van Hartingsveldt & A. Kinébanian (Hrsg.), *Grundlagen der Ergotherapie* (S. 572–575). Stuttgart: Thieme.

van Hartingsveldt, M. & Pellegrom, S. (2019). Person-Environmet-Occupation-Performance-Modell (PEOP) und PEOP Occupational Therapy Process. In M. le Granse, M. van Hartingsveldt, & A. Kinébanian (Hrsg.), *Grundlagen der Ergotherapie* (S. 439–454). Stuttgart: Thieme.

van Hartingsveldt, M., Meijers, R., Ras, S., Stal, R. & ten Velden, M. (2019). Assessments in der Ergotherapie. In M. le Granse, M. van Hartingsveldt & A. Kinébanian (Hrsg.), *Grundlagen der Ergotherapie* (S. 549–564). Stuttgart: Thieme.

Verhoef, J. & Zalmstra, A. (2019). Model of Human Occupation (MOHO). In M. le Granse, M. van Hartingsveldt & A. Kinébanian (Hrsg.), *Grundlagen der Ergotherapie* (S. 395–420). Stuttgart: Thieme.

Vroman, K. & Stewart, E. (2014). *Occupationa Therapy Evaluaion for Adults.* Baltimore: Lippincott Williams & Wilkins.

WFOT. (2020). *QUEST - Quality Evaluation Strategy Tool: Ein grundlegender Leitfaden für die Verwendung von Qualitätsindikatoren in der Ergotherapie.* https://www.wfot.org/resources/quest-manual

Wiedl, K. & Uhlhorn, S. (2006). *Osnabrücker Arbeitsfähigkeitsprofil (O-AFP).* Bern: Hogrefe.

Wyschkon, A. (2020). *Normwerte in Leistungstests: Prozentränge richtig interpretieren.* https://www.hogrefe.com/de/thema/normwerte-in-leistungstests-prozentraenge-richtig-interpretieren

Zuyd Hogeschool - Lectoraat Autonomie en Participatie van Chronisch Zieken. (2020). *Meetinstrumenten in de zorg.* https://meetinstrumentenzorg.nl/

4.2 Checkliste zur Anwendung von Assessments in der Praxis

Stevens et al. (2020) empfehlen zu Beginn des Assessmentprozesses mögliche unterstützende sowie hinderliche Faktoren zu erheben. Die hier vorliegende Checkliste wurde von ihnen entwickelt und von David Wild übersetzt, damit sowohl individuelle als auch übergreifende Faktoren der Einrichtung beurteilen werden können.

Anweisung

Diese Checkliste besteht aus Bereichen mit Aussagen, die für eine korrekte Umsetzung des Einsatzes von Messinstrumenten in Ihrer Praxis oder Institution wichtig sind. Die Checkliste basiert auf wissenschaftlicher Literatur (siehe Quellenangaben am Ende) und praktischer Erfahrung. Mit dieser Checkliste können Sie schnell herausfinden, ob Zweck, Auswahl und Einsatz von Assessments und die Bedingungen hierfür für Sie bzw. Ihre Einrichtung deutlich sind.

Punktevergabe

Bewerten Sie alle Aussagen mit einem „x“ auf einer Skala von „Nein, überhaupt nicht“ bis „Ja, vollständig“.

Wenn eine Aussage in Ihrer Praxis oder Institution nicht zutrifft, kreuzen Sie ‚n.r‘ (nicht relevant) an. Darüber hinaus können Sie für jede Aussage angeben, ob diese (ja oder nein) ein Entwicklungspunkt für Sie ist.

	Alle Fragen beziehen sich auf Ihre Praxis oder Institution und den (möglichen) Einsatz von Assessments.	Nein, überhaupt nicht	Eher nicht	Ja, größtenteils	Ja, vollständig	n.r.	Entwicklungs-punkt: Ja/nein
	Ziel						
1	Es gibt gemeinsame Absprachen, warum wir Assessments einsetzen (wollen).						
2	Wir setzen Assessments für den primären Behandlungsprozess ein bei individuellen Kontakten und Gesprächen.						
3	Wir setzen Assessments zur internen Qualitätskontrolle und -verbesserung ein.						
4	Wir setzen Assessments für eine externe Transparenz und Rechenschaft ein.						
	Eventuell Erklärung:						
	Auswahl und Einsatz von Assessments						
1	Uns ist deutlich, was (welche Aspekte und Kategorien) wir messen wollen.						
2	Es ist deutlich, mit welchen validen und praktisch hantierbaren Assessments dies gemessen werden soll.						
3	Wir haben uns innerhalb der Organisation/ Praxis über die Auswahl der Assessments abgestimmt.						
4	Ich weiß, wie ich die Assessments ausführen kann.						

	Alle Fragen beziehen sich auf Ihre Praxis oder Institution und den (möglichen) Einsatz von Assessments.	Nein, überhaupt nicht	Eher nicht	Ja, größtenteils	Ja, vollständig	n.r.	Entwicklungspunkt: Ja/nein
	Ziel						
5	Ich weiß, wie ich die Resultate interpretieren kann.						
6	Ich weiß, wie ich die Resultate mit dem*der Klienten*in besprechen kann.						
	Eventuell Erklärung:						
	Anwender*innen						
1	Ich bin offen für den Einsatz von Assessments.						
2	Ich verfüge über ausreichende Kenntnisse und Fähigkeiten, um Assessments einzusetzen.						
3	Meine Kolleg*innen sind offen für den Einsatz von Assessments.						
4	Meine Kolleg*innen verfügen über ausreichende Kenntnisse und Fähigkeiten, um Assessments einzusetzen.						
5	Die Patient*innen sind offen für den Einsatz von Assessments.						
6	Die Klient*innen verfügen über ausreichende Kenntnisse und Fähigkeiten, um Assessments einzusetzen.						

	Alle Fragen beziehen sich auf Ihre Praxis oder Institution und den (möglichen) Einsatz von Assessments.	Nein, überhaupt nicht	Eher nicht	Ja, größtenteils	Ja, vollständig	n.r.	Entwicklungs-punkt: Ja/nein
	Ziel						
	Eventuell Erklärung:						
	Interner Kontext						
	Organisation und Management						
1	Der Einsatz von Assessments passt zu unserem Leitbild und ist hierin enthalten.						
2	Der Einsatz von Assessments passt zu den bestehenden (Arbeits-)Prozessen und Abläufen.						
3	Es gibt ausreichend Unterstützung und Beteiligung des Managements.						
4	Ein*e Projektleiter*in überwacht den Umsetzungsprozess und es gibt eine*n Ansprechpartner*in.						
	Bedingungen						
5	Es gibt genügend inhaltliches Fachwissen, um die Nutzung von Assessments zu unterstützen.						
6	Es gibt genügend Angebote zur Schulung/zum Coaching für die Therapeut*innen.						
7	Es gibt eine offene Kommunikation und Kultur für eine fortlaufende Qualitäts-verbesserung.						

	Alle Fragen beziehen sich auf Ihre Praxis oder Institution und den (möglichen) Einsatz von Assessments.	Nein, überhaupt nicht	Eher nicht	Ja, größtenteils	Ja, vollständig	n.r.	Entwicklungspunkt: Ja/nein
	Ziel						
8	Es gibt genügend Zeit, (neue) Assessments auszuprobieren und anzuwenden.						
9	Die Assessments sind in der elektronischen Arbeitsumgebung verfügbar.						
10	Die Ergebnisse der Assessments sind leicht zugänglich und im Klient*innengespräch verfügbar.						
	Eventuell Erklärung:						
	Externer Kontext						
1	Es gibt Leitlinien/Protokolle, die die Verwendung von Assessments empfehlen.						
2	Praxen/Einrichtungen, die mit uns vergleichbar sind, verwenden Assessments.						
3	Es gibt externe Parteien (z. B. Berufsverbände, Krankenkassen), die den Einsatz von Assessments verlangen.						
	Eventuell Erklärung:						
	Implementierung						
1	In unserer Praxis/Organisation ist die Implementierung von Assessments vorbereitet und geplant worden.						

	Alle Fragen beziehen sich auf Ihre Praxis oder Institution und den (möglichen) Einsatz von Assessments.	Nein, überhaupt nicht	Eher nicht	Ja, größtenteils	Ja, vollständig	n.r.	Entwicklungspunkt: Ja/nein
	Ziel						
2	Im kleinen Rahmen wurde mit dem Einsatz von Assessments und der Anpassung von Arbeitsabläufen begonnen.						
3	Am Umsetzungsprozess sind relevante Personen beteiligt: Therapeut*innen, Klient*innen (Vertreter*innen) und unterstützende Fachleute (Organisation und Qualität).						
4	Der Einsatz von Assessments wird regelmäßig evaluiert und verbessert.						
	Eventuell Erklärung:						

Autorinnen: Sandra Beurskens, Anita Huis, Anita Stevens; Übersetzung: David Wild

Die Checkliste wurde mit ermöglicht durch Brightlands Innovatieprogramma Limburg Meet (LIME) www.limeconnect.nl

Literatur

1. Greenhalgh, J., Dalkin. S., Gooding, K., Gibbons, E., Wright, J., Meads, D. et al. (2017). Functionality and feedback: A realist synthesis of the collation, interpretation and utilization of patient-reported outcome measures data to improve patient care. NIHR, *J. Health Serv Del Res.*, *5*(2), 1–279.
2. Foster, A., Croot, L., Brazier, J. & O'Çathain, A. (2018). The facilitators and barriers to implementing patient reported outcome measures in organisations delivering health related services: a systematic review of reviews. *Journal of Patient-Reported Outcomes*, 2: 46.
3. PROM toolbox: Verfügbar unter https://www.zorginzicht.nl/ontwikkeltools/prom-toolbox
4. Damschroder, L.J., Aron, D.C,, Keith, R.E., Kirsh, S.R., Alexander, J.A. & Lowery, J.C. (2009). Fostering implementation of health services research findings into practice: a consolidated framework for advancing implementation science. *Implementation Science*, 4, 50.
5. Stevens, A., Huis, A. & Beurskens, S. (2020). Stap 10: hoe borg je het gebruik van meetinstrumenten in de praktijk? In S. Beurskens, R. van Peppen, R. Swinkels, H. Vermeulen & H. Wittink (Eds.). *Meten in de praktijk – Stappenplan voor het gebruik van meetinstrumenten in de gezondheidzorg* (pp. 145–158). Honten: Bohn Stafleu van Loghum.

4.3 Die digitalen Assessmentlisten – eine kurze Einführung zum Gebrauch

Im vorliegenden Buch beschreiben die Autor*innen, wie Ergotherapeut*innen vielfältige Assessments im praktischen Kontext nutzen **können**. Beim Theorie-Praxis Transfer stellt sich häufig jedoch die Frage: Wo finde ich diese (Re-) Evaluationsinstrumente, von denen im Buch berichtet wird? Viele der eingesetzten Assessments sind über die jeweiligen Literaturverweise nachzuverfolgen. Manchmal gestaltet sich die Suche jedoch komplexer. Um die Leser*innen darin zu unterstützen, die vermittelten Informationen und neue Assessments in der Praxis auszuprobieren, stehen ihnen in der Medienbibliothek entsprechende Übersichtstabellen zur Verfügung. Die Aufteilung nach generischen Assessments über Assessments in der Pädiatrie, in der Psychiatrie, in der Arbeitstherapie, in der Neurologie und in der Orthopädie ermöglichen einen schnellen Überblick.

Zur Orientierung für die Leser*innen sind neben **Namen der Assessments** in alphabetischer Reihenfolge auch die **Autor*innen** benannt. Diese beziehen sich in der Regel auf die Originalversionen und somit die ursprünglichen Entwickler*innen der jeweiligen Instrumente. Da in den Kapiteln teilweise Bezug auf die Originalversionen und andererseits auf die deutschen Versionen genommen wird, kann es in den Darstellungen zu Überschneidungen kommen.

Nach der Nennung der **Zielgruppen** liefern die aufgeführten **Schwerpunkte** den Leser*innen einen ersten Überblick darüber, was ermittelt werden kann. Die Angaben zur **Dauer** ermöglichen pragmatische Überlegungen dazu, ob das Assessment unter den gegebenen zeitlichen Rahmenbedingungen durchführbar ist. Eine Einordnung in **Anlehnung an die ICF-Ebenen** soll Leser*innen darin unterstützen, eine, durch methodisches Handeln (vgl. Kap. 1.2) gesteuerte Entscheidung zu treffen. Ausgehend von einem Top-down Vorgehen können sie überlegen, zu welchem Zeitpunkt ein bestimmtes Assessment sinnvoll einzusetzen ist. Die Zuordnung der jeweiligen ICF-Ebene basiert auf folgender übergeordneter Definition von Aktivität und Teilhabe: „Eine Aktivität bezeichnet die Durchführung einer Aufgabe oder Handlung durch ein Individuum. Partizipation [Teilhabe] ist das Einbezogensein in eine Lebenssituation" (WHO & DIMDI, 2012). Allerdings ist zu beachten, dass der Aktivitätsbegriff in der ICF deutlich weiter gefasst wird als etwa der Betätigungsbegriff im OTPF. Denn die ICF spricht zum Beispiel auch von einer Aktivität, wenn es um feinmotorischen Handgebrauch geht (d440). Im OTPF bezieht sich der Begriff Betätigung hingegen auf „alltägliche Aktivitäten, an denen sich Menschen beteiligen". Dabei heißt es weiter: „Betätigungen finden über eine Zeitspanne statt, sie haben für den Klienten einen Zweck, Bedeutung und einen empfundenen Nutzen" (AOTA, 2018, S. 35). Das OTPF ordnet die Betätigungen zudem verschiedenen Bereichen zu, darunter ADLs, IADLs, Ruhe und Schlaf, Bildung, Arbeit, Spiel, Freizeit und soziale Teilhabe (AOTA, 2018). In der folgenden Tabelle wird dennoch die ICF als Strukturgrundlage genutzt, da sie sich insbesondere in der deutschen Ergotherapie als wichtiges Bezugssystem durchgesetzt hat. So orientieren sich zum Beispiel auch die DVE-Datenbank im Assessmentbereich (vgl. 4.1.) oder Band 1 und 2 des Buches „Assessments in der Rehabilitation" (Schädler et al., 2020; Oesch, 2017) an dieser Struktur. Für die Nutzung der ICF als Bezugsgrundlage spricht zudem, dass diese eine gemeinsame Sprache für verschiedene Berufsgruppen bietet und somit den fallbezogenen und -übergreifenden interprofessionellen Austausch erleichtert (Wenzel & Morfeld, 2016). Einschränkend muss allerdings angemerkt werden, dass sich eine eindeutige Zuordnung zu den genannten ICF-Ebenen mitunter schwierig gestaltet und lediglich Anhaltspunkte für die Leser*innen bietet. Es gilt daher im Einzelfall zu überprüfen, ob ein Assessment mit Blick auf die jeweiligen Teilhabe- und Betätigungsanliegen tatsächlich zielführend ist (vgl. 1.2). Die Darstellungen zu den einzelnen Fachbereichen, die sich überwiegend am OTPF orientieren, sollen hierfür eine Hilfestellung bieten (vgl. Kapitel in Abschnitt 3).

Da die Umwelt für Ergotherapeut*innen einen wichtigen Aspekt bei der (Re-) Evaluation darstellt, gibt die Spalte „In Anlehnung an ICF" auch Hinweise auf Umweltfaktoren. Laut ICF „bilden Umweltfaktoren die materielle, soziale und einstellungsbezogene Umwelt, in der Menschen leben und ihr Dasein entfalten." (WHO & DIMDI, 2012). Ergotherapeutische oder ergotherapierelevante Assessments, die Informationen zu den Umweltfaktoren ermitteln, konzentrieren sich häufig auf die Perspektive der Klient*innen. Dies bedeutet nicht zwangsläufig, dass die Umwelt selbst mit Hilfe des Assessments betrachtet wird. Dennoch hilft auch eine Erhebung von Umweltfaktoren aus Klient*innenperspektive dabei, den Blick der Ergotherapeut*innen auf das jeweilige Umfeld mit seinen Barrieren oder Förderfaktoren zu lenken und diese bei der Interventionsplanung zu berücksichtigen. Bei manchen Assessments wird das konkrete Umweltsetting in Anteilen eingebunden und beschrieben. Auch diese werden in der Spalte zur ICF-Ebene mit Umweltfaktoren gekennzeichnet.

Die Darstellungen zu den **Gütekriterien** orientieren sich vorrangig an bereits bestehenden Übersichten zu Assessments, wie sie zum Beispiel in Band 1 und 2 des Buches „Assessments in der Rehabilitation" (Schädler et al., 2020; Oesch, 2017) oder in „Asher's Occupational therapy assessment tools: An annotated index" (Asher, 2014) zu finden sind. Ebenso berücksichtigt werden Informationen zu den Gütekriterien, welche die Hogrefe Testzentrale, die Assessment-Datenbank des DVE oder relevante Internetpräsenzen (z.B. www.innovativeotsolutions) zur Verfügung stellen. Da in den genannten Übersichten meist die Hauptgütekriterien im Vordergrund stehen, legt auch die Tabelle ihren Fokus hierauf (vgl. 2.1). Dabei verweist sie auf entsprechende Gütekriterien, wenn diese laut der genutzten Quellen eine angemessene bzw. moderate bis sehr hohe Ausprägung aufweisen. Zugunsten einer besseren Lesbarkeit und Übersichtlichkeit werden in der Tabelle in der Regel nur ausgewählte Quellen aufgeführt, denen die entsprechenden Informationen zu entnehmen sind. Dabei kann es sich neben den oben genannten Übersichten auch um Manuale, (Forschungs-) Artikel oder Internetseiten handeln, die Forschungsergebnisse vorstellen und/oder einen Überblick über vorhandene Forschungen zum jeweiligen Assessment liefern. Bei tieferem Interesse ist es empfehlenswert, sich eingehender mit den genannten Quellen, den zugrunde liegenden Studien sowie dem aktuellen Forschungsstand zum jeweiligen Assessment auseinanderzusetzen.

Unter der Rubrik **„Erhältlich bei/unter"** sind sowohl Wege beschrieben, wie die Assessments selbständig zu finden sind als auch Links, die direkt angeklickt werden können. Der Suchpfad wird mit diesem Zeichen → verbunden, so dass Leser*innen den Schritten über den Zeitpunkt der Recherche hinaus folgen können, da im zeitlichen Verlauf Links verfallen können. Die Quellen helfen entweder beim Erwerb der Assessments oder bieten den Leser*innen kostenfreie Downloads. Insgesamt erheben weder die Inhalte der Listen, noch die Angaben zum Erwerb der Assessments einen Anspruch auf Vollständigkeit.

Um eine bessere Vorstellung vom Aufbau der Tabellen zu gewinnen, hier ein Beispiel (s. S. 323).

Die Herausgeber*innen planen, die Assessmentlisten in größeren zeitlichen Abständen zu aktualisieren. Dabei werden sie auch ggf. vorliegende Ergänzungsvorschläge der Leser*innen berücksichtigen.

In digitalen und globalen Zeiten entwickeln sich Veröffentlichungen stets weiter. Somit sind die Leser*innen eingeladen, ihre eigenen Recherchen zu verfügbaren Assessments vor-

Name & Abkürzung	Autor*innen/ Entwickler* Innen	Zielgruppe	Schwerpunkt	Dauer (ca.)	In Anlehnung an ICF	Belege für Gütekriterien betreffen insbesondere	erhältlich bei/unter
Canadian Occupational Performance Measure (COPM)	Mary Law, Sue Baptiste, Anne Carswell, Mary Ann McColl, Helene Polatajko & Nancy Pollock	Diagnose-übergreifend einsetzbar; bei kognitiven Einschränkungen können erweiterte Klient*innen befragt werden	Betätigungsbedürfnisse (Einschätzung der Klient*innen zu Wichtigkeit, Performanz & Zufriedenheit)	30–45 min	Partizipations- & Aktivitätsebene	**Reliabilität:** Interne Konsistenz, Test-Retest-Reliabilität **Validität:** Inhalts-, Kriteriums- und Konstruktvalidität (Schädler et al., 2020), Validierung für verschiedene Klient*innengruppen (vgl. u.a. Tuntland et al., 2016) **Responsivität** (Schädler et al., 2020) **Anmerkung:** Handlungsempfehlungen für den Einsatz des COPM bei Kindern werden gegenwärtig weiterentwickelt	Deutschsprachige Version: Schulz-Kirchner-Verlag Original: www.thecopm.ca

zunehmen. Hierzu bieten sich weitere internationale Internetseiten an, die sich mit der Sammlung, Bereitstellung, Vermarktung und dem Austausch verfügbarer Instrumente auseinandergesetzt haben.

Empfehlenswerte Adressen hierfür sind u. a.:

https://heartbeat-med.com/de → Fachbereiche (Deutsch)

www.testzentrale.de (Deutsch)

https://www.pearsonclinical.de/ (Deutsch)

https://www.thieme.de/de/ergotherapie/assessments-47820.htm (Deutsch)

https://www.skvshop.de/ergotherapie/materialien/assessmentstests/ (Deutsch)

https://dve.info/ergotherapie/assessmentbereich (Deutsch im Mitgliederbereich)

https://meetinstrumentenzorg.nl/ → Andere bronnen → Duitse bronnen (Niederländisch → Deutsches Dokument)

https://www.moho.uic.edu/ (Englisch) → Ressources → MOHO in Other Languages

https://www.isoqol.org/resource-center (Englisch)

https://www.cosmin.nl/ (Englisch)

https://eprovide.mapi-trust.org/ → search → Assessments

https://www.sralab.org/rehabilitation-measures (Englisch)

Wir wünschen viel Erfolg und Freude bei der Nutzung vorhandener und neuer Assessments sowie bei der eigenen Recherche nach sinnvollen Assessments für eine betätigungs- und klientenzentrierte (Re-)Evaluation in der ergotherapeutischen Praxis!

Literaturverzeichnis

AOTA – American Occupational Therapy Association. (2018). *Das Framework der AOTA. Gegenstandsbereich, Prozesse und Kontexte*. Bern: Hogrefe Verlag.

Asher, I. E. (Ed.). (2014). *Ashers's Occupational Therapy Assessment Tools. An Annotated Index*. Bethesda, MD: AOTA Press.

Oesch, P. (Hrsg.). (2017). *Assessments in der Rehabilitation. Band 2: Bewegungsapparat* (3. Aufl.). Bern: Hogrefe Verlag. https://doi.org/10.1024/85718-000

Schädler, S., Kool, J., Lüthi, H., Marks, D., Oesch, P., Pfeffer, A. & Wirz, M. (Hrsg). (2020). *Assessments in der Rehabilitation. Band 1: Neurologie* (4. Aufl.). Bern: Hogrefe Verlag

Tuntland, H., Aaslund, MK., Langeland, E., Espehaug, B. & Kjeken, I. (2016). Psychometric properties of the Canadian Occupational Performance Measure in home-dwelling older adults. *Journal of Multidisciplinary Healthcare, 9*, 411–423. https://doi.org/10.2147/JMDH.S113727

Van Gils, A., Meyer, S., van Dijk, M., Thijs, L., Michielsen, M., Lafosse, C., Truyens, V., Oostra, K., Peeters, A., Thijs, V., Feys, H., Krumlinde-Sundholm, L., Kos, D. & Verheyden, G. (2018). The Adult Assisting Hand Assessment Stroke: Psychometric Properties of an Observation-Based Bimanual Upper Limb Performance Measurement. *Archives of physical medicine and rehabilitation, 99*(12), 2513–2522.

Wenzel, T-R. & Morfeld, M. (2016). Das biopsychosoziale Modell und die Internationale Klassifikation der Funktionsfähigkeit, Behinderung und Gesundheit. *Bundesgesundheitsblatt, 59*, 1125–1132. https://doi.org/10.1007/s00103-016-2401-0

WHO & DIMDI (19.06.2012). *Komponente der Aktivitäten und Partizipation (Kapitel d1-d9). ICF Klassifikation*. Verfügbar unter https://www.dimdi.de/static/de/klassifikationen/icf/icfhtml2005/component-d.htm

Glossar

Aktivitätenkonfiguration: Die Aktivitätenkonfiguration betrachtet die Art der Gestaltung alltäglicher Aktivitäten, an denen sich eine Person als Mittel zur Erfüllung wichtiger Bedürfnisse beteiligt.

Assessment-Apps: Darunter fällt eine App, wenn sie systematisch bestimmte und klar definierte Aspekte z.B. eines Verhaltens, einer Funktion, Aktivität oder Betätigung digital erfasst. Sie unterstützt somit den Befunderhebungsprozess im Sammeln, Auswählen, Auswerten, Berechnen, Zusammenfassen, Analysieren, und Interpretieren, um den Verhaltens/Funktions- oder Betätigungsstatus einer Person zu erfassen.

Bedarfsermittlungsinstrumente: Seit dem 01.01.2020 stehen standardisierte Instrumente zur Verfügung, um einen individuellen Bedarf von Leistungen der Eingliederungshilfe bzw. der sozialen Teilhabe nach dem Bundesteilhabegesetz zu ermitteln (Teil 2 des SGB IX, § 118). Laut Bundesteilhabegesetz müssen sich die angewendeten Instrumente zur Bedarfsermittlung an der Internationalen Klassifikation der Funktionsfähigkeit, Behinderung und Gesundheit (ICF) der Weltgesundheitsorganisation (WHO) mit ihren neun definierten Lebensbereichen orientieren. Da die Landesregierungen durch Rechtsverordnung das Nähere über das Instrument zur Bedarfsermittlung bestimmen können, existieren derzeit 12 bundeslandspezifische Bedarfsermittlungsinstrumente.

Behandlungsgerichtete Diagnostik: Diagnostische Interventionen, die darauf gerichtet sind, Informationen zu erheben, auf die eine spätere Behandlungsintervention basiert werden kann (Verheij & Berden, 2014)

Betätigungsprofil (occupational profile): „Zusammenfassung der Betätigungsvorgeschichte, der Erfahrungen, Alltagsmuster, Interessen, Werte und Bedürfnisse von Klient*innen" (AOTA et al., 2018, S. 158)

Betätigungsbasierte Praxis: Bei der betätigungsbasierten Praxis steht die Betätigungsausführung im Vordergrund. So wird in einem betätigungsbasierten Assessment die relevante Betätigung ausgeführt und von der/dem Therapeut*in analysiert. (Dancza & Rodger, 2018; Fisher, 2013; Fisher & Marterella, 2019)

Betätigungsfokussierte Praxis: Wenn in therapeutischen Prozess über bedeutungsvolle Betätigung gesprochen wird, in der Evaluation z.B. in Form eines Interviews über den Tagesablauf, dann arbeitet die/der Therapeut*in betätigungsfokussiert. In Abgrenzung zur funktionsorientierten Perspektive fragt die/der Therapeut*in, welchen Einfluss körperliche Einschränkungen und Umweltaspekte auf die Betätigungsausführung haben (Dancza & Rodger, 2018; Fisher, 2013; Fisher & Marterella, 2019).

Betätigungszentrierte Praxis: In der betätigungszentrierten Praxis wird sowohl die Betätigungsfokussierung als auch die Betätigungsbasierung umgesetzt. Die individuell bedeutsame Betätigung ist das Herzstück des therapeutischen Prozesses. (Dancza & Rodger, 2018; Fisher, 2013; Fisher & Marterella, 2019).

Bezugsrahmen: Sammlung von Begrifflichkeiten, Definitionen, Regeln und Theorien, welche in ihrer Gesamtheit die Richtung des praktischen therapeutischen Handelns beeinflussen (Kinébanian & Logister-Proost, 2019).

Bottom-up-Ansatz: Bei einem bottom-up Vorgehen legt die*der Therapeut*in den Fokus auf die personenbezogenen Faktoren sowie die Körperfunktionen der*des Klient*in. Die als eingeschränkt erkannten Funktionen werden als Auslöser für die Alltagsschwierigkeiten der*des Klient*in angesehen. Die Verbesserung dieser steht während des therapeutischen Prozesses im Fokus (Fisher, 2014).

Bundesteilhabegesetz: Das Bundesteilhabegesetz (BTHG) soll Menschen mit Behinderungen zu mehr Teilhabe und individueller Selbstbestimmung verhelfen. Das Gesetz tritt im Rahmen von vier Reformstufen zwischen 2017 und 2023 in Kraft.

Compliance: Die Bereitschaft der Person an Maßnahmen (z. B. ergotherapeutische Behandlung) mitzuwirken und sich zu beteiligen

CRPS/Complex Regional Pain Syndrome (komplexes regionales Schmerzsyndrom): Es stellt eine chronische neurologische Erkrankung dar, welche sich in Form einer ausgeprägten regionalen Schmerzsymptomatik, Bewegungs-, Krafteinschränkung und Sensibilitätsveränderungen äußert. Sie kann nach einer Körperschädigung (Frakturen, Operationen an den Händen oder Füßen) auftreten. Die frühere Bezeichnung lautet Morbus Sudeck.

CTS/Carpaltunnelsydnrom: Das Carpaltunnelsyndrom bezeichnet ein Nervenkompressionssyndrom (N. medianus) im Bereich des Carpaltunnels und Handwurzelknochen.

Diagnosebestätigende Diagnostik: Diagnostische Interventionen, die darauf gerichtet sind, eine medizinische Diagnose zu erstellen, zu bestätigen oder zu widerlegen (Verheij & Berden, 2014).

Dimensionen: Kategorien oder Größenordnungen, die bestimmte Inhalte umfassen und eingrenzen.

Domänen: Dieser Begriff wird in der ergotherapeutischen Literatur häufig verwendet, um Lebens- oder Kompetenzbereiche zu bezeichnen bzw. voneinander zu unterscheiden.

Empowerment: Darunter wird die Selbstbefähigung und das Zurückgewinnen vom Einfluss auf das Leben und die Selbstbestimmung subsumiert.

Enkulturation: Bezeichnet das Hineinwachsen des/der Einzelnen in die Kultur der ihn/sie umgebenden Gesellschaft, die nicht durch Erziehung gesteuert wird.

Evidenz: Der Begriff Evidenz bedeutet wissenschaftliche Beweise aus hochwertigen Studien (Ritschl, Stamm & Unterhumer, 2016). Jedoch müssen neben den wissenschaftlichen Forschungsergebnissen (externe Evidenz), die Erfahrung der*des Therapeut*in (interne Evidenz), sowie Werte und Vorstellungen der Kient*innen und politische sowie institutionelle Kontextfaktoren integriert werden. Auf Grundlage dieser Quellen werden evidenzbasierte Entscheidungen getroffen (Taylor, 2007). D.h. welches Vorgehen ist für die*den Klient*in in der jeweiligen Situation am erfolgversprechendsten?

Gemeinwesenorientierte Ergotherapie: Relativ neues Arbeitsfeld, in dessen Rahmen Ergotherapeut*innen sich im interdisziplinären Team dafür einsetzen, Betätigungsgerechtigkeit und Teilhabemöglichkeiten in der unmittelbaren Lebenswelt von Menschen zu stärken sowie entsprechende Barrieren abzubauen.

Generische Assessments: Dies sind Erhebungsinstrumente, die übergeordnet Informationen sammeln und dadurch einen umfassenden Eindruck ermöglichen. Diese umfassende Perspektive ist unabhängig von der Erhebungsart. So können z.B. MOHO Assessments, die einen übergeordneten Einblick ermöglichen, darunterfallen oder auch krankheitsunspezifische Assessments.

Individueller Rassismus: Dies beschreibt rassistische Verhaltensweisen von Personen, welche individuelle Auswirkungen auf die körperliche sowie seelische Unversehrtheit, das Wohlbefinden und die Lebensqualität anderer Personen haben (Sircar, Merklein de Freitas, Roosen & Roth, 2021). Beispiele sind grobe oder subtile rassistische Äußerungen, Beschimpfungen, Beleidigungen oder Gewalt.

Institutioneller Rassismus: Diese Form des Rassismus entsteht aus dem Zusammenwirken von rassistischen Normen und Praktiken in Institutionen, Organisationen oder staatlichen Behörden. Es zeigt sich „als Phänomen der Ausgrenzung, Dehumanisierung, systematischen Benachteiligung und Gewalt sowie der ungleichen Ressourcenverteilung" (Thompson, 2020). Beispiele hierfür sind Racial Profiling oder die Benachteiligung von Black, Indigenous Person of Color (BIPoC), bei Schulnoten oder Arbeits- und Wohnungssuche.

Interkulturelle Kompetenz: Interkulturelle Kompetenz bei Personen im Gesundheitswesen zeigt sich, wenn sie Unterschiede in den Gesundheitsvorstellungen und Verhaltensweisen verstehen und schätzen, Variationen, die innerhalb kultureller Gruppen auftreten, erkennen und respektieren und in der Lage sind, ihr Verhalten so anzupassen, dass eine effektive Interaktion mit Menschen aus verschiedenen Kulturen möglich ist.

Interkultureller Kompetenzerwerb: Wells and Black (2000) haben ein Cultural Competency Education Model entwickelt, das kulturelle Kompetenzen vermitteln soll. Sie sprechen von drei „Areas of Intervention": „Self-exploration" (Bilden von Bewusstsein des eigenen kulturellen Erbes), „Knowledge" (Verstehen, dass keine Kultur der anderen übergeordnet ist) und „Skills" (Beherrschen von angemessenen, relevanten und einfühlsamen Strategien und Fertigkeiten in der Kommunikation und Interaktion mit Personen verschiedener Kulturen)

Interventions-App: Darunter fällt eine App, die eine Intervention unterstützt. Mit Intervention ist eine Kombination von Programmelementen oder Strategien gemeint, die darauf abzielt, Verhaltensänderungen zu bewirken oder den Gesundheitszustand von Einzelpersonen oder einer ganzen Bevölkerung zu verbessern. Interventionen können Aufklärungsprogramme, neue oder veränderte Richtlinien, Verbesserungen in der Umwelt oder eine Kampagne zur Gesundheitsförderung umfassen.

Inventarisieren/Inventarisierung: Sammeln von Informationen über eine Person in der Ergotherapie, z.B. im Hinblick auf die Verdeutlichung der Betätigungsanliegen (le Granse, van Hartingsveldt & Kinébanian, 2019)

Klientenzentrierter Performanzkontext: „Der klientenzentrierte Performanzkontext wird aus 10 aufeinander bezogenen Dimensionen gebildet – Umweltdimension, Rollendimension, Motivationsdimension, Aufgabendimension, kulturelle, soziale und gesellschaftliche Dimension, Körperfunktionsdimension, zeitliche Dimension und Adaptationsdimension" (Fisher, 2014, S. 60). Er bildet „den Kontext des Klienten bei der Ausführung von Alltagsaufgaben" (ebd., S. 78)

Kultur: Kultur beschreibt das Wissen, die Überzeugungen, Werte, Annahmen, Perspektiven, Einstellungen, Normen und Bräuche, die Menschen durch die Dazugehörigkeit zu einer bestimmten Gesellschaft oder Gruppe erwerben (Hammell, 2009).

Lebensbalance: Lebensbalance ist das Maß, in dem Personen ihr Leben hinsichtlich der Aktivitäten, in Bezug auf andere Personen und Zeit als ausgewogen erleben, so dass es im Kontext ihrer aktuellen Lebensumstände gesund, sinnvoll und nachhaltig ist.

Lebensqualität: Hierbei handelt es sich um ein multidimensionales Konstrukt, das sich auf verschiedene Bereiche des menschlichen Lebens bezieht und sowohl objektive als auch subjektive Aspekte umfasst.

Marginalisierung: Marginalisierung wird als ein Prozess verstanden, bei dem Teile der Gesellschaft zu Randgruppen werden. Diese Gruppe lässt sich durch ein Merkmal definieren, wie z. B. obdachlose Menschen. Aufgrund dieser Zuschreibung verliert sie den Zugang zu gewissen gesellschaftlichen Positionen bzw. zu politischen, ökonomischen oder religiösen Machtsymbolen.

Mechanistisches Paradigma: Das mechanistische Paradigma basiert auf der Annahme, dass die Fähigkeit tätig zu sein, von den Körperstrukturen und -funktionen abhängig ist. Im Zuge dessen ist der Fokus in der Therapie auf dem Training und damit der Verbesserung von isolierten Körperfunktionen oder der Kompensation des Funktionsdefizits. Der Alltag oder einzelne Betätigungen finden keine Berücksichtigung, der Blickwinkel liegt auf den Defiziten. Es bezieht sich in seiner Denkstruktur auf das biomedizinische Modell. Historisch betrachtet unterstützte dieses Paradigma das medizinische Verständnis der Berufsgruppe, führte jedoch gleichzeitig zu einer Unsicherheit bezüglich der Berufsidentität (Kielhofner, 2009).

Meso-Ebene: Erweitertes Umfeld einer Person, wie z. B. die Organisation, in welcher der*die Therapeut*in arbeitet (le Granse, van Hartingsveldt, & Kinébanian, 2019)

Metakommunikation: Unter Metakommunikation versteht man die Kommunikation über die Kommunikation. Es wird also gemeinsam darüber gesprochen, wie die Kommunikation untereinander stattfindet, was ihre Intension war und wie diese ankommt. Dabei geht es darum, dem Gegenüber die eigenen Gedanken und Gefühle zu offenbaren (Schulz von Thun, 2011).

m-Health basierte Technologie: Der Begriff kommt von *mobile Health* oder *mobiler Gesundheit*. m-Health basierte Technologie beinhaltet die Technologie und Anwendungen im Rahmen des Gesundheitssektors, die mit der Befunderhebung und Intervention von gesundheitsbezogenen Aspekten zu tun haben. Sie werden in der Regel von den Betroffenen selber angewandt, oder in Kombination mit der Ärzt*in, Therapeut*in, Pflegekraft oder sonstigen Expert*innen.

Minimal important change: Der minimale klinisch wichtige Unterschied definiert den kleinsten bedeutsamen Unterschied für eine Person (Klient*in, Ärztin/Arzt, Therapeut*in usw.) in einem Therapieergebnis/Outcome.

Mobile Apps: Mobile Apps bieten in der Regel einen direkten Nutzen für die Anwender*in (z. B. Spiele oder Anleitungsprogramme) und unterscheiden sich so von Systemprogrammen. Ihre Funktionsmöglichkeiten sind allerdings eingeschränkt. (Online Marketing.de, n.d.)

Narrativ: „Die persönliche Geschichte des Klienten, die in der ergotherapeutischen Intervention eingesetzt wird, um die Betätigungsfrage und ihre Bedeutung für den Klienten aus dem breiteren Kontext seiner Lebenssituation und im Hinblick auf das interpretative Reasoning zu verstehen" (le Granse, van Hartingsveldt, & Kinébanian, 2019, S. 625).

Native App: Diese wird von Anwender*innen auf ein mobiles Endgerät heruntergeladen und die Daten werden auf dem Gerät selbst oder einer externen Datenbank (z. B. ein Server) gespeichert. Die native App kann auf Hardware wie Mikrofon, Kamera, GPS, Gyroskop oder anderen Sensoren des Geräts zugreifen und wird für spezifische Betriebssysteme, wie etwa Android oder iOS, entwickelt. (Gillis, 2020)

Normierte Assessments: Dies sind standardisierte Assessments, zu den Normwerte vorliegen. Somit können die Werte der Klient*innen mit Referenzwerten verglichen werden.

Outcome Assessment: Bei diesem Assessmenttyp werden Kriterien oder Elemente verwendet, um ein Merkmal oder Attribut von Personen im Laufe der Zeit zu messen. Sie messen das Ergebnis der Betätigungsausführung, Performanzfertigkeiten oder Körperfunktion und vergleichen dieses am Ende der Behandlung mit den Daten der Ersterhebung (Bullock, 2014; Classen & Velozo, 2019; Dunn, 2005).

Partnering for Change (P4C): Das ist ein von der „CanChild Research Foundation" an der McMaster Universität in Kanada entwickeltes ergotherapeutisches Modell. Es wurde ursprünglich für Kinder im inklusiven Schulalltag mit „Umschriebener Entwicklungsstörung Motorischer Funktionen (UEMF)" entwickelt. Das P4C Model beschreibt eine systematische Vorgehensweise, die Schüler*innen mit Problemen in den alltäglichen Aktivitäten in ihrer Handlungsfähigkeit unterstützt. Dieses Modell wurde in den Schulsystemen Kanadas in den Jahren 2008–2015 entwickelt und untersucht. Es basiert auf dem Aufbau und der Pflege von Beziehungen zwischen Therapeut*innen, Eltern und Pädagog*innen mit dem Ziel, hilfreiche Lernumgebungen zu schaffen, die eine Einbeziehung aller Schüler*innen gewährleisten (DVE Projektgruppe Schulbasierte Ergotherapie, 2018).

Performanzanalyse (analysis of occuational performance): Lässt sich nach Fisher als eine Form der Betätigungsanalyse beschreiben, bei der die Qualität der Betätigungsausführung beobachtet und beurteilt wird. Der Fokus liegt dabei auf der Einschätzung der Performanzfertigkeiten (Kohlhuber, 2020). Es werden standardisierte (bspw. AMPS) und nicht-standardisierte Performanzanalysen im OTIPM unterschieden (Hessenauer, 2020).

Psychometrische Eigenschaften: Im deutschen Sprachraum lassen sich Gütekriterien, psychometrische Eigenschaften und Messeigenschaften synonym verwenden. Sie stellen „(...) Überbegriffe dar, für jene Kriterien, die für die Beurteilung der Qualität eines Assessments herangezogen werden" (Schönthaler, 2016, S. 253). Die Qualität wird an den Hauptgütekriterien abgeleitet. Dies sind Validität, Reliabilität und Objektivität.

Prävention: Maßnahmen zur Vermeidung, Reduktion oder Verzögerung von Erkrankungen bzw. deren Folgeschäden. Es wird unterschieden zwischen Primär-, Sekundär- und Tertiärprävention.

Projektive Diagnostik: Diagnostische Interventionen, bei denen abstraktes Reizmaterial eingesetzt wird, um Gefühle, Stimmungen und innere Überzeugungen von Klient*innen zu besprechen. Anhand des Materials werden im Gespräch Hypothesen erstellt, welche z. B. mögliche Wirkungsmechanismen der Gefühle beschreiben (Wienand, 2018).

Psychometrie: Hierunter versteht man in der Psychologie allgemein die quantitative Messung psychischer Merkmale, wie sie etwa in der Testpsychologie Verwendung findet.

Reliabilität: Dieses Gütekriterium „gibt an, wie gering oder stark ein Test durch Messfehler verzerrt ist" (Döring & Bortz, 2016, S. 442) und beschreibt damit die Zuverlässigkeit und Messgenauigkeit eines Assessments.

Response to Intervention Model (RtI): Diese mehrstufige schulweite Herangehensweise zeigt auf, wie ergotherapeutische Dienstleistungen im Schulsetting organisiert und durchgeführt werden können. RtI fokussiert alle Schüler *innen sowie gesamte Klassen und beinhaltet wirksame allgemeine und individuell angepasste Unterstützungsmaßnahmen in den Bereichen Lernarbeit, Selbstversorgung und Freizeit/Erholung/Spiel im Schulalltag. Es dient der Identifikation und Differenzierung von (Betätigungs-) Bedürfnissen der Schüler*innen in Bezug auf ihre akademischen und sozialen Fähigkeiten und bietet gezielte didaktisch-methodische und (Umwelt)Strategien und Interventionen zur Bewältigung der Lernprozesse, um somit die bestmögliche schulische und soziale Entwicklung zu fördern. Ziel ist die volle Partizipation aller Schüler*innen an allen Betätigungen des Schulalltags (DVE Projektgruppe Schulbasierte Ergotherapie, 2018).

Responsivität/Änderungssensitivität: Diese beiden Begriffe geben an, wie gut ein Test in der Lage ist, Veränderungen korrekt wiederzugeben (Mokkink et al., 2010).

ROM/Range of Motion: Wird auch Neutral-Null-Methode genannt; definiert den orthopädischen Bewertungsindex für die Beweglichkeit von Gelenken.

Sensitivität: Beschreibt die Testeigenschaft, innerhalb einer Gruppe von Klient*innen hinreichend zwischen Gesunden und Kranken bzw. Norm und Abweichung unterscheiden zu können.

Shared decision making/partizipative Entscheidungsfindung: Es umfasst eine Kommunikation zwischen Klient*in, Ärztin/Arzt, Therapeut*in, welche auf Informationsaustausch, gemeinsame Entscheidungsfindung und Gleichberechtigung basiert.

Shareholder: Dies sind grundlegend Anteilseigner, somit Geldgeber*innen im Gesundheitswesen. Als typische Shareholder für den ergotherapeutischen Bereich sind bspw. Gesundheitskassen bzw. -versicherer zu sehen, aber auch Eigentümer*innen oder Träger*innen von unterschiedlichen Gesundheitseinrichtungen.

Soziale Milieus: Gruppierungen von Menschen, die in ähnlichen Umständen leben sowie ähnliche Statusmerkmale, Einstellungen und Verhaltensweisen aufweisen.

Spezifische Assessments: Im Gegensatz zu den generischen Assessments liefern (indikations-)spezifische Assessments tiefergehende Informationen in Bezug auf eine spezielle Klient*innengruppe oder eine Komponente wie z.B. die Rollen einer Person.

Stakeholder: Darunter fallen Interessens- oder Anspruchsgruppen, die von ergotherapeutischen Aktivitäten direkt oder indirekt betroffen sind. Für den ergotherapeutischen Kontext sind dies bspw. Ärzt*innen, angrenzende Therapieberufe, Pflege, Selbsthilfegruppen oder Patientenorganisationen (Merklein de Freitas & Weber, 2019), häufig als interne Stakeholder benannt. Gesundheitskassen und der Staat können als externe Stakeholder benannt werden, da sie im Sinne der Qualitätssicherung ein Interesse an ergotherapeutischer Leistung haben.

Standardisierte Assessments: Hierunter werden Assessments subsummiert, für die das Ziel, der Zweck, die Zielgruppe, die Materialien, die Durchführung, die Auswertung und Interpretation sowie die Gütekriterien beschrieben sind.

Struktureller Rassismus: Diese Form des Rassismus beschreibt die strukturelle Benachteiligung von BIPoC (Black, Indigenous Person of Colour) (Thompson, 2020). Bspw. bei der Nutzung von Technologie, wenn Gesichtserkennungsprogramme BIPoC nicht erkennen, weil sich deren Entwicklung an weißen Menschen orientiert. Auch die Residenzpflicht (die gesetzliche Verpflichtung von Asylbewerber*innen, den Umkreis ihrer zuständigen Behörde nicht zu verlassen) ist ein Aspekt strukturellen Rassismuses.

Subakromiales Impingement-Syndrom: Bezeichnet ein Engpasssyndrom im Bereich der Rotatorenmanschette (M. supraspinatus) zwischen dem Schulterdach (Acromion) und dem Schleimbeutel (Bursa subacromials)

Top-down-Ansatz: Bei einem top-down Ansatz beginnt die*der Ergotherapeut*in mit einem offenen Blick auf die/den Klient*in, ihre*seine Betätigungsanliegen sowie die jeweilig Lebenssituation. Es muss festgestellt werden, „(...) bei welchen Aufgaben die*der Klient*in die Ausführung als für ihre*seine Lebensrollen und für ihre*seine Partizipation an der Gesellschaft einschränkend erlebt“ (Fisher, 2014, S. 19f.).

Top-to-Bottom-Up-Ansatz: Beim Top-to-Bottom-Up-Ansatz startet der Befunderhebungsprozess durchaus mit den Betätigungsanliegen der Klient*innen und deren Priorisierung. Ist das Betätigungsanliegen erhoben, wechseln Therapeut*innen die Denkrichtung in Bottom-Up, befunden Perfomanzkomponenten/Körperfunktionen und oder Umweltfaktoren, um dann darüber nachzudenken, welche von diesen Betätigungsprobleme und -bedürfnisse beeinflussen (Fisher & Marterella, 2019).

Transkulturalität: Bei der Transkulturalität sind sich Akteur*innen ihrer multiplen kulturellen Zugehörigkeiten bewusst und schaffen dadurch in der Interaktion bewusst eine neue Kommunikationskultur mit eigenem Sinn- und Bedeutungsgehalt (Conti, 2010).

Translatorisch: Innerhalb der manuellen Therapie beschreibt eine Translation eine geradlinige Bewegung im Bezug auf die Behandlungsebene, eine Verschiebung von Gelenkspartnern ohne Rotation (Traktion, Kompression, Gleiten).

Two-body-practice: Der Begriff der Two body practice wurde von Mattingley (1994) geprägt und beschreibt das ergotherapeutische Denken, dass sich aus zwei Perspektiven zusammensetzt. Auf der einen Seite steht das medizinische Denken, welches den Körper als Maschine interpretiert, um Muster und Störungsbilder zu erkennen. Auf der anderen Seite steht der Lived Body der/des Klient*in, bei dem die Individualität der Person, mit seinem subjektiven Erleben im Vordergrund steht. Dies inkludiert die Erkenntnis, dass der Mensch mehr ist, als die Summe seiner Teile und somit als individuelles Lebewesen mit persönlichen Neigungen und Werten zu verstehen ist. Beide Perspektiven sind für die Profession von Bedeutung und ergeben als Zusammenschluss eine ganzheitliche Sichtweise auf die Situation der/des Klient*in.

Validität: Als Validität wird die Gültigkeit eines Assessments bezeichnet. Sie beschreibt, wie sehr ein Assessment jenes Merkmal/Konstrukt misst, das es zu messen vorgibt (Döring & Bortz, 2016).

Web-basierte App: Diese App-Format wird über einen Browser verwendet und erfordert daher für die Nutzung eine Internetverbindung. Allerdings können auch moderne Web-Apps installiert werden und in gewissen Teilen offline funktionieren, obwohl eine solche Installation auf dem mobilen Endgerät nicht erforderlich ist. Web-Apps können in eingeschränktem Maße auf Hardware-Funktionen zugreifen. (IONOS, 2019)

VAS/Visuelle Analogskala: Ist eine Skala zur Erfassung des subjektiven Empfindens. Sie stellt eine 10 cm lange Linie mit den Endpunkten „kein Schmerz“ und „unerträglicher“ Schmerz dar, auf dem die*der Klient*in sein aktuelles Schmerzempfinden durch einen vertikalen Strich darstellt. In der Therapie wird die visuelle Analogskala häufig zur Erhebung der Schmerzintensivität eingesetzt.

Literatur

American Occupational Therapy Association (AOTA) (Hrsg.). (2018). *Das Framework der AOTA. Gegenstandsbereich, Prozesse und Kontexte in der ergotherapeutischen Praxis*. Bern: Hogrefe.

Bullock, A. (2014). Assessment and outcome measurement. In W. Bryant, J. Fieldhouse & K. Bannigan (Hrsg.), *Creek's Occupational Therapy and Mental Health* (72–85). Churchill Livingstone: Elsevier.

Classen, S. & Velozo, C. (2019). Critiquing Assessments. In B. Schell, G. Gillen (Eds.), *Willard & Spackman's Occupational Therapy* (390–412). Philadelphia: Lippincott Wiliams & Wilkins.

Conti, L. (2010): Vom interkulturellen zum transkulturellen Dialog: Ein Perspektivenwechsel. In M. Hühn, M.D. Lerp, K. Petzold & M. Stock (Hrsg.), *Transkulturalität, Transnationalität, Transstaatlichkeit, Translokalität* (S. 173–189). Berlin: LIT.

Dancza, K. & Rodger, S. (2018). *Implementing Occupation-Centred Practice*. London and New York: Routledge. https://doi.org/10.4324/9781315297415

Döring, N. & Bortz, J. (2016). *Forschungsmethoden und Evaluation in den Sozial- und Humanwissenschaften* (5. Aufl.). Berlin, Heidelberg: Springer. https://doi.org/10.1007/978-3-642-41089-5

Dunn, W. (2005): Measurement Issues And Practices. In M. Law, C. Baum, W. Dunn (Eds.), *Measuring Occupational Performance* (22–32). Thorofare/NJ: Slack Incorporated.

DVE Projektgruppe Schulbasierte Ergotherapie. (2018). *Broschüre Schulbasierte Ergotherapie*. Verfügbar unter https://dve.info/resources/pdf/ergotherapie/fachbereiche/schulbasierte-ergotherapie/2800-sbet-broschuere/file

Fisher, A.G. (2013). Occupation-centred, occupation-based, occupation-focused: Same, same or different? *Scandinavian Journal of Occupational Therapy, 20*(3), 162–173. https://doi.org/10.3109/11038128.2012.754492

Fisher, A.G. (2014). *OTIPM. Occupational Therapy Intervention Process Model. Ein Modell zum Planen und Umsetzen von klientenzentrierter, betätigungsbasierter Top-down-Intervention*. Idstein: Schulz-Kirchner.

Fisher, A.G. & Marterella, A. (2019). *Powerful Practice: A Model for Authentic Occupational Therapy*. Colorado: CIOTS.

Gillis, A.S. (2020). *Definition native app. TechTarget*. Verfügbar unter https://searchsoftwarequality.techtarget.com/definition/native-application-native-app

Hammell, K.W. (2009). Sacred texts: A sceptical exploration of the assumptions underpinning theories of occupation. *Canadian Journal of Occupational Therapy, 76*, 6–13. https://doi.org/10.1177/000841740907600105

Hessenauer, M. (2020). Das Occupational Therapy Intervention Process Model (OTIPM). In M. Kohlhuber, C. Aichhorn & B. Dehnhardt (Hrsg.). *Ergotherapie - betätigungszentriert in Ausbildung und Praxis* (S. 101–108). Stuttgart: Thieme Verlag.

IONOS. (2019). *What is a web app?* Verfügabr unter: https://www.ionos.com/digitalguide/websites/web-development/different-app-formats-what-is-a-web-app

Kielhofner, G. (2009). *Conceptual foundations of occupational therapy practice*. Philadelphia: F.A. Davis Co.

Kinébanian, A. & Logister-Proost, I. (2019). Begriffe verstehen – der Hintergrund ergotherapeutischer Modelle. In M. le Granse, M. van Hartingsveldt & A. Kinébanian (Hrsg.), *Grundlagen der Ergotherapie* (S. 353–377). Stuttgart: Thieme Verlag.

Kohlhuber, M. (2020). Der ergotherapeutische Prozess: Der betätigungszentrierte Prozess mit Betätigungsanalyse. In M. Kohlhuber, C. Aichhorn & B. Dehnharrdt (Hrsg.). *Ergotherapie - betätigungszentriert in Ausbildung und Praxis* (S. 204–220). Stuttgart: Thieme Verlag. https://doi.org/10.1055/b-006-163264

Le Granse, M., van Hartingsveldt, M. & Kinébanian, A. (Hrsg.) (2019). *Grundlagen der Ergotherapie*. Stuttgart: Thieme Verlag. https://doi.org/10.1055/b-006-163235

Mattingley, C. (1994): A Two-Body Practice. In C. Mattinglec & M. Fleming (Eds.), *Clinical reasoning: forms of inquiry in a therapeutic practice* (37–93). Philadelphia: FA Davies.

Merklein de Freitas, C. & Weber, B. (2019). Qualitätsentwicklung und Reasoningprozesse in der Ergotherapie. In M. Feiler (Hrsg.), *Professionelles und klinisches Reasoning in der Ergotherapie: Ein Leitfaden für reflektiertes Denken und Handeln* (S. 128–140). Stuttgart: Thieme Verlag.

Mokkink, L.B., Terwee, C.B., Patrick, D.L., Alonso, J., Stratford, P.W., Knol, D.L. et al. (2010). The COSMIN study reached international consensus on taxonomy, terminology, and definitions of measurement properties for health-related patient-reported outcomes. *Journal of Clinical Epidemiology, 63*(7), 737–745. https://doi.org/10.1016/j.jclinepi.2010.02.006

Online Marketing.de. (n.d.). *Lexikon App*. Verfügbar unter https://onlinemarketing.de/lexikon/definition-app

Ritschl, V., Stamm, T. & Unterhumer, G. (2016). Wissenschaft praktisch - evidenzbasierte Praxis. In V. Ritschl, R. Weigl & T. Stamm (Hrsg.), *Wissenschaftliches Arbeiten und Schreiben. Verstehen, Anwenden, Nutzen für die Praxis* (Studium Pflege, Therapie, Gesundheit, S. 291–306). Berlin, Heidelberg: Springer. https://doi.org/10.1007/978-3-662-49908-5

Schönthaler, E. (2016). Assessments. In V. Ritschl, R. Weigl & T. Stamm (Hrsg.), *Wissenschaftliches Arbeiten und Schreiben. Verstehen, Anwenden, Nutzen für die Praxis* (Studium Pflege, Therapie, Gesundheit, S. 249–266). Berlin, Heidelberg: Springer. https://doi.org/10.1007/978-3-662-49908-5_11

Schulz von Thun, F., (2011). Miteinander reden 1: Störungen und Klärungen. *Allgemeine Psychologie der Kommunikation* (49. Aufl.). Tübingen: Rowohlt Verlag.

Sircar, A., Merklein de Freitas, C., Roosen, I. & Roth, C. (2021). Wir müssen reden! Rassismuskritisches Denken in der Ergotherapie. *Ergotherapie & Rehabilitation*, *60*, 1, 18–21.

Taylor, M. (2007). *Evidence-based Practice for Occupational Therapists*. Oxford et al.: Blackwell Publishing Ltd.

Thompson, V. E. (2020, 27. April). *Racial Profiling, institutioneller Rassismus und Interventionsmöglichkeiten*. Verfügbar unter https://www.bpb.de/gesellschaft/migration/kurzdossiers/308350/racial-profiling-institutioneller-rassismus-und-interventionsmoeglichkeiten

Verheij, F., & Berden, G.F. (2014). Diagnotisch proces. In F.C. Verhulst, F. Verheij & M. Danckaerts (Eds.), *Kinder- en Jeugdpsychiatrie* (S. 54–72). Assen: Koninklijke Van Gorcum.

Wienand, F. (2018). *Projektive Diagnostik bei Kindern, Jugendlichen und Familien – Grundlagen und Praxis ein Handbuch*. Stuttgart: Kohlhammer.

Wells, S.A. & Black, R.M. (2000). *Cultural Competency for health Professionals*. Belthesda, Maryland: The American Occupational Therapy Association, Inc.

Weiterführende Literatur

Bedarfsermittlungsinstrument. Verfügbar unter https://www.reha-recht.de/infothek/beitrag/artikel/bedarfsermittlungsinstrumente-in-den-bundeslaendern/

Bundesteilhabegesetz. Verfügbar unter https://www.betanet.de/bundesteilhabegesetz.html

Abkürzungsverzeichnis Assessments

Assessment: Abkürzung	Assessment	Autor*innen
ACIS	Assessment of Communication and Interaction Skills	Forsyth, Marcelle, Simon & Kielhofner, 2011
ACS	Activity Card Sort	Baum & Edwards, 2008
ACS-D	Activity Card Sort: Deutschland	Trickes & Hörnle, 2021
ACQ-OP oder ACQ-SI	Assessment of Compared Qualities – Occupational Performance/Social Interaction	Fisher, Griswold & Kottorp, 2017
Ad-AHA Stroke	Adult Assisting Hand Assessment Stroke	Krumlinde-Sundholm et al., 2019
ADHS-KJ	ADHS-Diagnostikum für Kinder und Jugendliche	Petermann & Petermann, 2019
ADRQL	Alzheimer Disease-Related Quality of Life	Kasper, Black, Shore & Rabins, 2009
AFS	Angstfragebogen für Schüler*innen	Wieczerkowski, et al., 2016
AMPS	Assessment of Motor and Process Skills	Fisher & Jones, 2013
AWP	Assessment of Work Performance	Fan, Taylor, Ekbladh, Hemmingsson & Sandqvist, 2013; Sandqvist, Lee & Kielhofner, 2010
BAK	Bereichsspezifischer Angstfragebogen für Kinder und Jugendliche	Mack & Petermann, 2016
BAVESTA	Basler Vegetative State Assessment	Huber, Koch, Hund-Georgiadis, Mäder, Borgwardt, Stieglitz, 2014
BEI_NRW	Bedarfserhebungsinstrument NRW	Direktorin des Landschaftsverbands Rheinland & Direktor des Landschaftsverbands Westfalen-Lippe, 2019
BIDOG	Bildgestützte Dokumentations- und Gesprächsleitfaden zur Erfassung von Aktivitäten	Reiser, 2012

Assessment: Abkürzung	Assessment	Autor*innen
BIKO 3-6	Screening zur Entwicklung von Basiskompetenzen für 3- bis 6-Jährige	Seeger, Holodynski, & Souvignier, 2014
BOT-2	Bruininks-Oseretsky Test der motorischen Fähigkeiten	Bruininks & Bruininks, 2005; Blank, Jenetzky, Vinçon, 2014
BPM	Kurzfragebögen zum Problem-Monitoring bei Kindern und Jugendlichen	Döpfner, Breuer, Plück, & Rodenacker, 2011
BUEGA-II	Basisdiagnostik Umschriebener Entwicklungsstörungen im Grundschulalter – Version 2	Esser, Wyschkon & Ballaschk, 2021
CAPE PAC	Children's Assessment of Participation and Enjoyment Preferences for Acitivities of Children; Erweiterung des CAPE	Fink et al., 2016; King et al., 2004
CASP	Child and Adolescent Scale of Participation	Bedell, 2011
CBCL/6-18R	Child Behavior Checklist (Elternfragebogen)	Döpfner, Plück & Kinnen, 2014
COPM	Canadian Occupational Performance Measure	Law, Baptiste, Carswell et al., 2015; 2017; 2020
COSA	Child Occupational Self Assessment (Version 2.2)	Reis, M., Schuster, M. & Wiesner, I., 2022
CSP2	Child Sensory Profile 2	Dunn, 2017
DASH	Disabilities of Arm, Shoulder and Hand Questionnaire	Germann, Harth, Wind & Demir, 2003
DCD-Q; DCD-G	Developmental Coordination Disorder Questionnaire	Kennedy-Behr, Wilson, Roldger & Mickan, 2013
Dem Tect	Demenz Detection	Kalbe, Kessler, Calabrese et al., 2004
DPA	Dynamische Performanzanalyse	Polatajko, Mandich & Martini, 2000
DRT	Diagnostischer Rechtschreibtest	Müller, 2003
D2-R	Aufmerksamkeits-Belastungs-Test – Revision	von Brickenkamp, Schmidt-Atzert, & Liepmann, 2010
EA	Ergotherapeutisches Assessment	Akad, Seume, Kriegseisen-Peruzzi & Leidag, 2020; Voigt-Radloff et al., 2014
EDAQ	Evaluation of Daily Activity Questionnaire	Hammond, Niedermann, Tennant, Tyson, Nordenskiold, 2018

Assessment: Abkürzung	Assessment	Autor*innen
EFA	Early Functional Abilities	Lüthi, 2020
EFPT	Executive Function Performance Test	Baum & Edwards, 1993
ELFE-II	Leseverständnistest für Erst- bis Siebtklässler	Lenhard, Lenhard, & Schneider, 2020
EQ-5D	European Quality of Life 5 dimensions	EuroQuol, 2021
ESI	Evaluation of social interaction	Fisher & Griswold, 2014
ET 6-6-R	Entwicklungstest für Kinder von 6 Monaten bis 6 Jahren	Petermann & Macha, 2015
FAIR-2	Frankfurter Aufmerksamkeits-Inventar 2	Moosbrugger, Oehlschlägel, & Steinwascher, 2011
FAM	Functional Assessment Measure	Lüthi, 2020 (in Schädler et al., 2020)
FAVS-D	Visit Scale for Dementia	Volicer, DeRuv, Hyer, Piechnic-zek-Buczek & Riordan, 2008
FES-I	Fall Efficacy Scale- International	Dias et al., 2006
FEW-3	Frostig-Entwicklungstest der visuellen Wahrnehmung	Büttner, Dacheneder, Müller, Schneider & Hasselhorn, 2021 Hammill, Person & Voress, 2021
FFbH-P	Funktionsfragebogen Hannover	Raspe, Hagedorn, Kohlmann & Mattusek, 1990
FIM	Functional Independence Measure	Lüthi, 2009
FIQ-D	Fibromyalgia Impact Questionnaire – Deutsche Version	Offenbaecher, Waltz & Schoeps, 2000
FiT	Familie in Tieren	Bram-Gräser, 2020
FRKJ 8-16	Fragebogen zu Ressourcen im Kindes- und Jugendalter	Lohaus & Nussbeck, 2016
FSS	Fatigue Severity Scale	Pfeffer, 2010
GAS	Goal Attainment Scale	Kiresuk & Sherman, 1968
GRAFOS	Screening und Differentialdiagnostik der Grafomotorik im schulischen Kontext	Sägesser Wyss & Eckhart, 2016
HAPT	Hand Präferenztest für 4-6-jährige Kinder	Bruckner, Deimann & Kastner-Koller, 2011
HAQ	Health Assessment Questionnaire	Lautenschläger et al., 1997
HHIW	Here's How I Write	Goldstand, Gavir, Cermak & Bisell, 2013

Assessment: Abkürzung	Assessment	Autor*innen
HRT 1-4	Heidelberger Rechentest	Haffner, Baro, Parzer, & Resch, 2005
HSP	Hamburger Schreibprobe	May, Malitzky & Vieluf, 2018
Ida	Instrumentarium zur Diagnostik von Arbeitsfähigkeiten	Miro GmbH, n.d.
IPA-Q	Impact on Participation and Autonomy Questionaire	Cardol et al, 2002
JHFT	Jebsen Taylor Hand Function Test	Jebsen, Taylor, Trieschmann, Trotter, & Howard, 1969
KLT-R	Konzentrations-Leistungs-Test-Revision	Düker & Lienert, 2001
KKA	Kasseler-Konzentrations-Aufgabe für 3- bis 8-Jährige	Krampen, 2007
LBI	Life Balance Inventory	Matuska, 2012
LIFE-H	Assessment of Life Habits Scale	Noreau, Fougeyrollas & Temblay, 2005
M-ABC-2	Movement Assessment Battery for Children	Henderson et al., 2007; Petermann, 2015
MAWNA	Meaningful Activity Wants and Needs Assessment	Eakman, 2013
MMST	Mini-Mental-Status-Test	Kessler, Markowitsch & Denzler, 2000
MOHOST	Model of Human Occupation Screening Tool	Parkinson, Forsyth & Kielhofner, 2006
NHPT	Nine-Hole-Peg Test	Mathiowetz, 1985
O-AFP	Osnabrücker Arbeits-fähigkeitsprofil	Wiedl & Uhlhorn, 2006
OB-Q 11	Occupational Balance Question-naire	Håkansson, Wagman & Hagell, 2019
OCAIRS	The Occupational Circum-stances Assessment Interview and Rating Scale	Forsyth et al., 2005
OPHI-II	Occupational Performance History Interview	Kielhofner et al., 2008
OQ	Occupational Questionnaire	Smith, Kielhofner & Watts, 1986
OT PAL	Occupational Therapy Psycho-social Assessment of Learning	Townsend et al., 2001
OSA	Occupational Self-Assessment	Baron, Kielhofner, Iyenger, Goldhammer & Wolenski, 2006
PACS	Pediatric Activity Cards Sort	Baum & Edwards, 2001

Assessment: Abkürzung	Assessment	Autor*innen
POSAS	Patient and Observer Scar Assessment Scale	van Zuijlen et al., 2005
PRWHE	Patient Rated Wrist Hand Evaluation	McDermid et al. 1998
PDQ-39	Parkinson's Disease Questionnaire	Berger et al., 1999 in Schädler et al., 2022
PEAP	Pädiatrische Ergothera-peutische Assessment und Prozessinstrument	Kraus & Romein, 2015
PEDI-D	Pediatric Evaluation of Disability Inventory	Haley, Coster, Ludlow, Haltiwanger & Andrellos, 2014
PEGS	Perceived Efficacy and Goal Setting System	Missiuna & Pollock, 2000; Costa, 2014
PEM-CY	Participation Environment Measure for Children and Youth	Coster et al., 2011
PRPP	Perceive, Recall, Plan and Perform	Chapparo & Ranka, 1997
PVQ	Paediatric Volitional Questionnaire	Basu, Kafkes, Geist & Kielhofner,2006
RAVEK	Ravensburger Erhebungsbogen fein- und grafomotorische Kompetenzen	Pauli & Kirsch, 2019
School-AMPS	School-Assessment of Motor and Process Skills	Fisher & Bray Jones, 2014
SCOPE	Kurzes Betätigungsprofil für Kinder	Bowyer et al., 2011
SCSP2	School Companion Sensory Profile 2	Dunn, 2014
SEKJ	Selbstinventar für Kinder und Jugendliche	Schöne & Stiensmeier-Pelster, 2016
SFA	School Function Assessment	Schulze & Krieger, 2011
SF-36	Short Form 36 Health Survey Questionnaire	Morfeld et al., 2011
SHAQ	Scleroderma Health Assessment Questionnaires	Becker, 2013; Steen, 1997
SINGER	Selbständigkeits-Index für die Neurologische und Geriatrische Rehabilitation	Funke et al., 2017
SLRT-II	Salzburger Lese- und Rechtschreibtest II	Moll & Landert, 2014
SP-2	Sensory Profile-2	Dunn, 2017

Assessment: Abkürzung	Assessment	Autor*innen
SSI	School Setting Interview	Kielhofner, Berger, & Dehnhardt, 2012
TEA-Ch	Test of Everyday Attention for Children	Manly, Robertson, Anderson & Nimmo-Smith, 2013
TPK	Testreihe zur Prüfung der Konzentrationsfähigkeit	Kurth & Büttner, 1999
TOES	Test of Environmental Supportiveness	Bronson & Bundy, 2001; Bundy, Waugh & Brentnall, 2009
TRF/6-18R	Teacher Report Form – Lehrerfragebogen über das Verhalten von Kindern und Jugendlichen	Döpfner, Plück & Kinnen, 2014
ToP	Test of Playfullness	Skard & Bundi, 2011
TSK	Teilhabestatus im Klinikkontext	Schüßler & Striesow, 2022
UFOV	Useful Field of View Test	Wood & Owsley, 2014
VIM	The Beery-Buktenica Developmental Test of Visual-Motor-Integration (Beery VMI)	Beery & Beery 2010
Vineland-II	Vineland Adaptive Behavior Scales	Sparrow, 2011
VLMT	Verbaler Lern- und Merkfähigkeitstest	Helmstaedter, Lendt & Lux, 2001
VQ	Volitional Questionaire	de la Heras, Geist & Kielhofner, 2009
WeeFIM	Functional Independence Measure für Kinder	Msall et al., 1994
WEIS	Work Environment Impact Scale	Moore-Corner, Kielhofner & Olson, 1998
WHOQOL	World Health Organisation`s Quality of Life measure	Angermeyer, Kilian & Matschinger, 2000
WHOQOL-BREF	World Health Organisation's Quality of Life measure -Kurzversion	Conrad, Matschinger, Kilian et al., 2016
WOMAC	Western Ontario and MCMaster Universities Osteoarthritis Index Alltagsaktivitäten	Bellamy, Buchanan, Goldsmith, Campbell, & Stitt, 1988
WRI	Worker Role Interview	Braveman et al., 2005
WRT	Weingartener Grundwortschatz Rechtschreib-Test	Birkel, 2007
YC-PEM	Young Children's Participation and Environment Measure	Khetani, Graham, Davies, Law & Simeonsson, 2015

Assessment: Abkürzung	Assessment	Autor*innen
YSR/11-18R	Youth Self Report	Döpfner, Plück & Kinnen, 2014
ZAREKI-R	Neuropsychologische Testbatterie für Zahlenverarbeitung und Rechnen bei Kindern – Revidierte Fassung	von Aster, Weinhold-Zulauf & Horn, 2013

Herausgeberinnen

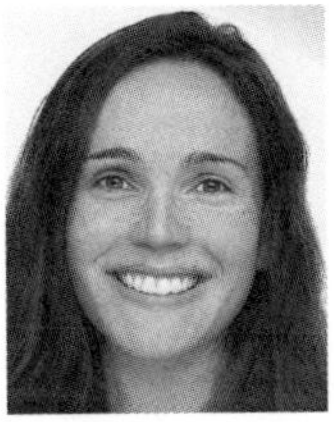

Helen Strebel arbeitete als Ergotherapeutin von 1995 bis 2009 hauptsächlich im pädiatrischen Arbeitsfeld in verschiedenen Einrichtungen. Seit 2007 ist sie überwiegend mit der Ausbildung von Berufsfachschüler*innen und Studierenden u.a. an der Zuyd Hogeschool beschäftigt. Mit ihrem Bachelorabschluss an der Zuyd Hogeschool entdeckte sie ihr Interesse an ergotherapeutischen Assessments. Die Promotion an der Universität zu Köln schloss sie im Jahre 2017 mit einer Arbeit zum PEAP ab.

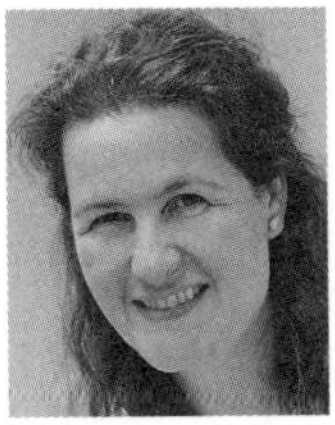

Claudia Merklein de Freitas, M.Sc Occupational Therapy, entschloss sich 2003 nach mehrjähriger Praxis in einer orthopädischen Rehabilitationsklinik zur Vertiefung ergotherapeutischer Inhalte ihren Bachelorabschluss an der Zuyd Hogeschool zu absolvieren. Im Studium und ihrer anschließenden Lehrtätigkeit an der Zuyd Hogeschool seit 2004 setzte sie sich vermehrt mit ergotherapeutischen Assessments im Rahmen methodischen Handelns auseinander. In ihrer 2005 gegründeten Praxis ergo-naut in Köln verbindet sie Theorie und Praxis mit ihren beiden Tätigkeitsfeldern und hat 2013 ihren Masterabschluss zum Thema Theorie-Praxis-Transfer in Österreich erhalten.

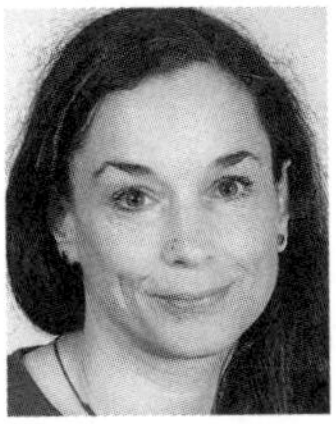

Florence Kranz (M.A. Gesundheitsmanagement, Bc. of Health in OT) ist Ergotherapeutin mit Leitungserfahrung in der Suchtrehabilitation sowie Alten- und Behindertenhilfe. Neben ihrer Tätigkeit als Dozentin an den Ludwig Fresenius Schulen Marburg veröffentlicht sie regelmäßig Fachbeiträge und verfasst Studienbriefe für ergotherapeutische oder gesundheitsbezogene Studiengänge. Mit großer Faszination verfolgt sie internationale Entwicklungen rund um die Ergotherapie bzw. Occupational Science und lässt diese in Unterricht, akademische Lehrmittel sowie Veröffentlichungen einfließen.

Mitautor*innen

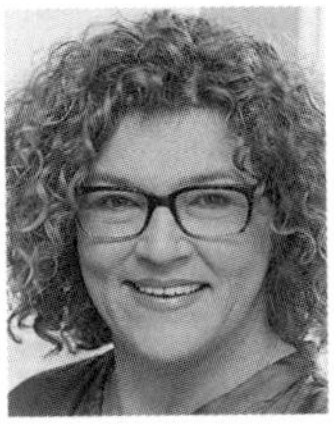

Jutta Berding, MSc., verwaltet die Professur für Ergotherapie an der Hochschule Osnabrück. Sie befasst sich mit dem Konzept der Betätigungsbalance und Möglichkeiten des Assessments im Zusammenhang der Übersetzungs- und Theoriearbeit zur psychosozialen Intervention „Genesung aktivieren – Teilhabe fördern".

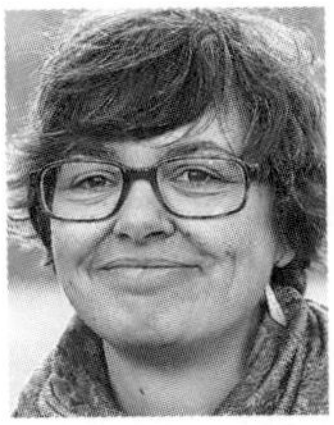

Tabea Böttger, Bc. (NL), M.Sc. ET, wissenschaftliche Mitarbeiterin am Institut für Gesundheitswissenschaften, Fachbereich Ergotherapie, Universität zu Lübeck. Nach langjähriger Tätigkeit in der neurologischen Rehabilitation mit erwachsenen Menschen (Phase E) liegt ein Interessensschwerpunkt in der Vermittlung von betätigungszentriertem Handeln unter Einbezug betätigungsbasierter Assessments.

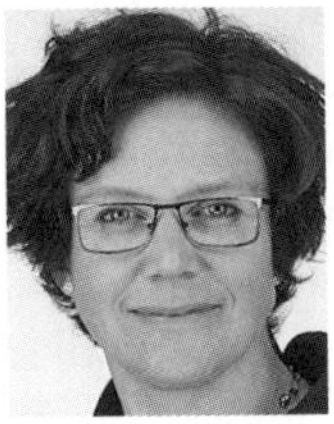

Johanna Höynck ist seit 2000 Ergotherapeutin, inzwischen mit MSc und schwerpunktmäßig Lehrende. Sie interessiert sich besonders für Diskussionen rund um das Messen im Rahmen der betätigungsorientierten Arbeit – vor allem wenn es um Menschen mit komplexen Hirnschädigungen geht.

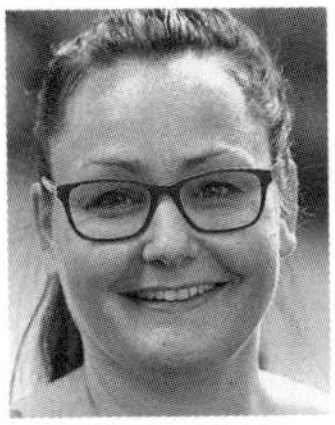

Nicole Kaldewei ist Ergotherapeutin BSc OT (NL) und M.A. in Klinischer Sozialarbeit mit den Schwerpunkten Sozialmanagement, Coaching und Supervision. Dozententätigkeit an der Zuyd Hogeschool Heerlen (NL) mit den Schwerpunkten Modelle/Methodisches Handeln und Forschung, praktische Tätigkeit im Fachdienst Ambulant Betreutes Wohnen für Menschen mit psychischen Erkrankungen und Mitherausgeberin der ergopraxis.

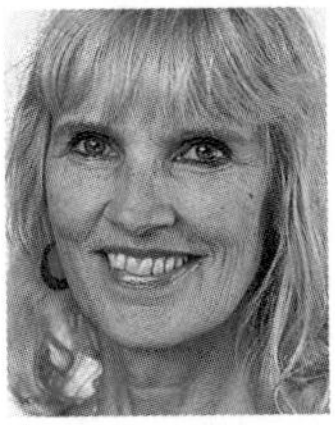

Elke Kraus, Prof. Dr., ist promovierte Ergotherapeutin, Urheberin des Händigkeitsprofils© und des PEAPs, und u.a. spezialisiert in diagnostischen Verfahren und deren Digitalisierung. Seit 2005 lehrt, forscht und publiziert sie als Professorin für Ergotherapie an der Alice-Salomon-Hochschule Berlin, u.a. zur Digitalisierung von Assessments (z.B. Drittmittelprojekte dig-Tema und manDAAD).

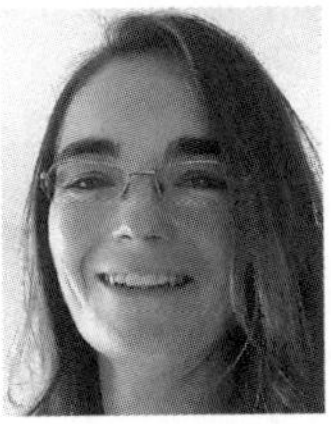

Lydia Krumbein, M.Sc. Ergotherapie, Handtherapeutin DAHTH, Lydia Krumbein ist seit 2004 Ergotherapeutin. Sie arbeitet seit 2010 im RehaKlinikum Bad Säckingen mit Schwerpunkt Rheumatologie, Orthopädie und Handtherapie. Zusätzlich beschäftigt sie sich in einem Lehrauftrag mit dem Thema betätigungszentrierte Ergotherapie bei Menschen mit orthopädischen Erkrankungen.

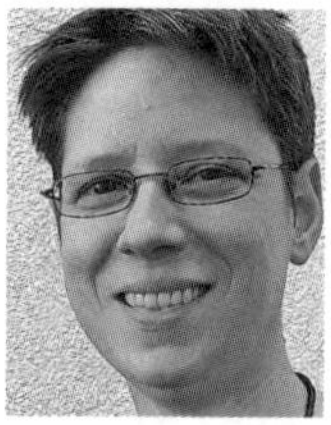

Rebecca Lang, BSc OT (NL), Ergotherapeutin seit 1996. Langjährige Berufs- und Leitungserfahrung im akutpsychiatrischen Arbeitsfeld. Aufbau einer klinikinternen ambulanten Ergo- sowie Arbeitstherapie als Nachsorgeangebot für stationäre Klient*innen. Mehrjährige Dozententätigkeit auf Honorarbasis an ergotherapeutischen Berufsfachschulen. Seit 2018 festangestellte Dozentin für Ergotherapie an den Döpfer Schulen Köln sowie seit 2020 an der Zuyd Hogeschool, NL. Schwerpunkt der Lehrtätigkeit: Ergotherapie im psychosozialen und arbeitstherapeutischen Fachbereich sowie Begleitung in der praktischen Ausbildung im Bereich „Arbeitstherapie".

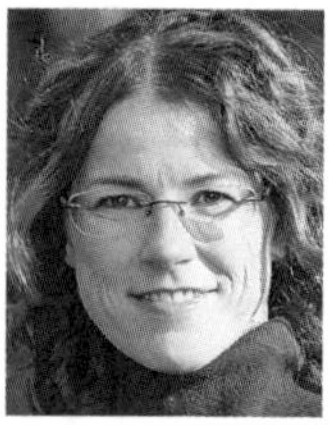

Brigitte Loder-Fink beschäftigte sich in ihrer Masterarbeit mit *Cross Cultural Adaptions of Health Measures*. Sie arbeitet als Dozentin am Institut Ergotherapie an der FH JOANNEUM (Austria) und lehrt an unterschiedlichen (Fach)hochschulen. Sie hält Vorträge und Schulungen zum Thema Gesundheitsförderung. Als wissenschaftliche Mitarbeiterin setzt sie Projekte mit den Schwerpunkten Healthy Ageing, Demenz, und Kompensation altersbedingter Einschränkungen um.

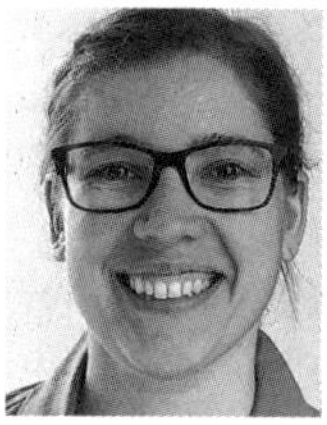

Myrthe Mali, Ergotherapeutin BSc (ZHAW), dipl. Pflegefachfrau, MScOT (cand.), Tätigkeit: Ostschweizer Kinderspital St. Gallen

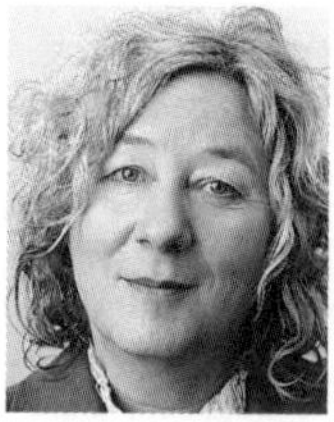

Monika Mayer, Ergotherapeutin, Medizinpädagogin BA, Interkulturelle Trainerin IQM, Erfahrungen in den klassischen ET Arbeitsfeldern wie Frühförderung, Neurologie, Geriatrie; Tätigkeit im Bereich lebenswelt- und gemeinwesenorientierte Projektarbeit mit der bedarfsorientierten Entwicklung, Koordination und Leitung von Projekten im Quartier sowie der Netzwerkarbeit; mehrjährige Dozententätigkeit an einer Berufsfachschule mit der Entwicklung und Pilotprojektierung eines Lehr- Lernkonzeptes für die Gemeinwesenorientierte Ergotherapie. Heute: Projektleitung beim Arbeiter-Samariter-Bund.

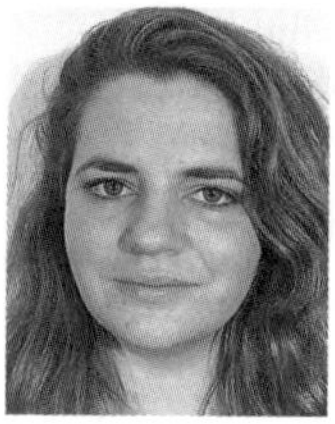

Christina Moises, Ergotherapeutin seit 2010, Bc in OT (NL), in der stationären und ambulanten Behandlung psychisch erkrankter Menschen im akutpsychiatrisches und ambulantes Arbeitsfeld beschäftigt. Dozentin für das Arbeitsfeld Psychiatrie in einer Berufsfachschule für Ergotherapie. Als Systemische Beraterin (M. A.) in der Beratungs- und Bildungsarbeit tätig.

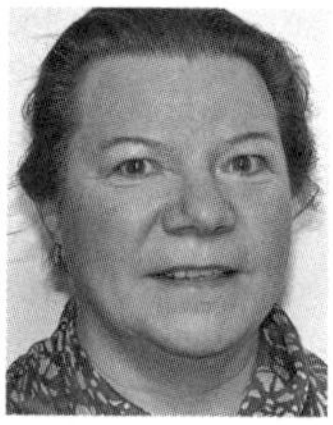

Mag. **Erna Schönthaler** ist Ergotherapeutin und Pädagogin. Sie ist in Lehre und Forschung an der FH Campus Wien tätig, unterrichtet an mehreren Hochschulen und hält Fortbildungen für Ergotherapeut*innen und Pädagog*innen. Ihre Themenschwerpunkte sind die Therapie von Kindern mit Koordinationsstörungen, Grafomotorik, schulbasierte Ergotherapie und Assessments.

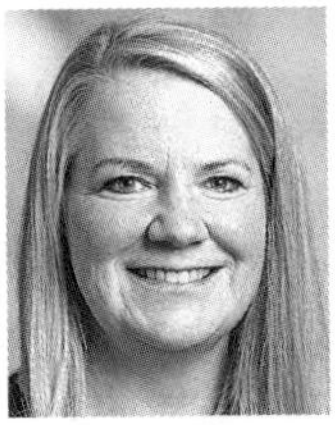

Christina Schulze, Prof. Dr., forscht und lehrt seit 2008 am Institut für Ergotherapie des ZHAW-Departments Gesundheit zu den Schwerpunkten Kinder und Jugendliche, Spiel, Partizipation und Inklusion. Unter anderem leitet Christina Schulze Projekte, die das Ziel verfolgen, ergotherapeutische Assessments zu übersetzen, kulturell anzupassen und zu validieren. Christina Schulze war zudem als Ergotherapeutin in verschiedenen Einrichtungen in der Schweiz und in Deutschland tätig und leitet seit 2014 ein ambulantes Therapiezentrum für Kinder in Solothurn.

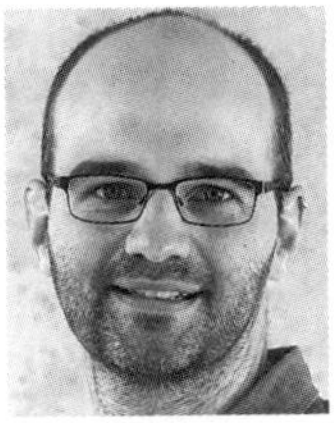

David Wild arbeitet als Ergo- und Musiktherapeut in der LVR Kinder- und Jugendpsychiatrie Viersen sowie als Dozent für Ergotherapie an der Zuyd Hogeschool Heerlen. Innerhalb der KJP arbeitet er mit einer Projektgruppe an der Erneuerung des klinikinternen Konzepts der Ergotherapie.

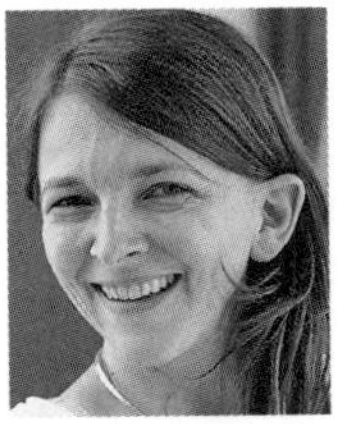

Cornelie Zillhardt: Ergotherapeutin, BSc OT (NL), MScOT, arbeitet sowohl praktisch seit 2001 im Bereich Pädiatrie als auch in der Lehre seit 2008 an der Zuyd Hogeschool im deutschen Bachelorstudiengang und an verschiedenen Fortbildungsinstituten, schoolAMPS kalibriert, Trainerin für das Foto-Interview.

Hinweise zur Medienbibliothek

Sie können für diesen Titel kostenfrei Online-Materialien über unsere Internetseite nach erfolgter Registrierung abrufen.

Arbeitsmaterialien zur Anwendung von Assessments in der Praxis

Nutzen Sie dazu bitte den angebenden Link und melden Sie sich nach den dort beschriebenen Schritten an. Sie können auf die Materialien über *Mein Konto* zugreifen, indem Sie unter *Meine Zusatzmaterialien* den Code eingeben. Sie werden dann automatisch in den Downloadbereich weitergeleitet.

Link: hgf.io/download
Code: **B-VI52WA**

Wir empfehlen Ihnen, sich die Materialien auf Ihrem Rechner zu speichern, um sie jederzeit und dauerhaft nutzen zu können.

Sachwortverzeichnis

A
AANA (Awareness bei Neglekt in Alltagssituationen) 245
A-B-C-Schema 177
- Verhaltensanalyse 177
ACIS 12, 22, 100, 189, 195
ACS-D (Activity Card Sort Deutschland) 238
Action over Inertia 194
Activity Card Sort 39
Activity Card Sort Deutschland 238
Ad-AHA Stroke 241
ADHS 173
ADHS-Diagnostikum für Kinder und Jugendliche 173
ADL (Aktivitäten des täglichen Lebens)
- Assessmentauswahl 157
- Einschränkung 259
- instrumentelle 157, 238
- Kind 157
- nach distaler Radiusfraktur 254
- persönliche 157
- Selbständigkeitserfassung 235
- Umweltkontext 157
ADL-Skala 236
ADL-Tätigkeiten
- kultureller Einfluss 98
ADRQL 274, 275
Aktivitäten 122
- angsterzeugende 176
- des täglichen Leben 157, *Siehe* ADL
- Hilfsmittel 262
- krankheitsbezogene Auswirkung 178
- schulische 178
- zielgerichtete 205
Aktivitätenkonfiguration 287
Aktivitätenprofil 179
Aktivitätskompetenz 152
Akutversorgung
- Evaluationsphase 233
Alkoholsyndrom
- fetales 174
Alltagsbewältigung 230
- neurodegenerative Erkrankung 242
Alltagskompetenz 234
Ambulant Betreutes Wohnen 199
American Occupational Therapy Association 62, *Siehe* AOTA
AMPS 12, 20, 22, 23, 57, 106, 147, 234
- Schulversion 159
Analogskala
- visuelle 260
Änderungssensitivität 77, *Siehe* Responsivität
Angemessenheit 32
Angstfragebogen für Schüler 179
Angststörung 178, 246
Anpassung 162
- Problem beim Arbeiten 216
Anpassungsstörung 246
Anwenderunabhängigkeit 68
AOTA 62
- ergotherapeutische Leitlinie 242
AOTA Framework 14
App 112, 121
- automatisierte Einstufung 122
- falscher Einsatz 133
- Intranet-basierte 122
- native 116, 121, 129
- web-basierte 116, 122, 129
Apraxie 242
Arbeit
- Bedeutung 209
Arbeitsanforderungen 222
Arbeitsbewältigungsindex 305
Arbeitsfähigkeit 209, 305
- Selbstbeurteilungsbogen 224
Arbeitsorganisation 214, 216
- zeitliche 216
Arbeitsplanung 214, 216

Arbeitsrehabilitation 209, 211
- Intervention 216, 221, 226
- Outcome 216, 222, 227
Arbeitsumgebung 23
Assessment 13, 57
- abschließen 48
- arbeitstherapeutisches 209
- arbeitstherapeutisches, Rahmenbedingungen 211
- arbeitstherapeutisches, Wahl 210
- arbeitstherapeutisches, Ziel 210
- Aufgabenstellung 62, 72, 79
- Auswahl 39, 44, 57, 58, 100, 303, 306
- Auswahl, Institutionsfaktoren 299
- Auswahl, interdisziplinäre Abstimmung 173
- Auswahl, kindesaltergerechte 176
- Auswahl, orthopädischer Fachbereich 252
- Auswahl, Rahmenbedingungen 189
- Auswertung 99
- Begleit-DVD 120
- Begriff 19
- beobachtungsbasiertes 189
- Berufsgruppe 58
- betätigungsbasiertes 12, 24, 42, 261
- betätigungsfokussiertes 12, 24, 33, 155
- betätigungszentriertes 148, 149, 230
- betätigungszentriertes, orthopädisches 252
- deskriptives 25
- diagnose-spezifisches 263
- dichotomes 73
- digitalisiertes 13, 112, 119, 122
- digitalisiertes, Vorteile 132
- digitalisiertes, Web-App-Format 129
- Durchführung 60, 61
- Ergebnisbesprechung 309
- Ergebnisbewertung 48
- Ergebnisinterpretation 71
- Ergebnisverzerrung 172
- Erlernen 60
- evaluatives 25, 262
- flexible Anpassung 192
- formatives 30, 31
- Formen 20
- freizeitbezogenes 163
- fremdanamnestisches 236
- funktionsorientiertes 32, 148, 230, 257
- generisches 26, 30, 176, 252, 298
- generisches, Arbeitsrehabilitation 213
- Gültigkeit 72, *Siehe* Validität
- Gütekriterium 13, 64
- Handhabbarkeit 302, 306
- handspezifisches 256
- Hauptgütekriterien 65
- Homogenität 71
- indikationsspezifisches 26
- initiieren 47
- Instrumentenwahl 11
- interkulturelle Anpassung 103
- Interpretation von Veränderungen 78
- klientenzentriertes 155
- klinimetrische Qualität 301
- klinische Relevanz 308
- kriterienreferenziertes 64
- kulturell adaptiertes 76, 90
- kulturelle Eignung 107
- kultureller Kontext 90, 94
- kulturübergreifendes 13
- Manual 94, 98
- Nebengütekriterien 65
- nicht-standardisiertes 27, 239
- normiertes 63
- normiertes, Auswertung 81
- normiertes, Normwerte 79
- of Motor and Process Skills 57, *Siehe* AMPS
- orthopädischer Bereich 252
- pädiatrisches 147
- prädiktives 25, 26
- Praktikabilität 65, 253
- qualitatives 13, 21, 137
- quantitatives 14, 21
- Rahmenbedingungen 47, 153
- spezifisches 214, 298
- spielbezogenes 163
- sprachliche Übersetzung 103
- standardisiertes 27, 28, 58, 59, 62, 119, 130, 154, 239
- standardisiertes, Definition 63
- State of the Art 62
- Übertragbarkeit 103
Assessmentanwendung 307
- 10-Schritte-Plan 295
- Ergebnisinterpretation 308
- kultureller Einfluss 94
- orthopädischer Fachbereich 253
- Rheumatologie 262
- Therapiephase 299
- Ziel 296
Assessment-App 114, 116, 117
- Qualitätssicherung 117
Assessmentbogen
- spezifischer 218
Assessmentdatenbank 209, 298, 301, 305
Assessmentprozess 295
Atmosphäre 61

Attendance 152
Aufenthaltsstatus 95
Aufgabenstellung 62, 72, 79
Aufmerksamkeit 175
Aufmerksamkeitsdefizit 173
Augenschein-Validität 73
Ausbildung
- Digitalisierung 113
Autonomie 246
Awareness
- bei Neglekt in Alltagssituationen 245
- kulturelle 92
Awareness-Störung 242
AWP 214
AWP- Bogen 216

B

Basisdiagnostik Umschriebener Entwicklungsstörungen im Grundschulalter 174
Basler Vegetative State Assessment 234
Becoming 270
Bedarfserhebungsinstrument NRW 200
Bedarfsermittlung 200
Bedarfsermittlungsinstrument 211
Beeinträchtigungsmerkmal 102
Beery-VMI
- Auswertungsobjektivität 69
- Kriteriumsvalidität 73
- Testpersonenalter 81
Befragung von Kindern 153
Befunderhebung 213, 231
- behandlungsgerichtete 172, 175
- diagnosebestätigende 172, 173, 175
- spezifische 231
Befundungsprozess
- Digitalisierung 119
- kultureller Einfluss 97
Begutachtungskriterien 222
Behandlungsziel 33
Behindertenhilfe 14
Behinderung
- körperliche 161
- psychosoziale 161
Being 270
- positives 272
Belastungsanalyse 305
Belonging 102, 107, 270
Beobachtungsassessment 24, 44, 197, 210
- arbeitstherapeutisches 213, 214, 216
- betätigungsbasiertes 239
Bereichsspezifischer Angstfragebogen für Kinder und Jugendliche 179
Best-Practice 130
Besuchsqualität
- Selbsteinschätzungsbogen 104
Betätigung 188
- Begriff 152
- Beobachtung 177
- im Alltag 189
- individuell bedeutsame 12
- priorisierte 45
- schrittweises Beüben 243
- Selbstverständnis 103
- soziale Aspekte 102, 107
Betätigungsanliegen 20, 39, 176, 231, 236, 258
- Freizeitgestaltung 238
- klientenzentrierte Erfassung 192
- Schulkind 177
Betätigungsausführung 11, 24, 30, 38
Betätigungsbalance 15, 281
- Assessment 288
- Begriff 284
- Eklund-Modell 284
- ergotherapeutische Intervention 282
- Fragebogen 291
Betätigungsbasierung 12
Betätigungsbereich
- kindrelevanter 149, 156, 178
Betätigungseinschränkung 22
Betätigungsfertigkeiten 195
Betätigungsfokussierung 12
Betätigungsidentität 22
Betätigungskompetenz 22
Betätigungslücke 238, 245
Betätigungsmuster 255, 258
Betätigungsorientierung 12, *Siehe* Betätigungszentrierung
Betätigungspartizipation 272
Betätigungsperformanz 21, 43, 45, 155
- Analyse 238
- muskuloskelettale Einschränkung 253
- Qualität 232
Betätigungsprofil 19, 50, 254, 258
- Kind 154, 175
Betätigungsschwierigkeit 11, 12, 189, 214
- alltagsbezogene 236
Betätigungsvorgeschichte 203
Betätigungszentrierung 12, 24, 230
Betätigungsziel 38
Bewusstsein
- kulturelles 96
Bewusstseinsstörung 230
Beziehung

- entwicklungsfördernde 138
- therapeutische 137, 193, 230
- therapeutische, Kinderpsychiatrie 171
Beziehungsaufbau 101
Beziehungskontinuität 191
Beziehungsnetzwerk 180
Beziehungssonne 180
Bezugsrahmen 51, 298
- betätigungsbasierter 52
- klientenzentrierter 218
- kognitiv-verhaltensbasierter 205
- wahrnehmungsbasierter 52
BIDOG 96
BIKO-Screening zur Entwicklung von Basiskompetenzen für drei- bis sechsjährige Kinder 174
Blickwinkel erweitern 245, 272
Bodeneffekt 78
BOT-2 148, 181
Bottom-up-Ansatz 29, 40, 46
Bruininks-Oseretzky-Test der motorischen Fähigkeiten 174
BTHG 200, *Siehe* Bundesteilhabegesetz
Bundesteilhabegesetz 14, 188, 200, 205
- Reform 211

C

Canadian Practice Process Framework 31, 47, 114
Carpaltunnelsyndrom 256
CASP 151
Catherine Bergego Scale 245
CBS (Catherine Bergego Scale) 245
CHARISMHA-Studie 133
Child-initiated Pretend Play Assessment 163
Children's Assessment of Participation and Enjoyment 163
Child Sensory Profile 159
CIMT (Constraint-Induced Movement Therapy) 241, 243
Co-Betätigung 107
Colles-Fraktur 254
COMET-Datenbank 40
Compliance 263
conditional reasoning 222
Constraint-Induced Movement Therapy 241, 243
CO-OP 43
Copingstrategie 243
COPM 14, 26, 33, 39, 41, 43, 57, 78, 95, 96, 155, 176, 199, 236, 254, 261
COPM -Interview 262
Core Outcome Sets 40
COSMIN 40
COSMIN Gruppe 65
CPPF (Canadian Practice Process Framework) 31, 47, 114
Cronbachs Alpha 71
CRPS (komplexes regionales Schmerzsyndrom) 251
CTS (Carpaltunnelsyndrom) 256

D

D2-R 180
DASH 21, 42, 64, 256, 258
Datenauswertung 121
Datenerhebung 120
decentering 104
Deckeneffekt 78
Dementia Quality of Life Instrument 275
Demenz 38, 39
- Lebensqualitäts-Assessment 275
Denkmuster 205
Depression 177, 179, 246
- Chronifizierung 192
Diagnostik
- behandlungsgerichtete 171, 172
- projektive 180
Dialog
- partnerschaftlicher 45
Digitale-Versorgung-Gesetz 116
Digital Immigrants 132
Digitalisierung 112
- Formen 121
- Gesundheitswesen 112
Diskriminierung 106
Diversität 14, 92, 94
Doing 15, 271
Doing-being-becoming-Rahmenwerk 271
Doku-App 130
Dokumentation 49, 120
Dokument Persönliche Sicht 201
DQoL (Dementia Quality of Life Instrument) 275
Dsyphasie 217
Dupuytren-Kontraktur 253
Durchstreichtest 245
DVE 14

E

EA 305
Early Functional Abilities 234
EDAQ 262
Effizienz 32
E-Health 133

Eingangsassessment 258
Eingliederungshilfe 211
Elternfragebogen 74
Empowerment 188
Energie 215, 216
Enkulturation 92
Entwicklungsalter 86
Entwicklungspotenzial 107
Entwicklungsstörung
- umschriebene, motorischer Funktionen 74, *Siehe* UEMF
Entwicklungstest für Kinder 174
Entwicklungsverzögerung 173, 174
EQ-5D 39
Ergebnisqualität 33
Ergonomische Arbeitsplatzabklärung 305
ergotherapeutischer Prozess
- kultureller Einfluss 94
Ergotherapie
- ambulante 236
- an Lebensqualität orientierte 273
- App-Anwendung 117
- Definition 269
- Digitalisierungsbereiche 113
- Entwicklung 40
- evidenzbasierte 112
- gemeinwesenorientierte 273
- Grund der Inanspruchnahme 254
- Indikation 189
- motorisch-funktionelle 255
- orthopädische 251
- pädiatrische 147
- psychiatrische 188
Erhebungsmethoden
- unterschiedliche 29
Erhebungsprozess
- evidenzbasierter 29
Ernährungs- sowie Bewegungstagebuch 179
Erste Moderne 91
Erstkontakt 234
ESI 52, 240
Essstörung 179
Ethnozentrismus 91
Evaluation 11, 210
- adaptionsbasierte 43
- Atmosphäre 61
- Begriff 20
- betätigungsbasierte 30
- betätigungszentrierte 11, 12, 137, 152, 251
- Beweggrund 20
- entwicklungsorientierte 28
- formative 28, 30
- klientenzentrierte 11, 137
- orthopädische, Voraussetzung 251
- summative 28, 30
Evaluationsphase 30, 38
- Akutversorgung 233
- Assessmentwahl 39
Evaluationsplanung 200
Evaluations-Prozess 20, 47, 51, 59, 231, 234
- betätigungszentrierter 231
- Bezugsrahmen 51
- klientenzentrierter 231
- OTPF 50
- Vorbereitung 44
Evidenz 31, 113
- externe 171
- patientenbasierte 39
Evidenzbasierung 171
Excel-Auswertungsmaske 122
Extremität
- obere, Funkionsfähigkeit 256
- untere 261

F

Fachbereich 14
Fähigkeiten
- kommunikative 137
Fähigkeitsanforderungen 223
Fähigkeitsrating 223
Fahrtüchtigkeit 26
FAM (Functional Assessment Measure) 235
FAVS-D 104
Feedback 28
Feinmotorik 175
Fertigkeiten
- funktionelle, der Selbstversorgung 78
- krankheitsbezogene Auswirkungen 178
- motorische 213
- schulische 174, 178
FES-I 99
Fetales Alkoholsyndrom 174
FEW-2 68, 75
FEW-3 24, 32, 58
FFbH-P 262
Figure of Eight Metho 263
Figur-Grund-Wahrnehmung 68
FIM 64, 235
Fingeramputation 253
Finkelstein`s Test 256
FIQ 263
Flexibilität 227
Flussmetapher 49

Fokus
- ergotherapeutischer 24
Forces 93
Forschung
- Digitalisierung 113, 119
Forschungsergebnisse 63
Fotodokumentation 263
Foto-Interview 23, 45, 155, 181
Frage
- angemessene 141
- offene 141
- suggestive 139
- ungünstige 141
- zirkuläre 142
Fragebogenverfahren 176
- Ergebnisverzerrung 172
Fragebogen zu Ressourcen im Kindes- und Jugendalter 172
Frankfurter Aufmerksamkeits-Inventar 2 181
Freizeitgestaltung 238
Fremdeinschätzung 222
Frostigs Entwicklungstest der visuellen Wahrnehmung 175
FSS 241
Functional Assessment Measure 235
Funktion
- motorische 148
- obere Extremität 231
Funktionsorientierung 230

G

GAS 242, 259
Gaußsche Glockenkurve 82
Gemeinwesen 273
gemeinwesenorientiertes Projekt 273
Geschichte
- persönliche 50
Geschlechterrolle 95
Gesellschaft
- kollektivistisch geprägte 97
Gesprächsführung 137
- Barriere 138
- klientenzentrierte 236
- mit Kindern 153
- orthopädischer Bereich 253
- paraverbale Elemente 140
- psychisch erkrankte Menschen 191, 192
- Unsicherheit 137
Gesprächsführungstechnik 140
Gesprächspause 143
Gesprächsverlauf 140
Gesundheit 107
- digitale 113
- mobile, App-Anwendung 114
- psychische 188
- Selbsteinschätzung 245
Gesundheits-App 116
- Qualität 117, 133
- Qualitäts-Einschätzung 133
Gesundheitsförderung 269, 273
Gesundheitssystem
- Digitalisierung 112
- Rahmenbedingungen 133
Gewalterfahrung 96
Good Practice 44
Graphomotorik 175
Gütekriterien 28

H

Habituation 213
Handeln gegen Trägheit 205
Handfunktion 256
Handgeschicklichkeit 263
Händigkeitsprofil-Digital 130
- Auswertungsmaske 130
- digitalisierter Nachspurtest 130
Handkraft 255
Handlungsperformance 15
Hand-Präferenztest
- digitalisierter 120
Handverletzung 254
Hardware 120, 122
Health related Quality of life 269
Heidelberger Instrument zur Erfassung von Lebensqualität bei Demenz 275
Hemiparese 217
- obere Extremität 241
Here's How I Write 178
Hilfeplangespräch 201
Hintergrundinformation 200
HiPro-Assessment 217
- Assessmentbogen 218
- Profilbogen 218
Hirnleistungstraining 38
Hirnschädigung 230
- Leitlinie 233
Hoffmann-Tinel-Test 256
HRQol (Health related Quality of life) 269
Hüft-Totalendoprothese 261
Humerusfraktur 258
- Interventions-Prozess 260
- Outcome 260

Hypothesentesten 75, 76

I

IADL (instrumentelle ADL) 157, 238, 259
ICF 14, 122
ICF-Kodierung 122
ICF-Struktur 200
Ihr-Denken 91
Imperialismus
- theoretischer 97
Impingement
- subakromiales 258
Implementierungsprozess 310
Impulsivität 200
Individuum 91
Information
- betätigungsbezogene 97
Informationstechnik 137
Inhaltsvalidität 72
Inklusion 99
Interaktion 213
- soziale 240
Interaktionsfertigkeit 195, 197
Interessencheckliste 44, 238
Internetverbindung 133
Inter-Rater-Reliabilität 67, 68
Intersektionalität 106
Intervention 20, 194, 205, 210
- Beginn 198
- betätigungsbasierte 205
- betätigungszentrierte 230, 251, 257
- Effektivität 96
- Ergebnis 20
- Evidenz 243
- Wirksamkeitsnachweis 38
- Zielgruppen 20
Interventions-App 114, 116
- Qualitätssicherung 117
Interventionsphase 31
Interventionsplan 39
Interventions-Prozess 40
Interventionsüberprüfung 31
Interview
- betätigungsfokussiertes 254
- informelles 51
- semistrukturiertes 155, 176
Interviewverfahren 12, 21, 175, 210, 218
- Sprache 101
- teilstandardisiertes 14
Intra-Rater-Reliabilität 67, 69
Inventarisierung 296, 297
Inventory 57
Involvement 152

J

Jamar Dynamometer 253
JHFT 256

K

Karpaltunnelsyndrom 256
Kaseler-Konzentrations-Aufgabe 181
KAWA-Modell 49, 189
Kenntnisse 214
Kids Activity Cards 155
Kinderpsychiatrie (Jugendpsychiatrie) 171
- Assessmentergebnisverzerrung 172
- Assessmentprozess 172
- Diagnostik 171
Klienteneinbindung 22
Klientenfaktoren 24, 180, 255, 263
Klientenzufriedenheit 33, 39
Knie-Totalendoprothese 261
kognitive Einschränkung 230
Kommunikation 138, 213
- digitalisierte 114
- nonverbale 101
- professionelle, interdisziplinäre 251
- psychisch kranke Menschen 191
- verminderte 191
Kommunikationsfähigkeit 195, 197
Kommunikationsmethode 137
Kommunikationsschwierigkeit 101
kommunikative Störung 230
Kompetenz
- interkulturelle 100, 105
- professionsbezogene 297
- soziale 78
- transkulturelle 97, 100, 105
Konsistenz
- interne 71
Konstruktvalidität 75
Kontext 122, 156
- kultureller 90, 94
- kultureller, Ergotherapeut*in 102
Kontextfaktoren 180
Konzentrations-Leistungs-Test 173
Konzentrationsstörung 173, 230
Konzentrationstest 173, 178
Konzentrationstraining 182
Koordinationsstörung 230
Körperfunktion 11, 24, 42, 122, 260
- neurodegenerative Erkrankung 242

Körperpflege 101
Körperstruktur 122
Krankheitsverarbeitung 232, 243
Kriteriumsvalidität 73
Kultur 90, 92
- eigene, überlegene 91
- ergotherapeutische 93
- ergotherapeutische, Entwicklungspotenzial 107
- kollektivistisch geprägte 98, 102
- nicht-westliche 98
- Positionserklärung 94
- unsichtbarer Teil 92
- Verständnis 92
Kulturbegriff
- geschlossener 91
- offener 91
Kulturkreis 13
Kulturverständnis
- ergotherapeutisches 93, 107
- ethnozentrisches 91, 93

L

Leading 191
Lebensbalance 15, 281, 283
- Assessment 288
- Modell 285
Lebensbedingungen 269
Lebenserfahrung 269
Lebensqualität 15, 40, 245
- Definitionen 269
- Dimensionen 271, 276
- gesundheitsbezogene 39, 269, 275
- Messung 269, 274
- Modell 270
- Rahmenwerk 270
- Relevanz 271
Lebensqualitäts-Assessment 272, 274
- Domäne 275
- ergotherapierelevantes 274
- erkrankungsspezifisches 275
- generisches 275
- SF-12 245, 275
- SF-36 76, 245, 274, 275
- spezifisches 275
Lebenssituation 242
Lebensstil 15
Leistung
- schulische 174, 178
Leistungen zur Teilhabe am Arbeitsleben 211
Leistungsanforderungen 223
Leistungsdiagnostik 222, 227
Leistungsfähigkeit 209, 211
Leitlinie 62
- ergotherapeutische 233
- multidisziplinäre 236
- zur sozialmedizinischen Begutachtung 209
Lernfähigkeit 175
Lernprozess
- lebenslanger 105
Leseverständnistest 178
Life Satisfaction Questionnaire 76
LISAT-9 (Life Satisfaction Questionnaire) 76
Lizenz 122

M

M-ABC-2 21, 79, 181
- Hypothesentesten 76
- Validierung 75
- Vertrauensintervall 70
Makroebene 13
Management
- digitalisiertes 113
manDAAD (manuelle Fertigkeiten\
- Digitalisiertes Assessment, Analyse und Dokumentation) 130, *Siehe* Händigkeitsprofil-Digital
Manual 94, 98
manuelle Fertigkeiten\
- Digitalisiertes Assessment, Analyse und Dokumentation 130, *Siehe* Händigkeitsprofil-Digital
Marginalisierung der Klient*in 106
Meaningful Activity Wants and Needs Assessment 290
Measure 57
Menschen mit neurodegenerativen Erkrankungen 241
Menschenrechte 99
Merkfähigkeit 175
Merkmalserhebung
- objektive 26
- subbjektive 26
Meso-Ebene 13, 310
Messfokus 22
Messinstrument 11
Metakommunikation 197
m-Health (mobile Gesundheit) 114
Migrationshintergrund 96, 98
Mikroebene 13, 20
Milieu
- soziales 269
Mini-ICF-APP 64, 222

- Analyse 224
- erster Termin 223
- zweiter Termin 224
Mini-ICF-APP-S 224
Mini-ICF-APP-Work 223
Minimal Clinically Important Difference 78, 86
Minimal Detectable Change 78
minimal important change 78, 259
MMST 25
Mobilität 78, 224
Modell
- ergotherapeutisches 90
Model of Human Occupation 48, 64, 98, 254
Modifizieren 216, 226
MOHO (Model of Human Occupation) 48, 64, 98, 254
MOHOST 21, 27, 57, 189, 197
- Anwendung 213
- Bewertungsbogen 214
Motivation 224
- extrinsische 20
- intrinsische 20
Motor Activity Log 241
Movement Assessment Battery for Children 2 174
Multiple Sklerose 241

N

Nachhaltigkeit 32
Narbenqualität 251, 255
Narrativ 299
Nebenbeobachtung
- qualitative 26
Neglekt 245
neurodegenerativen Erkrankung 241
- chronische 246
neurologische Krankheit 230
- Assessmentauswahl 231
- chronische 235
- Entlassung 233
- Evaluations-Prozess 231, 234
- Herausforderung 230
neurologische Störung 232
neuropsychologische Einschränkung 230
Nine Hole Peg Test 263
Normalverteilung 82
Normierung 28
Normierungsstudie 80
Normwerte 63, 79, 99

O

O-AFP 305
OCAIRS 21, 25, 197
- Sprache 101
Occupational Balance 15
Occupational Gaps 245
Occupational Perspective of Health Framework 15, 103
Occupational Perspective of Health (OPH)-Rahmenwerk 271
Occupational Science 272
Occupational Therapy Intervention Process Model 245, *Siehe* OTIPM
Occupational Therapy Practice Framework 50, *Siehe* OTPF
OPHF (Occupational Perspective of Health Framework) 15, 103
OPHI-II 21, 23, 98, 175, 189, 203, 246
Organisation
- zeitliche 216
OSA 25, 192
OTIPM (Occupational Therapy Intervention Process Model) 14, 49, 231, 240, 245
OTPF (Occupational Therapy Practice Framework) 14, 20, 31, 41, 50, 147
- Schule 159
Outcome-Assessment 26, 29, 31, 33, 41, 59, 158, 236, 257, 262
- pädiatrisches 147
- summatives 31
- Wahl 26
Outcome-Messung 48, 53, 205, 210
Outcomephase 20, 31
Outcome-Prozess
- Bezugsrahmen 51

P

Pacing 191
Palliativversorgung 273
Paradigma
- mechanistisches 231
- zeitgenössisches 33
Parallel-Test-Reliabilität 70
Paraphrasieren 140
Parkinson, Morbus 241
Partizipation 23, 45, 148, 150, 200, *Siehe auch* Teilhabe
- Assessment 149
- Assessmentsuche 305
- Begriffsverständnis 150
- chronische neurodegenerative Erkrankung 246

- Kinder (Jugendliche) 151, 161
- Messbarkeit 152
Partnering for Change 47
Paternalismus 106
Patientenakte
- elektronische 132
Patientenführung 137
Patientenversorgung
- Digitalisierung 114
Patient-Reported Outcome-Assessment 254
Patient Reported Outcome Measures 39
Pausenspiel 45
PDF-Download-Version 122
PDQ-39 101, 241
PEAP 131, 154
- Auswertungsobjektivität 69
- Elemente 154
PEAP-Digital 131
- Qualitätssicherung 131
PEDI-D 57, 64, 78, 157, 158
- Testgütekriterien 158
PEM-CY 151
PEO (Person-Environment-Occupation) 117
PEOP (Person-Environment-Occupation Performance Modell) 50, 97
Performanzanalyse 43, 45, 204, 231, 232, 238
Performanzfertigkeiten 23, 213, 215, 260
- Kind 156
- prozesshafte 215
- Schulaktivitäten 160
Performanzkontext
- individueller, Dimensionen 231
- klientenzentrierter 231
Person-Environment-Occupation 117
Person-Environment-Occupation Performance Modell 50, 97
Personen-Zentrierung 32, 33
persönliche Faktoren 122
Persönliche Situationsanalyse 221
Persönlichkeitsstörung 246
- emotional instabile 200
Perzentil 84
Phalen-Test 256
Polytrauma 234
POSAS 251, 255
posttraumatische Belastungsstörung 205, 246
Präferenz 152
Praktikabilität 65
Prävention 273
Praxis
- evidenzbasierte 62, 119
- familienzentrierte 152, 153
- klientenzentrierte 156
Pretest 104, 105
Proaktivität 227
Problem
- beim Arbeiten 214
Profile 57
Profilvergleichsverfahren 222
PROMs (Patient Reported Outcome Measures) 39, 230
PRO (Patient Reported Outcome) 39
Provokationstest 256
proxy report 236, 237
Prozentrang 84
Prozessfertigkeiten 160
Prozessqualität 32
psychische Erkrankung 171, 188
- Fähigkeitsrating 223
psychische Störung 222
psychometrische Eigenschaften 309

Q

Qualitätsdimensionen 32
Qualitätsindikatoren 32
Qualitätssicherung 31, 261
- App 117
- PEAP-Digital 131
Quality Evaluation Strategy Tool 32
Quality of life Research Unit 270
QUEST 32, 33
Quotient 83

R

Radiusfraktur
- distale 254
- Förderfaktoren 255
- Interventions-Prozess 257
- Outcome 257
Range of Motion 242, 252, 255
Rasch-Modell 67
Rassismus
- individueller 102
- institutioneller 102
- struktureller 102
Ravensburger Erhebungsbogen fein- und grafomotorische Kompetenzen 175
Reasoning 15
- Assessmentform 149
- ethisches 236
- interaktives 194, 236, 242, 243, 253
- konditionales 242
- narratives 197, 236, 258

- pragmatisches 234, 243, 253
- professionelles 251, 252
- prozedurales 200, 234, 252, 253, 255
- Strukturierung 48
Recovery-Ansatz 188
Re-Evaluation 31, 251
Reflexion 92
Reflexionsfragen 103
Rehabilitation 14
- Qualitätssicherung 261
Reliabilität 65, 66, 67, 77, 173, 301
Response to Intervention Model 47
Responsivität 65, 66, 67, 77
Ressourcen im Kindes- und Jugendalter 181
Revised Knox Preschool Play Scale 163
rheumatische Erkrankung 262
Rhizarthrose 253
Rohwerte 81
Rollen-Checkliste 23, 254
ROM (Range of Motion) 242, 252, 255
Rückübersetzung 104

S

Sag mir was dir wichtig ist! 177
Schädel-Hirn-Trauma 234
Schäden
- nicht sichtbare 234
Schizophrenie
- paranoide 196
Schlaganfall 241
- Leitlinie 233
Schlüsselbogen 67
Schmerzen 42
Schmerzskala
numerische 42
Schmerzsymptomatik 226
School AMPS 159, 160
- Fortbildung 160
School Assessment of Motor and Process Skills 177
School Companion Sensory Profile 2 159
School Function Assessment 159
School Setting Interview 156, 161, 177
- Ergebnisbogen 162
Schule 159
- Ängste 177
- Barrieren 161
Schule-Umwelt Passung 162
Schweigen 143
Schwellung 263
scientific Reasoning 192, 234, 243
SCOPE 64
Screening und Differentialdiagnostik der Grafomotorik im schulischen Kontext 175
Selbstbefähigung 188
Selbstbewertungsinstrument 24
Selbstbewusstsein 152
Selbsteinschätzung 153, 222
- Verzerrung 172
Selbsteinschätzungsbogen 12, 44, 236, 274
- zu eigenen Arbeitsfähigkeiten 224
Selbsteinschätzungsinstrument 178, 211
Selbsterhebungsbogen 261, 262
Selbstinventar für Kinder und Jugendliche 172
Selbstversorgung 235
self-report 236
Sensitivität 73, 173
Sensory Profile 2 52, 57, 64
Setting
- psychosoziales stationäres 189
SHAQ 263
Shared Decision Making 251
Shareholder 40, 51
Sicherheit 32
SINGER 64, 235
Situationsanalyse
- persönliche 221
Smallest Detectable Change 78, 86
Smallest Detectable Difference 78
Software 120, 122
soziokultureller Kontext 97
Spezifität 73
Spiel 163
Spielfähigkeit
- Umgebungseinfluss 164
Sprache 100
- Anpassung 139, 142
Sprechgeschwindigkeit 142
Stabilo ErgoPen 130
Stakeholder 38, 40, 51
Standardisierung 28, 299
standardized z-score 160
Standardmessfehler 70, 71, 78
Standardskala 84
Standardwert 81
Statusermittlung 11
Strukturqualität 32
Studie 62
- Bedeutung für die Praxis 72
Studium
- Digitalisierung 113
Subtest 61
Synthetisierungsprozess 52

T

Tabletanwendung 120
Tagesstätte 192
Talking Mats 237
TEA-Ch 40, 173, 181
Technologie 13
- digitalisierte, Finanzierung 133
- digitalisierte, Mängel 132
Teilhabe 15, 122, 197, 273, *Siehe auch* Partizipation
- am Arbeitsleben 209
- gleichberechtigte 23
- soziale 180
Teilleistungsstörung 173, 174, 177
Terminologie
- ergotherapeutische 12
Terminservice- und Versorgungsgesetz 113
Test 61
Testpersonenalter 81
Test-Retest-Reliabilität 67
Testtheorie 66, 67
Testverfahren 28
Textanalyse nach Sommer-Stumpenhorst 178
Themenwechsel 142
Theorie-Praxis-Transfer 12, 15
Therapeutic use of self 138
therapeutischer Prozess
- Phasen 20
Therapiebericht 58
TOES 156, 164
ToP 57, 68, 163
Top-down-Ansatz 29, 33, 40, 42, 149, 150, 232, 253
- betätigungszentrierter 39, 263
Top-to-bottom-up 41, 42
TPK 173
- Klassenkontext 181
Transkulturalität 14, 92
translatorische Untersuchung 260
Triangulation 142
True Top-down-Ansatz 42, 43, 232
T-Werte 83
Two-body-practice 252

U

Übersetzung
- kultursensible 104
- sprachliche 103
Übersetzungsfehler 104
UEMF (Umschriebene Entwicklungsstörung Motorischer Funktionen) 74
- S3-Leitlinie 148
Umgangssprache 101
Umwelteinfluss 23
Umweltfaktoren 42
Unabhängigkeit 157
Ungeschicklichkeit 160
Untersuchung
- translatorische 260
Useful Field of View Test 26

V

Validität 65, 66, 67, 72, 77, 301
- diskriminante 75
- kulturelle 75, 76
- prädiktive 26
- prognostische 234
- strukturelle 75
VAS (visuelle Analogskala) 260
Verbaler Lern- und Merkfähigkeitstest 175
Verbalisieren emotionaler Inhalte 140
Verhalten
- konkretes 91
Verhaltensanalyse nach dem A-B-C-Schema 177
Verhaltensschwierigkeiten 181
Verhaltensstörung 222, 246
Vertrauensbasis 100
Vertrauensintervall 70, 78, 86
Verwaltung
- digitalisierte 113
Vielfalt 92, 96
Volition 197, 213

W

Wahrnehmung
- visuelle, globale 75
Wahrnehmungsfertigkeit 24
Warum-Frage 141
Websites 118
Well-being 107
Weltvorstellungen 93
WFOT-Guidelines 96
WHOQOL 270
WHOQOL-100 274
WHOQOL-BREF 39, 273, 274, 275
Widerstandskraft 227
Wir-Denken 91
Wirksamkeit 32, 33
Wissen 214
- arbeitsrelevantes 215, 216
WOMAC-Selbsterhebungsbogen 261, 262
Worker Role Interview
- prädiktive Validität 73

Work-Life-Balance 282
WRI 21, 305
Writing Readiness Inventory Tool In Context 178

Z

Zahntechniker 222
Zentralnervensystem
- Schädigung 174
Zielkategorien 242
Zielsetzung
- partizipative 242
Zugänglichkeit 32
Zugehörigkeit 107
Zugehörigkeitsbedürfnis 272
Zuhören
- aktives 140
- reflektierendes 140
Zusatzqualifikation
- handtherapeutische 251
Zweite Moderne 91
z-Werte, 83